Christian Vogelberg, Jürgen Seidenberg (Hrsg.)
Pädiatrische Pneumologie

Christian Vogelberg, Jürgen Seidenberg (Hrsg.)

Pädiatrische Pneumologie

—

DE GRUYTER

Herausgeber
Prof. Dr. med. Christian Vogelberg
Universitätsklinikum Carl Gustav Carus
Klinik und Poliklinik für Kinder- und
Jugendmedizin
Fetscherstr. 74
01307 Dresden
E-Mail: christian.vogelberg@uniklinikum-
dresden.de

Prof. Dr. med. Jürgen Seidenberg
An den Hallwiesen 14
26203 Wardenburg
E-Mail: seidenberg.juergen@gmail.com

ISBN: 978-3-11-069339-3
e-ISBN (PDF): 978-3-11-069345-4
e-ISBN (EPUB): 978-3-11-069349-2

Library of Congress Control Number: 2022930063

Bibliografische Information der Deutschen Nationalbibliothek
Die Deutsche Nationalbibliothek verzeichnet diese Publikation in der Deutschen Nationalbiblio-
graphie; detaillierte bibliografische Daten sind im Internet über http://dnb.d-nb.de abrufbar.

© 2022 Walter de Gruyter GmbH, Berlin/Boston
Einbandabbildung: Theresa Jatzke
Satz/Datenkonvertierung: L42 AG, Berlin
Druck und Bindung: CPI books GmbH, Leck

www.degruyter.com

Vorwort

Die Pädiatrische Pneumologie ist faszinierend – durch die bunte Vielfalt der Krankheitsbilder, die täglich neuen Erkenntnisse hierzu und die dadurch hervorragenden Möglichkeiten, vielen Patienten bei ihrer Lungenerkrankung effektiv zu helfen.

Kein Kinder- und Jugendarzt kann einen Bogen um pneumologische Fortbildung machen, denn Asthma, obstruktive Bronchitis, Pneumonie und chronischer Husten zählen zu den häufigsten Diagnosen in ihrer täglichen Praxis. Was aber, wenn die Diagnostik nicht zum Ziel führt, der Patient auf die gewählte Therapie nicht anspricht, die Beschwerden weiter zunehmen?

Hier braucht es in der Kinder- und Jugendpneumologie weitergebildete Spezialisten, die mehr wissen über Epidemiologie, seltene Symptome, differenzierte Diagnostik und individuelle Therapiemethoden, und dies auch bei selteneren Erkrankungen des Atemwegssystems.

Bei neuen technischen Geräten gibt es neben einer umfangreichen Gebrauchsanweisung häufig einen „Quick Start", so wie bei medizinischen Leitlinien neben der Langform gelegentlich auch eine Kurzform. Auf diese Weise kann rasch ein Einstieg in selbst schwierige Sachverhalte gelingen und die Neugier wecken, mehr zu erfahren.

Eine solche praxisorientierte, in kurzer Zeit durchzulesende Einführung in Pädiatrische Pneumologie liegt nun vor Ihnen. Sie vermittelt, was erfahrene Kinder- und Jugendpneumologen heute für die Patientenversorgung für wichtig halten und welche Abläufe bei Diagnostik und Therapie sie Ihnen empfehlen. Bewusst bleiben viele Details oder Erkenntnisse, die noch keinen Einzug in die Routineversorgung gefunden haben, hier unerwähnt. Dafür dienen typische Fallbeispiele dem Aufbau eines soliden Fachwissens, ohne dass der Überblick verloren geht.

Assistenzärzte im 3.–5. Jahr ihrer Weiterbildung Pädiatrie, Fachärzte in der Klinik oder in der Praxis sowie angehende Kinder- und Jugendpneumologen möchten wir einladen, sich mit diesem Buch für die spannende Pädiatrische Pneumologie zu begeistern.

Gemeinsam mit den vielen Mit-Autoren wünschen wir Ihnen viel Spaß und Benefit bei der Lektüre und natürlich auch, dass Ihre Patienten von Ihren erworbenen Kenntnissen profitieren.

Oktober 2021,
Prof. Dr. Christian Vogelberg und Prof. Dr. Jürgen Seidenberg

Um der besseren Lesbarkeit willen wird in diesem Buch auf genderbezogene Markierungen verzichtet. Nach Möglichkeit wurden neben dem generischen Maskulinum gendersensible Formulierungen verwendet um Professionen, Handelnde oder Personengruppen zu benennen. Gemeint sind jedoch immer alle Geschlechter.

https://doi.org/10.1515/9783110693454-201

Inhalt

Teil II Krankheitsbilder

Autorenverzeichnis

PD Dr. med. Tobias Ankermann
Klinik für Kinder- und Jugendmedizin
Städtisches Krankenhaus Kiel GmbH
Chemnitzstraße 33
24116 Kiel
E-Mail: ankermann@pediatrics.uni-kiel.de
Kapitel 9.3.4

Prof. Dr. med. Ulrich Baumann
Medizinische Hochschule Hannover (MHH)
Klinik für Pädiatrische Pneumologie,
Allergologie und Neonatologie
Carl-Neuberg-Straße 1
30625 Hannover
E-Mail: Baumann.Ulrich@MH-Hannover.de
Kapitel 9.3.5, 9.3.6

Dr. med. Folke Brinkmann
Ruhr-Universität Bochum
Universitätskinderklinik für Kinder- und
Jugendmedizin
Alexandrinenstraße 5
44791 Bochum
E-Mail: f.brinkmann@klinikum-bochum.de
Kapitel 9.3.7

Dr. med. Julia Carlens
Medizinische Hochschule Hannover (MHH)
Klinik für Pädiatrische Pneumologie,
Allergologie und Neonatologie
Carl-Neuberg-Straße 1
30625 Hannover
E-Mail: carlens.julia@mh-hannover.de
Kapitel 9.1

Dr. med. habil. Olaf Eickmeier
Universitätsklinikum Frankfurt a.M.
Johann Wolfgang Goethe-Universität
Allergologie, Pneumologie & Mukoviszidose
Theodor-Stern-Kai 7
60590 Frankfurt/Main
E-Mail: olaf.eickmeier@kgu.de
Kapitel 3.10

Prof. Dr. med. Monika Gappa
Evangelisches Krankenhaus Düsseldorf
Klinik für Kinder und Jugendliche
Kirchfeldstraße 40
40217 Düsseldorf
E-Mail: Monika.Gappa@evk-duesseldorf.de
Kapitel 9.2.1

Dr. med. Gabriele Hahn
Universitätsklinikum Carl Gustav Carus
Bereich Kinderradiologie
Institut und Poliklinik für Diagnostische und
Interventionelle Radiologie
Fetscherstr. 74
01307 Dresden
E-Mail: gabriele.hahn@uniklinikum-dresden.de
Kapitel 4.1

Dr. med. Jutta Hammermann
Universitätsklinikum Carl Gustav Carus
Klinik und Poliklinik f. Kinder- u. Jugendmedizin
Fetscherstr. 74
01307 Dresden
E-Mail:
jutta.hammermann@uniklinikum-dresden.de
Kapitel 10.1

PD Dr. med. Sebastian Kerzel
Klinik für Pädiatrische Pneumologie und
Allergologie
Uni-Kinderklinik Regensburg am
KUNO-Standort St. Hedwig
Steinmetzstraße 1–3
93049 Regensburg
E-Mail:
sebastian.kerzel@barmherzige-regensburg.de
Kapitel 11

Prof. Dr. med. Lars Knudsen
Medizinische Hochschule Hannover
Institut für Funktionelle und Angewandte
Anatomie
Carl-Neuberg-Str. 1
30625 Hannover
E-Mail: knudsen.lars@mh-hannover.de
Kapitel 1

Prof. Dr. med. Assen Koitschev
Olgahospital
HNO-Abteilung
Kriegsbergstr. 62
70174 Stuttgart
E-Mail: A.Koitschev@klinikum-stuttgart.de
Kapitel 8.1

Dr. med. Holger Köster
Universitätsmedizin Oldenburg
Klinikum Oldenburg AöR
Universitätsklinik für Kinder- und Jugend-
medizin
Pädiatrische Pneumologie und Allergologie
Rahel-Straus-Str. 10
26133 Oldenburg
E-Mail: koester.holger@klinikum-oldenburg.de
Kapitel 8.2

Beate Konietzko
St.-Ägidien-Straße 15
31867 Hülsede
E-Mail: beate.konietzko@cmx.net
Kapitel 7.3

Prof. Dr. med. Susanne Lau
Charité Campus Virchow
Klinik f. Pädiatrie m.S.
Pneumologie, Immunologie und
Intensivmedizin
Augustenburger Platz 1
13353 Berlin
E-Mail: susanne.lau@charite.de
Kapitel 14

Prof. Dr. med. Christiane Lex
Universitätsmedizin Göttingen
Klinik für Pädiatrische Pneumologie,
Intensivmedizin und Neonatologie,
Schwerpunkt Kinderpneumologie/-allergologie
Robert-Koch-Str. 40
37075 Göttingen
E-Mail: christiane.lex@med.uni-goettingen.de
Kapitel 3.1, 3.2, 3.3, 3.4, 3.5

Prof. Dr.med. Jochen Mainz
Klinikum Westbrandenburg
Universitätsklinikum der Medizinischen
Hochschule Brandenburg (MHB)
Klinik für Kinder- und Jugendmedizin
Hochstraße 29
14770 Brandenburg an der Havel
E-Mail: j.mainz@klinikum-brandenburg.de
Kapitel 8.3

PD Dr. med. Thomas Nüßlein
Gemeinschaftsklinikum Mittelrhein gGmbH
Koblenzer Straße 115–155
56073 Koblenz
E-Mail: Thomas.Nuesslein@gk.de
Kapitel 10.2, 10.3

PD Dr. med. Sebastian Schmidt
Universitätsmedizin Greifswald
Klinik und Poliklinik für Kinder und
Jugendmedizin
Ferdinand-Sauerbruch-Straße
17475 Greifswald
E-Mail:
sebastian.schmidt@med.uni-greifswald.de
Kapitel 6

Prof. Dr. med. Jürgen Seidenberg
An den Hallwiesen 14
26203 Wardenburg
E-Mail: seidenberg.juergen@gmail.com
Kapitel 2, 5, 12

Dr. med. Thomas Spindler
Hochgebirgsklinik Davos
Herman-Burchard-Strasse 1
CH-7265 Davos Wolfgang
E-Mail: thomas.spindler@hgk.ch
Kapitel 7.2

Prof. Dr. med. Johannes Schulze
Universitätsklinikum Frankfurt
Klinik für Kinder- und Jugendmedizin
Schwerpunkt für Pneumologie, Allergologie
und Mukoviszidose
Theodor-Stern-Kai 7
60590 Frankfurt
E-Mail: johannes.schulze@kgu.de
Kapitel 3.6, 3.7, 3.8, 3.9

PD Dr. med. Nicolaus Schwerk
Medizinische Hochschule Hannover (MHH)
Klinik für Pädiatrische Pneumologie,
Allergologie und Neonatologie
Carl-Neuberg-Straße 1
30625 Hannover
E-Mail: schwerk.nicolaus@mh-hannover.de
Kapitel 9.2.2, 9.2.3, 9.2.4

Dr. med. Heike Taut
Universitätsklinikum Carl Gustav Carus
Klinik und Poliklinik für Kinder- und
Jugendmedizin
Fetscherstr. 74
01307 Dresden
E-Mail: heike.taut@uniklinikum-dresden.de
Kapitel 4.2

Burak Uslu
Universitätsklinikum Carl Gustav Carus
Klinik und Poliklinik für Kinder- und
Jugendmedizin
Fetscherstr. 74
01307 Dresden
E-Mail: burak.uslu@uniklinikum-dresden.de
Kapitel 7.1

Prof. Dr. med. Christian Vogelberg
Universitätsklinikum Carl Gustav Carus
Klinik und Poliklinik für Kinder- und
Jugendmedizin
Fetscherstr. 74
01307 Dresden
E-Mail:
christian.vogelberg@uniklinikum-dresden.de
Kapitel 5, 9.2.5, 13

Sabine Weise
Mathildenstraße 21
82152 Planegg
E-Mail: slgweise@web.de
Kapitel 7.3

PD Dr. med. Martin Wetzke
Medizinische Hochschule Hannover (MHH)
Klinik für Pädiatrische Pneumologie,
Allergologie und Neonatologie
Carl-Neuberg-Straße 1
30625 Hannover
E-Mail: wetzke.martin@mh-hannover.de
Kapitel 9.3.1, 9.3.2, 9.3.3

Teil 1: **Grundlagen und Methoden**

1 Anatomie und Physiologie der Lunge

Lars Knudsen

1.1 Einleitung

Der Atemtrakt lässt sich in die oberen und unteren Atemwege gliedern. Zu den oberen Atemwegen zählen Nasenhöhle, Pharynx und Larynx. Der untere Atemtrakt beginnt unterhalb der Stimmritze und umfasst die Trachea, Bronchien und Bronchiolen. Den Bronchiolen schließen sich die funktionellen Einheiten, die pulmonalen Azini, an. Innerhalb der Azini setzten sich die Atemwege als Ductus alveolares fort. Diese sind komplett von Alveolen umgeben.

Die übergeordnete Aufgabe des Respirationstraktes ist die O_2-Versorgung und die CO_2-Elimination. Der Transport der Atemgase folgt dabei zwei Prinzipien: der Diffusion und der Konvektion. Innerhalb der Azini findet der Gastaustausch in erster Linie durch Diffusion statt. Die treibende Kraft hierfür ist ein Konzentrationsgradient für O_2 bzw. CO_2 zwischen dem azinären Luftraum und dem kapillären Blut. Damit dieser Konzentrationsgradient aufrechterhalten werden kann, bedarf es auf der Blutseite einer adäquaten Perfusion. Der aus dem Luftraum in die Erythrozyten aufgenommene O_2 wird aus den Kapillaren der Azini abtransportiert, während der physikalisch im Blut gelöste CO_2 den Azini zugeführt wird und in den Luftraum diffundiert.

Auf der Luftseite ist eine Ventilation mit entsprechender Frischluftzufuhr unabdingbar, um die O_2- und CO_2-Konzentrationen in den azinären Lufträumen für die Diffusion aufrecht zu erhalten. Der Atemgastransport erfolgt im Rahmen der Ventilation durch Konvektion, das heißt O_2 und CO_2 werden in einem strömenden Medium mitgeführt. Im Gegensatz zur Diffusion kann mittels Konvektion eine große Strecke in kurzer Zeit zurückgelegt werden.

Die treibende Kraft für den konvektiven Atemgastransport ist der Druckgradient zwischen der Atemwegsöffnung (Atmosphäre) und dem azinären Luftraum. Die inspiratorischen Muskeln führen zu einer Erweiterung des Thorax in allen Dimensionen des Raumes. Die Lungen füllen den Thorax links- und rechtsseitig des Mediastinums komplett aus und sind über einen kapillären, mit Flüssigkeit gefüllten Spalt, dem Pleuraspalt, über Adhäsionskräfte mechanisch an die Thoraxwand gekoppelt. Aufgrund der elastischen Rückstellkräfte der Lunge herrscht im Pleuraspalt in Relation zur Atmosphäre bei ruhiger Spontanatmung ein Unterdruck. Die Lunge folgt den Exkursionen der Thoraxwände und des Diaphragmas. Die im Rahmen der Inspiration generierten Kräfte werden auf das Lungenparenchym übertragen und erzeugen im Vergleich zur Außenwelt einen Unterdruck innerhalb der azinären Lufträume. Dieses ist die treibende Kraft für die Inspiration. Die Exspiration erfolgt bei Spontanatmung passiv. Allein durch die elastischen Rückstellkräfte des Lungenparenchyms entleert sich die Lunge wieder. Der Druck in den azinären Lufträumen ist dann höher als in der Außenwelt.

https://doi.org/10.1515/9783110693454-001

Die Atemwege von der Nasenhöhle bis hin zum Eintritt in die Azini bilden ein verzweigtes Röhrensystem und dienen dem konvektiven Atemgastransport. Hier muss gewährleistet sein, dass die Atemwege während der Atemzyklus-assoziierten Druckschwankungen stabilisiert werden. Dieses wird durch in der Wand der Atemwege lokalisiertes Binde-, Knochen- und Knorpelgewebe erreicht. Neben dem Gastransport dient dieses Röhrensystem auch der Reinigung, Anfeuchtung und Erwärmung der Atemluft sowie der Immunabwehr. Diese Funktionen werden von den auskleidenden Schleimhäuten übernommen. Hier sind folglich Komponenten der angeborenen und adaptiven Immunantwort sehr zahlreich vertreten. Die Bestandteile der adaptiven Immunantwort können durch vereinzelte, sogenannte freie Zellen oder auch organisiert in Form von lymphatischem Gewebe vertreten sein. Letztere zählen zum Mukosa-assoziierten lymphatischen Gewebe (MALT), welches je nach Atemwegsabschnitt auch als Nasal-assoziiertes oder Bronchus-assoziiertes lymphatisches Gewebe bezeichnet wird.

1.2 Herausforderungen an den Aufbau des respiratorischen Systems

Um den Organismus auch unter maximaler körperlicher Belastung mit O_2 versorgen zu können, sind neben der Lunge v. a. das Herz-Kreislaufsystem mit dem in Serie geschalteten Lungen- und Körperkreislauf von Bedeutung. Das Herz-Kreislaufsystem steigert das Herzzeitvolumen und verteilt die Perfusion im Körperkreislauf bedarfsgerecht. Die Atemmuskulatur passt die pulmonale Ventilation an den O_2-Verbrauch an.

Selbst unter maximaler körperlicher Belastung ist der diffusive, pulmonale Gasaustauscher bei Gesunden nicht der leistungslimitierende Faktor des Gesamtsystems. Dieses liegt daran, dass der strukturelle Aufbau der Lunge während der pre- und postnatalen Lungenentwicklung für den Gasaustausch optimiert wird (vgl. Kap. 1.5.). Auch unter maximaler körperlicher Belastung wird die zumindest theoretisch mögliche, maximale O_2-Aufnahmekapazität des Gasaustauschers nicht ausgeschöpft – im Lungenparenchym wird also eine gewisse Sicherheitsreserve vorgehalten. Hierfür ist entscheidend, dass Luft- und kapillärer Blutraum im Lungenparenchym auf einer sehr großen Oberfläche sehr nah aneinander herangeführt und nur durch eine extrem dünne, aber recht stabile Membran, die Blut-Gas-Barriere, voneinander getrennt sind. Die O_2-Aufnahme des Organismus (V(O2)) ergibt sich dabei aus nachstehendem Zusammenhang:

$$V(O2) = [Pa(O2) - Pc(O2)] \times DLO2$$

Pa(O2) und Pc(O2) entsprechen den O_2-Partialdrücken im azinären Luftraum bzw. im kapillären Blut und sind in erster Linie abhängig von der Ventilation und der Perfusion. DLO2 hingegen beschreibt die pulmonale Diffusionskapazität für Sauerstoff. Letzterer muss aus dem Luftraum bis in den Erythrozyten gelangen. Entsprechend lässt sich die DLO2 in zwei Komponenten aufteilen, nämlich einer Diffusionskapazität der Gewebsstrukturen (= Blut-Gas-Barriere) und einer weiteren, welche dem Blut zuzuordnen ist.

Beide Komponenten hängen in erster Linie von morphometrischen Faktoren der Mikroarchitektur der Lunge ab. Somit ist in aller letzter Konsequenz die DLO2 direkt proportional zur zum Gasaustausch zur Verfügung stehenden Oberfläche und zum kapillären Blutvolumen und umgekehrt proportional zur Dicke der Blut-Gas-Barriere. Wenn man für die ausgewachsene Lunge von einer Oberfläche von zirka 130 m², einem kapillären Blutvolumen von 200 ml und einer mittleren Dicke der Blut-Gas-Barriere von 1,1 µm ausgeht, wäre die pulmonale Diffusionskapazität für Sauerstoff etwa 158 ml/min × mmHg. Da jedoch in der Regel auch bei Trainierten das Herz-Kreislaufsystem im Rahmen von körperlicher Belastung leistungslimitierend ist, wird die maximal mögliche pulmonale Diffusionskapazität nicht ausgeschöpft.

Nichtsdestotrotz stellt die Bereitstellung eines solchen optimierten Gasaustauschers, wie er in der humanen Lunge vorliegt, das morphologische Design des respiratorischen Systems vor große Herausforderungen: eine große Oberfläche muss in einem sehr kleinen Raum, dem Thorax, untergebracht werden und zudem durch ein Minimum an Bindegewebe stabilisiert werden können. Diesbezüglich verfügt die Lunge über ein sehr ökonomisch organisiertes, kohärentes System aus elastischen und kollagen Fasern. Hinzu kommt im Bereich der Alveolen das Surfactant-System, welches die inspiratorische Atemarbeit reduziert und die Alveolen am Ende der Exspiration stabilisiert, so dass sie während des gesamten Atemzyklus geöffnet bleiben.

Des Weiteren muss gewährleistet sein, dass Ventilation und Perfusion jeden Bereich des Gasaustauschers erreichen können und quantitativ aufeinander abgestimmt sind, um Missverhältnisse und Inhomogenitäten von Ventilation und Perfusion so weit wie möglich zu minimieren. Dieses wird auf struktureller Ebene vor allem dadurch erreicht, dass sich die intrapulmonalen luftleitenden Atemwege auf der einen Seite und die Äste des arteriellen Schenkels des Lungenkreislaufes auf der anderen Seite in enger Nachbarschaft zueinander weitestgehend parallel als broncho-pulmonale Bündel verzweigen und zentral in den Azinus einmünden. Dieses bedeutet, dass Ventilation und Perfusion in der funktionellen Einheit der Lunge, dem Azinus, konvergieren.

Die Perfusion wird zudem über den Euler-Liljestrand-Reflex an die Ventilation angepasst: eine Hypoventilation mit Abfall des alveolären O_2-Partialdruckes führt reflektorisch zu einer Vasokonstriktion der zuführenden kleinen Arterien (hypoxische Vasokonstriktion). Dadurch wird das Shunt-Volumen reduziert. Der venöse Abfluss erfolgt räumlich getrennt von den broncho-pulmonalen Bündeln und beginnt im Prinzip zwischen den Azini.

1.3 Die Lunge als Gesamtorgan

Die zu den serösen Höhlen zählende rechte und linke Pleurahöhle wird weitestgehend von der rechten bzw. linken Lunge ausgefüllt. Die Lungenspitze reicht dabei über die obere Thoraxapertur hinaus in das laterale Halsdreieck hinein und hat hier eine enge topographische Beziehung zum Plexus brachialis, der A. und V. subclavia sowie dem Ganglion stellatum, einem Anteil des sympathischen Grenzstranges.

Basal weist die Lunge eine Konkavität auf, mit welcher sie sich an das kuppelförmige, in den Thorax vorwölbende Diaphragma anschmiegt. Das Zwerchfell hat seinen Ursprung an den knöchernen Begrenzungen der unteren Thoraxapertur (Rippen, Lumbalwirbel, Sternum). Die Muskelfasern ziehen von der Innenseite der Rippen relativ steil nach kranial und strahlen in eine sehnige Platte, das Centrum tendineum, ein (Abb. 1.1). Im Bereich der Appositionszone, d. h. z. B. in der vorderen Axillarlinie in Höhe der unteren 6 Rippen, liegt der Muskel der Thoraxwand an und ist dabei der sonographischen Untersuchung zugänglich.

Das Zwerchfell ist für zirka 2/3 der inspiratorischen Atemarbeit zuständig. Während der REM-Schlaf-Phasen ist es der einzig inspiratorisch wirkende Muskel. Die Kontraktion führt zu einer Senkung des Centrum tendineum und damit Erweiterung des Thoraxraums in der longitudinalen Achse. Gleichzeitig wirkt es als Rippenheber der unteren Rippen, so dass sich der Thoraxraum auch in der sagittalen und transversalen Achse erweitert. Die Lunge gleitet inspiratorisch in den Recessus costodiaphragmaticus und somit zwischen Thoraxwand und Diaphragma (Abb. 1.1).

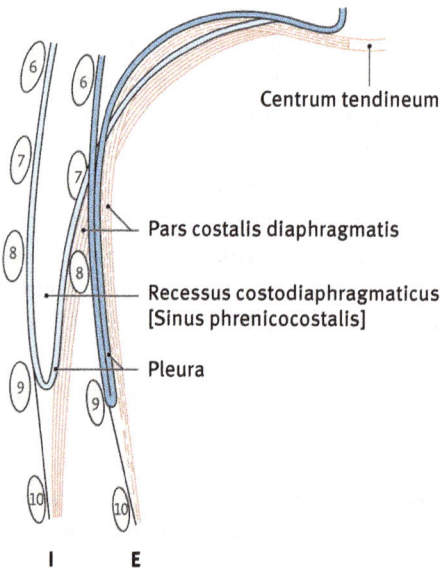

Abb. 1.1: Mechanik des Zwerchfells: In Exspirationsstellung (E) liegt das Zwerchfell den Rippen (hier von 6 bis 10 nummeriert) unmittelbar an (Appositionszone). Während der Inspiration (I) senkt sich das Zwerchfell und gleichzeitig werden die Rippen gehoben – der Thoraxraum weitet sich, die Lunge gleitet in den Recessus costodiaphragmaticus und damit zwischen Thoraxwand und Diaphragma. Quelle: Waldeyer – Anatomie des Menschen, 19. Auflage, De Gruyter-Verlag, Berlin).

Centrum tendineum

Pars costalis diaphragmatis

Recessus costodiaphragmaticus [Sinus phrenicocostalis]

Pleura

Die Wände der Pleurahöhlen werden außen vom parietalen Blatt der Pleura, dem Brust- bzw. Rippenfell, ausgekleidet. Aus dem Mediastinum treten im Bereich der Lungenwurzel Leitungsbahnen in die Lunge bzw. von der Lunge kommend in das Mediastinum ein. Hier schlägt das parietale Blatt auf das viszerale Blatt der Pleura um, welche sich auf der gesamten Oberfläche der Lunge weiter fortsetzt. Das viszerale und parietale Blatt bilden einen in sich abgeschlossenen Pleuraspalt. Dieser ist mit 15 bis 20 ml proteinarmer Flüssigkeit (Transsudat) gefüllt und enthält wenige Zellen (zirka 1700/mm³; davon 75 % Makrophagen, 23 % Lymphozyten und 1–2 % Mesothelzellen). Die Pleura visceralis zieht in kleine Spalten hinein, den Fissuren, welche mehr oder weniger komplett die Lungenlappen voneinander trennen. In der rechten Lunge werden Ober-, Mittel- und Unterlappen unterschieden, während in der linken Lunge ein Ober- und ein Unterlappen existieren.

Zum kapillären pleuralen Spaltraum weist die Pleura visceralis eine Bedeckung mit einem einschichtigen Plattenepithel, dem Mesothel, auf. Darunter schließt sich eine Bindegewebsschicht an, welches dem peripheren Bindegewebslager der Lunge entspricht. Hier finden sich viele elastische Fasern und Lymphgefäße sowie Äste der Bronchialarterien aus dem Körperkreislauf. Aus dem peripheren Bindegewebslager der Pleura ziehen bindegewebige Septen in das Lungenparenchym hinein (Abb. 1.2). Diese lassen sich an der Lungenoberfläche typischerweise als netzförmige, leichte Einziehungen erkennen und können anthrakotische Verfärbungen aufweisen. Im Lungenparenchym grenzen diese bindegewebigen Septen die sekundären Lobuli der Lunge inkomplett voneinander ab und werden deshalb auch als Interlobulärsepten beschrieben.

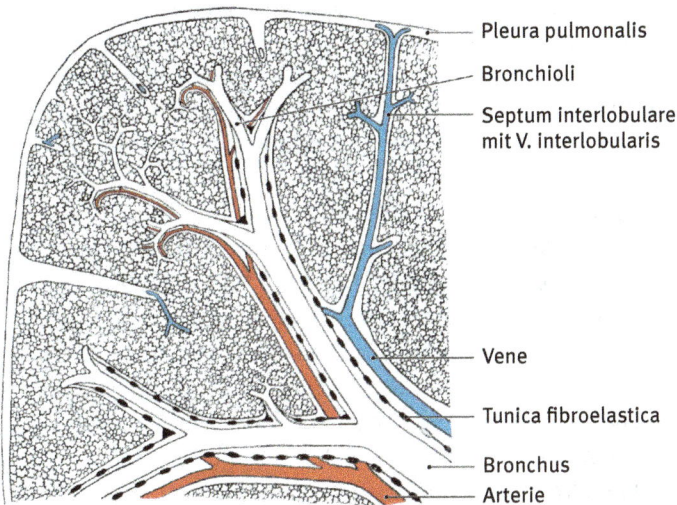

Abb. 1.2: Schema des mikroskopischen Aufbaus der Lunge. Pleura pulmonalis = Pleura viszeralis. Quelle: Waldeyer – Anatomie des Menschen, 19. Auflage, De Gruyter-Verlag, Berlin.

Während in der Peripherie eines sekundären Lobulus somit Bindegewebe (Interstitium!) mit Ästen des pulmonal-venösen sowie lymphatischen Abflusssystems zu finden ist, liegen im Zentrum oftmals Komponenten der zuführenden Atemwege mit einem Durchmesser in der Größenordnung von 1 mm. Diese werden auch von Ästen der Pulmonalarterie begleitet. Atemweg und Ast der Pulmonalarterie sind ebenso von Bindegewebe (Interstitium!) umhüllt. Ein Läppchen enthält mehrere Dutzend Acini, die die Räume zwischen den zentralen luftleitenden Atemwegen und dem peripher gelegenen Interstitium komplett ausfüllen. Die Läppchengliederung spielt in der radiologischen Diagnostik eine wichtige Rolle, da in der hochauflösenden Computertomographie die zentralen Atemwege sowie das periphere Interstitium erkennbar sind. In der Thoraxsonographie sind die von der Pleura visceralis abgehenden Interlobulärsepten für die sogenannten B-Linien verantwortlich. Es sind Wiederholungsartefakte, die auf Schallwellen beruhen sollen, die innerhalb der Interlobulärsepten hin und her pendeln.

1.4 Die intrapulmonalen Atemwege

1.4.1 Hierarchie der Atemwege

Der Atemwegsbaum folgt annäherungsweise dem Model eines dichotomen Aufzweigungsmusters (Abb. 1.3a). Ein Atemweg einer Generation verzweigt sich in 2 Atemwege der nächsten Generation. Dabei gilt, dass die „Tochteratemwege" jeweils einen etwas geringeren Durchmesser (zirka Faktor 0,8 kleiner) als der „Mutteratemweg" aufweisen, aber in der Summe nimmt der Durchmesser von Generation zu Generation zu. Bei somit zunehmendem Gesamtquerschnitt nehmen Widerstände und Flussgeschwindigkeiten entsprechend von Generation zu Generation ab (Abb. 1.3b). Im Durchschnitt wird nach insgesamt 23 Aufzweigungen die letzte Generation, der Sacculus alveolaris, erreicht. Dieses dichotome Verzweigungsmuster ermöglicht es, dass das Atemwegssystem wie ein fraktaler Baum den Thoraxraum füllt und die Atemluft jeden Winkel erreicht.

Die Atemluft wird also relativ homogen auf der Luftseite des Gasaustauschers verteilt. Allerdings schwankt die Anzahl der Generation in der Lunge, die zum Erreichen des Sacculus alveolaris nötig ist, zwischen 18 und 30. Dieses hängt damit zusammen, dass die Begrenzungen der Lunge im Thorax unterschiedlich weit vom Hilum (Lungenhilus), dem Eintritt des Hauptbronchus aus dem Mediastinum in die Lungen, entfernt sind. So sind zur Verteilung der Atemluft in den rechten Oberlappensegmenten weniger Generationen notwendig als in den basalen Unterlappensegmenten. Das Volumen eines Atemweges korreliert dabei sehr gut mit dem von ihm abhängigen, nachgeschalteten Volumen. In Bezug auf den Gastransport gilt, dass im Durchschnitt die ersten 14 bis 15 Generationen rein der Konvektion dienen, während in den sich anschließenden Abschnitten bereits Gasaustausch durch Diffusion stattfindet. Diese letzteren werden deshalb auch als azinäre Atemwege bezeichnet.

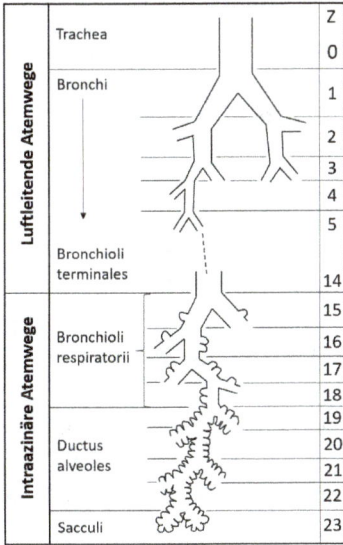

(a)

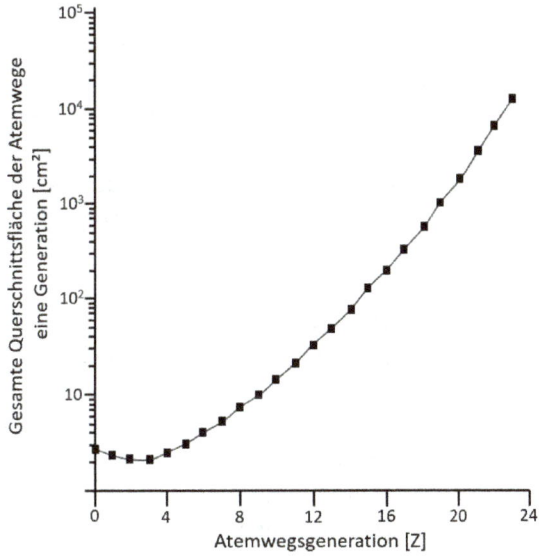

(b)

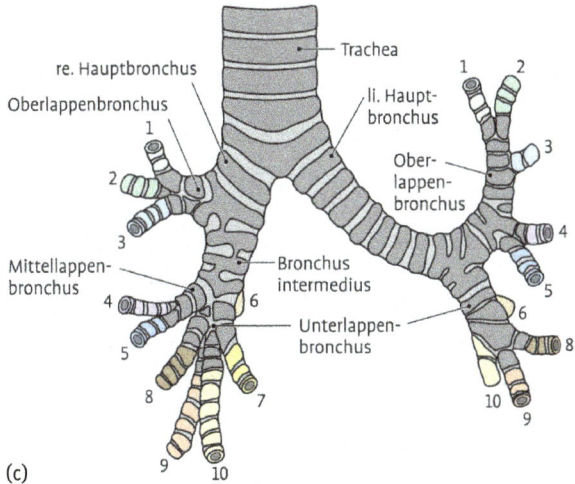

(c)

Abb. 1.3: (a) Model der dichotomen Verzweigung des Atemwegsbaums. Modifiziert nach Weibel ER: „Morphometry of the Human Lung", Springer-Verlag, Heidelberg, 1963. (b) Gesamte Querschnitts- fläche der zu einer Atemwegsgeneration zählenden Atemwege als Funktion der Atemwegsgeneration Z. (Modifiziert nach Weibel ER: „The Pathway for Oxygen: Structure and Function in the Mammalian Respiratory System", Cambridge, MA, Harvard University Press, 1984). (c) Darstellung des Bronchial- baums bis auf Ebene der Segmentbronchien. Quelle: Waldeyer – Anatomie des Menschen, 19. Auf- lage, De Gruyter-Verlag, Berlin.

Die Äste der A. pulmonalis folgen im Prinzip dem Verzweigungsmuster der Atemwege, so dass die regionale Ventilation und Perfusion der Lunge miteinander korrelieren. Bezüglich der Atemwege stellt die Trachea die nullte Generation dar. Sie beginnt unmittelbar unterhalb des Ringknorpels des Kehlkopfes und zweigt sich in etwa auf Höhe des Angulus sterni in der Bifurcatio tracheae in zwei Hauptbronchien auf, welche der ersten Atemwegsgeneration entsprechen. Die Trachea ist nach ventral im Querschnitt durch C-förmige Knorpelspangen stabilisiert, die untereinander durch längsverlaufende elastische Bänder, den Ligamenta anularia, verbunden sind. Diese verleihen der Trachea eine reversible Dehnbarkeit. Im Bereich der Hinterwand, der Paries membranaceus, sind die Knorpelspangen durch den M. trachealis und Bindegewebe miteinander verbunden und stabilisiert. Exspiratorisch kann sich die Paries membranaceus ins Lumen etwas vorwölben. Der rechte Hauptbronchus verläuft etwas steiler und ist kürzer als der linke Hauptbronchus. Er zweigt sich in den rechten Oberlappenbronchus und den Intermediärbronchus auf. Letzterer teilt sich in den Mittellappenbronchus und Unterlappenbronchus. Linksseitig gibt es keinen Mittellappen. Der korrespondierende Lungenabschnitt ist links die Lingula, ein Teil des Oberlappens. Das rechtsseitig zu findende kardiale (oder baso-mediale) Segment sieben des Unterlappens fehlt auf der linken Seite. Die Segmente sind im Weiteren in Abb. 1.3c visualisiert.

1.4.2 Der Wandaufbau der intrapulmonalen Atemwege und mukoziliäre Clearance

Die dem konvektiven Gastransport dienenden Atemwege sind von einer Schleimhaut ausgekleidet. Zum Lumen hin bildet das respiratorische Epithel aus Flimmerepithelzellen, sekretorischen Zellen und Basalzellen eine geschlossene Barriere aus. Ihr untergelagert schließt sich eine Bindegewebsschicht mit scherengitterartig angeordneten Zügen aus glatten Muskelzellen an. In der Wand des Bronchus befinden sich typischerweise noch Knorpelplatten zur Stabilisierung sowie seromuköse Drüsen, die Glandulae bronchiales. Letztere werden durch den Parasympathikus innerviert. Sowohl Drüsen als auch Knorpelelemente fehlen in den weiter distal gelegenen Bronchiolen, die üblicherweise einen Durchmesser von weniger als 1 mm aufweisen und in denen die glatten Muskelzellen den relativ größten Anteil am Wandaufbau haben. Diese werden generell sympathisch v. a. über β_2-Rezeptoren (Relaxation) und parasympathisch über muskarinerge Acetylcholin-Rezeptoren (Kontraktion) innerviert. Da sich glatte Muskelfasern auf zirka 30 % ihrer ursprünglichen Länge kontrahieren können, ist, wie zum Beispiel bei Asthma bronchiale, eine dramatische Broncho- bzw. Bronchiolokonstriktion mit massivem Anstieg des Widerstandes möglich.

Das Epithel ist im gesamten Atemtrakt von einem Flüssigkeitsfilm mit einem oberflächlichen Schleimteppich aus Gel-bildenden Muzinen bedeckt. Dieser Film nimmt von proximal nach distal an Höhe ab. In den proximalen Abschnitten wird er u. a. von Becherzellen und den Glandulae bronchiales gebildet, weiter distal im Bereich der Bronchioli übernehmen diese Funktion die ebenfalls sekretorisch aktiven Keulenzellen. Im Bereich der Bronchien bilden die serösen Anteile der Glandulae bronchiales ein wässriges, proteinreiches Sekret, welches insbesondere antimikrobielle Peptide wie Defensine und Lysozym enthält. Die mukösen Drüsenanteile liefern Gel-bildendes Muzin und damit den hoch-viskösen Schleimteppich. Für die Elektrolyt- und Flüssigkeitsbilanz sind zudem die Ionozyten von großer Bedeutung. Es ist eine vergleichsweise seltene Zellpopulation im Epithelverband der Atemwege. Allerdings weisen sie die höchste Expression des Anionen-Transporter „cystic fibrosis transmembrane conductance regulator" (CFTR) auf und sind mit verantwortlich für die Ausbildung der zirka 6 µm dicken periziliären, wässrigen Flüssigkeitsschicht, auf welcher der Schleimteppich liegt. Die Kinozilien des Atemwegsepithels sind somit in der wässrigen Phase frei beweglich und können durch ihren sehr koordinierten, metachronen Zilienschlag (Frequenz zirka 15 Hz) den Schleimteppich mit einer Geschwindigkeit von 5–10 mm/min in Richtung Rachen bewegen und somit die Atemwege effektiv reinigen. Eine Reduktion der Höhe der normalerweise zirka 5–6 µm messenden periziliären Flüssigkeitsschicht geht mit einer reduzierten Effektivität dieser mukoziliären Clearance einher.

1.5 Der Azinus als funktionelle Einheit der Lunge

Atemwege der letzten Generation, die dem reinen konvektiven Gastransport dienen, werden als Bronchioli terminales bezeichnet. Ihnen schließt sich der Azinus an, welcher alle Alveolen enthält, die von einem Bronchiolus terminalis abhängig sind. Der konvektive geht hier in den diffusiven Gastransport über. Am Ende der Ausatemphase sind die azinären Lufträume mit Luft (= funktionelle Residualkapazität) gefüllt. Inspiratorisch wird dieses Volumen durch etwas Frischluft aufgefüllt – die Atemgase verteilen sich v. a. durch Diffusion. O_2- und CO_2-Partialdrücke werden somit innerhalb der azinären Lufträume während des gesamten Atemzyklus' relativ stabil gehalten. Dieses ermöglicht einen kontinuierlichen Gasaustausch. Im Bereich des Azinus setzt sich der Atemwegsbaum fort, allerdings sind die Wände dieser Atemwege, die nun als Ductus alveolares bezeichnet werden, durch sackförmige Taschen (den Alveolen) ausgebuchtet. Intraazinäre Atemwege werden somit von Alveolen umhüllt. Alveolen werden untereinander durch die interalveolären Septen getrennt. Diese kommen mit einem Minimum an stabilisierenden Fasern aus, so dass die Barriere zwischen Blutraum und Luftraum auf das Mindestmaß reduziert wird. Das innerhalb des Septums eher flächig organisierte Kapillarbett steuert den größten Anteil zum Volumen der Septen bei.

1.5.1 Die Blut-Gas-Barriere

Die Gewebskomponenten der Blut-Gas-Barriere bestehen luftseitig aus den sehr dünnen und flächigen Zellausläufern der Typ I Pneumozyten, einem Interstitium und den Endothelzellen der Blutkapillaren (Abb. 1.4). In etwa 50 % der Bereiche der Barriere ist das Interstitium auf eine hauchdünne Basallamina, an welcher sowohl die Alveolarepithelzellen als auch die Endothelzelle befestigt sind, beschränkt. Der Rest der Barriere lässt zwischen Alveolarepithel und Endothel ein etwas weiteres Interstitium erkennen, welches elastische und kollagene Fasern enthält. Im Falle einer Erhöhung des hydrostatischen Druckes in den Kapillaren oder eines akuten Lungenschadens tritt Flüssigkeit aus den Kapillaren zunächst in dieses verbreiterte Interstitium ein. Da das Interstitium der interalveolären Septen in Verbindung steht mit dem Interstitium der Interlobulärsepten/der Pleura visceralis sowie dem der Broncho-pulmonalen Bündel, kann überschüssige Flüssigkeit dahin ablaufen und über die dort beginnenden Lymphgefäße in Richtung Hilum abtransportiert werden.

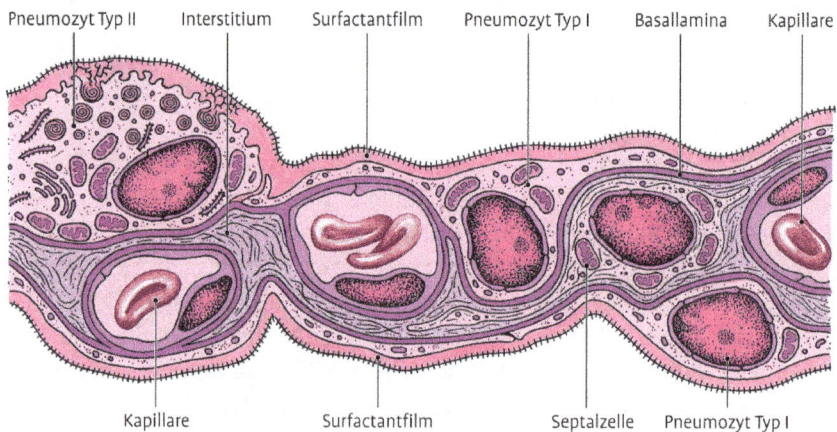

Abb. 1.4: Aufbau des interalveolären Septums und der Blut-Gas-Barriere. Zu beachten ist, dass in einigen besonders dünnen Bereichen (oben in der Skizze) die Blut-Gas-Barriere aus einem flachen Ausläufer des Typs I Pneumozyten, der Basallamina und der dünnen Endothelzelle aufgebaut ist. In anderen Bereichen sind die Basallamina des Alveolarepithels und des Endothels voneinander getrennt und das Interstitium lässt hier Fasern und Ausläufer von Septumzellen (meist Fibroblasten) erkennen. Auf beiden Seiten des Septums ist die Hypophase mit dem zum Luftraum angrenzendem Surfactantfilm zu erkennen. Quelle: Waldeyer – Anatomie des Menschen", 19. Auflage, De Gruyter-Verlag, Berlin.

1.5.2 Die Stabilisierung der azinären Lufträume

Wie alle Oberflächen im Respirationstrakt sind auch die Alveolen von einer wässrigen Schicht bedeckt. Hier ist sie jedoch mit zirka 170 nm besonders dünn. Für die enge Regulation der Höhe dieser als Hypophase bezeichneten Schicht sind die Alveolarepithelzellen von entscheidender Bedeutung. An der resultierenden Grenzfläche zwischen Luft und Wasser entstehen Oberflächenspannungen, da die kohäsiven (van der Waals) Kräfte zwischen den Wassermolekülen sehr viel stärker sind als jene zwischen Wasser und Luft. Dadurch neigt die Oberfläche der Hypophase dazu, sich zu minimieren, was dem Ziel, eine möglichst große Oberfläche für den Gasaustausch zur Verfügung zu stellen, entgegenwirkt. Insbesondere end-exspiratorisch werden kleine Atemwege destabilisiert. Einer solchen Destabilisierung wirken 2 Systeme entgegen. Zum einen gibt es das System aus elastischen und kollagenen Fasern, zum anderen den pulmonalen Surfactant. Mit dem sich verzweigenden Atemwegsbaum, beginnend im Hilum, gelangt das axiale Fasersystem ins Zentrum der Azini. Von der Pleura viszerales zieht das periphere Fasersystem über Interlobulärsepten von außen nach innen in die Lunge hinein. Das axiale System und das periphere System sind über septale Züge aus elastischen und kollagenen Fasern auf der „dicken" Seite der Blut-Gas-Barriere miteinander verbunden, so dass die Alveolarwände vor allem bei größeren Lungenvolumina (z. B. end-inspiratorisch) aufgespannt werden.

Der pulmonale Surfactant besteht zu zirka 90 % aus Phospholipiden und zu 10 % aus Proteinen, wozu die Surfactant Proteine A–D gehören. Surfactant wird in den Alveolen von Typ-2-Pneumozyten produziert, in Lamellarkörpern gespeichert und z. B. durch mechanische Dehnung mittels Exozytose in den Alveolarraum sezerniert. Hier bilden die polaren Phospholipide einen Surfactantfilm. Die hydrophilen Köpfe (z. B. Phosphat) sind dem Wasser und die hydrophoben Schwänze (Fettsäuren) der Luft zugewandt. Dadurch wird insbesondere am Ende der Exspiration die Oberflächenspannung auf nahezu 0 N/m reduziert. „Abgenutzter" Surfactant wird von Typ-2-Pneumozyten entweder recycelt oder abgebaut oder von Alveolarmakrophagen phagozytiert. Die hydrophoben Surfactant Proteine B und C stabilisieren den Surfactantfilm während des Atemzyklus und verhindern, dass dieser einreißt. Die hydrophilen Surfactant Proteine A und D dienen der angeborenen Immunabwehr und modifizieren die Funktion der Alveolarmakrophagen. Während der Lungenentwicklung sind die ersten Lamellarkörper-haltigen Typ-2-Pneumozyten zirka ab der 24. Schwangerschaftswoche (SSW) nachweisbar.

1.6 Lungenentwicklung

Die Entwicklung der Lunge erstreckt sich von der Embryonalphase bis ins junge Erwachsenalter (Abb. 1.5).

Die Anlage der rein luftleitenden intrapulmonalen Atemwege erfolgt im Rahmen eines Prozesses der als verzweigende Morphogenese bezeichnet wird. Die Entwicklung und Expansion des Gasaustauschers innerhalb der pulmonalen Acini erfolgt in erster Linie im Rahmen der Septierung bzw. Alveolarisation, welche sich zeitlich an die verzweigende Morphogenese anschließt. Diese beiden wesentlichen Prozesse sind eng verbunden mit der Entwicklung des Gefäßsystems und beruhen auf sehr koordinierten Interaktionen von Epithelzellen, die entodermalen Ursprungs sind, und Mesenchymzellen. In der vierten Schwangerschaftswoche (SSW) bildet sich in der ventralen Wand des Vorderdarms eine von entodermalem Epithel ausgekleidete Rinne, die Laryngotrachealrinne. Durch Bildung des Septum oesophagotracheale wird der ventral gelegene Laryngotrachealschlauch vom dorsal gelegenen Ösophagus abgetrennt. Am kaudalen Ende des Trachealschlauches bilden sich lateral zwei Knospen aus, die Anlagen der rechten und linken Lunge.

In der sechsten SSW wird dadurch die *pseudoglanduläre* Phase der Lungenentwicklung eingeleitet. Diese endet zirka in der 16. SSW und ist durch die verzweigende Morphogenese gekennzeichnet: repetitiv kommt es dabei zu einem Längenwachstum der Anlage mit anschließender dichotomer Verzweigung in zwei Tochteranlagen. Hierdurch entstehen bis zu 20 Atemwegsgenerationen der überwiegend für den konvektiven Gastransport zuständigen intrapulmonalen Atemwege. Um die von entodermalem Epithel ausgekleideten Röhren differenziert sich das Mesenchym in Knorpel und glatte Muskelzellen. Atemexkursionen des Fetus sowie durch glatte Muskelzellen der Atemwege hervorgerufene kontraktile peristaltische Wellen stellen wichtige mechanische Reize für die Lungenentwicklung dar.

Beginnend mit der *kanalikulären* Phase setzt ab der 16. SSW die Entwicklung der intraazinären Atemwege ein. Die verzweigende Morphogenese setzt sich fort, geht aber einher mit der Differenzierung des auskleidenden Epithels und damit der Aus-

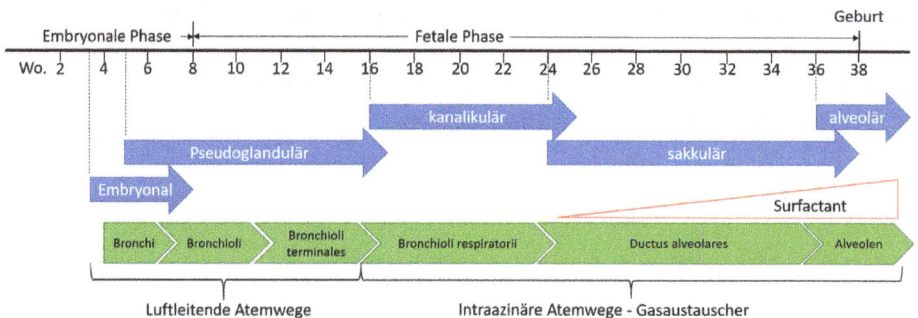

Abb. 1.5: Die Phasen der Lungenentwicklung.

bildung der Übergangszone des Bronchiolus terminalis in den Azinus. Die Zahl der Azini bleibt von nun an stabil. In dem um den zukünftigen azinären Atemweg gelegenen Mesenchym entwickelt sich durch Angiogenese ein sehr dichtes Kapillarbett. Dieses schmiegt sich den nun ausdifferenzierenden Typ-1-Pneumozyten an. Somit ist am Ende der *kanalikulären* Phase abschnittsweise eine funktionstüchtige Blut-Gas-Barriere ausgebildet. Erste Typ-2-Pneumozyten mit Lamellenkörpern werden nachweisbar und dienen nicht nur der Surfactantproduktion, sondern auch den nicht teilungsfähigen Typ-1-Pneumozyten von nun an als Progenitorzellen.

Es schließt sich ab der 24. SSW die *sakkuläre* Phase an. Die verzweigende Morphogenese wird beendet, die vorliegenden Atemwege elongieren und weiten sich sackförmig auf. Die zwischen den Atemwegen gelagerten Bindegewebsräume werden u. a. durch Apoptose der Mesenchymzellen deutlich schlanker. Dadurch werden sie zu primären Septen umgebildet. Diese sind durch ein zentrales Bindegewebslager charakterisiert, welches zu den beiden Seiten und somit wandständig zu den beiden benachbarten Sacculi jeweils ein dichtes Kapillarbett aufweist. Die Ductus und Sacculi alveolares sind somit angelegt, die sie ummantelnden Alveolen fehlen jedoch noch.

Kurz vor der Entbindung setzt die *alveoläre* Phase ein. Von den primären Septen heben sich mehr oder weniger ringförmige neue Septen ab, die die präformierten zukünftigen Lufträume weiter in Alveolen unterteilen. Zum Zeitpunkt der termingerechten Geburt sind zirka 50 Millionen Alveolen entstanden. Nach aktuellem Kenntnisstand setzt sich die Alveolarisation mindestens so lange fort, wie die Lunge wächst. Sie führt zu einer Zunahme der Alveolenzahl auf durchschnittlich 480 Millionen. Die sogenannte klassische Alveolarisation setzt sich noch bis zum Alter von drei Jahren fort. Die hier zugrundeliegenden Septierungen der Lufträume nehmen ihren Ursprung von den primären Septen, die ein doppeltes Kapillarbett aufweisen. Im Rahmen der mikrovaskulären Reifung kommt es bis zum Alter von drei Jahren innerhalb der interalveolären Septen zu einer Fusionierung der zwei Kapillarbetten zu einem einfachen Kapillarbett.

Die sich anschließende Phase der *kontinuierlichen Alveolarisation* ist weniger dynamisch, findet in erster Linie in subpleuralen Bereichen der Lunge statt und geht von sekundären Septen aus, die ein einfaches Kapillarbett aufweisen. Es gibt Hinweise dafür, dass sich dieser Prozess bis zum Alter von 21 Jahren fortsetzt. Da die Zahl der Azini bereits am Ende der pseudoglandulären Phase festgelegt ist, werden diese während der Alveolarisation größer.

2 Zugang zum Patienten mit respiratorischer Erkrankung

Jürgen Seidenberg

Eine junge Mutter stellt ihr 3-jähriges Kleinkind in der Kinderlungensprechstunde vor. Nach der einleitenden Frage des Arztes „Was führt Sie zu mir?" antwortet sie mit verzweifeltem Unterton: „Mein Kind ist ständig erkältet, schon immer, nichts hilft".

2.1 Spezifische Anamnese

2.1.1 Offene Fragen

Eine zu Beginn gestellte „offene" Frage nach dem Vorstellungsgrund vermittelt zahlreiche Informationen zusätzlich zu der Diagnose auf dem Überweisungsschein: die am meisten wahrgenommenen Krankheitssymptome, den individuellen Leidensdruck, und das medizinische Verständnis. Eine Erweiterung der Nachfrage mit „was noch" gibt genügend Raum, „alles loszuwerden", und trägt erheblich dazu bei, dass Patienten bzw. deren Eltern sich „gehört", bzw. „angenommen" fühlen. Die hierfür benötigten wenigen Minuten sind gut investierte Zeit: Patient und Eltern können nun besser zuhören und haben eine positivere Einstellung im weiteren Gespräch.

2.1.2 Präzisierung

Zur besseren Einordnung müssen die angebotenen Symptome (siehe obiges Fallbeispiel) zunächst präzisiert werden:

a) „ständig erkältet":
Hier ist es wichtig zu differenzieren, was mit „Erkältung" gemeint ist:
- „Husten?" – „trocken oder feucht?" „ohne Unterbrechung" oder „alle 14 Tage mit einer Woche Pause?", „überwiegend im Winter oder auch im Sommer?"
- „Schnupfen?" – „anfangs immer dabei?", „wässrig, dann gelb?" oder „permanent eitrig?"
- „Fieber?" – „nur am ersten/zweiten Tag" oder „rezidivierend", und „nach Antibiotika wieder aufflammend?"

Rezidivierende Infekte sind im Kleinkindalter im Winter alle vier Wochen normal, meist viral bedingt, und deshalb oft initial mit Schnupfen und kurzem Auffiebern verbunden. Im Sommer haben die Kinder kaum Beschwerden.

https://doi.org/10.1515/9783110693454-002

Chronisch sind ununterbrochene Beschwerden ab vier Wochen Dauer, z. B. Asthma oder Protrahierte bakterielle Bronchitis, oft auch ohne Schnupfen, auch im Sommer oder im Urlaub.

b) „schon immer":
Hilfreich ist die Frage, ob Symptome bereits kurz nach Geburt vorhanden waren:
- Symptome bereits kurz nach Geburt sprechen für „angeborene" Erkrankungen wie z. B. anatomische Trachealenge mit und ohne Gefäßring.
- Beschwerden erst ab ca. drittem Lebensmonat sind eher erworben, auch Asthma manifestiert sich meist erst später.
- Symptome im Winter, mit Besserung im Sommer, sprechen für Virusinfekte.
- Vermehrte Beschwerden nach Eintritt in den Kindergarten/Fremdbetreuung sprechen für normale Virusinfekte.
- Symptome nur zuhause, nicht bei Verwandten, weisen auf lokale Ursachen hin (z. B. Schimmelbefall, Passivrauchbelastung).

c) „nichts hilft":
Dauer und Art der bisherigen Therapien sind kritisch zu hinterfragen:
- Inhalative Steroide wirken nicht, wenn nur bei Bedarf oder unter 2 Wochen gegeben.
- Die Inhalation mittels Dosieraerosol ohne Inhalationshilfe ist meist ineffektiv.
- Pubertierende Jugendliche nehmen vieles nicht wie gesagt.

d) Objektivierung des Schweregrads:
Neben dem Leidensdruck ist wichtig zu erfassen, wie die Symptome „objektiv" das normale Leben beeinträchtigen:
- Wie oft fehlt das Kind im Kindergarten/Schule?
- Ist der Nachtschlaf gestört?
- Ist die normale Belastung (z. B. Treppensteigen) eingeschränkt?
- Sind Patient und Eltern gleichermaßen beeinträchtigt?

e) Begleitsymptome:
Nach Präzisierung der Leitsymptome sollte nach Begleitsymptomen gefragt werden, die zunächst nicht so wichtig erschienen, aber zur besseren Einordnung der Hauptsymptome beitragen können, z. B.:
- Besteht neben dem Husten auch ab und zu ein pfeifendes Atemgeräusch oder Luftnot? (z. B. Asthma)
- Kommt es neben der eitrigen Rhinitis auch zu eitrigen Otitiden oder Pneumonien? (z. B. Immundefekt, Zilienimmotilität)
- Besteht neben dem feuchten Husten auch eine Gedeihstörung? (z. B. Mukoviszidose)

2.1.3 Eigenanamnese

Vorerkrankungen werden häufig vergessen oder von Patienten nicht in Verbindung gebracht zur aktuellen Symptomatik. Immer erfragt werden sollten deshalb:
- Frühgeburtlichkeit? (rezidivierende obstruktive Episoden, BPD)
- Hospitalisierung im ersten Winter aufgrund eines Atemwegsinfektes? (Langzeit-folgen einer RSV-Bronchiolitis)
- Operationen, Krankenhausaufenthalte oder Kuren aufgrund von Erkrankungen der Atemwege (z. B. häufige Bronchitiden bei nicht diagnostiziertem Asthma)
- Neurodermitis oder Allergien (als Hinweis auf ggf. Asthma)
- schwerer Hustenanfall vor Beginn der pfeifenden Atmung? (z. B. Fremdkörper-aspiration)

2.1.4 Familienanamnese

Bei respiratorischen Erkrankungen sollte erfragt werden das Vorkommen bei Ver-wandten von:
- Asthma bronchiale, Allergien
- Mukoviszidose
- Immundefekte, Bronchiektasen
- Lungenfibrose
- Todesfälle unklarer Ursache

2.1.5 Umgebungsanamnese

Ein möglicher Zusammenhang wird mangels medizinischer Kenntnisse nicht gese-hen, bzw. ist nicht gewollt:
- Haustiere werden sehr geliebt, ein Symptomzusammenhang verdrängt
- „Wir rauchen nur auf dem Balkon"
- die Außenwand ist manchmal feucht, mit schwarzen Flecken
- bei Oma geht das Pfeifen erst richtig los
- seit dem neuen Bettzeug besteht der Husten, dabei sind das echte Daunenfedern

2.1.6 Medikamentenanamnese

Wirkung und Nebenwirkung der Medikamente bzw. früherer Therapien helfen bei der Diagnose, sofern diese richtig angewendet wurden (s. Kap. 2.1.2c):
- der Husten war nach Salbutamol sofort besser, also nach 10 Minuten (z. B. Asth-ma)

– nach Absetzen des Antibiotikums war der feuchte Husten rasch wieder da (z. B. PBB, Immundefekt)
– vor dem neuen Medikament hat das Kind noch nicht gehustet (z. B. ACE-Hemmer)
– früher hat Salbutamol noch geholfen, jetzt aber gar nicht mehr (z. B. VCD bei Asthmatikerin)

2.1.7 Sozialanamnese

Sie ist wichtig zur Erfassung der Betreuungsqualität und -hindernisse.
– Das Asthma tritt immer auf, wenn das Kind beim Vater war. Seine neue Freundin raucht, und er achtet nicht so auf das Inhalieren.
– Das Rezept habe ich nicht eingelöst, da hätte ich zu viel zuzahlen müssen.
– Einen Umzug in eine schimmelfreie Wohnung kann ich mir nicht leisten.
– Also ich lass den Kleinen bei Luftnot immer mit dem roten Puster inhalieren (ICS statt Salbutamol), oder mit dem Blauen, ich weiß es nicht mehr ... er will es sowieso nicht.

2.2 Spezifische Symptome

Respiratorische Erkrankungen gehen einher mit Leitsymptomen wie Husten, Stridor, Atemnot oder selten auch Thoraxschmerzen. Diese lassen sich bei weiterer Charakterisierung besser einzelnen Krankheitsbildern zuordnen und dadurch spezifizieren.

2.2.1 Husten

2.2.1.1 Hustencharakter/-qualität
a) trockener Husten
– Ein chronischer trockener Husten, oft anfallsartig auftretend nach körperlicher Belastung, Temperaturwechsel oder in der Nacht, beruht häufig auf einem Asthma bronchiale. Insbesondere bei Vorschulkindern beschreiben Eltern nächtliche Hustenanfälle bis zum Würgen/Erbrechen von zähem Schleim, mit völliger Symptomlosigkeit am nächsten Morgen. Giemen muss hierbei nicht beobachtet werden.
– Ein chronischer trockener Husten mit Räuspercharakter, weniger anfallsartig, kann für eine diffuse, interstitielle Lungenerkrankung sprechen (z. B. Exogen-allergische Alveolitis), für eine Mykoplasmen- oder Chlamydieninfektion, oder für eine chronische Aspiration (z. B. GÖR). Ebenso kommen chronische Passivrauchexposition oder Einnahme von ACE-Hemmern in Frage.

– Ein erstmals sehr heftig mit Erstickungsgefühl auftretender Husten mit stummem Intervall und dann erneutem Auftreten als feuchter Husten spricht für eine Fremdkörperaspiration. Eine obstruktive Symptomatik kann begleitend auftreten.
– Ein trockener Staccato-Husten (mehrere Hustenstöße ohne zwischenzeitliche Inspiration) spricht für Pertussis, ist aber auch bei RSV-Bronchiolitis zu beobachten, teilweise mit Zyanose während eines endexspiratorischen Atemanhaltens. Ein „Whoop" (ziehendes Inspirationsgeräusch nach der Exspirationspause) ist nur bei Pertussis zu beobachten.
– Ein bellender, trachealer, bitonaler Husten ist typisch für eine Einengung der Trachea, z. B. bei Tracheomalazie (mit oder ohne Gefäßring) oder im Rahmen einer stenosierenden Laryngotracheobronchitis (Krupp).
– Ein lauter, röhrender, langgezogener Husten mit völliger Symptomlosigkeit im Schlaf spricht für einen habituellen Husten (siehe Kap. 12, Dysfunktionelle respiratorische Symptome).

b) feuchter, produktiver Husten
– bevorzugt im Kleinkindalter ohne wesentliche Beeinträchtigung des Kindes spricht für eine Protrahierte bakterielle Bronchitis (PBB)
– bei bevorzugter Mundatmung ist an vergrößerte Adenoide oder chronische Rhinosinusitis zu denken

2.2.1.2 Zeitpunkt des Hustens
– morgendliches Abhusten größerer Sputummengen spricht für Bronchiektasen
– röchelnder Husten unmittelbar beim Trinken kommt bei Aspiration aufgrund einer Larynxspalte (bereits ab Grad 1) oder einer tracheo-ösophagealen Fistel vor
– feuchter Husten nach der Nahrungsaufnahme oder beim Hinlegen lässt an GÖR denken
– chronischer Husten nach Medikamenteneinnahme kommt bei ACE-Hemmern vor
– Verstärkung des Hustens bei Aufmerksamkeit ist verdächtig auf habituellen Husten
– vorausgehender Husten in der Bekanntschaft spricht für Infektion mit Viren, Mykoplasmen, Chlamydia, Pertussis
– Husten nur nach körperlicher Aktivität ist ein Zeichen bronchialer Hyperreagibilität, z. B. Asthma oder postinfektiös
– Husten nach Aufenthalt an bestimmten Orten spricht für eine Allergie

2.2.1.3 Begleitsymptome des Hustens und Verdachtsdiagnosen
– exspiratorisches Giemen: Verengung der Bronchien z. B. bei Asthma, obstruktiver Bronchitis, PBB, FK-Aspiration, TBC mit Lymphknoteneinbruch, Chlamydia pneumoniae-Infektion

- Schnarchen: vergrößerte Adenoide, chronische Rhinosinusitis, Tonsillenhypertrophie
- gelb-grünes Sputum: Bronchiektasen, Pneumonie, Immundefekt, Mukoviszidose
- Hämoptoe: Lungenembolie, schwere Bronchitis mit Schleimhautblutung, Hämosiderose, Tuberkulose, Thoraxtrauma, Blutung aus dem Ösophagus bei Refluxösophagitis, Gerinnungsstörung
- Atemnot, Belastungsinsuffizienz: Asthma, Pneumonie, Lungenembolie, Herzinsuffizienz
- Gedeihstörung: Immundefizienz, Mukoviszidose

2.2.2 Stridor

Ein sehr lautes Atemgeräusch bezeichnet man als Stridor. Er entsteht aufgrund von Turbulenzen des Atemflusses, die hinter einer Verengung auftreten. Da die Atemwege sich atemzyklusabhängig weiten bzw. verengen, spricht ein vorwiegend inspiratorischer Stridor für eine Verengung in den extrathorakalen Atemwegen, d. h. oberhalb des Jugulums. Der bei Einatmung entstehende negative Druck intratracheal zieht die extrathorakalen Atemwege zusammen.

Bei einem vorwiegend exspiratorischen Stridor liegt die Stenose intrathorakal, da während der Ausatmung die Trachea weiter komprimiert wird, bei Inspiration sich jedoch wieder erweitert. Je weiter peripher die Verengung liegt, desto mehr wechselt der Stridor zu einem höherfrequenten und leiseren Giemen. Dies ist bei Asthma bronchiale oder einer obstruktiven Bronchitis/Bronchiolitis zu hören.

Ist der Stridor gleichstark bei In- und Exspiration, liegt eine starke Stenosierung vor, die durch den Atemzyklus nicht mehr an Größe variiert. Eine Lokalisation der Stenose ist dadurch nicht mehr möglich. Wenn zusätzlich noch die Lautstärke abnimmt, der Stridor also leiser wird, kann der verbleibende Durchflussstrom kaum noch Turbulenzen generieren und geht in einen laminaren Fluss über. Dies ist ein Zeichen höchster Gefahr und Grund für die Verlegung auf die Intensivstation!

2.2.2.1 Ursachen für inspiratorischen Stridor (von kranial nach kaudal absteigend)
- adeno-tonsilläre Hypertrophie (vorwiegend Kleinkinder im Schlaf)
- Hypopharynxkollaps bei Trisomie 21
- Mikrognathie bei Pierre-Robin-Syndrom
- Larynxzyste, Lymphangiom
- akute Epiglottitis/allergisches Ödem
- infantiler Larynx
- Stimmbandparese/-dysfunktion
- subglottische Stenose angeboren/post intubationem/tumorös (Hämangiom)/infektiös (Krupp)

2.2.2.2 Ursachen für exspiratorischen Stridor mit/ohne Giemen

- Tracheomalazie, ggf. mit Gefäßring, Tumorkompression
- Fremdkörper-Aspiration, Mukusplug
- Lymphknotenvergrößerung perihilär
- Hauptbronchusmalazie/-kompression
- Asthma bronchiale, obstruktive Bronchitis

2.2.3 Giemen

Ein höherfrequentes, leiseres, musikalisches Atemgeräusch verbunden mit einer verlängerten Exspirationsphase wird Giemen genannt (engl. wheezing). Je nach Region hört man auch die Begriffe Fiepen, Pfeifen oder Keuchen. Das Geräusch entsteht durch die Obstruktion in den Bronchien, und ist somit typisch für die Krankheitsbilder Asthma bronchiale oder obstruktive Bronchitis. Bei starker Obstruktion kann ein Giemen auch in der Inspiration zu hören sein.

Bei der Anamneseerhebung fällt den Patienten/Eltern die Zuschreibung des Atemgeräusches zu In- oder Exspiration meist nicht leicht. Es ist deshalb vorteilhaft, wenn der Arzt die Geräusche beispielhaft imitieren kann.

2.2.4 Atemnot (Dyspnoe)

2.2.4.1 Atemnot mit Stridor/Giemen

- Jede der obengenannten Diagnosen mit Stridor/Giemen als Symptom der Obstruktion kann bereits in Ruhe oder erst unter körperlicher Belastung durch eine Einschränkung der geforderten Zunahme des Atemflusses Atemnot auslösen (z. B. subglottische Stenose bei Krupp, Asthma bronchiale).
- Alternativ kann z. B. im Schlaf oder unter sedierender Medikation (Cave: Überwachung bei Prämedikation notwendig!) das Ausmaß der Stenose zunehmen, z. B. durch
  - Tonusverlust der „offenhaltenden" Pharynxmuskulatur,
  - Rückfall der großen Zunge (z. B. Trisomie 21)
- Neben einem lauter werdenden Schnarchgeräusch können auch obstruktive Apnoen mit Sättigungsabfall und nachfolgend lauter inspiratorischer Arousal-Reaktion auftreten. Hierauf deuten Tagesmüdigkeit, Hyperaktivität und Aggressivität tagsüber, unruhiger Schlaf nachts ggf. mit auffälligen Atempausen und Nachtschweiß hin. Oft wird auch eine deutlich überstreckte Kopfhaltung eingenommen, da dies die Pharynxweite vergrößert.
- Bei obstruktiver Atemstörung sind auch immer Zeichen der vermehrten Atemarbeit zu finden: vermehrte juguläre und interkostale Einziehungen, Einsatz der

Atemhilfsmuskulatur, exspiratorischer Einsatz der Bauchmuskulatur mit verlängertem Exspirium.

2.2.4.2 Atemnot ohne Stridor/Giemen

- Jeder Abfall der Sauerstoffsättigung im Blut bewirkt eine kompensatorische Tachypnoe und dadurch auch geringe bis starke Atemnot. Dies kann durch
  - Verlust der Gasaustauschfläche (z. B. Pneumonie, Alveolitis, Pneumothorax),
  - Verbreiterung der alveolo-kapillären Membran (z. B. Linksherzinsuffizienz mit Rückstau in die Lunge), oder
  - verminderte Perfusion der Lunge (z. B. Lungenembolie) verursacht werden.
- Besteht Atemnot bei normaler Sauerstoffsättigung, können funktionelle respiratorische Symptome vorliegen (z. B. psychogene Hyperventilation, DATIV, reine psychogene Atemnot s. Kap. 12).
- Nicht-respiratorische Ursachen können ebenfalls zu Atemnot und Belastungsinsuffizienz führen, z. B. Anämie, Herzinsuffizienz, psychische Erkrankungen, Intoxikationen etc.

2.2.5 Pathologische Atemmuster

2.2.5.1 Kussmaul-Atmung

Es handelt sich um eine vertiefte Atmung, ggf. verlangsamt oder leicht höherfrequent, zum Zweck der Hyperventilation. Ursache ist meist eine metabolische Azidose (z. B. diabetische Ketoazidose), die respiratorisch durch Abatmung von CO_2 kompensiert werden soll.

2.2.5.2 Cheyne-Stokes-Atmung

Es handelt sich um eine periodische Atmung mit langsam ansteigender Atemtiefe und Atemfrequenz, die ebenfalls langsam wieder abnimmt und durch eine intermittierende Apnoe von der nächsten Periode getrennt ist. Dabei kann es zu Sättigungsabfällen kommen. Ursache ist eine Schädigung pontinmedullärer Zentren durch Trauma, Entzündung, Medikamente oder Toxine. Bei Frühgeborenen ist eine periodische Atmung als normal anzusehen, sofern nicht ausgeprägte Sauerstoffsättigungsabfälle oder Bradykardien auftreten.

2.2.5.3 Biot-Atmung

Hier sieht man eine unregelmäßige Abfolge von unterschiedlich tiefen Atemzügen mit unregelmäßigen Pausen. Ursache ist eine schwere Hirnschädigung.

2.2.6 Thoraxschmerzen

Nach Angaben über die Lokalisation der Schmerzen sollte die lokale Hautbeschaffenheit, Druckschmerzhaftigkeit von Muskeln und Skelett, und Atemabhängigkeit überprüft werden. Je nach Befund ist dann die Anfertigung einer Skelettzielaufnahme oder Röntgen-Thorax-Übersicht zu erwägen. Folgende Diagnosen sollten in Betracht gezogen werden (Auflistung in abnehmender Häufigkeit):

- Hämatom/Schmerzen nach Trauma
- Muskelschmerzen nach sportlicher Tätigkeit
- Muskelschmerzen aufgrund heftigen Hustens
- spinale Nervenwurzelreizung mit Hartspann
- Pleuropneumonie mit atemabhängigen Schmerzen, ggf. mit Ausstrahlung in den Bauchraum (z. B. Unterlappenpneumonie). CAVE: nicht selten fehlgedeutet als akutes Abdomen!
- Rippenfraktur
- psychogene Schmerzen
- beginnender Herpes Zoster bei gürtelförmigem Schmerz und Bläschen/Rötung
- Tietze-Syndrom bei lokaler Rötung und Schwellung im kostosternalen Übergang 2.–3. Rippe

2.3 Spezifische Untersuchungstechniken und -befunde

2.3.1 Erster! Befund erhoben vor dem Schreianfall!

Die Erhebung eines Auskultationsbefunds der Lunge wird beim schreienden, abwehrenden Kleinkind erschwert bis unmöglich. Kleinkinder empfinden die fremde Umgebung und bereits Blickkontakt als Bedrohung und verstecken sich gerne hinter der Bezugsperson. Deshalb sollte das Kind zunächst nicht beachtet, sondern nur „aus dem Augenwinkel" unauffällig beobachtet werden. Dabei ist ein zugewandtes, freundliches Gespräch mit der Begleitperson aufzunehmen, die mit ebenfalls freundlicher Antwort dem Kind signalisiert, man kann Ihnen trauen.

Vor dem ersten Zugehen auf das Kind kann man schon folgende „kritisch zu erhebende" Befunde bei nicht entkleidetem Kind gewinnen:

- Atemfrequenz erhöht? (Normwerte im Wachzustand: 6–12 Monate: 58–75, 1.–2. LJ: 30–40, 4.–6. LJ: 19–36)
- Zeichen der Dyspnoe, z. B. juguläre Einziehungen?
- Atemgeräusche, z. B. Stridor oder Giemen
- Verlängertes In- oder Exspirium?
- Mundatmung, behinderte Nasenatmung?
- Husten? Welche Qualität?

Bei zunehmender Entspannung und spontaner Hinwendung des Kindes zum Arzt kann auch dieser den Blickkontakt vorsichtig und nur kurz erwidern. Sollte keine Abwehr mehr stattfinden, kann das Kind in das Gespräch miteinbezogen werden. Für die Untersuchung bleibt das Kleinkind auf dem Arm der Bezugsperson, die das Hemd vorsichtig hochhebt bzw. auszieht. Vor dem „Handanlegen" werden erst alle beobachtbaren Befunde erhoben. Invasive Untersuchungen wie Inspektion des Trommelfells bzw. des Rachens stehen an letzter Stelle.

2.3.2 Spezifische Inspektion

- Hautfarbe:
  - Blässe bei Anämie, Zyanose bei Polyglobulie, vegetativer Dystonie oder Hypoxämie (Unterscheidung zwischen peripherer und zentraler Zyanose mittels Reiben der Haut an den Fingern: wird sie rosa, lag eine periphere Zyanose aufgrund einer Vasokonstriktion vor).
- Thoraxform:
  - Ein Glockenthorax spricht für eine chronische Atemwegsobstruktion. Im Kindesalter ist dies überwiegend Asthma, nur selten Mukoviszidose. Der Glockenthorax entsteht durch Weitung der oberen Thoraxhälfte durch Überblähung, und Einschnürungen auf Höhe des Zwerchfellansatzes (Harrison'sche Furche, Abb. 2.1) aufgrund verstärkter Zwerchfellaktivität zur Überwindung des Atemwegswiderstands.
  - Ein Fassthorax ohne Furche findet sich bei überwiegender Überblähung, z. B. bei Mukoviszidose.
  - Ein Flachthorax liegt bei restriktiver Lungenerkrankung vor, z. B. Lungenfibrose.

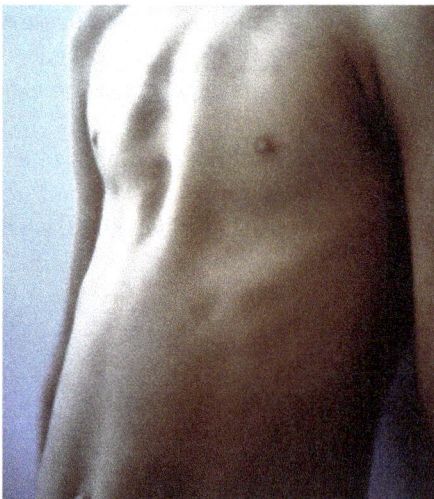

Abb. 2.1: Glockenthorax mit Harrison'scher Furche bei Asthma.

- Eine Asymmetrie der Thoraxhälften findet sich bei einseitiger Lungenaplasie, oder im Rahmen einer Totalatelektase mit bevorzugter Thoraxhebung der gesunden Seite und Nachhinken der kranken Seite. Bei einem Spannungspneumothorax ist die betroffene Seite überbläht, aber wenig beweglich.

- Atembewegung:
  - Der Einsatz der Atemhilfsmuskulatur spricht für vermehrte Atemarbeit.
  - Juguläre und interkostale Einziehungen finden sich bei Obstruktion und Restriktion.
  - Einsatz der Bauchmuskulatur exspiratorisch spricht für eine intrathorakale Atemwegsobstruktion (bei Säuglingen wertvolles Zeichen bei auskultatorisch fehlendem Giemen).
  - Verlängertes Inspirium zeigt extrathorakale Obstruktion an.
  - Nachhinken einer Thoraxhälfte bei Atelektase, Zwerchfellparese, Lungenaplasie.
- Weiteres:
  - Facies adenoidea mit offenem Mund und Überbiss bei chronisch behinderter Nasenatmung.
  - Granulierte Rachenhinterwand mit Schleimstraße bei chronischer Rhinosinusitis oder vergrößerten Adenoiden.
  - Überstreckter Kopf bei Obstruktion im Pharynxbereich.
  - Trommelschlegelfinger (Abb. 2.2) und -zehen bei chronischer Hypoxämie (oft nur durch Pulsoximetrie während des Schlafs nachweisbar, da die Hypoxämie tagsüber durch Tachypnoe und Anhebung der Atemmittellage kompensiert wird).
  - Atopische Dermatitis, auch „minimal signs" wie Dennie-Morgan-Falte, Herthoge-Zeichen, sind vermehrt mit allergischem Asthma assoziiert.
  - Die Aufforderung zum Husten oder zur forcierten Ausatmung lässt grobblasige Rasselgeräusche oder Giemen erst richtig hörbar werden, so wie pathologische Motorgeräusche erst beim „Gas geben" auftreten können.

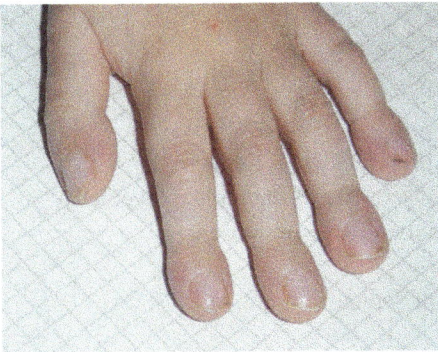

Abb. 2.2: Trommelschlegelfinger.

2.3.3 Spezifische Palpation

– Halslymphknoten sind vergrößert bei chronischer Entzündung im Nasenrachen-raum.
– Stimmfremitus: der Patient spricht mit tiefer Stimme die Zahl 99, der Arzt fühlt mit den Händen auf beiden Hälften des Thorax die Stärke der weitergeleiteten Vibrationen:
  – Abschwächung bei Atelektase, Pleuraerguss, Pneumothorax
  – Verstärkung bei Konsolidierung der Lunge
  Zeitgleich kann die Symmetrie der Atembewegung erfasst werden.

2.3.4 Spezifische Perkussion

Mit dem Mittelfinger der führenden Hand wird locker auf den am Thorax fest auflie-genden Mittelfinger der anderen Hand geklopft. Dies erfolgt seitenvergleichend, von kranial nach kaudal bis zur Schallgrenze der Lunge. Dabei ist die Schallresonanz
– erhöht (hypersonor) bei: Überblähung wie bei Asthma oder Mukoviszidose,
– abgeschwächt (gedämpft) bei: Atelektase, Pneumonie, Abszess, Tumor,
– nicht vorhanden bei: Pleuraerguss (oft mit lateral ansteigender Dämpfungslinie).

2.3.5 Spezifische Auskultation

2.3.5.1 Untersuchungsablauf

Merke: Bei der Auskultation mit dem Stethoskop ist es besonders wichtig, dass alle Bereiche der Lunge kleinschrittig *dorsal, lateral wie auch ventral*, am besten rechts und links vergleichend von apikal nach kaudal untersucht werden. Es ist leider immer noch weitverbreitet, dass selbst erfah-rene Fachärzte es allein bei der dorsalen Auskultation belassen. Wie die Abb. 2.3 anhand der Ver-schattungen im Röntgenbild zeigt, wird z. B. eine basale Oberlappenpneumonie links oder eine Mittellappenpneumonie rechts nur durch die ventrale Auskultation zu entdecken sein. Dies gilt analog auch für die Durchführung der Ultraschalluntersuchung der Lunge.

2.3.5.2 Pathologische Befunde
– feuchte Rasselgeräusche
  – feinblasig („crepitations", „creps", „fine crackles", „Knistern")
    – entsprechen dem „Öffnungsklick" kleinster Bronchiolen/Alveolen
    – bei Bronchiolitis, Alveolitis, beginnender Pneumonie
  – mittelblasig („medium crackles")
    – bei Eröffnung einer Atelektase mit Schleim

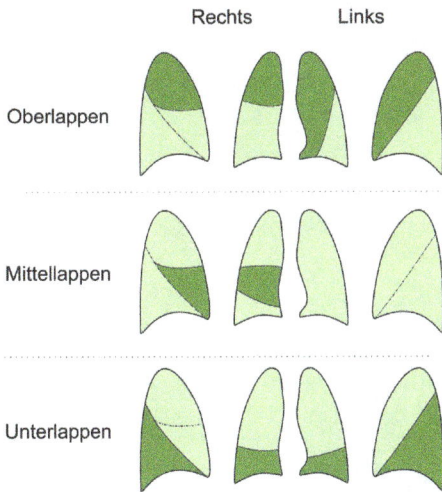

Abb. 2.3: Lokalisation der Lungenlappen aus der lateralen und ventralen Sicht (© M. Patas).

- grobblasig („coarse crackles", „Brodeln")
    - bei bakterieller Bronchitis mit Schleim, Bronchopneumonie, Bronchiektasen
- trockene Rasselgeräusche
    - Giemen (hochfrequentes musikalisches Pfeifen, „high-pitched-wheeze", Fiepen)
        - bei Asthma bronchiale, obstruktiver Bronchitis
    - Brummen („rhonchi", „low-pitched wheeze", „snore-like sound")
        - bei chronischer Bronchitis
    - Pleurareiben („pleural rub", „ohrnahes Sandpapierreiben", endinspiratorisch bis beginnend exspiratorisch)
        - Pleuritis sicca
    - Stridor (ziehendes lautes Geräusch)
        - bei Stenosierung in den größeren Atemwegen
- Auskultationsphänomene (durch bessere Schalleitung durch Flüssigkeiten)
    - Bronchophonie
        - geflüstertes 66 oder 1,2,3 klingt verschärft, hochfrequenter
        - bei pneumonischem Infiltrat
    - Egophony
        - Englisch gesprochenes „E" (deutsch „I") wird zu englisch gesprochenem „A" (deutsch „Ej")

3 Lungenfunktionsuntersuchungen

Christiane Lex

Im Kindesalter sind Lungenfunktionsuntersuchungen wegweisend für die Diagnosestellung und für die Verlaufsbeobachtung einer pulmonalen Erkrankung. In der Tab. 3.1 werden die wichtigsten Methoden zur Lungenfunktionsdiagnostik bei Kindern vorgestellt. Lungenfunktionsuntersuchungen im Säuglings- bzw. frühen Kleinkindalter werden nicht als Routineuntersuchung angesehen. Bei den Säuglingen erfolgt die Untersuchung in der Regel in Sedierung. In der Altersklasse der Vorschulkinder (3.–6. Lebensjahr) ist der Aufwand am höchsten, es ist jedoch bei einem Großteil der Vorschulkinder möglich, mit geeigneten Verfahren und einer altersgerechten Anleitung aussagekräftige Ergebnisse zu erzielen [1].

Tab. 3.1: Wichtigste Methoden zur Lungenfunktionsdiagnostik, durchführbares Alter und Fragestellung (mod. nach [13]).

Untersuchungsmethode	Alter	Fragestellung
Spirometrie einschließlich Fluss/Volumen-Kurve	ab 3 J.	grobe Unterscheidung von obstruktiven, restriktiven und kombinierten Ventilationsstörungen
Bodyplethysmographie	ab 4 J.	Überblähung (RV $\uparrow$, RV/TLC $\uparrow$), Obstruktion (R_{aw} $\uparrow$), Restriktion (VC $\downarrow$, TLC $\downarrow$)
Bronchodilatationstest	ab 3 J.	Reversibilität einer obstruktiven Ventilationsstörung
Unspezifische bronchiale Provokation 1. Laufbandbelastung 2. Hypertone Kochsalzlösung 3. Kaltlufthyperventilation, Mannitol, Adenosinmonophosphat 4. Pharmakologische Substanzen (z. B. Methacholin)	ab 6 J.	Bronchiale Hyperreagibilität
O_2-Sättigung/Blutgase 1. in Ruhe 2. unter/nach Belastung	ab Geburt	manifeste resp. Insuffizienz latente Störung des Gasaustausches
Diffusionsmessung	ab 10 J.	Diffusionsstörung

https://doi.org/10.1515/9783110693454-003

3.1 Indikationen und Kontraindikationen

Die Indikationen und die Kontraindikationen sind in Tab. 3.2 aufgeführt. Der optimale Zeitpunkt für eine Lungenfunktionsuntersuchung ist nicht immer einfach zu finden: Im beschwerdefreien Intervall sind die Befunde beim Asthma oft normal und erlauben ohne Provokation keine Diagnosestellung. Im akuten symptomatischen Zustand hingegen sind die Kinder manchmal zu krank, um überhaupt eine entsprechende Diagnostik durchführen zu können. Verlaufskontrollen im Rahmen des Therapiemonitorings (z. B. Asthma bronchiale oder CF) sollen vorzugsweise im infektfreien Intervall erfolgen. Zu beachten sind hier auch unbedingt erforderliche Karenzzeiten für Medikamente (Tab. 3.3), wobei eine Kontrolle unter Therapie mit inhalativen Steroiden auch sinnvoll sein kann.

Tab. 3.2: Indikationen und Kontraindikationen für eine Lungenfunktionsuntersuchung.

Indikationen	Kontraindikationen
V. a. primäre Lungenerkrankung (z. B. Asthma bronchiale) zur Diagnosestellung	Starke Tachydyspnoe in Ruhe (z. B. Asthmaanfall)
Monitoring von Lungenerkrankungen (z. B. Asthma bronchiale, Mukoviszidose)	Aufgeprägte zerebrale Krampfneigung bei Hyperventilation
V. a. Mitbeteiligung der Lunge bei anderen systemischen Grunderkrankungen (z. B. Lupus erythematodes)	Ausgeprägtes Spirometerasthma (Bronchialasthma infolge forcierter Ausatmung)

Tab. 3.3: Zeitlicher Mindestabstand zwischen der Einnahme bestimmter Medikamente und der Lungenfunktionsuntersuchung.

Medikament	Zeitlicher Mindestabstand
SABA	8 h
LABA	24 h
Inhalative Anticholinergika	24 h
Theophyllin (retard)	48 h
Systemische Antihistaminika	48 h
Inhalative Cromoglicinsäure, Nedocromil	48 h
Leukotrienantagonisten	48 h
Inhalative Kortikosteroide	14 d

3.2 Qualitätsstandards und -sicherung

Im Lungenfunktionslabor ist eine adäquate Qualitätssicherung zur Sicherheit des Patienten und zur standardisierten Beurteilung der Befunde extrem wichtig. Qualitätskriterien müssen festgelegt, kommuniziert und regelmäßig überprüft werden. Sie werden bei den entsprechenden Methoden im Detail ausgeführt.

3.2.1 Hygiene

Durch forcierte Ausatemmanöver und eventuell auftretenden Husten kann es zu einer Kontamination von Messgeräten und Oberflächen mit Krankheitserregern kommen. Es besteht somit die Gefahr einer potenziellen Übertragung von Erregern auf nachfolgende Patienten und auf das Personal. Essenziell ist die Benutzung von Einmalartikeln (Mundstück, Nasenklemme und Filter) und eine gute Hände- und Flächendesinfektion. Die Reinigungsempfehlungen des Geräteherstellers sind einzuhalten. Die Wirksamkeit dieser Maßnahmen sollte durch regelmäßige Qualitätskontrollen (Abstriche) überprüft werden [2]. In einer Pandemie sind zusätzliche Hygieneempfehlungen, insbesondere für die Schutzausrüstung des Personals zu beachten [3].

3.2.2 Kalibrierung

Im Rahmen der Qualitätssicherung ist eine regelmäßige Kalibrierung nach Maßgaben des Herstellers durchzuführen. Des Weiteren müssen Umgebungsbedingungen wie z. B. Umgebungstemperatur und Luftdruck gemessen werden, aus denen Korrekturfaktoren bestimmt werden.

3.2.3 Vorbereitung

Um mitarbeitsbedingte Einschränkungen zu minimieren, muss die Lungenfunktionsuntersuchung von geschultem Personal durchgeführt werden. Auf die Bedürfnisse der Kinder soll eingegangen werden, z. B. vorheriges Gewöhnen an das Mundstück oder an die Nasenklemme. Entscheidend für die Qualität des Ergebnisses ist ferner eine ausreichend starke Motivation des Kindes, auch durch das Lungenfunktionspersonal. Die richtige Durchführung der Atemmanöver ist wichtig für die Qualität und für die Reproduzierbarkeit der Ergebnisse. In Tab. 3.2 sind die Qualitätskriterien für forcierte exspiratorische Manöver zusammengestellt. Das Betreten des Ganzkörperplethysmographen kann ggf. durch situative Assoziationen erleichtert werden („U-Boot"). Alle Teammitglieder sollten die potenziellen Risiken der Lungenfunktionsuntersuchung, wie z. B. Hyperventilation bei ängstlichen Kindern und akute Atembeschwerden, kennen und mit Erste-Hilfe-Maßnahmen vertraut sein.

3.2.4 Referenzwerte und Befundinterpretation

In den letzten 40 Jahren hat sich die Entwicklung des Körperbaus und des Pubertätswachstums im Altersverlauf geändert, die Verwendung aktueller und adäquater Normwertegleichungen ist somit entscheidend für die Interpretation der Lungenfunktion. Die Global Lung Initiative (GLI) publizierte 2012 spirometrische Referenzwerte basierend auf qualitätskontrollierten Messungen in verschieden Ländern (74.187 gesunde Probanden, Alter 3–95 Jahre) [4]. 2017 wurden Normwerte für die CO-Diffusion veröffentlicht [5], Normwerte für Lungenvolumina (z. B. Totale Lungenkapazität [TLC]) sind in Arbeit. Ein großer Vorteil der neuen Normwerte ist, dass der Referenzbereich in denselben Gleichungen über das 18. Lebensjahr hinausgeht, und sie für verschiedene Ethnizitäten vorhanden sind.

In den neuen Software-Versionen der Gerätehersteller sind die GLI-Normwertgleichungen integriert, bei älteren Geräten wird empfohlen, diese auf die bestehenden Geräte zu implementieren. Bei der Befundung der Lungenfunktion ist es wichtig, die Rohwerte nicht mehr nur, wie früher üblich, in Prozent vom Sollwert (= Mittelwert) umzurechnen (z. B. FEV_1: 4,2 l [82 % des Solls]). Stattdessen sollten die Werte in Perzentilen angegeben werden, wie es bei Körpermaßen in der Pädiatrie schon lange üblich ist. Alternativ hat sich international der sogenannte „z-score" etabliert. Dabei handelt es sich um die Anzahl der Standardabweichungen, um die der gemessene Rohwert vom Mittelwert abweicht.

Die Lungenfunktionswerte Gesunder zeigen weitgehend eine Normalverteilung; der untere Grenzwert des Normalen, in Befunden als LLN = *lower limit of normal* dargestellt, wird durch die 2,5. oder 5. Perzentile definiert. Die GLI empfiehlt bei Patienten ohne Atemwegssymptome zum Lungenfunktionsscreening die 2,5. Perzentile oder den z-score von −1,96 als Cut-off-Wert des Normalen anzuwenden [5]. Bei Patienten mit Atemwegsbeschwerden sollen die 5. Perzentile oder der z-score von −1,645 als Grenzwert zwischen normal und pathologisch dienen. Die Interpretation in der Pubertät ist allerdings erschwert: Hier wurde gezeigt, dass es unabhängig von den gewählten Referenzgleichungen im Langzeitverlauf zu starken Abfällen in der Lungenfunktion kommen kann, da die Lungenfunktionswerte wahrscheinlich nicht nur von der Körpergröße und vom Alter, sondern auch entscheidend vom Pubertätsstadium abhängt [6].

3.3 Spirometrie

Sie stellt die Basisuntersuchung der Lungenfunktionsdiagnostik in jedem Alter dar. Sie ist einfach und schnell durchführbar und misst preisgünstig statische und dynamische Lungenvolumina. Im Durchschnitt lässt sie sich im Alter von 5 Jahren gut durchführen, in Einzelfällen auch schon bei jüngeren Kindern. Ihre praktische Durchführung und Qualitätskontrolle sind in einer deutschen AWMF-Leitlinie exakt standardisiert [7].

3.3.1 Durchführung einer Messung

Bei der Untersuchung bläst der Patient in ein Messgerät, das Volumenveränderungen und Atemflussgeschwindigkeiten in der In- und Exspiration misst bzw. berechnet. Hierzu gibt es Geräte mit verschiedene Messprinzipien, wie den Pneumotachographen, den digitalen Volumen-Transducer „Turbine" und Geräte mit Ultraschallsensoren. Es existieren auch kleine handliche Geräte zur Selbstmessung für Patienten (u. a. Smartphone-Spirometer). Diese werden aber aktuell nur in Ausnahmefällen von den Krankenkassen erstattet.

Während des Messmanövers wird nach normaler Ruheatmung erst maximal aus- und dann maximal eingeatmet, die Differenz stellt die inspiratorische Vitalkapazität (VCin) dar. Anschließend soll der Patient aus der maximalen Inspiration heraus, so schnell wie möglich und möglichst lange ausatmen. Für dieses Atemmanöver wurden sehr detaillierte Qualitätskriterien aufgestellt, die in Tab. 3.4 aufgeführt sind. Zusammenfassend muss insbesondere auf einen schnellen Beginn der Ausatmung und auf eine ausreichend lange Ausatemzeit ≥ 3 sec bei Kindern ≤ 10 Jahren und ≥ 6 sec bei Kindern > 10 Jahren geachtet werden.

Tab. 3.4: Abhängige Qualitätskriterien beim forcierten exspiratorischen Manöver (mod. nach [14]).

Testphase/Parameter	Messwert bzw. Definition	Qualitätskriterien
Teststart	VBE (volume back extrapolated)	1. < 6. Lebensjahr (LJ): VBE < 80 ml oder < 12,5 % FVC 2. bis 10. LJ: VBE ≤ 100 ml o. ≤ 5 % FVC 3. > 10. LJ u. Erwachsene VBE: ≤ 150 ml oder ≤ 5 % FVC
Testende	forcierte Exspirationszeit (FET)	1. < 6. LJ: keine Vorgabe für die Dauer der FET (Testende = endexspiratorisches Volumenplateau erreicht) 2. bis 10. LJ: FET ≥ 3 s 3. > 10. LJ u. Erwachsene: ≥ 6 s

Tab. 3.4: (fortgesetzt)

Testphase/Parameter	Messwert bzw. Definition	Qualitätskriterien
Reproduzierbarkeit	entspricht der Differenz zwischen den zwei höchsten Werten von FVC oder, falls diese größer ist, der FEV$_1$	1. < 6. LJ: ≤ 100 ml oder < 10 % 2. bis 10. LJ: < 100 ml (wenn FVC < 1000 ml) oder < 5 % 3. > 10. LJ u. Erwachsene: ≤ 150 ml

3.3.2 Wichtige Messparameter

Das in einer Sekunde gemessene Volumen stellt das forcierte exspiratorische Volumen in der ersten Sekunde (FEV$_1$ = Einsekundenkapazität) dar. Das maximal ausgeatmete Volumen wird als forcierte Vitalkapazität (FVC) bezeichnet. Bei lungengesunden Menschen ist FVC = VCin, bei erheblichen Obstruktionen kann durch den exspiratorisch vermehrten Verschluss einiger Bronchien die FVC niedriger als die VCin sein. International wird meist nur die FVC angewendet. Ein weiteres wichtiges Maß ist die relative Einsekundenkapazität, d. h. der Quotient aus FEV$_1$ und FVC, der so genannte Tiffeneau-Index (FEV$_1$/FVC × 100 [%]). Die Volumina sind graphisch in einer Volumen-Zeitkurve darstellbar, allerdings bietet die Fluss-Volumen-Kurve mehr Informationen zur Beurteilung von Ventilationsstörungen, weshalb sie für die Befundung üblicherweise zur Darstellung kommt (Abb. 3.1).

Bei der Fluss-Volumen-Kurve wird der maximale exspiratorische Fluss gegen das Volumen aufgezeichnet. Kurz nach der Exspiration ist die Flussgeschwindigkeit am höchsten (Atemspitzenstoß, Peak-Flow) und nimmt dann kontinuierlich ab. Bei einer Obstruktion der Atemwege ist dieser Abfall verstärkt, es kommt zur Einsenkung der Fluss-Volumen-Kurve („hängende Wäscheleine"). Im weiteren Verlauf der Exspi-

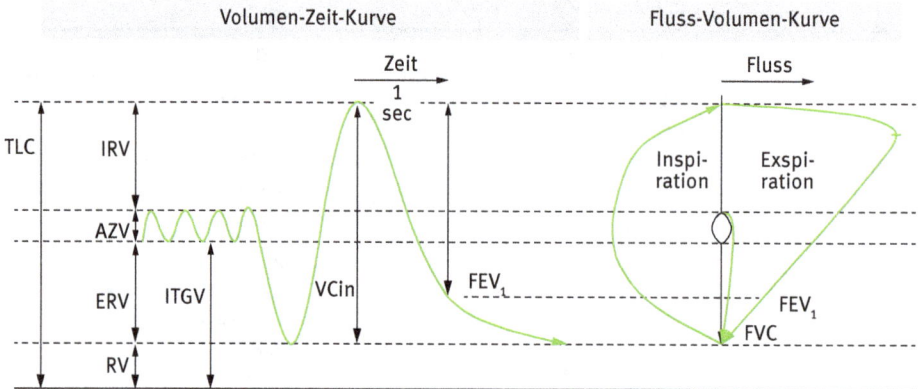

Abb. 3.1: Fluss-Volumen-Kurve in Beziehung zur Volumen-Zeit-Kurve (Spirometrie). Quelle: Modifiziert nach Monatsschr Kinderheilkd 2005;153:885–898, DOI 10.1007/s00112-005-1201-7.

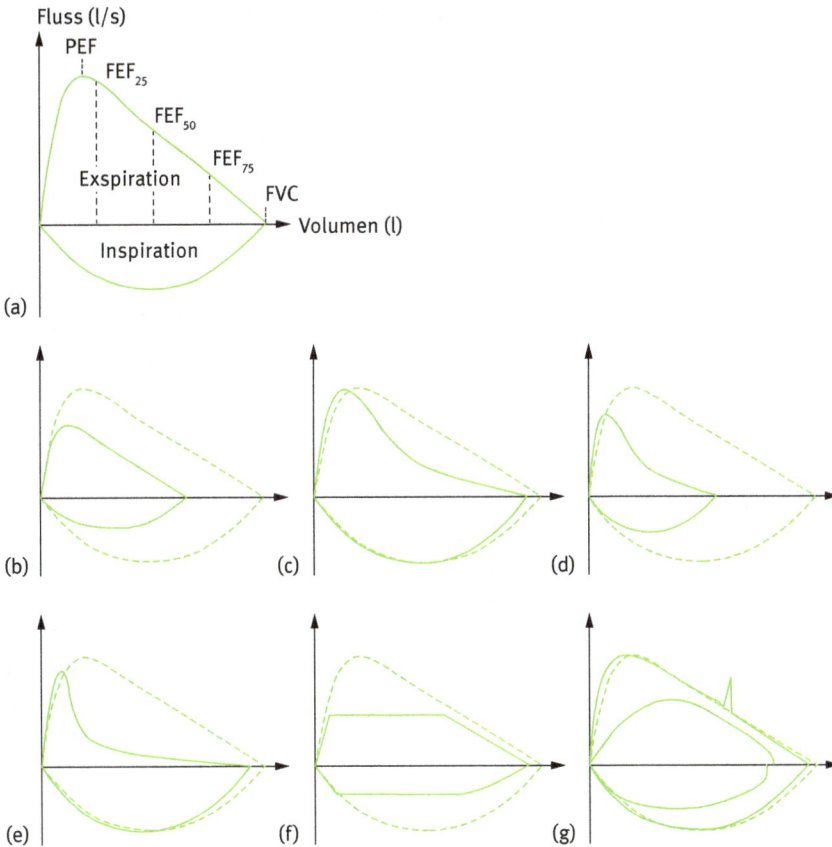

Abb. 3.2: Typische Fluss-Volumen-Kurven: (a) Normalbefund, (b) Restriktion, (c) Obstruktion, (d) kombinierte obstruktiv-restriktive Ventilationsstörung, (e) Bronchialkollaps, (f) fixierte extra-thorakale Stenose, (g) Mitarbeitsartefakte, gestrichelte Linie Normalbefund. Quelle: Modifiziert nach Monatsschr Kinderheilkd 2005;153:885–898, DOI 10.1007/s00112-005-1201-7.

ration wird auch der maximale exspiratorische Fluss bei drei Zwischenpunkten gemessen, und zwar bei 25 %, 50 % und 75 % des ausgeatmeten Volumens (FEF$_{25,50,75}$) (Abb. 3.2a). Die früher verwendete Nomenklatur MEF$_{75,50,25}$ erfasst im Gegensatz hierzu den Fluss bei 75 %, 50 % und 25 % des noch auszuatmenden Volumens.

Die erste Phase der Exspiration (Peak-Flow und FEF$_{25}$) ist abhängig von der Mitarbeit des Patienten, die zweite Phase ab FEF$_{50}$ ist nahezu unabhängig. Generell gilt, dass der Peak-Flow und teilweise auch FEF$_{25}$ den Fluss in den größeren Atemwegen darstellen und die Parameter FEF$_{50}$ und FEF$_{75}$ den Fluss in den kleineren Atemwegen. Der Peak-Flow kann mittels eines mobilen Handgeräts (Peak-Flow-Meter) vom Patienten auch selbst gemessen werden. Die Werte dienen der longitudinalen Selbsteinschätzung des Patienten. Aufgrund der großen Messungenauigkeit der Peak-

Flow-Meter sollte nicht auf den Absolutwert geschaut werden, sondern es sollte der aktuelle Wert mit dem individuellen Bestwert verglichen werden.

3.3.3 Befundkonstellation

Bei der Interpretation der Befunde sind der visuelle Eindruck der Kurve und die numerischen Messwerte wichtig. Typische Befundkonstellationen und Differentialdiagnosen der einzelnen Lungenfunktionsstörungen finden sich in den Tabellen 3.5 und 3.6. Bei den obstruktiven Ventilationsstörungen, z. B. dem Asthma bronchiale (Abb. 3.2c), stellt neben den erniedrigten maximalen Flusswerten die FEV_1 ein wichtiger orientierender Parameter dar. Da der FEV_1-Wert allerdings auch bei restriktiven Ventilationsstörungen erniedrigt sein kann, ist zur Diagnosestellung zusätzlich zum FEV_1-Wert auch der Tiffeneau-Quotient (FEV_1/FVC) heranzuziehen [7]. Bei einem $FEV_1/FVC < LLN$ wird die eindeutige Diagnose einer obstruktiven Ventilationsstörung gestellt. Bei normalen FEV_1-Werten, aber einer Erniedrigung der FEF_{50} und $_{75}$-Werte kann man im Kindesalter die Diagnose einer peripheren obstruktiven Ventilationsstörung stellen. Bei einer ausgeprägten obstruktiven Ventilationsstörung kann es zusätzlich zu einer sogenannten sekundären Restriktion („Pseudorestriktion") kommen. Dabei handelt es sich um eine Verminderung der forcierten Vitalkapazität bei „gefangener Luft" hinter teilweise verschlossenen Bronchien und dadurch bedingter Erhöhung des Residualvolumens bei maximaler Ausatmung.

Tab. 3.5: Befundkonstellationen verschiedener Lungenfunktionsparameter.

	Obstruktion	Restriktion
FVC [l]	= ↓	↓
FEV_1[l]	↓	= ↓
FEV_1/FVC [%]	↓	= ↑
FEF_{25-75} [l]	↓	=
Fluss-Volumen-Kurve	konkav	geradlinig
TLC	= ↑	↓
RV	↑	= ↓
RV/TLC	↑	=
sR_{aw}	↑	=

Tab. 3.6: Differentialdiagnosen der häufigsten Lungenfunktionsstörungen.

Obstruktive Ventilationsstörung	1.	Obstruktion der oberen Atemwege (z. B. subglottische Trachealstenose, Glottisödem)
	2.	Obstruktion der unteren Atemwege (z. B. Asthma bronchiale, Emphysem, Fremdkörperaspiration)
Restriktive Ventilationsstörung	1.	Erkrankungen der Lunge (z. B. Pneumonien, Atelektasen, interstitielle Lungenerkrankungen)
	2.	Erkrankungen der Pleura (z. B. Pleuraerguss)
	3.	Erkrankungen der Brustwand (z. B. neuromuskuläre Erkrankungen, Zwerchfellparese, WS-Deformitäten)
	4.	ausgeprägte Adipositas
Kombinierte Ventilationsstörung	1.	Mukoviszidose
	2.	Lungentuberkulose
	3.	Abstoßungsreaktion
	4.	allergische bronchopulmonale Aspergillose

Bei restriktiven Ventilationsstörungen zeigt sich eine Erniedrigung der Vitalkapazität (Abb. 3.2b). Zusätzlich kann auch der FEV_1-Wert erniedrigt sein, der Tiffeneau-Wert ist aber im Gegensatz zur obstruktiven Ventilationsstörung normal oder erhöht. Definitionsgemäß wird eine Restriktion allerdings erst diagnostiziert, wenn auch die totale Lungenkapazität (TLC) erniedrigt ist. Da diese nur in der Bodyplethysmographie gemessen werden kann, eignet sich die Spirometrie nicht zur sicheren Diagnosestellung einer Restriktion. Hilfestellung zur Diagnosestellung einer echten Restriktion aber gibt der Bronchodilatationstest: Eine echte Restriktion bessert sich nicht auf Gabe eines Bronchodilatators (Details siehe Kap. 3.3.4). Wenn die Restriktion mit einer verminderten Lungendehnbarkeit einhergeht, fällt die forcierte Exspirationskurve steiler als normal ab („Zuckerhut-Form").

Unter einer kombinierten Ventilationsstörung, wie zum Beispiel bei der Mukoviszidose, versteht man das gleichzeitige Vorhandensein von einer obstruktiven und restriktiven Ventilationsstörung.

Typisch für eine Ventilationsstörung der großen Atemwege, wie z. B. die einer Trachealstenose, ist eine Erniedrigung des Peak-Flow-Wertes und der FEF_{25}. Bei der fixierten extrathorakalen Stenose ist die Form der Fluss-Volumen-Kurve plateauförmig („Tafelberg-Form"), mit Abfall des Peak-Flow-Wertes und fast konstantem Fluss bis zum Erreichen der Vitalkapazität (Abb. 3.2f).

Wichtig in der Befundung von Lungenfunktionskurven ist außerdem das Erkennen von Artefakten. Die häufigste Veränderung der Kurvenform bei nicht optimaler Mitarbeit, ist der flache, buckelige Peak-Flow-Anstieg („Ei-Form") und die am Ende der Ex- bzw. Inspiration steil abknickende Kurve. Hustenartefakte („Zickzackmuster" der Exspirationskurve) können die Werte der peripheren Flussrate erhöhen oder erniedrigen (Abb. 3.2g).

Es können darüber hinaus auch weitere Schwierigkeiten in der Beurteilung auftreten: Junge Kinder atmen ihre gesamte Vitalkapazität häufig innerhalb einer Sekunde vollständig aus. Dann können die für ältere Kinder und Erwachsene geltenden Kriterien einer Exspirationsdauer von 3 bzw. 6 s nicht gelten. Anstelle der FEV_1 sollen dann die $FEV_{0,75}$ und $FEV_{0,5}$ (FEV während 0,75 s bzw. 0,5 s) verwendet werden [8].

3.3.4 Spirometrie und Bronchodilatation

Der Bronchodilatationstest dient der Messung der Reversibilität einer obstruktiven Ventilationsstörung. Es handelt sich hierbei um eine Lungenfunktionsuntersuchung vor und nach Inhalation eines Bronchodilatators. Der Test kann anfangs durchgeführt werden, auch wenn die Basislungenfunktion in Ruhe Normwerte zeigt, da eine weitere Verbesserung nach Bronchodilatation den individuellen Bestwert und eine zuvor individuell vorhandene latente Obstruktion anzeigt. Er wird sowohl zur Diagnosestellung als auch zur Verlaufskontrolle beim Asthma bronchiale eingesetzt. Es ist besonders darauf zu achten, dass der Patient vor der Basisuntersuchung keine Bronchodilatatoren inhaliert hat. Meist wird die Lungenfunktion vor und 10 min nach Inhalation von 200 µg Salbutamol gemessen, wobei das Medikament am besten über ein Dosieraerosol mit Hilfe eines Spacers verabreicht wird. Als positives Ergebnis gilt nach der „Nationalen Versorgungsleitlinie Asthma bronchiale" eine Veränderung der FEV_1 um > 12 % [9]. Nicht herangezogen werden die Parameter $FEF_{25,50,75}$, da sie möglicherweise nicht bei identischem Lungenvolumen gemessen werden und daher nicht direkt vergleichbar sind. Von einer ausgeprägten bronchialen Entzündung oder einer Krankheit mit fixierter Obstruktion ist auszugehen, wenn sich im Bronchodilatationstest kein Effekt zeigt. In Einzelfällen kann nach der Inhalation eines Bronchodilatators sogar eine Verschlechterung der Lungenfunktionsparameter eintreten, z. B. bei ausgeprägter Bronchialwandinstabilität bei fortgeschrittener Mukoviszidose.

3.3.5 Referenzwerte

Für folgende spirometrischen Werte liegen Referenzwerte der GLI vor: FEV_1, FVC, FEV_1/FVC, FEF_{75}, FEF_{75-25}. Für die übrigen Werte einer Flussvolumenkurve wie z. B. den Peak-Flow-Wert oder FEF_{25} müssen zum Vergleich die älteren Normwertegleichungen zur Anwendung kommen.

3.4 Bodyplethysmographie

Die Bodyplethysmographie erlaubt eine differenzierte Beurteilung obstruktiver und restriktiver Ventilationsstörungen durch gleichzeitige Messung des Atemwiderstandes (Resistance, R) und der funktionellen Residualkapazität (FRC$_{pleth}$ bzw. ITGV = intrathorakales Gasvolumen).

Die Messung des Atemwegswiderstandes erfolgt in der Ruheatmung und ist unabhängig von einer Kooperation wie bei maximalen, forcierten Atemmanövern. Deshalb kann die Widerstandsmessung auch bei Kindern im Vorschulalter besonders gut eingesetzt werden, um Hinweise auf eine obstruktive Ventilationsstörung zu erhalten. Details zum genauen Messablauf finden sich z. B. bei Fuchs et al. [1].

3.4.1 Durchführung einer Messung

Nach Türschluss der Bodykammer muss 1–2 Minuten abgewartet werden, um einen vollständigen Temperaturausgleich trotz integrierter Kompensation zu ermöglichen.

Die Messungen im Bodyplethysmographen beinhalten typischerweise drei Teilsequenzen, deren Abfolge sich unterscheiden kann. Normalerweise erfolgt zuerst die Messung des spezifischen Atemwegswiderstands (sR$_{aw}$). Dazu müssen mind. fünf artefaktfreie Atmungsschleifen in Ruheatmung aufgezeichnet werden. Sie stellen ein sogenanntes Verschiebevolumen gegen den Atemwegsfluss dar. In der zweiten Teilsequenz wird die Atmung des Patienten für die Messung der funktionellen Residualkapazität durch einen Verschluss unterbrochen. Der Patient muss dabei weiter kontinuierlich gegen einen Shutter ein- und ausatmen, was bei Kindern oft zu Angst führen kann. Für die korrekte Messung der funktionellen Residualkapazität (FRC$_{pleth}$) oder ITGV ist noch dazu die Aufzeichnung von drei Verschlüssen mit einer Differenz < 5 % nötig, so dass das Manöver meist erst ab dem Schulalter erfolgreich ist.

Am Ende des Manövers erfolgt noch im Bodyplethysmographen die Messung des exspiratorischen Reservevolumens zur Bestimmung des Residualvolumens, und anschliessend der inspiratorischen Vitalkapazität zur Errechnung der TLC. Weitere Messungen während einer forcierten Exspiration können dann bereits nach Türöffnung erfolgen.

3.4.2 Wichtige Messparameter

Eine Obstruktion führt üblicherweise zu einer Erhöhung der Resistance. Hier unterscheidet man den spezifischen Atemwegswiderstand (sR$_{aw}$) und den nichtspezifischen Atemwegswiderstand (R$_{aw}$). Der spezifische Atemwegswiderstand wird initial aus den Atemwegschleifen über eine Messung des Steigungswinkels gemessen. Je nachdem, ob die Gerade über den mittleren Teil oder durch die Endpunkte der Atemwegsschleife gelegt wird, differenziert man zwischen dem effektiven Atemwegswiderstand (sR_{eff}), einem sensitiven Parameter für Obstruktionen in den größeren Atemwegen und dem totalen Atemwegswiderstand (sR_{tot}), einem sensitiven Wert für Obstruktionen in den kleinen Atemwegen. Aus sR_{aw} und FRC$_{pleth}$ wird dann der nichtspezifische Atemwegswiderstand berechnet nach der Formel R_{aw} = sR_{aw}/FRC$_{pleth}$. R_{aw} ist volumenabhängig und nimmt mit zunehmender Einatmung und zunehmendem Alter ab. Bei einer Überblähung müssen die Werte ebenfalls vorsichtig interpretiert werden. sR_{aw} ist jedoch immer auf die aktuell gemessene FRC$_{pleth}$ bezogen und daher volumen- und weitgehend altersunabhängig.

Eine Obstruktion führt auch meistens zu einer Erhöhung von FRC$_{pleth}$, was man als Überblähung der Lunge bezeichnet. Aus FRC$_{pleth}$ und den in- und exspiratorischen Reservevolumina (IRV, ERV) lassen sich das Residualvolumen (RV) und die totale Lungenkapazität (TLC) errechnen. Der Quotient RV/TLC ist der aussagekräftigste Parameter für eine Überblähung.

Eine restriktive Ventilationsstörung ist definiert als eine Erniedrigung der TLC unterhalb der Norm, d. h. < LLN. Zur Interpretation der Befunde wird auf Tab. 3.5 verwiesen.

3.4.3 Bodyplethysmographie und Bronchodilatation

Der Bronchodilatationstest (früher „Bronchospasmolysetest" genannt) ist positiv, wenn die Resistance (R_{aw} oder sR_{aw}) sich auf 50 % des Ausgangswert verringert.

3.4.4 Referenzwerte

Aktuelle internationale Referenzwerte für Lungenvolumina bei Kindern und Erwachsenen sind gerade im GLI Netzwerk in Arbeit. Bis zur Veröffentlichung werden noch die publizierten Werte von Stocks et al. angewandt [10].

2010 wurden Normalwerte für sR_{aw} für Kinder im Alter zwischen 3–10 Jahren publiziert [11]. Hier zeigten sich erhebliche Unterschiede zwischen den teilnehmenden Zentren. Deshalb sollte sich jedes Lungenfunktionslabor möglichst eine eigene Messreihe mit gesunden Probanden zum internen Vergleich erstellen.

3.5 Spiroergometrie

Während dieser Untersuchung wird die Ventilation und der Gasaustausch mittels einer weichen Gesichtsmaske oder mittels Mundstück und Nasenklemme gemessen. Dies erlaubt die Quantifizierung von Atemzug- und Atemminutenvolumen, Sauerstoffaufnahme, Kohlendioxidabgabe sowie endexspiratorischem CO_2-Partialdruck in Ruhe, bei submaximaler und bei maximaler Belastung. Mit Hilfe der genannten Parameter lässt sich die ventilatorische Reaktion während des Tests objektivieren und eine Differenzierung limitierender Faktoren vornehmen. Die Methode soll die Frage beantworten, ob eine „schlechte Belastbarkeit" pulmonal, kardial, psychogen, durch Übergewicht oder nur mangelnden Trainingszustand zu erklären ist.

Literatur

[1] Fuchs O, Barker M, Zacharasiewicz A, et al. Lungenfunktionsmessungen im Kleinkind- und Vorschulalter: Konsensuspapier der Arbeitsgruppe Lungenfunktion in der Gesellschaft für Pädiatrische Pneumologie. Monatsschr Kinderheilkd. 2017;165:55–65.

[2] Köster H, Brosi W, Gappa M, et al. Hygieneempfehlungen in der pädiatrischen Pneumologie. Monatsschr Kinderheilkd. 2000;148:500–507.

[3] Lex C, Barker M, Dehlink E, et al. Empfehlungen zur Lungenfunktionsdiagnostik bei Kindern und Jugendlichen in Zeiten der COVID19-Pandemie. 2020. https://www.gpau.de/fileadmin/user_upload/GPA/dateien_indiziert/Stellungnahmen/Empf_Lufu_Hygiene_SARSCoV2.pdf, letzter Aufruf: 19.1.2022.

[4] Quanjer PH, Stanojevic S, Cole TJ, et al. Multi-ethnic reference values for spirometry for the 3–95 year age range: the Global Lung Function 2012 equations. Eur Respir J. 2012;40:1324–1343.

[5] Stanojevic S, Graham BL, Cooper BG, et al. Official ERS technical standards: Global Lung Function Initiative reference values for the carbon monoxide transfer factor for Caucasians. Eur Respir J. 2017;50(3):1700010.

[6] Lex C, Reuter M, Schuster A, et al. Lung function trajectories using different reference equations in a birth cohort study up to the age of 20 years. Eur Respir J. 2018;23:52.

[7] Criée CP, Baur X, Berdel D. Leitlinie Spirometrie. https://www.awmf.org/uploads/tx_szleitlinien/020-017l_S2k_Spirometrie-2015-05-abgelaufen.pdf, letzter Aufruf: 22.1.2022.

[8] Beydon N, Davis SD, Lombardi E, et al. An official American Thoracic Society/European Respiratory Society statement: pulmonary function testing in preschool children. Am J Respir Crit Care Med. 2007;175:1304–1345.

[9] Ärztliches Zentrum für Qualität in der Medizin. Nationale Versorgungs-Leitlinie Asthma. Berlin, 4. Auflage 2020, Version 1. https://www.awmf.org/uploads/tx_szleitlinien/nvl-002l_S3_Asthma_2020-09.pdf, letzter Aufruf: 22.1.2022.

[10] Stocks J, Quanjer PH. Reference values for residual volume, functional residual capacity and total lung capacity. ATS Workshop on Lung Volume Measurements. Official Statement of the European Respiratory Society. Eur Respir J. 1995;8:492–506.

[11] Kirkby J, Stanojevic S, Welsh L, et al. Reference equations for specific airway resistance in children: the Asthma UK initiative. Eur Respir J. 2010;36:622–629.

[12] Lex C, Schuster A. Lungenfunktionsuntersuchungen im Kindesalter. Monatsschrift Kinderheilkd. 2005;153:885–898.

[13] von Mutius E, Gappa M, Eber E, Frey U (Hrsg.) Pädiatrische Pneumologie, 3. Aufl. Berlin, Heidelberg: Springer 2014.

3.6 Diffusionskapazität

Johannes Schulze

Die Diffusionsmessung gibt eine Information über den Gastransfer in das Blut. Gemessen wird nach einer einmaligen Einatmung (single breath, SB) eines Gasgemisches bestehend aus Kohlenmonoxid (CO), Helium (He) und Sauerstoff (O2) während 10 sec Halt in Inspiration die passive Diffusion von CO vom Alveolarraum in den Kapillarraum. Während das Tracergas (He) nicht diffundiert und somit eine konstante Mischkonzentration annimmt, verringert sich die Konzentration des CO durch Diffusion kontinuierlich [1]. Das CO hat ähnliche Diffusionseigenschaften wie O2, kommt aber nicht in der Umgebungsluft vor. Es werden zwei synonyme Begriffe verwendet, der Transfer Faktor der Lunge für CO TLCO oder die Diffusionskapazität der Lunge für CO DLCO [2]. Beide definieren die Menge pro Zeiteinheit eines Gases, das durch die alveolo-kapilläre Membran ins Blut diffundiert [3].

Bestimmende Faktoren für eine verminderte Aufnahme von O2 oder CO sind die Ventilation der Lunge, die Diffusion und die Perfusion der Lungenkapillaren [3]. Der Gasaustausch der Lunge ist beeinflusst durch strukturelle Veränderungen wie z. B. des Lungenvolumens, durch Atemwegsverschlüsse und die Länge der Diffusionsstrecke, insbesondere die Dicke der Alveolarmembran. Weiterhin durch funktionale Veränderungen wie die Atemmittellage, die Zusammensetzung der Alveolarluft, und die Konzentration und Bindungsfähigkeit des Hämoglobins [2]. Eine verminderte Diffusionsfläche besteht beim Lungenemphysem, nach Lungenresektion, Infektionen wie Pneumonie und Tuberkulose sowie bei Atelektasen und bei Fibrosen [3] (Tab. 3.7). Ein *erhöhter* Transfer Faktor findet sich bei Asthma, Polyglobulie, Erkrankungen mit Links-Rechts Shunt und erhöhtem pulmonalem Blutfluss sowie bei intrapulmonalen Hämorrhagien, da das Hämoglobin der Blutungen ebenfalls CO bindet [4].

3.6.1 Durchführung einer Messung

Am Tag der Messung erfolgt eine Gas-Kalibration. Mit dem Öffnen des Programms wird ein Button zur Korrektur des Hämoglobinwertes aktiviert. Cave: Es muss unbedingt der aktuelle Wert am Tag der Untersuchung eingetragen werden, da dieser die Diffusion entscheidend beeinflusst. Gerade bei onkologischen Patienten kann sich das Hb häufig ändern! Der Patient sollte eine Nasenklammer tragen, das Mundstück mit den Lippen fest umschließen und normal ein- und ausatmen. Nach einer maximalen Exspiration soll der Patient innerhalb von 2 (−4) sec so schnell und tief wie möglich einatmen (VIN). Das VIN soll mindestens 90 % der inspiratorischen Vitalkapazität (IVC) betragen [5]. Als Minimum werden Werte von 85 % der IVC akzeptiert (Abb. 3.3). Die schnelle Inspiration sorgt für eine ausreichende Aufnahme von CO in die Lunge. Während einer Okklusion muss der Patient den Atem für mindestens

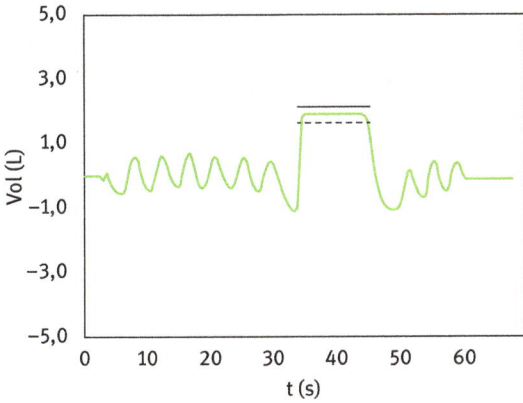

Abb. 3.3: Beispiel einer single breath Messung mit Okklusion, die gestrichelte Linie einspricht 85 % der inspiratorischen Vitalkapazität.

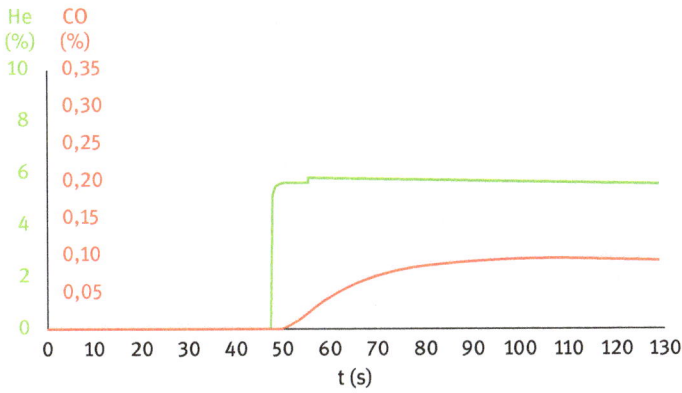

Abb. 3.4: Messwerte für Helium und CO in der Ausatemluft im Anschluss an die Okklusion. Gasgemisch in der Einatmung He 9,5 %, CO 0,28 %.

10 sec anhalten. Die maximale Exspiration am Ende des Manövers sollte nicht forciert und ohne Unterbrechung sein [2] (Abb. 3.4). Zwei Messungen im Abstand von 4 Minuten sind empfohlen, mit einem Unterschied des Ergebnisses von nicht mehr als 10 % (Abb. 3.5).

Tab. 3.7: Schweregrade und Grenzwerte für die Diffusionskapazität aus [4].

Diffusionsstörung	DLCO (% des Solls)
keine	> 80 %
leicht	> 60 % – 80 %
mittel	40 % – 60 %
schwer	< 40 %

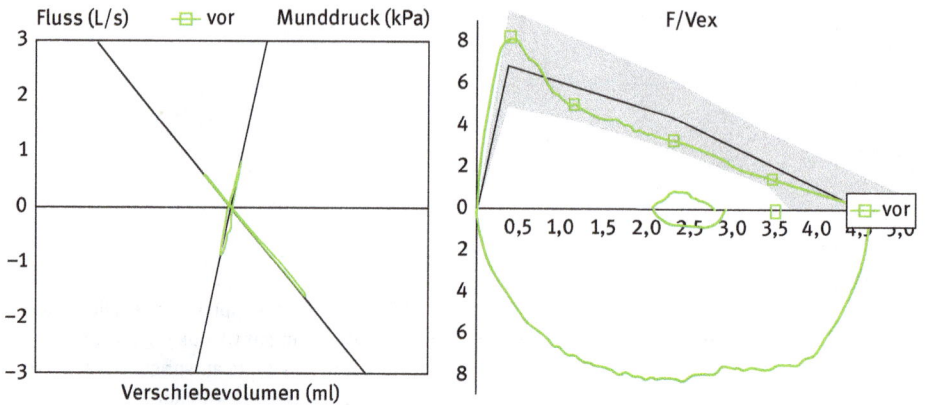

		Soll	Ist1	%Soll	Z-Score	Z-Score -3 -2 -1 1 2 3
sR$_{eff}$	kPa*s	0,53	0,74	138,0	1,38	
VC MAX	L	4,56	4,65	101,9	0,17	
VC IN	L	4,07	4,65	114,3	1,97	
FVC	L	4,56	4,65	101,9	0,17	
FEV1	L	3,95	3,52	89,2	−0,91	
FEV1%F	%	87,05	75,76	87,0	−1,58	
VIN_SB	L	4,07	4,27	104,9	0,68	
DLCOcSB	mmol/(min*kPa)	9,13	6,74	73,9	−6,22	
KCOc_SB	mmol/(min*kPa*L)	1,84	1,32	71,7	−2,49	
VA_SB	L	5,32	5,11	96,0	−0,19	
Hb	g(Hb)/dL		15,60			

Abb. 3.5: Beispiel einer Diffusionsmessung bei einem Jugendlichen mit Z. n. Stammzelltransplantation. Bei einer normalen Spirometrie findet sich eine verminderte Diffusionskapazität DLCO und Krogh Faktor (KCO, 3.6.2). Die Mitarbeit beim single breath Manöver ist ausreichend gut, die VIN_SB beträgt 92 % der VC IN.

3.6.2 Alveolarvolumen und Krogh Faktor

Mithilfe der He Einatmung und anschließender Verdünnung durch Verteilung auf ein größeres Volumen wird das Alveolarvolumen (VA) berechnet. Dies ist Grundlage für die Berechnung der Diffusionskapazität. Chronische Lungenerkrankungen gehen oft mit einer Restriktion der Lunge einher. Damit kommt es automatisch zu einer Verminderung der DLCO. Der Krogh Faktor (KCO) ist der Quotient aus DLCO und VA (KCO = DLCO/VA) und ist somit auf das Volumen korrigiert [1]. D. h., wenn bei ungestörter Diffusion bestimmte Lungenabschnitte nicht an der Ventilation teilnehmen, dann ist die DLCO vermindert und der KCO bleibt normal (Abb. 3.6).

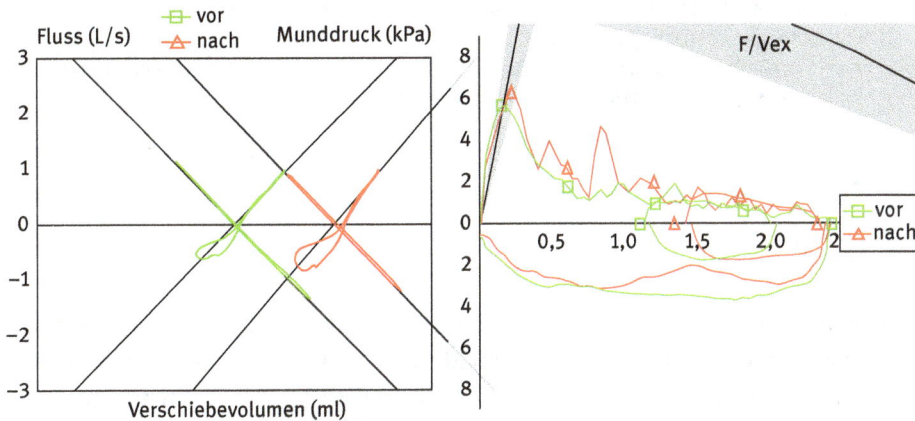

Abb. 3.6: Beispiel einer Diffusionsmessung bei einem Jugendlichen mit Sichelzellanämie. Bei einer Vitalkapazität von 50 % finden sich ein vermindertes DLCO und ein vermindertes VA von 50 %. Der für das Volumen korrigierte KCO ist normal als Zeichen einer ungestörten Diffusion.

		Soll	Ist1	%Soll	Z-Score	Z-Score −3 −2 −1 1 2 3
sR$_{eff}$	kPa*s	0,53	3,49	656,0	20,22	
VC MAX	L	5,03	2,45	48,6	−4,54	
VC IN	L	4,78	2,45	51,2	−7,70	
FVC	L	5,03	2,44	48,4	−4,55	
FEV1	L	4,31	1,13	26,1	−5,82	
FEV1%F	%	86,11	46,19	53,6	−4,25	
VIN_SB	L	4,78	2,50	52,4	−7,52	
DLCOcSB	mmol/(min*kPa)	9,71	4,93	50,8	−12,46	
KCOc_SB	mmol/(min*kPa*L)	1,75	1,55	88,7	−0,95	
VA_SB	L	5,95	3,18	53,5	−2,44	
Hb	g(Hb)/dL		13,30			

Cave: Die funktionelle Residualkapazität (FRC-He) bei obstruktiven Atemwegserkrankungen wird im single breath Verfahren unterschätzt, da die Atemanhaltephase von 10 sec für eine homogene Verteilung des He nicht ausreicht [6].

Literatur

[1]   Jörres RA. Die Diffusionsmessung und ihre Caveats. Atemwegs-und Lungenkrankheiten. 2020;46(4):192.

[2]   Graham BL, Brusasco V, Burgos V, et al. "2017 ERS/ATS standards for single-breath carbon monoxide uptake in the lung." Eur Respir J. 2017;49:1600016. Eur Respir J. 2018;52(5).

[3]   AM Preisser. Die CO-Diffusionsmessung im Single-Breath (DL, CO SB). Atemwegs-und Lungenkrankheiten. 2020;46(4):175.

[4]   Pellegrino R, Viegi G, Brusasco V, et al. Interpretative strategies for lung function tests. Eur Respir J. 2005;26(5):948–68.

[5] Wise RA, Teeter JG, Jensen RL, et al. Standardization of the single-breath diffusing capacity in a multicenter clinical trial. Chest. 2007;132(4):1191–7.
[6] Smeets H, Smith HJ. Bestimmung des Lungenvolumens mittels FRC-He Rückatmung (Rebreathing). Atemwegs-und Lungenkrankheiten. 2020;46(4):232.

3.7 Die Impulsoszillometrie

Johannes Schulze

Die Impulsoszillometrie (IOS) ist eine Ruheatmungsanalyse und erfordert wenig Kooperation. Damit ist auch schon bei relativ jungen Kindern eine Lungenfunktion möglich [1,2]. Im Gegensatz zur Spirometrie kann die IOS in Ruheatmung zwischen zentralen und peripheren Atemwegen differenzieren (Abb. 3.7).

Das Messsystem besteht aus einem Lautsprechergenerator zur Erzeugung von Oszillationsfrequenzen und -drücken, einem Abschlusswiderstand und einem Pneumotachographen. In einem Y-Adapter werden dem Atemstrom die forcierten Druck-Strömungs-Signale überlagert. Der Pneumotachograph registriert Signalgemische, die sich aus den Atmungsaktivitäten und den ihnen überlagerten Oszillationen zusammensetzen. Klinisch relevante Frequenzbereiche erstrecken sich zwischen 5 und 30 Hz [3].

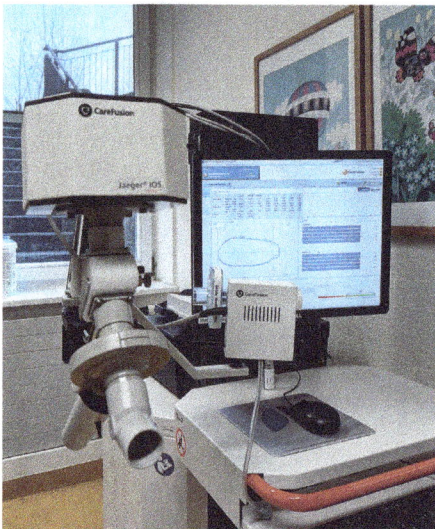

Abb. 3.7: Beispiel eines IOS/ Spirometrie Messplatzes.

3.7.1 Durchführung einer Messung

Das Kind sollte in einer aufrechten Position mit dem Kopf in Neutralstellung sitzen und ruhig aus- und einatmen. Die Wangen müssen mit den Händen gehalten werden, um Vibrationen der oberen Atemwege zu vermeiden. Die Lippen und die Zähne sollten das Mundstück fest umschließen, die Nase ist mit einer Nasenklammer versehen. Mögliche Fehlmessungen aufgrund von Schlucken, inadäquatem Mundschluss oder Glottisverschluss können an der Oszillationskurve gesehen werden, hier kommt es zu Abfällen, Unterbrechungen oder Plateaubildungen. Für wissenschaftliche Zwecke sind mindestens drei akzeptable Messzyklen von jeweils 20 Sekunden erforderlich, als Referenzwert gilt der Rrs (Widerstand R des respiratorischen Systems = Lunge und Thoraxwand). In der Routinemessung ist ein Messzyklus von mindestens 30–40 Sekunden ausreichend. Die Ruheatmungsanalyse wird vor den forcierten Atemmanövern (Spirometrie) durchgeführt, da diese bei leichtem Asthma zu einer Bronchodilatation oder bei schwerer bronchialer Empfindlichkeit zu einer Bronchokonstriktion („Spirometerasthma") führen können [3,4].

3.7.2 Wichtige Messparameter

Aus dem Amplitudenverhältnis der simultanen Druck-Strömungsregistrierung wird die Resistance (Rrs = Druck/Strömung) abgeleitet. Die zeitliche Divergenz beider Signale liefert die Reactance (Xrs), die das Retraktionsvermögen der Lungen und das Volumen der Lungenperipherie repräsentiert. Ein weiterer, sensitiver Parameter für die Peripherie ist die Reactance-Fläche (AX) [1,3] (Abb. 3.8).

Die Resistance bei 5 Hz (R5) repräsentiert große und kleine Atemwege, der R20 die großen Atemwege. Obstruktionen der peripheren Atemwege zeigen sich durch ein erhöhtes R5-20 (Unterschied zwischen R5 und R20, Resistance-Spektrum) und, aufgrund des Verlustes der elastischen Rückstellkräfte, durch ein niedriges X5 sowie einem Anstieg von AX [1,5] (Abb. 3.9).

Für den Rrs und Xrs gibt es mehrere Studien zur Erhebung von Referenzparametern. Jedoch wurden die Messungen überwiegend an kaukasischen Kindern durchgeführt [1,6]. Für den R5 gelten Referenzwerte < 140 % als normal, > 140 % bis 150 % als Graubereich und > 150 % als pathologisch erhöhter Atemwegswiderstand. Für den X5 sind Werte < 0,15 kPa*s*L^{-1} im Vergleich zum Sollwert normal [3]. Da der X5 nahe bei „0" liegt, bzw. um „0" schwanken kann, sind prozentuale Werte nicht sinnvoll. Für R5-20 und AX sind noch keine Referenzparameter publiziert, der Wert dieser Messungen gilt dem Unterschied vor und nach Bronchodilatation oder bronchialer Provokation.

Für die Wiederholbarkeit innerhalb einer Messung war der R5 der stabilste Parameter, für die Parameter X5, R5-20 und AX war die Wiederholbarkeit ausreichend hoch [7].

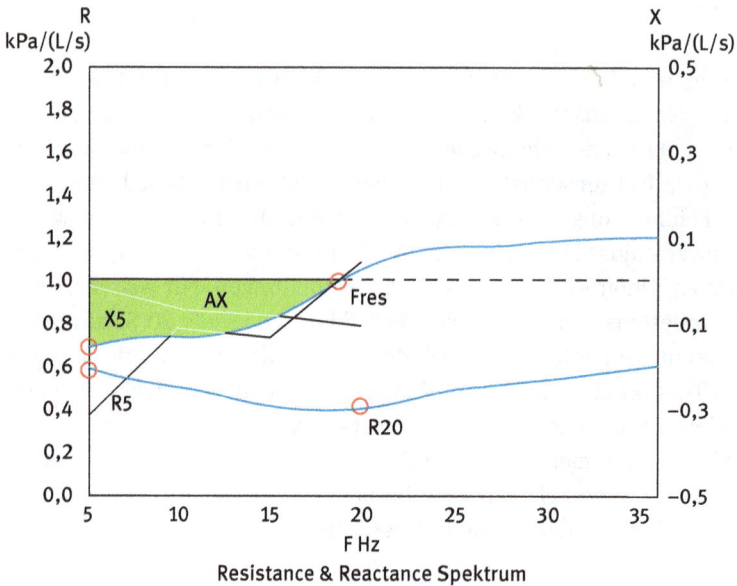

Resistance & Reactance Spektrum

		Soll	Best	%(B/P)	Z-Score −3 −2 −1 1 2 3
R5Hz	kPa/(L/s)	0,97	0,59	60	
R20Hz	kPa/(L/s)	0,79	0,41	52	
X5Hz	kPa/(L/s)	−0,31	−0,16	51	
Fres.	1/s	17,22	33,65	195	
AX	kPa/L		1,13		
Di5-20	kPa/(L/s)		0,18		

Abb. 3.8: IOS Untersuchung eines 3,5 Jahre alten, lungengesunden Kindes mit Resistance- und Reactance-Kurven im hochnormalen Bereich. Wichtige Messparameter, der R5, R20, X5 und die Resonanzfrequenz sind angegeben. Die markierte Fläche bezeichnet die Reactance-Fläche AX.

Tab. 3.8: IOS Referenzwerte und Grenzwerte aus [3,4,7].

	Parameter			
	R5	X5	R5-20	AX
Referenzwerte	< 140 %	< 0,15 kPa*s*L⁻¹ im Vergleich zum Sollwert	–	–
Grenzwerte Bronchodilatation	≥ 40 %	–	−0,23 kPa*s*L⁻¹, z-score −0,69	−2,14 kPa*L⁻¹, z-score −1,40
Bronchiale Provokation	≥ 40 %			

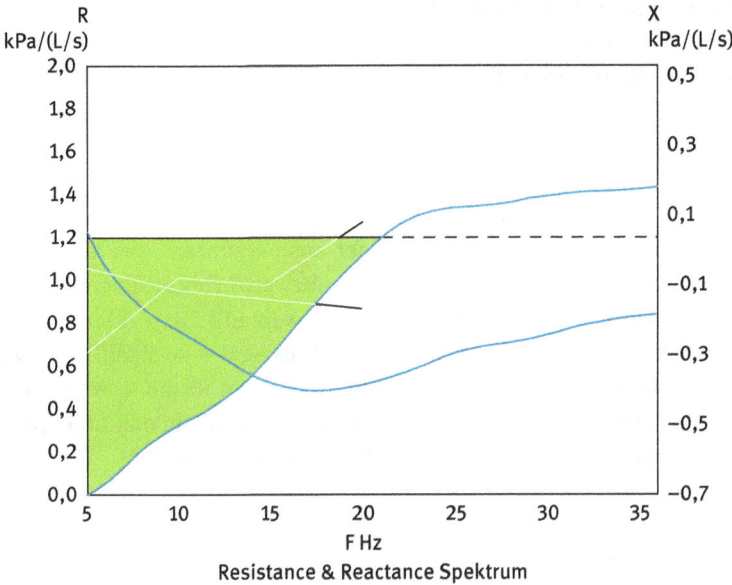

Resistance & Reactance Spektrum

		Soll	Best	%(B/P)	Z-Score −3 −2 −1 1 2 3
R5Hz	kPa/(L/s)	1,04	1,23	118	●
R20Hz	kPa/(L/s)	0,85	0,49	58	●
X5Hz	kPa/(L/s)	−0,34	−0,74	220	●
Fres.	1/s	17,46	21,22	122	●
AX	kPa/L		6,53		
Di5-20	kPa/(L/s)		0,74		

Abb. 3.9: Bei einem normalen R5 ist der X5 erniedrigt (0,40 kPa/(L/s) im Vergleich zum Sollwert), AX und R5-20 sind erhöht. Dies entspricht dem Bild einer Obstruktion der peripheren Atemwege mit Überblähung.

3.7.3 IOS und Bronchodilatation

Die Bronchodilatation ist ein wesentlicher Bestandteil der Asthma-Diagnostik. Gerade bei jungen Kindern wird diese häufig nur klinisch mithilfe des Stethoskops durchgeführt. Eine aussagekräftige Spirometrie ist oft noch nicht möglich. Die IOS ist eine effektive Alternative. In der Zusammenfassung von sechs pädiatrischen Studien definierten die Autoren einen Abfall des R5 ≥ 40 % als signifikant [1]. In einer weiteren Studie wurden Grenzwerte für AX und R5-20 erhoben [7]. Diese Grenzwerte können in die Bewertung der Bronchodilatation mit einbezogen werden und geben damit eine Information über die Dynamik in der Lungenperipherie (Tab 3.8).

Der klinische Wert und die Sensitivität der IOS Messung wurde in einer Studie von Marotta et al. belegt [2]. Bei 73 Kindern im Alter von 4 Jahren kam es nach Bronchodilatation für die Parameter $\Delta R5$ und $\Delta R10$ zu einem signifikanten Unterschied zwischen Asthmatikern und Nicht-Asthmatikern. Für die Spirometrie fand sich kein Unterschied zwischen beiden Gruppen.

3.7.4 IOS und bronchiale Provokationen

Für die Laufbandprovokationen zum Nachweis einer anstrengungsinduzierten Bronchokonstriktion (EIB) wurden für den R5 folgende Grenzwerte vorgeschlagen: Keine EIB $\Delta R5 < 40$ %, mittelschwere EIB $\Delta R5$ 40 %–80 %, schwere EIB $\Delta R5 > 80$ % [8]. Bei der Methacholin-Provokation bei Kindern war ein 35 % Anstieg des R6 signifikant. Wir konnten bei 48 jungen Asthmatikern zeigen, dass ein Anstieg des R5 um 45 % und ein Abfall des X5 von 0,69 kPa*s*L^{-1} die optimale Kombination aus Sensitivität und Spezifität bildet, um einen Abfall der FEV1 von 20 % vorherzusagen [9] (Tab 3.8).

3.7.5 IOS als prädiktiver Parameter für ein Asthma

Neben der Wirtschaftlichkeit, Verfügbarkeit und leichten Bedienbarkeit sollte eine neue Methode sensitiver sein als der Goldstandard. In einer Studie wurden 45 Patienten im Alter von 7 bis 17 Jahren mit kontrolliertem Asthma untersucht [10]. Sechzehn Patienten hatten bei den Folgevisiten nach 8 und 12 Wochen einen Verlust der Asthmakontrolle. Während die FEV1 für beide Gruppen – kontrolliertes Asthma und unkontrolliertes Asthma – bei der Basisuntersuchung keinen Unterschied zeigte, waren der R5, der R5-20 und der AX signifikant verschieden. Eine ROC Analyse ergab, dass der R5, der R5-20 und der AX eine Exazerbation mit einer Genauigkeit von 80 %, 91 % und 90 % voraussagten. In einer eigenen Studie schlossen wir im Sommer 75 Kinder im Alter von 4–7 Jahren mit leichtem Asthma im Infekt freien Intervall ein [11]. Die IOS Werte im Sommer sagten signifikant leichte Asthma Exazerbationen im Herbst und Winter voraus (AUC R5 78 %, X5 70 % und R5-20 77 %). Für die Spirometrie und die Methacholin Provokation (beide AUC 61 %) war dies nicht der Fall. Wir schlossen, dass in diesem Alter, selbst im symptomfreien Intervall, eine Entzündung der kleinen Atemwege präsent ist.

Literatur

[1] Galant SP, Komarow HD, Shin H, Siddiqui S, Lipworth BJ. The case for impulse oscillometry in the management of asthma in children and adults. Ann Allergy Asthma Immunol. 2017;118 (6):664–71.

[2] Marotta A, Klinnert MD, Price MR, Larsen GL, Liu AH. Impulse oscillometry provides an effective measure of lung dysfunction in 4-year-old children at risk for persistent asthma. J Allergy Clin Immunol. 2003;112(2):317–22.

[3] Rühle K. Spezielle Lungenfunktionsdiagnostik: Durchführung und Interpretation der Oszillometrie: Dustri-Verlag Feistle; 2013.

[4]   Beydon N, Davis SD, Lombardi E, et al. An official American Thoracic Society/European Respiratory Society statement: pulmonary function testing in preschool children. Am J Respir Crit Care Med. 2007;175(12):1304–45.

[5]   Shi Y, Aledia AS, Tatavoosian AV, et al. Relating small airways to asthma control by using impulse oscillometry in children. J Allergy Clin Immunol. 2012;129(3):671–8.

[6]   Dencker M, Malmberg LP, Valind S, et al. Reference values for respiratory system impedance by using impulse oscillometry in children aged 2–11 years. Clin Physiol Funct Imaging. 2006;26 (4):247–50.

[7]   Knihtilä H, Kotaniemi-Syrjänen A, Pelkonen AS, et al. Small airway oscillometry indices: Repeatability and bronchodilator responsiveness in young children. Pediatr Pulmonol. 2017;52 (10):1260–7.

[8]   Kalliola S, Malmberg LP, Pelkonen AS, Mäkelä MJ. Aberrant small airways function relates to asthma severity in young children. Respir Med. 2016;111:16–20.

[9]   Schulze J, Smith H, Fuchs J, et al. Methacholine challenge in young children as evaluated by spirometry and impulse oscillometry. Respir Med. 2012;106(5):627–34.

[10] Shi Y, Aledia AS, Galant SP, George SC. Peripheral airway impairment measured by oscillometry predicts loss of asthma control in children. J Allergy Clin Immunol. 2013;131(3):718–23.

[11] Schulze J, Biedebach S, Christmann M, et al. Impulse Oscillometry as a Predictor of Asthma Exacerbations in Young Children. Respiration. 2016;91(2):107–14.

3.8 Bronchiale und nasale Provokationen

Johannes Schulze

Bronchiale Provokationen sind diagnostische Verfahren, die in der Pädiatrischen Pneumologie ein deutliches Alleinstellungsmerkmal bieten. Ein Kind mit Asthma hat im symptomfreien Intervall üblicherweise eine normale Lungenfunktion. Bei Symptomen mit Atemnot bei körperlicher Belastung und chronischem Husten helfen die Untersuchungen, eine bronchiale Empfindlichkeit nachzuweisen. Dabei unterscheidet man zwischen indirekten Verfahren wie der Laufband-Provokation und den direkten Verfahren wie der Methacholin-Provokation. „Allergieteste" zeigen nur eine Sensibilisierung gegen ein Allergen an, spezifische nasale und bronchiale Provokationen weisen die klinische Relevanz nach.

3.8.1 Laufband Provokationen

Das Belastungsasthma oder die belastungsinduzierte Bronchokonstriktion (EIB) tritt bei 8,6 %–12 % der Normalpopulation und bei 36,7 % der 10-Jährigen mit Asthma auf [1]. Bei dem Hinweis auf ein Belastungsasthma ist die Laufbelastung das übliche Verfahren, um eine EIB nachzuweisen [2]. Kalte Luft stimuliert das parasympathische Nervensystem und bindet wenig Feuchtigkeit, nimmt diese aber nach Erwärmung auf. In der Atemwegsschleimhaut kommt es zu einem Flüssigkeitsverlust mit Hyperosmolarität, Aktivierung der Mastzellen und Freisetzung von proinflammatorischen

Mediatoren. Belastung in Kälte oder in trockener Luft erhöht die Sensitivität der Lauf-belastung signifikant [3,4]. Die American Thoracic Society (ATS) empfiehlt für die Untersuchung eine Wasserkonzentration der Raumluft von < 10 mg/L [5]. Als Bei-spiel, bei 22 Grad C Raumtemperatur und einer relativen Luftfeuchtigkeit von 50 % beträgt die Wasserkonzentration 9,7 mg/L. Dies ist beispielsweise in einem klimati-sierten Raum möglich [2].

Ein Abfall der Einsekundenkapazität (FEV_1) von ≥ 10 % und ein Anstieg des spe-zifischen Atemwegswiderstandes (sR_{eff}) > 0,25 kPa*s im Vergleich zu den Ausgangs-werten gilt als signifikant [5,6]. Bei klinischem Verdacht für eine EIB und negativem Test sollte dieser wiederholt werden, um die Diagnose zu sichern [7]. Wird die Sig-nifikanzgrenze nicht ganz erreicht, so kann eine Asthma Therapie anhand der Leit-linien begonnen und der Therapieerfolg nach 4–6 Wochen beurteilt werden. Ein An-strengungsasthma wird in der Regel unter der Therapie besser.

3.8.1.1 Voraussetzungen

Die Kinder sollten in der Lage sein, reproduzierbare Lungenfunktionen durchzufüh-ren [2]. Über die notwendigen Ausgangswerte gibt es keine einheitlichen Angaben. Laut aktueller ERS/ATS Task force Empfehlung sollte die FEV_1 vor Provokati-on ≥ 75 % und die pulsoxymetrisch gemessene Sauerstoffsättigung > 94 % liegen [8]. Die Patienten sollten frei von Infekten sein, da diese die bronchiale Empfindlich-keit erhöhen. Signifikante kardiale Erkrankungen sind auszuschließen. Während der Provokation muss ein Arzt anwesend oder rasch verfügbar sein. Bronchodilatatoren müssen vor der Provokation abgesetzt werden. Bei den inhalativen Corticosteroiden (ICS) kommt es auf die Fragestellung an. Soll die bronchiale Empfindlichkeit unter einer Dauertherapie geprüft werden, dann kann die Therapie bis zum Vorabend wei-tergeführt werden. Bei wissenschaftlichen Fragestellungen müssen die ICS 14 Tage vorher abgesetzt werden (Tab. 3.9).

Tab. 3.9: Karenzzeiten vor bronchialen Provokationen (aus [2,8]).

Kurzwirksame β-2 Sympathomimetika	Salbutamol	8 h
β-Rezeptoren Blocker	Propranolol	12 h
Parasympatholytika	Ipratropiumbromid	12 h
Langwirksame β-2 Mimetika (LABA)	Formoterol, Salmeterol	36 h
Langwirksame Parasympatholytika (LAMA)	Tiotropiumbromid	72 h
Leukotrienantagonisten (LTRA)	Montelukast	4 Tage
Antihistaminika	Loratadin, Cetirizin	72 h
Inhalative Glucocorticoide	Budesonid, Fluticason, Mometason	6 h–2 Wochen, je nach Fragestellung

3.8.2 Durchführung einer Laufband-Provokation

Die Laufband-Provokation gewährleistet ein standardisiertes Verfahren. Die Patienten werden während der Untersuchung überwacht, zu einer submaximalen Leistung animiert, und die Geschwindigkeit und die Dauer der Belastung werden dokumentiert. Der Lauftest beginnt mit der zweimaligen Messung der Spirometrie und, wenn möglich, der Bodyplethysmographie. Die Abweichung der einzelnen Messungen der FEV_1 sollte weniger als 10 % sein. Die Steigung des Laufbandes wird auf 10 % eingestellt. Um die Nasenatmung zu verhindern erhalten die Patienten eine Nasenklammer. Die Geschwindigkeit wird innerhalb von 2 Minuten gesteigert, bis 80–90 % des maximalen Pulses erreicht werden (Schätzwert 220 minus Alter in Jahren). Die Ableitung mithilfe eines Pulsgurtes zur Überwachung der Herzfrequenz hat sich bewährt. Die Patienten werden motiviert, während der gesamten Belastung im lockeren Laufschritt zu bleiben und Nebenwirkungen wie z. B. Schwindel oder Schmerzen sofort zu melden. Eine ständige Beobachtung auf Erschöpfungszeichen mit Schutz vor unabsichtlichem Verlassen des Laufbands muss gewährleistet sein. Für Kinder bis zu 12 Jahren beträgt die Laufzeit 6 Minuten, für Jugendliche und Erwachsene 8 Minuten. Nach dem Laufen wird die Lungenfunktion im normalen Alltag nach 5 und nach 10 Minuten, für wissenschaftliche Fragestellungen zusätzlich nach 15 und 30 Minuten gemessen. Im Mittel kommt es 5–10 Minuten nach dem Laufen zu einem maximalen Abfall der FEV_1 (Abb. 3.10). In der Praxis kann die Untersuchung beendet werden, wenn die FEV_1 > 10 % abfällt, in Einzelfällen kann dies jedoch erst nach 20–25 Minuten eintreten. Die Stärke der Reaktion lässt sich anhand des Abfalls der FEV_1 in eine leichte, moderate und schwere EIB einteilen ($\geq$ 10 %, $\geq$ 25 % und $\geq$ 50 %) [5]. Der Test wird mit einer Bronchodilatation (2 Hub Salbutamol 0,1 mg) abgeschlossen. Als Hinweis für eine leichte Obstruktion vor Provokation können die Befunde über den Ausgangswerten liegen.

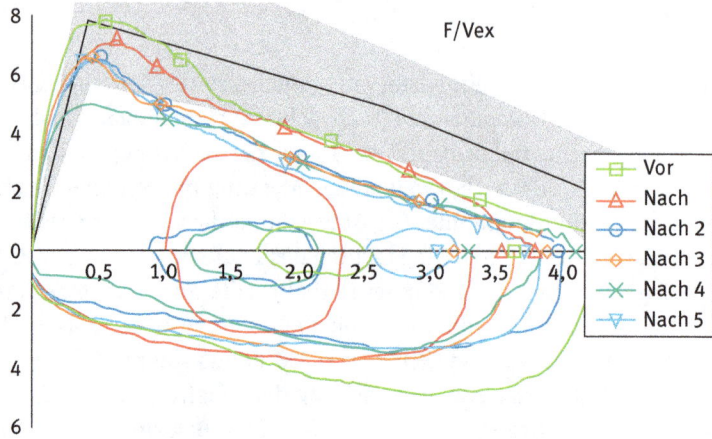

	Soll	Ist1	%Soll	Ist2	Nach 2	Nach 3	Nach 4	Nach 5
Testdatum		15.06.20		15.06.20	15.06.20	15.06.20	15.06.20	15.06.20
Testzeit		13:48		14:17	14:23	14:28	14:34	14.50
Substanz				Laufen	Laufen	Laufen	Laufen	Laufen
Dosis				direkt ...	5 Min.	10 Min.	15 Min.	30 Min.
sR_{eff} kPa*s	0,53	0,68	127,5	1,19	1,34	0,90	0,99	0,77
R_{eff} kPa/(L/s)	0,18	0,16	88,4	0,24	0,28	0,20	0,21	0,22
RV L	1,26	1,92	152,5	2,72	2,22	2,34	2,25	2,55
FVC L	5,27	4,51	85,4	3,79	3,96	3,88	4,09	3,71
FEV1 L	4,51	3,64	80,8	3,54	3,24	3,19	3,28	3,04

Abb. 3.10: Beispiel einer Laufbandbelastung. Unmittelbar nach dem Laufen kommt es zu einem signifikanten Anstieg des spezifischen Atemwegswiderstandes sR_{eff} um 0,51 kPa*s mit einem maximalen Anstieg nach 5 Minuten. Die FEV1 zeigt nach 5 Minuten einen signifikanten Abfall um 11 % mit einem maximalen Abfall nach 10 Minuten.

3.8.3 Methacholin-Provokation

Bei nicht belastungsassoziierten Symptomen wie chronischem Husten und rezidivierenden Atemnotanfällen ist die Methacholin-Provokation die Methode der Wahl [2]. Sobald ein Kind in der Lage ist, eine reproduzierbare Lungenfunktion durchzuführen, ist in den meisten Fällen auch eine Provokation möglich. Klassische Provokationsprotokolle verwenden verschiedene Konzentrationsstufen [8]. Die Gesellschaft Pädiatrische Pneumologie empfiehlt das Einkonzentrationsverfahren [2,9]. Hierbei werden steigende Methacholin-Dosen inhaliert (Tab. 3.10). Die kumulative Dosis, bei der die FEV_1 um 20 % im Vergleich zum Ausgangswert abfällt, ist definiert als die PD_{20} Methacholin. Das Protokoll ist für den APS-Vernebler der Fa Vyaire® entwickelt und kann nicht auf andere Vernebler mit unterschiedlicher Leistung und Teilchengrößen übertragen werden. Das Methacholin kann als provokit® 0,33 % oder von Apotheken vorgefertigt in Phiolen mit 16 mg/ml bezogen werden.

3.8.4 Durchführung einer Methacholin-Provokation

Die Provokation beginnt mit der zweimaligen Messung der Spirometrie, die Abweichung der einzelnen Messungen der FEV_1 sollte weniger als 10 % sein. Das Methacholin wird über den APS-Vernebler in möglichst ruhigen und gleichmäßig tiefen Atemzügen inhaliert. Der Vernebler stoppt, sobald die vorgegebene Einzeldosis inhaliert ist. Nach 2 Minuten Einwirkzeit folgt die Spirometrie und im Anschluss die nächste Provokationsdosis, bis ein Abfall der FEV_1 von ≥ 20 % erreicht ist. Sollte es zu einem Abfall der FEV_1 um 15–20 % kommen, dann kann die Untersuchung beendet und die PD_{20} Methacholin extrapoliert werden.

Tab. 3.10: Methacholin Dosisstufen im 4-Stufen Modell für den APS Vernebler (aus [2,9]).

Stufe	Methacholin-Konzentration	Einzeldosis	Kumulative Dosis
1	16 mg/ml	0,01 mg	0,01 mg
2	16 mg/ml	0,1 mg	0,11 mg
3	16 mg/ml	0,4 mg	0,5 mg
4	16 mg/ml	0,8 mg	1,3 mg
5	Dilatation (Salbutamol 0,1 mg)	2–4 Hübe	0,2 mg–0,4 mg

Im Vergleich mit den ATS-Protokollen haben wir die Grenzwerte für die bronchiale Hyperreagibilität bestimmt. Eine PD_{20} von 1 mg Methacholin entspricht dem klassischen Grenzwert der PC_{20} 8 mg/ml Methacholin für eine positive ATS-Provokation [8,9] (Tab. 3.11).

Tab. 3.11: Grenzwerte der bronchialen Hyperreagibilität in der Methacholin Provokation (aus [9]).

Einteilung	PD_{20} Methacholin
schwer	< 0,1 mg
mittel	0,1–< 0,3 mg
leicht	0,3 mg–1 mg
normal	> 1 mg

PD_{20} ist die Dosis Methacholin, bei der die FEV_1 um 20 % abfällt

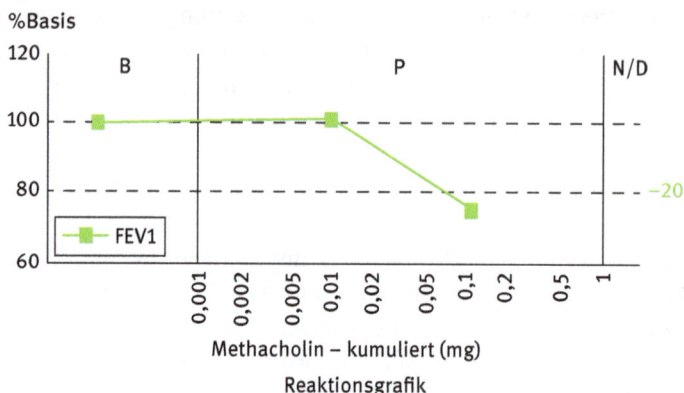

Reaktionsgrafik

	Soll	Basis	Prov	Prov 2
Substanz		--	Methacholin	Methacholin
Dosis			0,010	0,100
Kum. Dosis			0,010	0,110
FEV1	1,15	1,18	1,19	0,88
FEV1 %Änd/Basis		0,0	0,8	−25,5
FVC	1,26	1,21	1,27	1,26
FEV1 %F	91,68	97,28	93,27	70,03

Schwellendosis – Beobachtungsparameter
PD/PC[−20] FEV1 kumuliert: = 0,067 mg Methacholin

Abb. 3.11: Beispiel einer Methacholin-Provokation. Bei der 2. Methacholin-Dosis kommt es zu einem signifikanten Abfall der FEV1. Der Punkt, an dem die Verbindungslinie der beiden Dosierungen 0,01 und 0,11 mg die 80 %-Linie schneidet, ist definiert als die PD_{20} FEV1. In diesem Fall 0,067 mg Methacholin.

Beispiel: 6-Jahre altes Mädchen mit Husten, der seit Monaten anhält. Der Husten ist trocken, eher nachts und vermehrt im Winter. Keine Atemnot oder pfeifende Atmung. Unter der Therapie mit einem ICS war der Husten nach 4 Tagen weg. Die Lungenfunktion ist normal, der Prick ist für die inhalativen Allergene negativ. Im Methacholin-Test findet sich eine schwere bronchiale Überempfindlichkeit (Abb. 3.11). Damit stellt sich die Diagnose eines Husten-Asthmas (cough-variant asthma).

3.8.5 Vergleich Laufband-Provokation und Methacholin-Provokation

Laufband-Provokationen entsprechen dem natürlichen Bewegungsablauf und spiegeln die Realität der Kinder und Jugendlichen wider, das erhöhte Minutenvolumen bedingt eine vermehrte Ventilation aller Lungenabschnitte. Als indirekte Methode imitiert die Laufband-Provokation die physiologische Reaktion der Atemwege wäh-

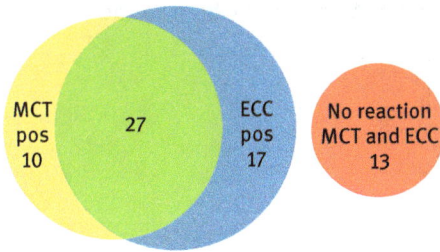

Abb. 3.12: Zusammenhang zwischen Methacholin-Provokation (MCT) und Laufbelastung (ECC) bei 67 Kindern und Jugendlichen mit Atemnot bei körperlicher Belastung in der Anamnese. Bei n = 27 waren beide Untersuchungen positiv, bei n = 13 beide negativ (aus [4]).

rend der körperlichen Belastung. Die Laufbelastung ist sehr spezifisch, aber weniger sensitiv für ein Belastungsasthma [4,10]. Als direkte Methode ist die Methacholin-Provokation sehr sensitiv für eine bronchiale Empfindlichkeit (auch bei Nicht-Asthmatikern) aber weniger spezifisch für ein Belastungsasthma. Ein negativer Test schließt ein Belastungsasthma nicht aus [4,7] (Abb. 3.12). Die Kombination beider Methoden führt zu einer maximalen Sensitivität und Spezifität mit dem Nachweis einer bronchialen Empfindlichkeit von nahezu 100 % [10].

3.8.6 Spezifische Provokationen mit Allergenen

Testverfahren wie Prick und RAST Test weisen eine Sensibilisierung, aber keine relevante Allergie nach. Deshalb empfehlen nationale und internationale Leitlinien vor der Durchführung einer spezifischen Immuntherapie – vor allem mit perennialen Allergenen und bei anamnestisch nicht gesicherter Kausalität – eine nasale Provokation [11–13]. Nasale Provokationsteste mit Milbe haben einen hohen positiv prädiktiven Vorhersagewert für allergisches Asthma. Eine negative nasale Provokation schließt eine Milbenallergie nicht aus [14]. In diesem Fall empfiehlt die Leitlinie eine bronchiale Provokation [15].

3.8.7 Nasale Provokation

Nasale Provokationen sind sicher und einfach durchzuführen. Systemische und topische Antihistaminika und Corticosteroide müssen 7 Tage vorher abgesetzt werden. Vor der Messung sollte eine vordere Rhinoskopie beider Nasenlöcher erfolgen. Es ist von Vorteil, wenn die Patienten die Durchgängigkeit der Nase prüfen. Wir empfehlen entsprechend der deutschen Leitlinie, die besser durchgängige Seite zu provozieren, die EAACI Leitlinie empfiehlt beide Nasenseiten.

Für die Bewertung der Provokation hat sich der Lebel Score bewährt [16]. Anhand der Symptome wie Niesen, Rhinorrhoe, Obstruktion der Nasenschleimhäute und Fernsymptome mit Jucken der Nase, Gaumen, Augen und Ohren werden Punkte verteilt.

Lebel Score nach [16]:
- Niesen
  - 1–2 mal: 0
  - 3–4 mal: 1
  - ≥ 5 mal: 2
- Laufende Nase
  - anterior: 1
  - mittelstark posterior: 1
  - anterior und posterior: 2
  - stark anterior und posterior: 3
- Nasale Obstruktion
  - keine erschwerte Nasenatmung: 0
  - erschwerte Nasenatmung: 1
  - ein Nasenloch verschlossen: 2
  - beide Nasenlöcher verschlossen: 3
- Juckreiz
  - juckende Nase: 1
  - juckender Gaumen und/oder Ohr: 1
  - Augenirritation: 1

Ein Anstieg des Lebel Scores um ≥ 5 Punkte gilt als deutlich positiv, ein Anstieg um ≥ 3 Punkte als moderat positiv. Im ersten Fall ist keine weitere Messung notwendig, im zweiten Fall sollte eine objektive Methode, *peak nasal inspiratory flow* (PNIF) oder Rhinometrie, mindestens moderat positiv sein [13]. Für Kinder ist es schwer, einen ausreichenden PNIF aufzubauen [14].

3.8.8 Durchführung der nasalen Provokation

Zunächst erfolgt die Prüfung mit dem Lösungsmittel. Der Patient sollte tief einatmen und die Luft anhalten. Es folgt je ein Sprühstoß in Richtung des unteren Nasenganges und der mittleren Nasenmuschel. Um zu vermeiden, dass das Allergen in die unteren Atemwege gelangt, atmet der Patient langsam durch die Nase aus. Während der Einwirkzeit von 10 Minuten werden die Symptome anhand des Lebel Scores dokumentiert. Bei einer moderaten Reaktion und höher (Lebel Score ≥ 3) sollte der Test beendet und nach einigen Tagen wiederholt werden. Bei einer negativen Reaktion auf das Lösungsmittel folgt die Allergenapplikation in gleicher Weise. Bei einer positiven Reaktion (Lebel Score ≥ 5) ist die Allergie nachgewiesen. In diesem Fall sollte der Patient 30 Minuten nachbeobachtet werden [13].

3.8.9 Bronchiale Provokation

Die bronchiale Provokation ist im Ablauf aufwendiger, jedoch in geübten Händen sicher [17]. Wir empfehlen die Untersuchung in spezialisierten Ambulanzen oder kinderpneumologischen Fachpraxen durchzuführen. Die bronchiale Provokation ist indiziert zur Diagnostik eines allergischen Asthmas vor einer spezifischen Immuntherapie und gleichzeitig negativer nasaler Provokation. Bei der Untersuchung kommt es zu einer asthmatischen Frühreaktion (EAR) und regelhaft nach 6–8 Stunden zu einer asthmatischen Spätreaktion (LAR). Analog zur unspezifischen Provokation müssen Asthma-Medikamente vor der Untersuchung abgesetzt werden (Abb. 3.10). ICS haben vor allem einen Einfluss auf die LAR, weniger auf die EAR und können bis zum Vortag genommen werden. Es ist wichtig, dass das Asthma gut kontrolliert ist, da die LAR bei nicht kontrolliertem Asthma schwerer ausfällt.

Die LAR sollte mit stündlichen Messungen der Lungenfunktion über 8–10 Stunden überwacht werden. Bei Provokationen mit Hausstaubmilbe entlassen wir die Patienten nach der Behandlung der EAR. Die Familien bekommen einen detaillierten schriftlichen Notfallplan und die notwendigen Medikamente (Salbutamol und Decortin). Zur Messung der Lungenfunktion erhalten die Patienten ein elektronisches Spirometer, um die FEV_1 stündlich zu kontrollieren. Bei subjektiven Beschwerden oder einem Abfall der FEV_1 um > 15 % werden die Patienten angehalten, selbstständig 2 Hübe Salbutamol 0,1 mg zu inhalieren und die FEV_1-Messung anschließend zu wiederholen. Am Folgetag erfolgt anhand der elektronisch gespeicherten Daten die Auswertung der LAR, ein Abfall der FEV_1 um ≥ 15 % ist signifikant [17].

Cave: Provokationen mit Schimmelpilzen (z. B. Alternaria) führen zu schweren LAR und die Patienten müssen über Nacht stationär überwacht werden.

3.8.10 Durchführung der bronchialen Provokation

Wir verwenden den APS-Vernebler der Fa Vyaire® und das Allergen der Firma Allergopharma®, das als 5000 SBE/ml lyophilisiertes Allergen (725 D pter) geliefert wird. Dieses wird vor der Provokation in 5 ml physiologischer Kochsalzlösung (0,9 % NaCl) gelöst. Die Lösung ist im Kühlschrank bei 4° C 2 Wochen lang haltbar.

Die Untersuchung beginnt mit der zweimaligen Messung der Spirometrie. Die Grenze der FEV_1 vor Provokation ist willkürlich bei ≥ 70 % festgelegt. Im Anschluss inhaliert der Patient eine 0,9 %ige Kochsalzlösung. Nach einer zweiminütigen Einwirkzeit wird die Spirometrie wiederholt. Bei einem Abfall der FEV_1 > 10 % sollte ein neuer Termin vereinbart und eine Neubewertung der Asthma-Kontrolle und ggf. eine Neueinstellung der Therapie erfolgen.

Bei der spezifischen Provokation wird die Dosis des inhalierten Allergens von Stufe zu Stufe verdoppelt (Tab. 3.12). Bei jeder Stufe wird nach einer Einwirkzeit von 10 Minuten die Spirometrie wiederholt. Die Provokation ist beendet, wenn die FEV_1 im Vergleich zur Ausgangsmessung um ≥ 20 % abfällt oder die höchste Dosierung des Allergens erreicht ist. Bei einem Abfall der FEV_1 um > 10 % innerhalb einer Stufe hat es sich bewährt, weitere 5 Minuten mit der nächsten Dosisapplikation zu warten und zuvor die Lungenfunktion zu wiederholen.

Tab. 3.12: Bronchiale Allergen-Provokation mit dem APS-Vernebler und dem Allergen der Firma Allergopharma® (aus [17]).

Stufe	Allergen-Konzentration	Einzeldosis	Kumulative Dosis
1	NaCl 0,9 %		
2	5000 SBE/ ml	10 SBE	10 SBE
3	5000 SBE/ ml	20 SBE	30 SBE
4	5000 SBE/ ml	40 SBE	70 SBE
5	5000 SBE/ ml	80 SBE	150 SBE
6	5000 SBE/ ml	160 SBE	310 SBE
7	Dilatation (Salbutamol 0,1 mg)	2–4 Hübe	0,2 mg–0,4 mg

Zur Bronchodilatation inhalieren die Patienten 2 Hübe Salbutamol 0,1 mg, 10 Minuten später erfolgt eine letzte Spirometrie. Eine Entlassung aus der Praxis oder Ambulanz erfolgt erst, wenn die FEV_1 wieder auf Werte > 90 % im Vergleich zum Ausgangswert angestiegen ist.

Literatur

[1] Lødrup Carlsen KC, Håland G, Devulapalli CS, et al. Asthma in every fifth child in Oslo, Norway: a 10-year follow up of a birth cohort study. Allergy. 2006;61(4):454–60.

[2] Lex C, Zacharasiewicz A, Schulze J, et al. Bronchiale Provokation im Kindes-und Jugendalter. Monatsschrift Kinderheilkunde. 2015;163(8):826–32.

[3] Carlsen KH, Engh G, Mørk M, Schrøder E. Cold air inhalation and exercise-induced bronchoconstriction in relationship to metacholine bronchial responsiveness: different patterns in asthmatic children and children with other chronic lung diseases. Respir Med. 1998;92(2):308–15.

[4] Dreßler M, Friedrich T, Lasowski N, et al. Predictors and reproducibility of exercise-induced bronchoconstriction in cold air. BMC Pulm Med. 2019;19(1):94.

[5] Parsons JP, Hallstrand TS, Mastronarde JG, et al. An official American Thoracic Society clinical practice guideline: exercise-induced bronchoconstriction. Am J Respir Crit Care Med. 2013;187 (9):1016–27.

[6] Schulze J, Smith H, Eichhorn C, et al. Correlation of spirometry and body plethysmography during exercise-induced bronchial obstruction. Respir Med. 2019;148:54–9.

[7]   Anderson SD, Charlton B, Weiler JM, et al. Comparison of mannitol and methacholine to predict exercise-induced bronchoconstriction and a clinical diagnosis of asthma. Respir Res. 2009;10:4.

[8]   Hallstrand TS, Leuppi JD, Joos G, et al. ERS technical standard on bronchialchallenge testing: pathophysiology and methodology of indirect airwaychallenge testing. Eur Respir J. 2018;52:1801033.

[9]   Schulze J, Rosewich M, Riemer C, et al. Methacholine challenge–comparison of an ATS protocol to a new rapid single concentration technique. Respir Med. 2009;103(12):1898–903.

[10] Sánchez-García S, Rodríguez del Río P, Escudero C, García-Fernández C, Ibáñez MD. Exercise-induced bronchospasm diagnosis in children. Utility of combined lung function tests. Pediatr Allergy Immunol. 2015;26(1):73–9.

[11] Pfaar O, Bachert C, Bufe A, et al. Guideline on allergen-specific immunotherapy in IgE-mediated allergic diseases: S2k Guideline of the German Society for Allergology and Clinical Immunology (DGAKI), the Society for Pediatric Allergy and Environmental Medicine (GPA), the Medical Association of German Allergologists (AeDA), the Austrian Society for Allergy and Immunology (ÖGAI), the Swiss Society for Allergy and Immunology (SGAI), the German Society of Dermatology (DDG), the German Society of Oto- Rhino-Laryngology, Head and Neck Surgery (DGHNO-KHC), the German Society of Pediatrics and Adolescent Medicine (DGKJ), the Society for Pediatric Pneumology (GPP), the German Respiratory Society (DGP), the German Association of ENT Surgeons (BV-HNO), the Professional Federation of Paediatricians and Youth Doctors (BVKJ), the Federal Association of Pulmonologists (BDP) and the German Dermatologists Association (BVDD). Allergo J Int. 2014;23(8):282–319.

[12] Muraro A, Lemanske RF, Hellings PW, et al. Precision medicine in patients with allergic diseases: Airway diseases and atopic dermatitis-PRACTALL document of the European Academy of Allergy and Clinical Immunology and the American Academy of Allergy, Asthma & Immunology. J Allergy Clin Immunol. 2016;137(5):1347–58.

[13] Augé J, Vent J, Agache I, et al. EAACI Position paper on the standardization of nasal allergen challenges. Allergy. 2018;73(8):1597–608.

[14] Fischl A, Eckrich J, Passlack V, et al. Comparison of bronchial and nasal allergen provocation in children and adolescents with bronchial asthma and house dust mite sensitization. Pediatr Allergy Immunol. 2020;31(2):143–9.

[15] Agache I, Antolin-Amerigo D, de Blay F, et al. EAACI position paper on the clinical use of the bronchial allergen challenge: unmet needs and research priorities. Allergy, 2022 in press.

[16] Lebel B, Bousquet J, Morel A, et al. Correlation between symptoms and the threshold for release of mediators in nasal secretions during nasal challenge with grass-pollen grains. J Allergy Clin Immunol. 1988;82(5 Pt 1):869–77.

[17] Schulze J, Reinmüller W, Herrmann E, et al. Bronchial allergen challenges in children – safety and predictors. Pediatr Allergy Immunol. 2013;24(1):19–27.

3.9 Exhaliertes Stickstoffmonoxid

Johannes Schulze

Die Messung des exhalierten Stickstoffmonoxids (eNO) ist eine einfache, schnelle und nicht invasive Methode, die eine Information über die Atemwegsinflammation liefert. Das eNO wird durch die induzierbare NO Synthase (iNOS) gebildet, korreliert mit der eosinophilen Atemwegsentzündung und kommt bei Patienten mit Asthma in hohen Konzentrationen in der Ausatemluft vor. Neben bakteriziden und zytotoxischen Effekten erweitert das NO die glatten Muskelzellen und schützt gegen die bronchiale Empfindlichkeit [1]. Die Einheit des eNO wird als parts per billion (ppb) angegeben.

3.9.1 Durchführung einer Messung

Die Ein-Atemzug Online-Messung ist die bevorzugte Methode bei Kindern und Jugendlichen [2]. Die Patienten sollten bequem sitzen und 5 Minuten ruhig atmen. Für das Manöver wird aus dem Mundstück Luft mit niedriger NO Konzentration (< 5 ppb) fast bis zur totalen Lungenkapazität eingeatmet. Unmittelbar danach folgt eine Ausatmung mit einem konstanten Flow von 50 ml/sec, dabei sollte nach 2 Sekunden ein Plateau erreicht sein mit einer weiteren Ausatmung für mindestens 4 Sekunden. Kinder über 10 Jahre sollten 10 sec lang ausatmen. Der exspiratorische Druck sollte zwischen 5 und 20 cm H_2O liegen, um das Velum zu verschließen und eine Mischung mit nasalem NO zu vermeiden. Dies wird durch den Widerstand des Mundstücks erreicht. Es sind 2–3 Messungen mit maximal 10 % Abweichung oder 2 Messungen mit maximal 5 % Abweichung gefordert.

Moderne Geräte unterstützen das Manöver mit entsprechenden visuellen und akustischen Animationen.

3.9.2 Das eNO in der Diagnostik und Therapie des Asthmas

Asthma ist eine klinische Diagnose. Bei typischen Asthma-Symptomen ist das eNO ein Teil der Diagnostik und nicht der Beweis für ein Asthma. Da das eosinophile Asthma gut auf die Therapie mit inhalativen Steroiden (ICS) anspricht, ist ein erhöhtes eNO ein guter Marker für eine Steroid Response, besser als die Spirometrie, Bronchodilatation oder die bronchiale Hyperreagibilität für Methacholin [1].

3.9.3 Grenzwerte für das eNO

Die ATS definiert feste Grenzwerte. Die Normalwerte sind altersabhängig, bei Kindern unter 12 Jahren sind die Werte niedriger [3] (Tab. 3.13).

Bei asymptomatischen Patienten mit niedrigen Werten ist eine eosinophile Atemwegsentzündung unwahrscheinlich. Hohe eNO Werte weisen auf eine signifikante Entzündung hin. Die Bewertung des eNO im intermediären Bereich ist abhängig vom Patienten. Handelt es sich um einen symptomatischen, bislang Steroid naiven Patienten oder ist das eNO im Verlauf angestiegen oder abgefallen.

Tab. 3.13: Grenzwerte des eNO aus [3].

	Niedrig	**intermediär**	**hoch**
Kinder < 12 Jahre	< 20 ppb	20 ppb–35 ppb	> 35 ppb
Jugendliche	< 25 ppb	25 ppb–50 ppb	> 50 ppb

3.9.4 Ursachen für ein niedriges oder persistierendes hohes eNO

Bei einem niedrigem eNO und Atemwegssymptomen sollte immer an andere Lungenerkrankungen gedacht werden. Vor allem in der Diagnostik einer primären ziliären Dyskinesie hat das nasale NO eine Schlüsselfunktion (s. Kap. 10.2.5). Die häufigsten Ursachen für ein persistierend hohes eNO, trotz Therapie mit einem ICS, sind die Non-Compliance, die unsachgemäße Benutzung des Inhalators oder eine kontinuierliche Allergen-Exposition [3]. Hohe Werte können für einen deutlich reaktiven Asthma-Phänotyp stehen, diese Patienten müssen sorgfältig überwacht und behandelt werden [4]. Es gibt eine kleine Gruppe von Patienten, die trotz guter Asthma Kontrolle ein hohes eNO haben. Grund sind andere Aktivierungen der iNOS oder andere Quellen des eNO, z. B. die konstitutive NOS. Dies sind beispielsweise die endothelialen NO-Synthasen, die nicht Steroid-sensitiv sind (Tab. 3.14).

Tab. 3.14: Ursachen für ein niedriges oder persistierendes hohes eNO aus [3].

niedriges eNO	hohes eNO
– nicht eosinophiles Asthma	– Non Compliance
– Rhinosinusitis	– mangelnde Inhalationstechnik
– Hyperreagibilität nach Atemwegsinfekt	– hohe, persistierende Allergen-Exposition
– Bronchiektasen	– unterdosierte Therapie, zu niedrige ICS Dosis
– Zystische Fibrose	– Patient mit konstitutionell hohem eNO
– Primäre ziliäre Dyskinesie	– allergische Rhinitis ohne Asthma
– Vocal cord dysfunction	
– Psychogene Atemstörung	

Das eNO ist mit der eosinophilen Entzündung verbunden, so sind die eNO-Werte bei Kindern mit allergischer Rhinitis erhöht, auch ohne, dass diese ein Asthma oder eine bronchiale Empfindlichkeit haben. Für die atopische Dermatitis sind im Vergleich zu Kontrollen keine erhöhten eNO-Werte beschrieben und es gibt keinen Zusammenhang zwischen der Höhe des eNO und dem Schweregrad der Erkrankung.

3.9.5 Das eNO in der Vorhersage eines Anstrengungsasthmas

Das Anstrengungsasthma ist eng mit der eosinophilen Entzündung verbunden. In der Untersuchung von Lex et al. mit einer Gruppe von 85 Kindern mit atopischem Asthma hatte ein eNO > 25 ppb eine Sensitivität von 100 % und eine Spezifität von 58 % in der Vorhersage eines Belastungsasthmas [5]. In einer eigenen Untersuchung bei Jugendlichen und jungen Erwachsenen mit Hausstaubmilbenallergie war in der Regressionsanalyse ein eNO von ≥ 47 ppb mit einer 95 % Wahrscheinlichkeit prädiktiv für ein Belastungsasthma (Tab. 3.15). Bei den Nicht-Milbenallergikern ergab das eNO keine signifikanten Vorhersagewerte [6]. In mehreren Studien wurde gezeigt, dass bei Atopikern und Nicht-Atopikern ein niedriges eNO von 7 bis 12 ppb ein Belastungsasthma mit einer hohen Sensitivität ausschließt [7,8].

Tab. 3.15: Das eNO in der Vorhersage eines Anstrengungsasthmas aus [6–8].

	kein Belastungsasthma	Belastungsasthma
95 % Wahrscheinlichkeit	< 10 ppb	> 47 ppb*
*gilt nur für Atopiker		

3.9.6 Das eNO im Asthma Monitoring

Die Asthma-Therapie sollte das Ziel haben, das Asthma zu kontrollieren. Das eNO kann nur eine Entscheidungshilfe sein. Bei stabilem Asthma und bei niedrigen eNO Werten (< 22 ppb) konnte bei Kindern eine Therapie mit ICS erfolgreich reduziert oder abgesetzt werden [9]. Werden die Steroide bei hohem eNO (> 47 ppb) abgesetzt, dann ist das Risiko einer Asthmaverschlechterung hoch [10]. Als Prädiktor einer Asthma-Kontrolle ist das eNO nicht besser als die Spirometrie [3]. Auch zeigten randomisierte Studien, dass das eNO nicht zur Steuerung der ICS-Therapie geeignet ist und zu keiner Verbesserung des Asthma-Outcomes führt [11]. Die Interpretation im klinischen Kontext ist in der Tab. 3.16 aufgeführt. Dabei muss unterschieden werden, ob das eNO zur Diagnostik des Asthmas dient oder ob das Asthma bereits diagnostiziert ist.

Tab. 3.16: Das eNO im klinischen Kontext aus [3].

	niedriges eNO	intermediäres eNO	hohes eNO
In der Asthma-Diagnostik			
Atemwegssymptome während der letzten 6 Wochen	Eosinophile Atemwegsentzündung unwahrscheinlich alternative Diagnose Benefit von ICS unwahrscheinlich	vorsichtig sein eNO über die Zeit monitoren	Eosinophile Atemwegsentzündung vorhanden wird wahrscheinlich von ICS profitieren
Monitoring von Patienten mit der Diagnose Asthma			
Asthma nicht kontrolliert	alternative Diagnose überdenken wird wahrscheinlich nicht von einer ICS-Erhöhung profitieren	persistierende Allergen-Exposition inadäquate ICS Dosis mangelnde Compliance Steroid-Resistenz (selten)	persistierende Allergen-Exposition inadäquate ICS Dosis mangelnde Compliance/ Inhalationstechnik Steroid-Resistenz (selten)
Asthma kontrolliert	adäquate ICS Dosis gute Adhärenz ICS reduzieren/absetzen	adäquate ICS Dosis gute Adhärenz eNO Veränderungen monitoren	ICS-Reduzierung führt zum Relapse mangelnde Compliance/ Inhalationstechnik konstitutionell hohes eNO

3.9.7 Nasales NO

Die Normalwerte des nasalen NO (nNO) sind zwischen 200 und 2000 ppb. Das nNO ist bei Patienten mit zystischer Fibrose und primärer ziliärer Dyskinesie (PCD) erniedrigt. Bei beiden Erkrankungen wird die iNOS nicht exprimiert [12,13]. Der Grenzwert in der Diagnostik der PCD wird nicht mehr als Konzentration (ppb) angegeben, sondern als nasale NO Produktion (nl/min). Dies berücksichtigt die Sammelrate verschiedener Geräte. Der Grenzwert für eine PCD beträgt 77 nl/min [12]. Atemwegsinfektionen, die mit einer Sinusitis und einer sekundären Zilienfunktionsstörung einhergehen sowie nasale Polypen, die die nasalen Sinus obstruieren, führen ebenfalls zu einer verminderten nNO Produktion. Bei Atemwegsinfektionen genügt eine Kontrolle des nNO nach 6–8 Wochen.

Literatur

[1] Dweik RA, Comhair SA, Gaston B, et al. NO chemical events in the human airway during the immediate and late antigen-induced asthmatic response. Proc Natl Acad Sci USA. 2001;98 (5):2622–7.

[2] ATS/ERS recommendations for standardized procedures for the online and offline measurement of exhaled lower respiratory nitric oxide and nasal nitric oxide, 2005. Am J Respir Crit Care Med. 2005;171(8):912–30.

[3] Dweik RA, Boggs PB, Erzurum SC, et al. An official ATS clinical practice guideline: interpretation of exhaled nitric oxide levels (FENO) for clinical applications. Am J Respir Crit Care Med. 2011;184(5):602–15.

[4] Dweik RA, Sorkness RL, Wenzel S, et al. Use of exhaled nitric oxide measurement to identify a reactive, at-risk phenotype among patients with asthma. Am J Respir Crit Care Med. 2010;181 (10):1033–41.

[5] Lex C, Dymek S, Heying R, et al. Value of surrogate tests to predict exercise-induced broncho-constriction in atopic childhood asthma. Pediatr Pulmonol. 2007;42(3):225–30.

[6] Dreßler M, Salzmann-Manrique E, Zielen S, Schulze J. Exhaled NO as a predictor of exercise-in-duced asthma in cold air. Nitric Oxide. 2018;76:45–52.

[7] Buchvald F, Hermansen MN, Nielsen KG, Bisgaard H. Exhaled nitric oxide predicts exercise-indu-ced bronchoconstriction in asthmatic school children. Chest. 2005;128(4):1964–7.

[8] Ramser M, Hammer J, Amacher A, Trachsel D. The value of exhaled nitric oxide in predicting bronchial hyperresponsiveness in children. J Asthma. 2008;45(3):191–5.

[9] Zacharasiewicz A, Wilson N, Lex C, et al. Clinical use of noninvasive measurements of airway inflammation in steroid reduction in children. Am J Respir Crit Care Med. 2005;171(10):1077–82.

[10] Pijnenburg MW, Hofhuis W, Hop WC, Jongste JC de. Exhaled nitric oxide predicts asthma relapse in children with clinical asthma remission. Thorax. 2005;60(3):215–8.

[11] Szefler SJ, Mitchell H, Sorkness CA, et al. Management of asthma based on exhaled nitric oxide in addition to guideline-based treatment for inner-city adolescents and young adults: a rando-mised controlled trial. Lancet. 2008;372(9643):1065–72.

[12] Lucas JS, Barbato A, Collins SA, et al. European Respiratory Society guidelines for the diagnosis of primary ciliary dyskinesia. Eur Respir J. 2017;49(1).

[13] Shapiro AJ, Davis SD, Polineni D, et al. Diagnosis of Primary Ciliary Dyskinesia. An Official Ame-rican Thoracic Society Clinical Practice Guideline. Am J Respir Crit Care Med. 2018;197(12):e24-e39.

3.10 Multiple Breath Washout (MBW) und Bestimmung des Lung Clearance Indexes (LCI)

Olaf Eickmeier

3.10.1 Einordnung der MBW Methode in den Kontext anderer Lungenfunktionstechniken

Lungenfunktionsmessungen sind essenziell für die Beschreibung von Atemwegspathologien und dienen der Überprüfung von Effekten neuer und etablierter Therapien. Viele pädiatrische pulmonale Erkrankungen zeigen bereits vor klinisch auffälligen Symptomen erhebliche Pathologien, so dass deren frühzeitige Detektion zur gezielten Therapie und Prophylaxe späterer Lungenschäden beitragen könnte. Hier sind Gasauswaschverfahren (Washouts) eine gute Ergänzung. Gasauswaschtests führt man als Ein- oder Mehr- Atemzugtechnik mit unterschiedlichen Atemmanövern durch. Dabei wird entweder ein externes inertes Gas (z. B. Helium [He] oder Schwefelhexafluorid [SF6]) ein- und ausgewaschen oder durch Inhalation von reinem Sauerstoff (O_2) der in der Lunge vorhandene Stickstoff (N_2) ausgewaschen. Bereits seit über 60 Jahren sind Gasauswaschtests in der Erprobung. Waren diese Messungen früher an aufwendige Apparaturen wie z. Bsp. ein Massenspektrometer gebunden, so ist es nun gelungen, durch Fortschritte in Computer- und Sensortechnik kommerzielle und anwenderfreundliche Geräte zu entwickeln. In den letzten 15 Jahren hat das wissenschaftliche Interesse an Gasauswaschtechniken und insbesondere an der Methode des Auswaschens von Gasen durch mehrere Atemzüge in Ruhe (multiple breath washout, MBW) deutlich zugenommen. Der am häufigsten benutzte MBW-Index ist der Lung Clearance Index (LCI). Der LCI ist ein empfindlicher und reproduzierbarer Marker für die Inhomogenität der pulmonalen Ventilation. Er ist empfindlicher als die Spirometrie und kann außerdem bei nahezu jeder Altersgruppe durchgeführt werden. Ein wichtiger Meilenstein für die Einführung der MBW in die Klinik war 2013 die Publikation eines internationalen Konsensuspapieres, das Standards für Messtechnik, Durchführung und Interpretation beinhaltet [1–3].

3.10.2 Lungenphysiologie und MBW

Die Inhalation eines Gases bei der Ein- und Ausatmung ermöglicht bei fehlender Pathologie der Atemwege eine gleichmäßige Verteilung des Gases in der Lunge. Obstruktive Lungenerkrankungen, wie Mukoviszidose oder Asthma bronchiale, führen zu einer inhomogenen Verteilung. Hier ist die MBW ein hervorragendes Werkzeug, um das Ausmaß der sog. Ventilationsinhomogenitäten (VI) zu messen. Besonders bei Veränderungen in den kleinen Atemwegen (Bronchien jenseits der 8. Generation mit einem Innendurchmesser < 2 mm), die für die Verteilung der Atemgase in der Lun-

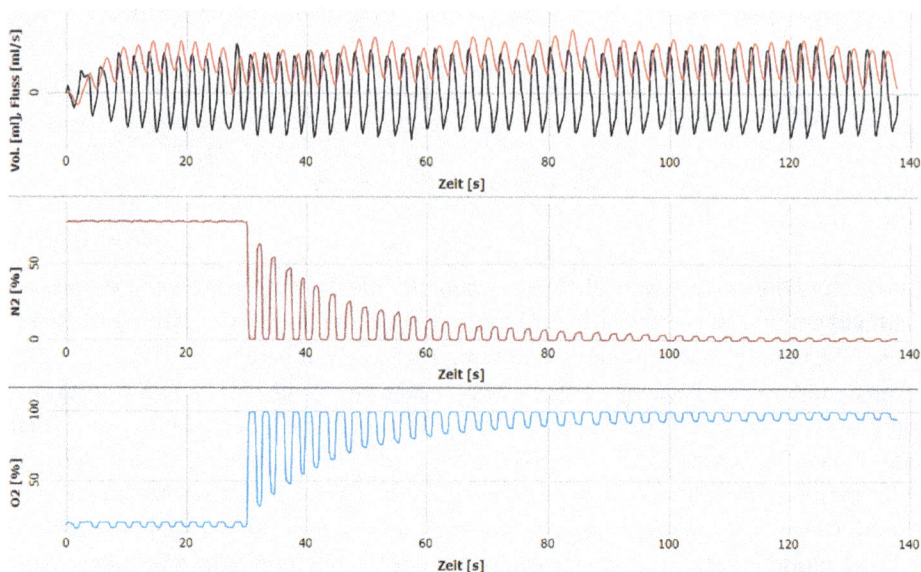

Abb. 3.13: MBW: N2-Auswasch mit O2-Einwasch zur Bestimmung des LCI.

genperipherie eine kritische Rolle spielen, ist das MBW-Verfahren eine sensitivere Methode im Vergleich zu den fluss- oder widerstandsorientierten Lungenfunktionstests, wie dies Spirometrie oder Ganzkörperplethysmografie darstellen.

Bei der MBW wird bei Ruheatmung ein inertes Gas über eine Reihe von Atemzügen eingewaschen („wash in"), dann unter Atmung von Raumluft ausgewaschen und dabei der Konzentrationsverlauf als Auswaschkurve festgehalten. Beim Stickstoff-(N2-)MBW entfällt die Einwaschphase. Der Auswaschvorgang wird direkt durch Inhalation von 100 %igem O2 gestartet und die Stickstoffkonzentration während der folgenden Atemzüge als Auswaschkurve aufgezeichnet (Abb. 3.13). Bei ausgeprägter Ventilationsinhomogenität dauert dieser Auswaschvorgang entsprechend länger [2].

3.10.3 Lung Clearance Index und dessen Berechnung

Der bekannteste und robusteste Parameter der MBW-Methode ist der „Lung Clearance Index" (LCI). Dieser ist eine globale Messgröße für VI. Für die Berechnung des LCI gilt das Auswaschen als abgeschlossen, wenn die Tracer-Gaskonzentration auf 1/40 (< 2,5 %) der Ausgangskonzentration gesunken ist. Der Grund für die Verwendung der Endkonzentration von 1/40 ist weitgehend historisch, da dies die Grenzen des linearen Betriebsbereiches (2–80 %) der älteren Stickstoffanalysatoren darstellt. Dennoch hat sich dieser Wert als praktikabler Kompromiss zwischen dem ggf. etwas zu früh beendeten Auswaschen (mit Verlust der Sensitivität) und einem übermäßig langwierigen und vom Patienten nicht mehr tolerierten Verfahren darstellt.

Die funktionelle Residualkapazität (FRC) wird aus der zu Beginn vorliegenden Konzentration des Tracer-Gases (C_{Init}), der am Ende des Washouts vorliegenden Konzentration des Tracer-Gases (C_{End}) und dem Volumen des bis zum Ende des Washouts ausgeatmeten Tracer-Gases ($V_{[Tracer]}$) berechnet: FRC = $V_{[Tracer]}$ /(C_{Init} − C_{End}). Der LCI definiert sich über das kumulierte ausgeatmete Volumen (CEV) geteilt durch die FRC: LCI = CEV/FRC.

Mit anderen Worten beschrieben ist der LCI ein Maß dafür, wie oft das Gasvolumen in der Lunge ab Beginn des Washouts (FRC) umgesetzt werden muss, um den Tracer bis zum vordefinierten Endpunkt auszuwaschen. Mit zunehmender Schwere der pulmonalen Obstruktion steigt somit der LCI und ebenfalls die Dauer des Washouts [1–3].

3.10.4 Normwerte des LCI

Die Bestimmung von Norm- und Referenzwerten war zunächst problematisch aufgrund verschiedener Techniken (Setups und Gasen) und Geräten [4]. Durch zertifizierte Schulungen und Geräten mit gleichen Einstellungen an vielen pädiatrischen Zentren sind die Messwerte nun sehr gut vergleichbar [5]. Die Altersabhängigkeit des LCI ist gering, pro Dekade steigt der LCI etwa um 0,2 Punkte. Ein LCI von 7 ist beispielsweise sowohl für ein 7-jähriges Kind (Sollwert 6,6 bis obere Sollgrenze 7,1), als auch für einen 57-jährigen Erwachsenen (Sollwert 7,2 bis obere Sollgrenze 8,1) als normal einzustufen. Einflussfaktoren wie Geschlecht und Größe sind mit Ausnahme von Kindern kleiner 6 Jahren praktisch zu vernachlässigen.

Übereinstimmend definierte Schwellenwerte, ab wann eine klinisch relevante Änderung des LCI im Verlauf oder nach Intervention vorliegt, existieren noch nicht. Dennoch kann man feststellen, dass die Kenntnis der LCI-Fluktuation über die Zeit wichtig ist, um zu verstehen, wann Unterschiede in sequenziellen Messungen klinisch bedeutsame Veränderungen der Ventilationsinhomogenität und nicht einfach nur Messvariabilität darstellen. Die kurzfristige (1 Monat) und langfristige Variabilität (6 Monate) der LCI Messungen war bei gesunden Kindern und Jugendlichen im Bereich von 4,2–5,1 % akzeptabel. Diese Beobachtungen deuten darauf hin, dass eine absolute Änderung des LCI von > 1,0 eine klinisch relevante Veränderung ist [6–8].

3.10.5 Praktikabilität und Vorhersagewert der LCI-Messung

Da keine komplexen Atemmanöver erforderlich sind, ist die Bestimmung des LCI auch bei Kindern sehr gut durchführbar. Die Londoner Cystic Fibrosis Collaboration (LCFC) bestimmte LCI- und spirometrische Messgrößen bei Kindern im Vorschulalter

(3–5 Jahre) mit CF und bei gesunden Kontrollen und wiederholte die Messung im frühen Schulalter (6–10 Jahre). Hierbei wurde festgestellt, dass ein pathologischer LCI-Wert im Vorschulalter einen positiven Vorhersagewert von 94 % für pathologische Ergebnisse im LCI und der Spirometrie im frühen Schulalter hatte. Bei unauffälligen LCI-Werten im Vorschulalter betrug der Vorhersagewert aber nur 62 % [9]. Auch konnte der LCI-Wert bereits im Säuglingsalter mit bildmorphologischen Veränderungen im MRT korreliert werden [10]. Somit ist der LCI ein sensitiver Marker für die Beurteilung obstruktiver Atemwegsveränderungen bei Kindern. Es werden jedoch mehr Daten aus Longitudinalstudien benötigt, um zu klären, welche relative Veränderung des LCI-Wertes zur Identifikation der Patienten bedeutsam ist, die sich mit zunehmendem Alter in Bezug auf ihre Atemwegserkrankung verschlechtern.

Literatur

[1]   Horsley A. Lung clearance index in the assessment of airways disease. Respir Med. 2009;103 (6):793–9.
[2]   Husemann K, Kohlhäufl M. Lung clearance index. Pneumologe. 2015;12:490–499.
[3]   Robinson P, Latzin P, Verbanck S, et al. Consensus statement for inert gaswashout measurement using multiple and single breath tests. Eur Respir J. 2013;41:507–522.
[4]   Yammine S, Singer F, Gustafsson P, Latzin P. Impact of different breathing protocols on multiple-breath washout outcomes in children. J Cyst Fibros. 2014;13(2):190–7.
[5]   Saunders C, Bayfield K, Irving S, Short C, Bush A, Davies JC. Developments in multiple breath washout testing in children with cystic fibrosis. Curr Med Res Opin. 2017;33:613–620.
[6]   Fuchs SI, Ellemunter H, Eder J, et al. Feasibility and variability of measuring the Lung Clearance Index in a multi-center setting. Pediatr Pulmonol. 2012;47(7):649–57.
[7]   Houltz B, Green K, Lindblad A, et al. Tidal N2 washout ventilation inhomogeneity indices in a reference population aged 7–70 years. Eur Respir J. 2012;40(56):694 s.
[8]   Singer F, Kieninger E, Abbas C. Practicability of nitrogen multiple-breath washout measurements in a pediatric cystic fibrosis outpatient setting. Pediatr Pulmonol. 2013;48(8):739–46.
[9]   Aurora P, Stanojevic S, Wade A, et al. Lung clearance index at 4 years predicts subsequent lung function in children with cystic fibrosis. Am J Respir Crit Care Med. 2011;183: 752–758.
[10] Stahl M, Wielpütz MO, Graeber SY, et al. Comparison of Lung Clearance Index and Magnetic Resonance Imaging for Assessment of Lung Disease in Children with Cystic Fibrosis. Am J Respir Crit Care Med. 2017;195:349–359.

4 Bildgebende Diagnostik des Thorax

Unterschiedliche bildgebende Methoden – der Ultraschall, das Röntgen, die Computertomografie und die Magnetresonanztomografie – werden zur Untersuchung des Thorax im Kindesalter genutzt. Jede Methode besitzt Vor- und Nachteile, die in verschiedenen Altersbereichen bedacht werden müssen. Eine rasche Weiterentwicklung in der Bildgebung bedarf einer ständigen Fortbildung auf diesen unterschiedlichen Gebieten.

4.1 Röntgen, CT und MRT des Thorax

Gabriele Hahn

Die Röntgenaufnahme des Thorax (Rö-Th) ist die am häufigsten angewendete bildgebende Methode zur Untersuchung der Lunge. Sie erfolgt heute mit einer immer mehr abnehmenden Strahlendosis (ca. 0,01–0,02 mSv bei posterior-anteriorem [pa] Strahlengang). In Abhängigkeit vom Alter und dem Allgemeinzustand des Kindes wird diese in unterschiedlichen Positionen durchgeführt, um Bewegungsartefakte und Fehlpositionierungen zu vermeiden. Das Früh-, das Neugeborene, der Säugling oder Kinder aller anderen Altersgruppen werden bei schwerer Erkrankung im Liegen in anterior-posteriorem (ap) Strahlengang untersucht. Bei Säuglingen ohne schwere Beeinträchtigung kann die Rö-Th in einer Babixhülle ap im Hängen durchgeführt werden (Abb. 4.1). Kinder, die bereits sitzen können, werden mit oder ohne Hilfe auf einer stuhlähnlichen Einrichtung ap geröntgt. Die Lunge größerer kooperativer Kinder kann im Stehen im pa Strahlengang abgebildet werden.

Aufnahmen in zusätzlichen Projektionen, z. B. seitliche Rö-Th oder Aufnahmen in Exspiration sollten aufgrund der zusätzlichen Strahlenbelastung nur bei besonderer Indikation durch den Kinderradiologen oder im Röntgen von Kindern erfahrenen Radiologen veranlasst werden. Fehler, die bei einer Rö-Th entstehen können, sind unzureichende Inspiration, Verdrehung in der Längs- oder Horizontalachse (mittige Trachea, symmetrisch abgebildete Bogenwurzeln der Wirbelkörper und Sternoklavikulargelenke) und ein zu großes Strahlenfeld bei zu geringer Einblendung. Auf der Aufnahme sollen Trachea und Hauptbronchien, Zwerchfell, Herz- und Mediastinum und zentrale Lungengefäße scharf abgrenzbar sein. Clavicel, Scapulae, Wirbelsäule und die retrokardiale Lunge müssen sichtbar sein.

Besonders wichtig sind im Kindesalter die Strahlenschutzmaßnahmen durch exakte Einblendung, Bleischürzen und kindgerechter Betreuung zur Reduktion von Bewegungsfehlern. Das Dosisflächenprodukt muss nach Röntgenverordnung bei jeder pädiatrischen Röntgenaufnahme gemessen und dokumentiert werden. Die durchschnittliche Strahlendosis einer Rö-Th beträgt 10 µSv. Die strahlenbelastende Thoraxdurchleuchtung sollte heute nicht mehr angewendet werden.

https://doi.org/10.1515/9783110693454-004

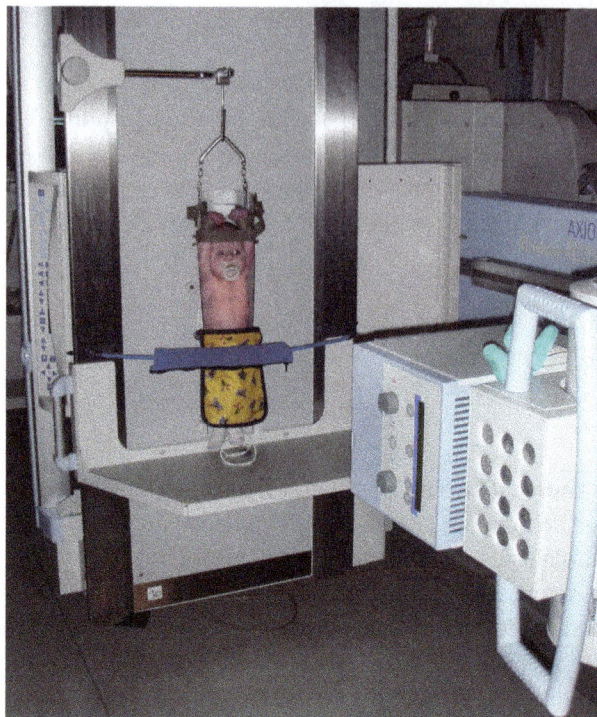

Abb. 4.1: Säugling im Hängen in Babixhülle ap geröntgt.

Indikationen, z. B.:
– Fremdkörperaspiration (Abb. 4.2)
– Pneumonie (Abb. 4.3)
– Pneumothorax (Abb. 4.4)
– pulmonale und tracheobronchiale Fehlbildung (Abb. 4.5)
– Herz- und Gefäßerkrankung (Abb. 4.6)
– Thoraxtumor (Abb. 4.7)
– Thoraxtrauma

Mögliche Fehlinterpretationen:
– Thymusschatten beim Säugling fehlinterpretiert als Mediastinaltumor oder Kardiomegalie

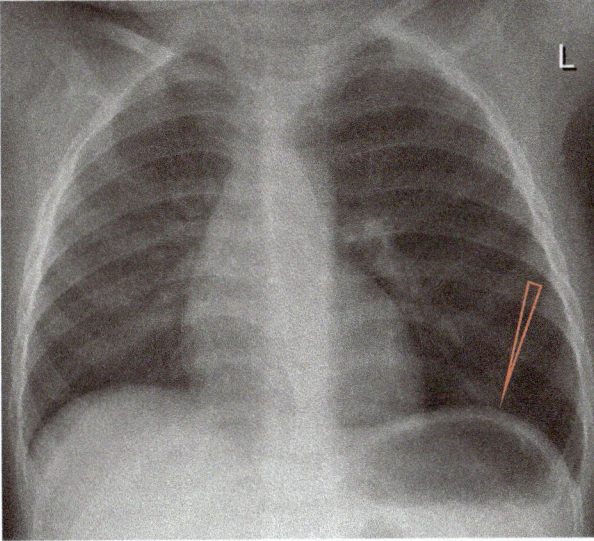

Abb. 4.2: ♂, 15 Monate, starker Husten nach Apfelessen. Rö-Th mit linksseitiger Hypertransparenz, Rechtsverlagerung des Herzens und Mediastinums, tiefstehendem linken Zwerchfell (Pfeil) und horizontal stehenden Rippen links. *Fremdkörperaspiration* im Hauptbronchus links (Apfelstück) mit Ventilmechanismus und vermehrter Lungenblähung links. Apfelstück ist nicht röntgendicht und daher nicht sichtbar.

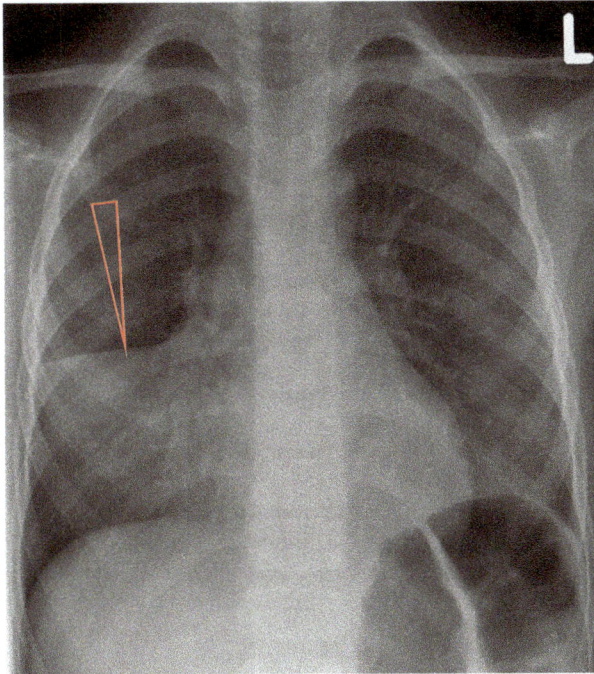

Abb. 4.3: ♂, 5 Jahre, Fieber und Tachydyspnoe. Flächige Transparenzminderung im rechten Mittel- und Unterfeld (Pfeil) mit Unschärfe zur rechten Herzkontur (positives Silhouettenzeichen = die Organgrenze zwischen Herz und Mittellappen stellt sich nicht dar) und horizontaler Begrenzung superior. *Mittellappenpneumonie.*

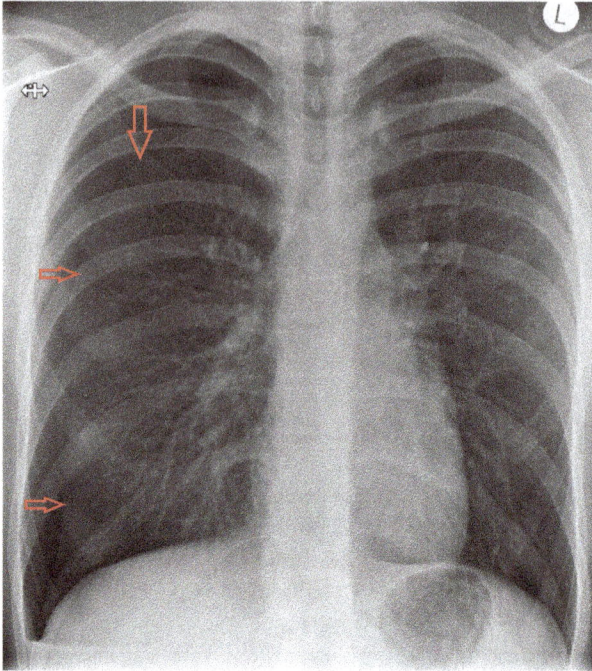

Abb. 4.4: ♂, 15 Jahre, groß, schlank mit Thoraxschmerz. Normalgroßes, tropfenförmiges linksverlagertes Herz und Mediastinum. Bis 5 cm breite pleurale Hypertransparenz (Pfeile) ohne Lungenstruktur rechts mit Abschattung des Sinus phrenicocostalis rechts. *Spontanpneumothorax* mit kleinem Randwinkelerguss rechts.

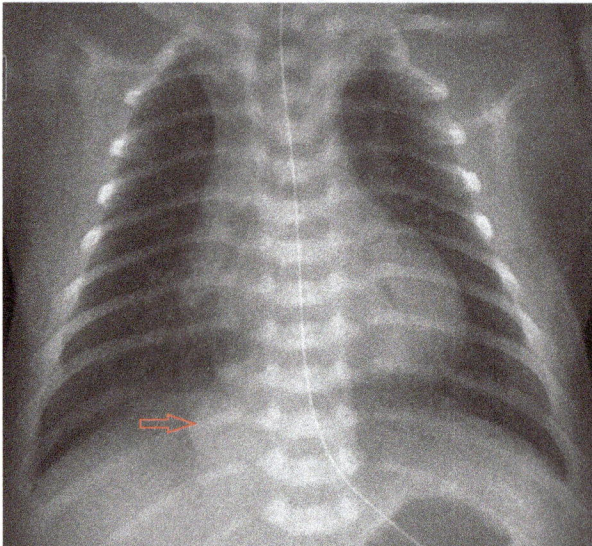

Abb. 4.5: Frühgeborenes der 30. SSW mit Atemnot, Surfactantgabe und CPAP. Röntgenthorax mit Zufallsbefund einer rundlichen Transparenzminderung rechts inferior (Pfeil) paravertebral in Höhe von BWK 10–12. *Lungensequester*.

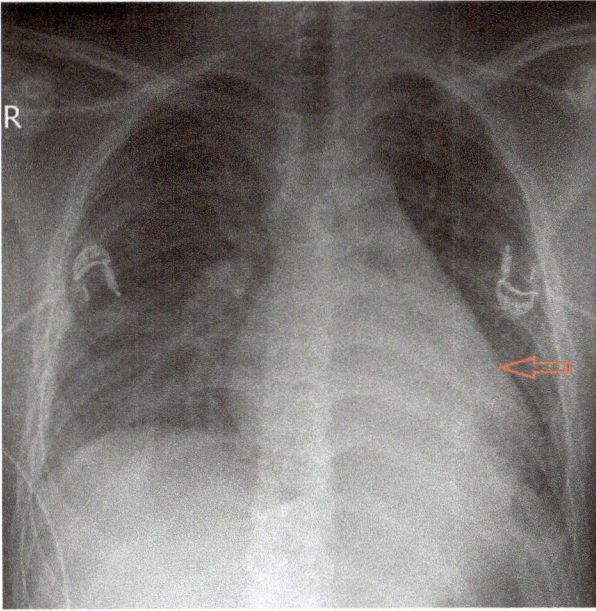

Abb. 4.6: ♂, 13 Jahre mit echokardiographisch gesicherter Endokarditis. Im Röntgenbild Zeichen der Herzinsuffizienz mit Linksverbreiterung des Herzens, Pleuraergüsse bds. (links am stumpfen Rippen-Zwerchfellwinkel erkennbar), Lungenstauung mit vermehrter Gefäßzeichnung, Kerley-B-Linien und Infiltrationen mit positivem Luftbronchogramm (Pfeil) bei intraalveolärer Flüssigkeit.

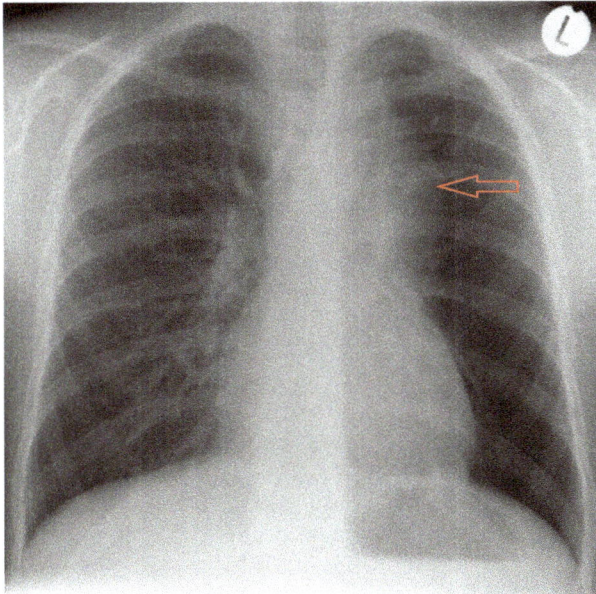

Abb. 4.7: ♂, 7 Jahre mit Transparenzminderung links paramediastinal im Oberfeld und Unschärfe zum Mediastinum (Silhouettenzeichen) und hypertransparenter linker Lunge. *Oberlappenteilatelektase* links bei *mucoepidermoidalem Karzinom* im apikalen Oberlappenbronchus links.

Die/das Computertomografie/-gramm (CT) ist auch im Kindesalter wichtiger Bestandteil der weiterführenden pneumologischen Diagnostik geworden, da hier der exzellente Kontrast zwischen Luft und Gewebe zur Darstellung kommt. Heute finden CT-Geräte mit multiplen Zeilen oder Dual Source-Geräte Anwendung. Damit können die Untersuchungszeit bis in den Subsekundenbereich reduziert, Narkosen überflüssig und Sedierungen verkürzt werden, ohne dass Bewegungsartefakte die Bildqualität reduzieren. Unterschiedliche Techniken zur Dosisanpassung an die Fragestellung und an die Größe der Kinder sind heute möglich. Weiterhin muss beim Thorax-CT des Kindes an die Durchsetzung des Strahlenschutzes geachtet werden: Lagerung des Patienten im Isozentrum, keine Metallteile im Strahlenfeld (Elektroden, Kabel, Lagerungsmaterial), korrekte Scanlänge beim Topogramm und der Untersuchung. Der heute an vielen Geräten verfügbare Zinnfilter reduziert die Strahlendosis erheblich bis fast auf die Dosis von Röntgenaufnahmen. Die früher übliche Untersuchung des Thorax im high resolution (HR)-Modus in Einzelschichten ist heute nicht mehr üblich, sondern die hochauflösenden Schichten werden aus der Volumenuntersuchung des Thorax berechnet. Von Vorteil ist gleichfalls die multiplanare Rekonstruktion (MPR) (Abb. 4.14, 4.18), die virtuelle Bronchoskopie (4.18b), das Volumenrendering (Abb. 4.16) und die 3D-Rekonstruktion (Abb. 4.24b) aus dem transversal akquirierten Volumendatensatz in allen gewünschten Raumebenen. CTs des Thorax sind unter Beachtung der Strahlendosis sowohl statisch als auch dynamisch während mehrerer Atemphasen möglich, um die Veränderung der Weite und Kontur zuführender Bronchien und die Dichte des Lungenparenchyms zu beurteilen. Bei der Applikation von Kontrastmittel im Kindesalter sind adaptierte Dosen (1–4 ml/kg KG) notwendig. Bei der Fragestellung broncho-pulmonale Fehlbildungen, Metastasen, Thoraxtrauma, Gefäßfehlbildung oder komplizierte Pneumonie sollte immer jodhaltiges Kontrastmittel intravenös gespritzt werden. Zuvor sind TSH und Kreatinin zu bestimmen.

Indikationen, z. B.:
- interstitielle Lungenerkrankungen (Abb. 4.8)
- komplizierte Pneumonie (Abb. 4.9)
- Tracheo- und Bronchomalazie/-stenose (Abb. 4.10)
- Tracheal-/Bronchialtumor (Abb. 4.12, 4.11)
- pulmonale- und tracheobronchiale Fehlbildungen (Abb. 4.12)
- Lungenmetastasen (Abb. 4.13)
- Thoraxtrauma (Abb. 4.14)
- Spontanpneumothorax (Abb. 4.15)
- Mukoviszidose (Abb. 4.16)
- Gefäßfehlbildungen (Abb. 4.17)
- Immundefekt mit Lungenbeteiligung

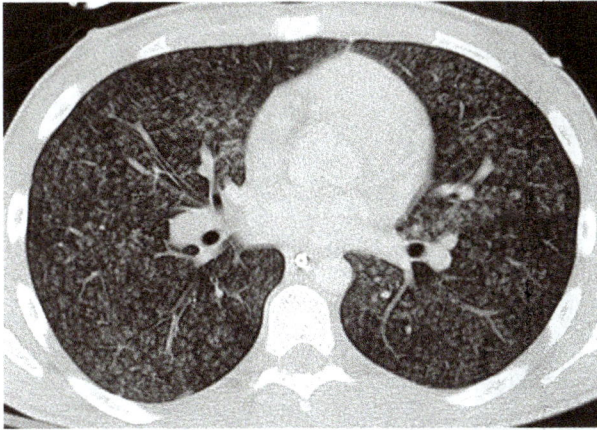

Abb. 4.8: ♂, 16 Jahre mit Husten und Dyspnoe. Diffuse zentrilobuläre Noduli der sekundären Lobuli als spezifisches Bild bei *akuter exogen allergischer Alveolitis* (Schimmel in der Wohnung).

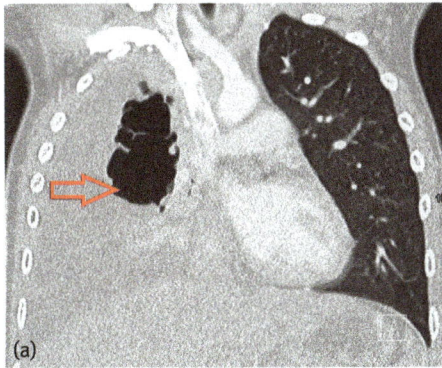

(a)

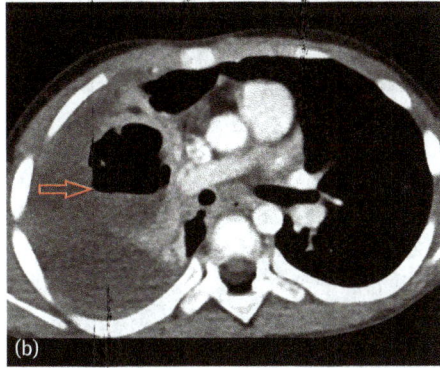

(b)

Abb. 4.9: ♂, 7 Jahre mit Fieber und Husten. (a) Haubenförmige lobulierte große Luftansammlung rechts zentral intrapulmonal mit Luft-Flüssigkeitsspiegel bei nur geringer Restbelüftung der rechten Lunge. (b) Ausgedehnter Pleuraerguss rechts. Abszedierende Pleuropneumonie des Oberlappens rechts.

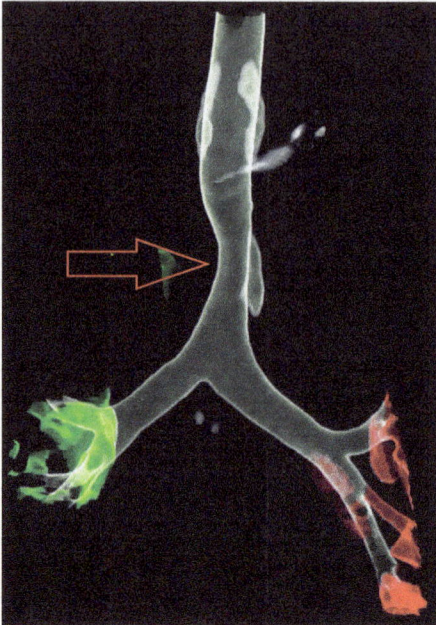

Abb. 4.10: ♂, 5 Jahre mit operiertem Morbus Fallot, intermittierender Atemnot und Atemwegsinfekten. Im Thorax-CT Darstellung (Volumenrendering) einer *Trachealeinengung*.

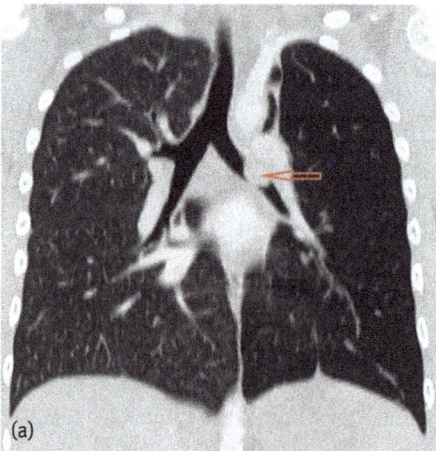

(a)

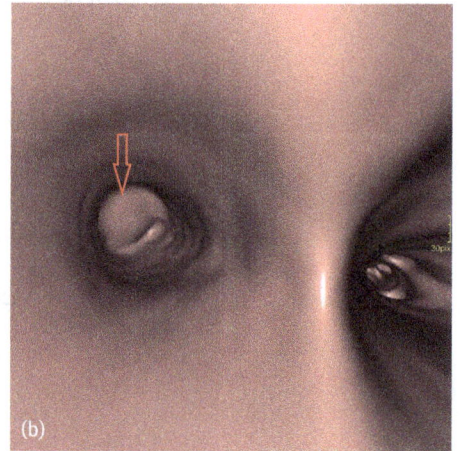

(b)

Abb. 4.11: ♂, 7 Jahre mit volumengeminderter Konsolidierung des Oberlappens links und hypertransparentem Unterlappen links. (a) Oberlappenatelektase links bei *mukoepidermoidalem Karzinom* im Haupt- und Oberlappenbronchus links. (b) Virtuelle Bronchoskopie mit Darstellung der intraluminalen Raumforderung im Hauptbronchus links.

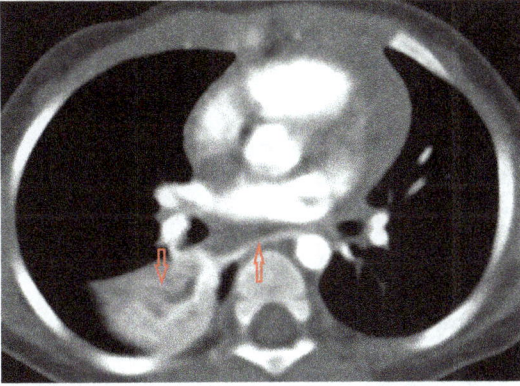

Abb. 4.12: ♂, 11 Monate, klinisch unauffällig mit pränatalem Verdacht auf Lungenfehlbildung rechts. Im Thorax-CT Darstellung einer mit einem Gefäß aus der Aorta thorakalis versorgten dreieckförmigen Raumforderung in Hilushöhe rechts dorsal subpleural. Atypischer weit kranial gelegener *Lungensequester* rechts.

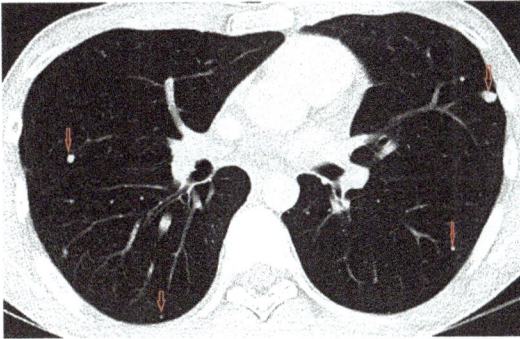

Abb. 4.13: ♂, 17 Jahre mit Osteosarkom des distalen Femur rechts. Multiple bis 1 cm große z. T. verkalkte Rundherde in allen Lungenlappen. Multiple *Lungenmetastasen*.

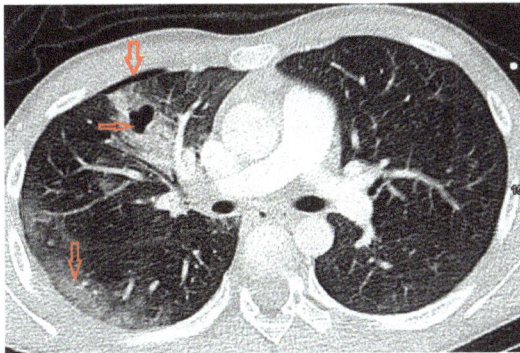

Abb. 4.14: ♂, 10 Jahre, wurde vom Auto angefahren. Im Thorax-CT schmaler hypertransparenter Saum ohne Lungenstruktur rechts subpleural. Geografische unscharf begrenzte Areale mit Milchglastrübung in allen Lungenlappen rechts. Im Oberlappen rechts in Hilushöhe streifige Konsolidierung mit darin abgrenzbarer, ca. 2 cm großer, rundlicher Aufhellungsfigur. *Thoraxtrauma* mit Pneumothorax, Lungenkontusion und -lazeration rechts ohne Rippenfrakturen oder Pleuraerguss.

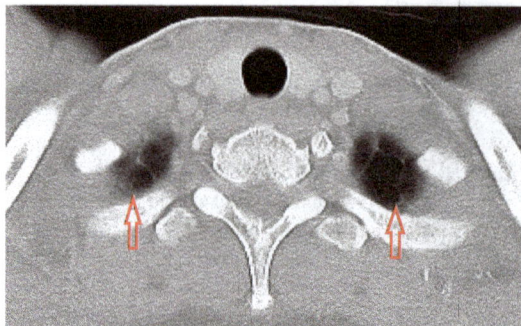

Abb. 4.15: ♂, 15 Jahre, groß, schlank nach mehrfachem Spontanpneumothorax rechts. CT bei vollständiger Regredienz des Pneumothorax rechts. Bds. apikal mehrere bis ca. 2 cm große hypertransparente Areale mit glatter Begrenzung. *Bullae* der Lungenspitzen bds.

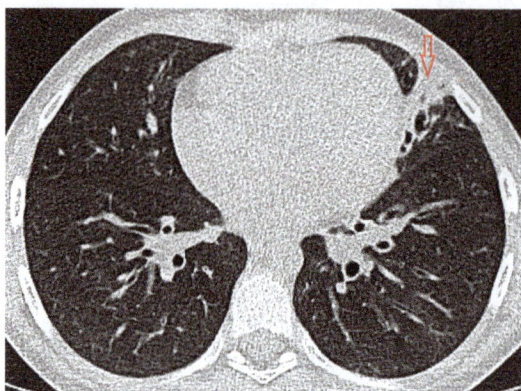

Abb. 4.16: ♀, 5 Jahre mit Mukoviszidose und rezidivierenden pulmonalen Infektionen. Im Thorax-CT Bronchialwandverdickungen in allen Lungenlappen. Inkomplette Konsolidierung der Lingula mit luftgefüllten *Bronchiektasen*. Inkomplette *Lingulaatelektase*.

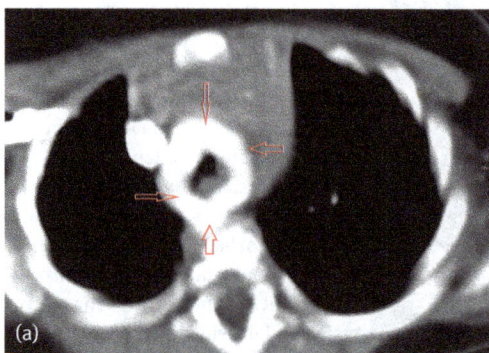

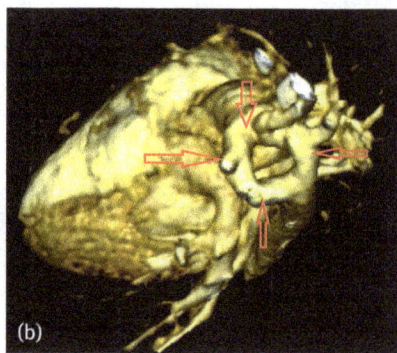

Abb. 4.17: ♀, 4 Monate mit Dyspnoe, insbesondere beim Trinken. Im Thorax-CT Kontrastmittel-gefüllter vollständiger vaskulärer Ring mit zirkulärer Trachealeinengung. *Doppelter Aortenbogen* und rechts verlaufende Aorta descendens mit Trachealstenose.

Die/das Magnetresonanztomographie/-gramm (MRT, MR) (Abb. 4.18) der Lunge hat noch deutliche Limitierungen aufgrund des niedrigen Signal zu Rausch-Verhältnisses, der Bewegungsartefakte infolge Herzaktion und Atmung und Suszeptibilitätsartefakte durch Luft-Gewebe-Grenzen. Bewegungsartefakte können durch EKG- und Atemtriggerung reduziert werden. Die Untersuchungszeit ist im Vergleich zum CT jedoch erheblich länger. Der Vorteil der MRT besteht in der fehlenden Strahlendosis und im besten Weichteilkontrast im Vergleich zu allen anderen bildgebenden Methoden. Die Beziehung zwischen den zentralen Atemwegen und dem umgebenden Gewebe kann sehr gut bereits ohne Kontrastmittel dargestellt werden. Die peripheren, kleinen Bronchien können jedoch im Vergleich zum CT nicht sichtbar gemacht werden. Lungenrundherde sind ab einem Durchmesser von 3–4 mm im 1,5 Tesla-MRT abgrenzbar. Zeitaufgelöste MRT-Angiografien können nicht nur die Anatomie der Gefäße des Mediastinums (Abb. 4.22) und der Lunge abbilden, sondern auch die Hämodynamik der pulmonalen Gefäße. Bereits intrauterin kann die MRT Fehlbildungen der Lungen und des Tracheobronchialsystems diagnostizieren (Abb. 4.24). Nicht geeignet ist die MRT für die Darstellung interstitieller Lungenerkrankungen. Dazu sollte das CT Anwendung finden (Abb. 4.13).

Indikationen:
–   Lungenfehlbildungen (Abb. 4.19, 4.20, 4.21)
–   Herz- und Gefäßerkrankungen (Abb. 4.22)
–   Thoraxtumor (Abb. 4.23, 4.24)
–   Pneumonie (Abb. 4.25)
–   Mukoviszidose (Abb. 4.26)

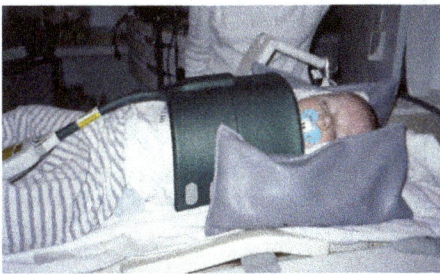

Abb. 4.18: Säugling mit einer flexiblen Spule zur MRT-Untersuchung der Lunge.

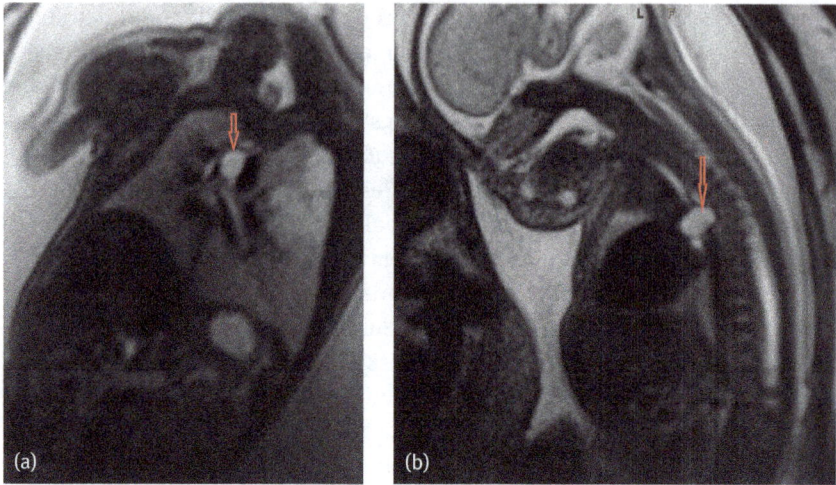

Abb. 4.19: MRT eines Feten in der 26. SSW: In den koronaren (a) und sagittalen (b) T2-gewichteten HASTE-Sequenzen stellt sich links hilär eine ovale hyperintense Raumforderung mit Kontakt und Kompression des linken Hauptbronchus dar. (a) Die größere linke Lunge stellt sich signalreich mit rundlichen stärker signalreichen Arealen dar. Das linke Zwerchfell steht tiefer als rechts. *Bronchogene Zyste mediastinal.*

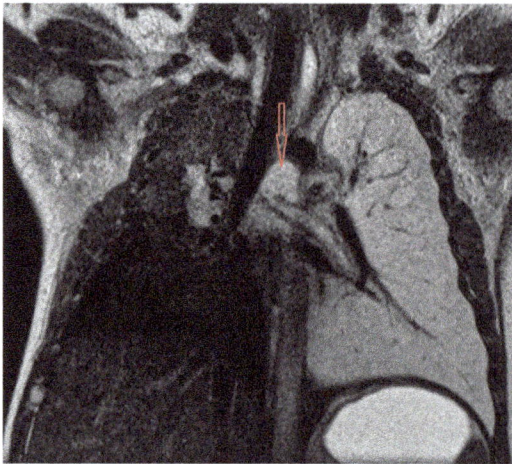

Abb. 4.20: MRT des Thorax des Neugeborenen: In den koronaren T2-gewichteten atemgetriggerten Sequenzen stellt sich links hilär die bereits pränatal diagnostizierte ovaläre hyperintense Raumforderung mit Kompression des hyperintens gefüllten linken Hauptbronchus dar. Die rechte Lunge ist hypointens aufgrund der Luftfüllung. Die linke Lunge stellt sich vergrößert und vollständig signalreich mit tiefstehendem linkem Zwerchfell dar. Durch den Verschluss des linken Hauptbronchus persistiert das Fruchtwasser in der linken Lunge.

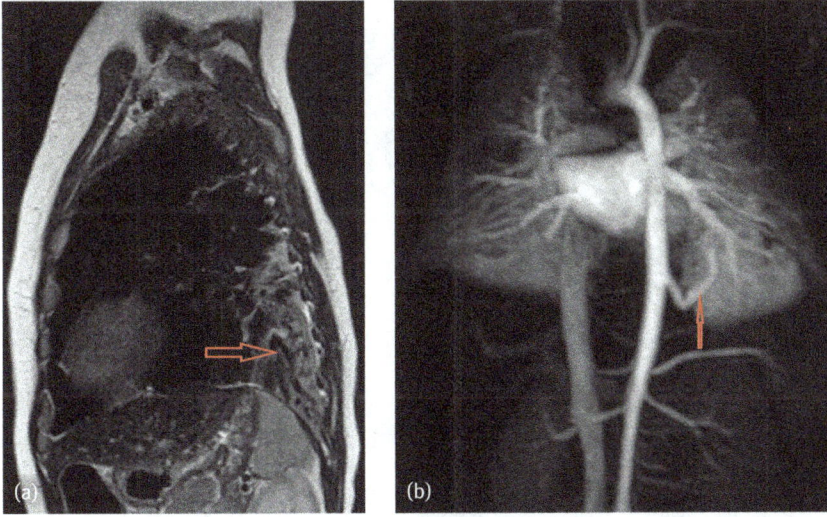

Abb. 4.21: MRT des Thorax, ♂, 4 Monate mit intrauterinem Verdacht auf Lungenfehlbildung. In den sagittalen (a) T2-gewichteten Sequenzen stellt sich links dorsal subpleural ein konsolidiertes Areal dar. (b) Zusätzlich zeigt sich ein aus der Aorta thorakalis kurz oberhalb des Zwerchfelles entspringendes Gefäß mit Versorgung dieses Lungenareales. Die abfließende Vene mündet in die untere Lungenvene links. *Lungensequester*

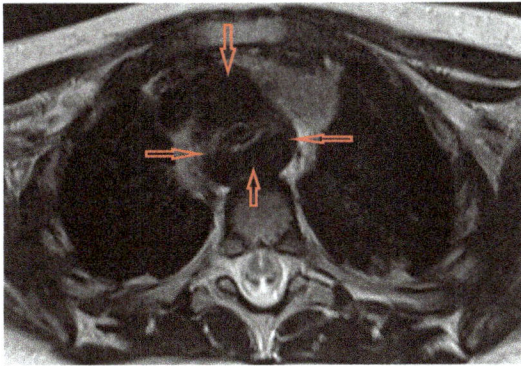

Abb. 4.22: MRT des Thorax, ♀, 13 Monate, Stridor nach Apfelessen. Bei der Bronchoskopie wurde eine tracheale Enge mit pulsierender Umgebung gesehen. Im mittleren Ösophagus waren Apfelstücke festgeklemmt. In den T2-gewichteten Sequenzen und in der Bolus-MRT-Angiografie ringförmige Aorta mit Umscheidung und Einengung der Trachea: *Doppelter Aortenbogen* mit Ringbildung und Trachealstenose.

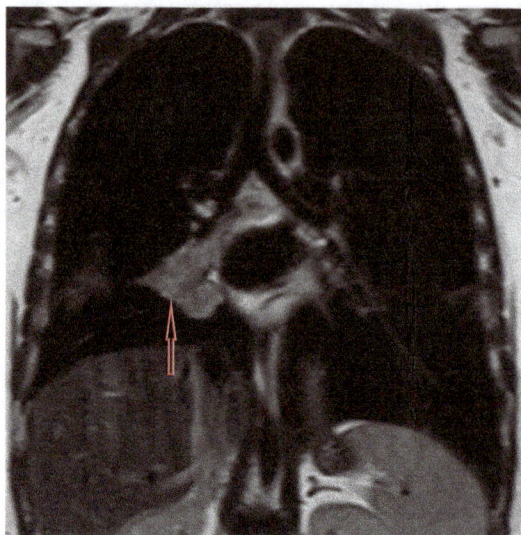

Abb. 4.23: MRT bei ♂, 13 Jahre mit Atemnot und Behandlung als Asthma. Bronchoskopisch wurde eine intraluminale Raumforderung gesehen. In der T2-Wichtung Darstellung einer intra- und extraluminalen Raumforderung im Bronchus intermedius und Mittellappenbronchus mit Mittellappenatelektase bei *Karzinoid*.

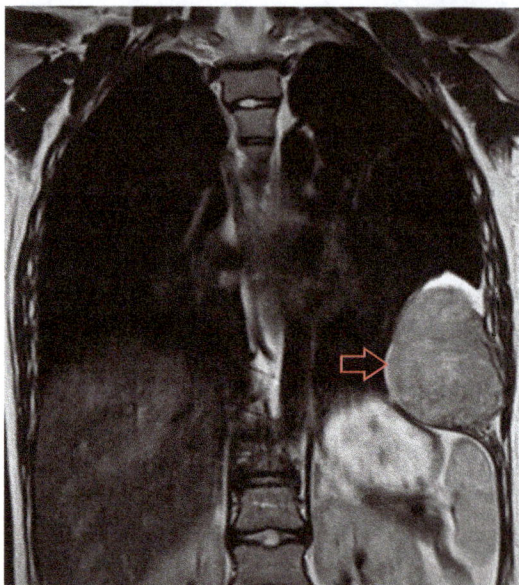

Abb. 4.24: MRT bei ♀, 11 Jahre, linksseitige Thoraxschmerzen. In der T2-gewichteten Sequenz sieht man links intrathorakal eine von der 7. Rippe ausgehende kugelförmige Raumforderung, die das Zwerchfell von kranial imprimiert. *Ewingsarkom* der 7. Rippe links.

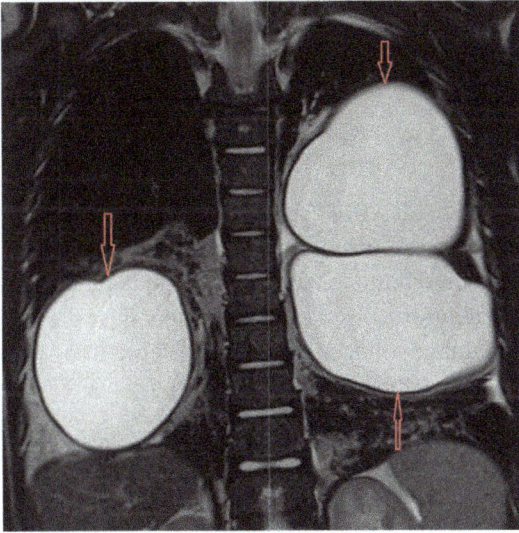

Abb. 4.25: MRT bei ♂, 5 Jahre, therapieresistente Pneumonie. In den T2-gewichteten Sequenzen intrapulmonal große hyperintense Raumforderungen mit glatter hypointenser Berandung. Die anliegende Lunge bds. mit Konsolidierungen. *Echinokokkose bds.*

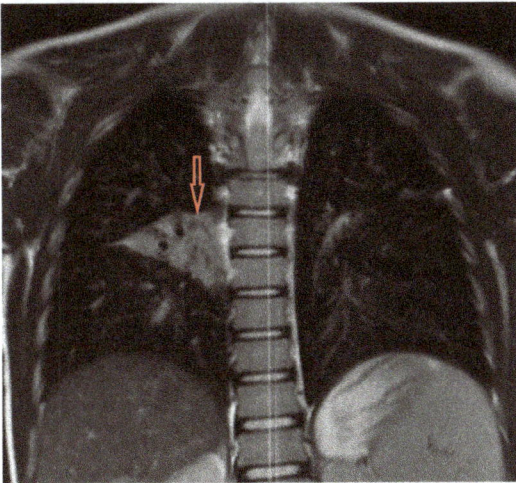

Abb. 4.26: MRT bei ♂, 10 Jahre, Mukoviszidose. In den T2-Sequenzen Konsolidierung im apikalen Unterlappen rechts mit luftgefüllten Bronchiektasen.

4.1.1 Pneumonie

Der bildgebende Standard bleibt die Rö-Th im Stehen oder Sitzen im ap oder pa Strahlengang. Die ergänzende Sonographie findet insbesondere für die Beurteilung von Pleuraergüssen und in der Verlaufskontrolle von peripheren Konsolidierungen Anwendung. Die CT mit Kontrastmittel intravenös wird zur Diagnostik bei komplizierten Pneumonien oder bei immunsupprimierten Patienten angewendet. Die MRT kann bei Verfügbarkeit und passender Patienten-Compliance als Alternative zum CT eingesetzt werden

4.1.2 Pneumothorax

Die Basisdiagnostik des Pneumothorax ist die Rö-Th (Abb. 4.7). Zusätzlich kann die Sonographie zur Verlaufsbeurteilung und Lagekontrolle von Drainagen Anwendung finden. Mit dem CT kann bei Spontanpneumothorax nach Ursachen (apikale Bullae) gesucht werden (Abb. 4.20). Vor der Durchführung ist darauf zu achten, dass die beiden Pleurablätter wieder vollständig aneinander liegen, damit eine Beurteilung von belüfteten Lungenspitzen möglich ist und eventuelle Bullae darin sichtbar werden.

4.1.3 Fremdkörperaspiration

Auch wenn der Fremdkörper meist nicht röntgendicht ist, spielt die Bildgebung eine große Rolle in der Diagnosestellung (Abb. 4.14). Heute wird kaum noch eine zusätzliche Rö-Th in Exspiration angefertigt. Die früher übliche Durchleuchtung wird aufgrund der Strahlenexposition und geringen Sensitivität und Spezifität nicht mehr empfohlen. Die CT weist eine 100-prozentige Sensitivität und Spezifität auf, bleibt aber den komplizierten und unklaren Fällen vorbehalten.

4.1.4 Lungenfehlbildungen

Häufig wird bereits pränatal durch den geübten Sonografiker der Verdacht auf eine Lungenfehlbildung geäußert. Danach erfolgt die pränatale MRT (Abb. 4.24). Hierbei kann bereits der Verdacht auf eine bestimmte Lungenfehlbildung (z. B. Lungensequester) (Abb. 4.26) oder komplexe, die Lunge mitbeteiligende Erkrankungen des Thorax (z. B. Zwerchfellhernie) geäußert werden. In der frühzeitig postnatalen Röntgenaufnahme sind häufig das Ausmaß und die Morphologie der Fehlbildung nicht ausreichend erkennbar, da das intrapulmonale Fruchtwasser verzögert resorbiert wird. Bei fehlender Dyspnoe kann einige Wochen abgewartet werden. Im Thorax-CT lässt sich die pathologische Lungenstruktur am besten beurteilen und im MRT die Weichteilstruktur (Abb. 4.17, 4.25), so dass häufiger beide Methoden Anwendung finden.

4.1.5 Interstitielle Lungenerkrankungen

Die interstitiellen Lungenerkrankungen im Kindesalter (ChILDs) erfordern nach der Basisdiagnostik mit der Rö-Th ein CT in Dünnschicht mit kantenauflösendem Rechenalgorithmus zur Beurteilung der Lungenstruktur (Abb. 4.13). Die MRT spielt hier aufgrund der unzureichenden Ortsauflösung noch keine Rolle.

4.1.6 Thoraxtrauma

Insbesondere bei der Kindesmisshandlung ist die Rippenfraktur spezifisch für ein Schütteltrauma des Säuglings. Allerdings ist die frische Rippenfraktur im Rö-Th kaum zu diagnostizieren. Durch eine Verlaufskontrolle des Rö-Th nach 10–14 Tagen kann die Kallusbildung als Frakturbeweis dienen. Bei schwereren Unfallmechanismen wie Stürzen aus großen Höhen oder Verkehrsunfällen findet das CT mit Kontrastmittel i. v. zur primären Diagnostik Anwendung (Abb. 4.19).

4.1.7 Mukoviszidose

Die Rö-Th ist die Basisdiagnostik bei der Mukoviszidose. Eine Rö-Th der zweiten Ebene findet heute im Kindesalter kaum noch statt. Die CT (Abb. 4.21) und MRT (Abb. 4.26) sind deutlich sensitiver hinsichtlich der für die Mukoviszidose typischen Lungenveränderungen und werden im Verlauf der Erkrankung durchgeführt. Besonders kleine Patienten sind jedoch bei fehlender Kooperation noch nicht für die strahlensparende Technik der MRT geeignet.

Mit allen drei bildgebenden Methoden gibt es diverse Scores zur Beurteilung der Lungenstruktur.

4.1.8 Tumor

Besonders bei nicht auf Antibiotika ansprechende Pneumonien muss neben Fehlbildungen auch an Lungentumoren gedacht werden. Für die weitere Darstellung und Einordnung des Tumors eignet sich das MRT aufgrund seines exzellenten Weichteilkontrastes am besten (Abb. 4.28, 4.29). Die Lungenmetastasen bei malignen Grunderkrankungen sind vielfach häufiger als primär maligne Lungentumoren und können am besten mit dem CT diagnostiziert werden (Abb. 4.18).

Literatur

Bildgebung des Thorax bei Neugeborenen und Kleinkindern, Michael Riccabona, Meinrad Beer, Hans-Joachim Mentzel (Herausgeber), 2019, Springer (Verlag), 978-3-662-57813-1 (ISBN).

Pediatric Radiology: Practical Imaging Evaluation of Infants and Children, Edward Lee (Herausgeber), 2017, Wolters Kluwer Health (Verlag), 9781451175851 (ISBN).

4.2 Sonographie

Heike Taut

4.2.1 Allgemeine Grundlagen und technische Voraussetzungen

Die Sonographie ist heute als bildgebendes Diagnostikverfahren in der pädiatrischen Pneumologie etabliert. Sie ist jederzeit verfügbar, sei es in der Notaufnahme, auf Station oder der kinderärztlichen Praxis. Viele Fragestellungen können somit ohne Röntgenstrahlenbelastung direkt und schnell beantwortet werden. Dieses Kapitel gibt einen Überblick über die Potenziale der Sonographie.

Die Besonderheit der Thorax-Sonographie besteht darin, dass der Ultraschall an lufthaltigen Oberflächen nahezu vollständig reflektiert wird. Dadurch entstehen Wiederholungsechos, welche horizontal verlaufen und als Reverberationslinien oder A-Linien bezeichnet werden (Abb. 4.27). Daneben gibt es auch senkrecht verlaufende Artefakte, die Kometenschweifartefakte oder B-Linien genannt werden. Sie sind echoreich und bewegen sich mit der Atmung bzw. mit dem Pleuragleiten (Abb. 4.28). Die Kenntnis der Artefakte ist für die Interpretation des Normalbefundes unabdingbar. Bei pathologischen Befunden kommt es häufig nur zur Veränderung dieser Artefakte wie z. B. beim Pneumothorax.

Intrathorakale Strukturen und Pathologien sind sonographisch nur dann darstellbar, wenn sie nicht vollständig von lufthaltigem Gewebe umgeben sind. Sie müssen der Thoraxwand, dem Zwerchfell oder dem Mediastinum anliegen oder von einem Pleuraerguss umgeben sein.

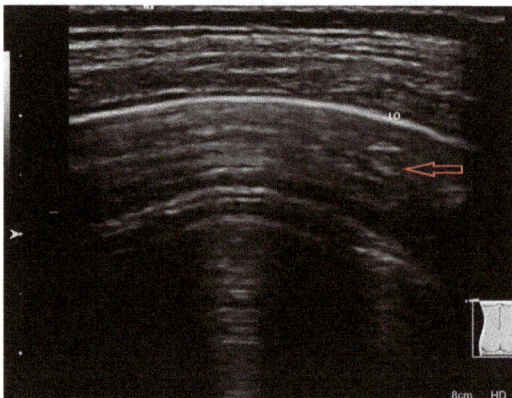

Abb. 4.27: A-Linien (Reverberationslinien), Lungenoberfläche (LO).

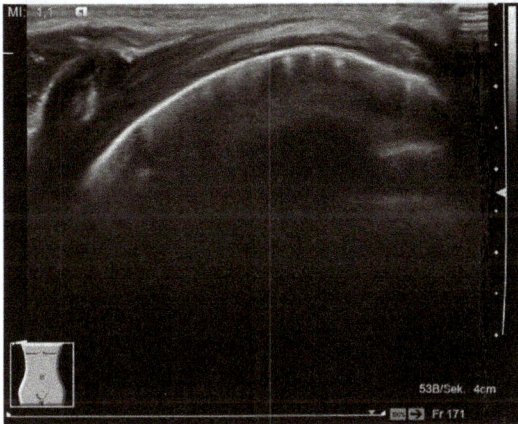

Abb. 4.28: B-Linien (Kometenschweifartefakte).

4.2.1.1 Technische Anforderungen

Es werden hochfrequente Linearschallköpfe mit einer Frequenz von 7,5 MHz und höher verwendet. Dabei ist es wichtig, den Fokus korrekt zu positionieren z. B. schallkopfnah zur Pleurauntersuchung. Für tiefer gelegene Prozesse kommen auch Konvexschallköpfe mit niedrigeren Frequenzen zum Einsatz, und gelegentlich werden für die intrakostale Schnittführungen auch Sektorschallköpfe verwendet. Um A- und B-Linien gut darzustellen, sollte man auf Bildoptimierungsfunktionen verzichten.

4.2.2 Indikationen und sonographische Befunde

4.2.2.1 Pneumonie

Metaanalysen zeigen, dass die Sensitivität des pädiatrischen Ultraschalls in der Pneumoniediagnostik 96 % und die Spezifität 93 % beträgt. Diese hohe Sensitivität ist durch symmetrisches Durchscannen des Thorax zu erreichen. Wichtig ist dabei, den Patienten gründlich von dorsal zu untersuchen, zusätzlich sind auch die lateralen und ventral liegenden Anteile der Lunge zu berücksichtigen. Wie oben erwähnt sind lediglich zentrale Bronchopneumonien der Sonographie nicht sicher zugänglich. Häufig erkennt man basale Lobär- oder Segment-Pneumonien bereits schon bei subkostaler Schnittführung durch die Leber oder Milz. Es ist nicht selten, dass bei kleineren Kindern mit Bauchschmerzen und Fieber eine Abdomensonographie zur Fokussuche durchgeführt und dabei eine basale Pneumonie als Ursache der Symptomatik gefunden wird (Abb. 4.29).

Die Pneumonie stellt sich als solide, homogene Struktur mit unregelmäßiger Begrenzung zur belüfteten Lunge dar. Ihre Echogenität ist leberähnlich. Die Bronchien können als echoreiche, perlschnurartige, lufthaltige Bänder zur Darstellung kommen (Abb. 4.30). Je nachdem, ob sich die Luftbläschen in den Bronchien bewegen,

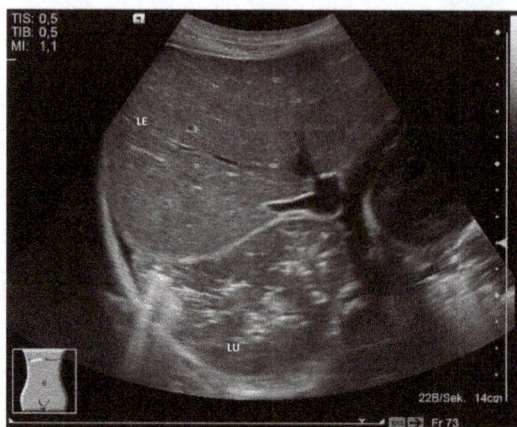

Abb. 4.29: Pneumonie rechts basal, 8 Monate: subkostaler Schnitt durch die Leber (LE); Leber-ähnliche Echogenität der Lunge (LU) mit echoreichem Luftbronchogramm, Konvexschallkopf 6 MHz.

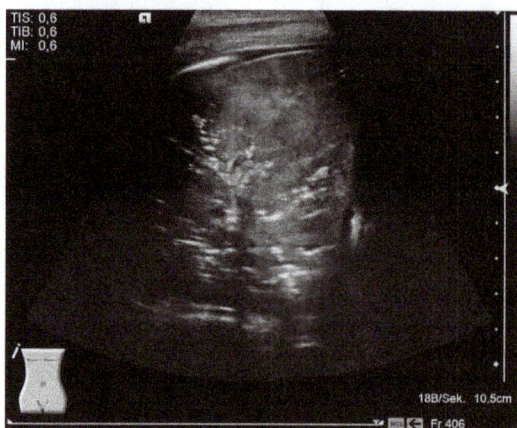

Abb. 4.30: Pneumonie rechts basal, gleicher Patient wie Abb. 4.29: Flankenschnitt rechts; Pneumonie mit echoreichem, bäumchenartigem Luftbronchogramm, peripher keine Luft mehr nachweisbar, Linearschallkopf 9 MHz.

spricht man von einem dynamischen oder statischen Luftbronchogramm. Sind die Bronchien flüssigkeitshaltig, was sehr selten der Fall ist, erscheinen sie echoarm. Dies wird als Flüssigkeitsbronchogramm bezeichnet. Blutgefäße sind nahezu immer nachweisbar.

Zeichen einer *komplizierten Pneumonie* sind Ergüsse, Nekrosen und Abszesse. Letztere sind echoarme Areale mit Perfusionsaussparung innerhalb der Konsolidierung (Abb. 4.31). Der Nachweis gelingt mittels Farbdoppler oder noch sicherer mittels kontrastmittelgestützter Sonographie (CEUS) (Abb. 4.32).

Bei der *interstitiellen Pneumonie* erscheint die Pleura aufgeraut. Dieses Bild entsteht durch die Veränderungen des Interstitiums, dadurch stellt sich die normalerweise glatte Lungenoberfläche inhomogen dar. Es finden sich kleine subpleurale Verdichtungen, das Pleuragleiten ist eingeschränkt und die Anzahl der senkrecht verlaufenden B-Linien nimmt zu bis sie teilweise konfluieren (Abb. 4.33).

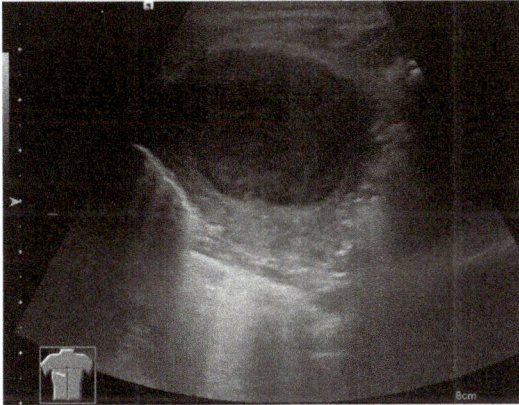

Abb. 4.31: Abszedierende Pneumonie links: interkostaler Querschnitt links von dorsal; echoarmer Abszess innerhalb der Pneumonie, Linearschallkopf 9 MHz.

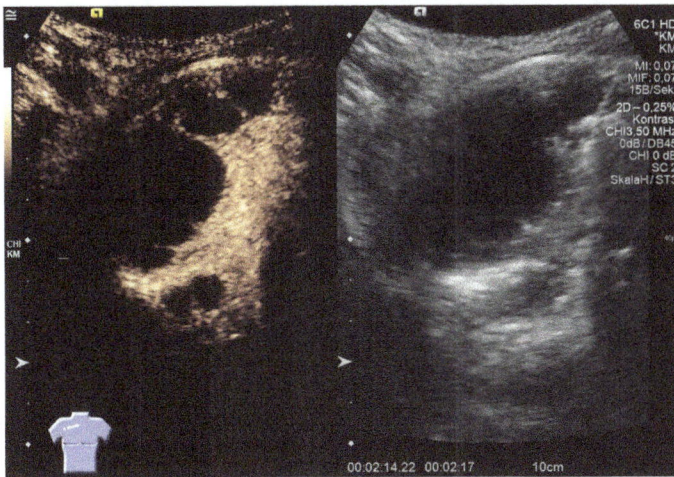

Abb. 4.32: ♂, 3 J., intravenöse, kontrastmittelgestützte (linke Abb.) Sonographie (CEUS) bei abszedierender Pneumonie: multiple, nicht perfundierte Abszesse, in denen keine Kontrastmittelbläschen nachweisbar sind.

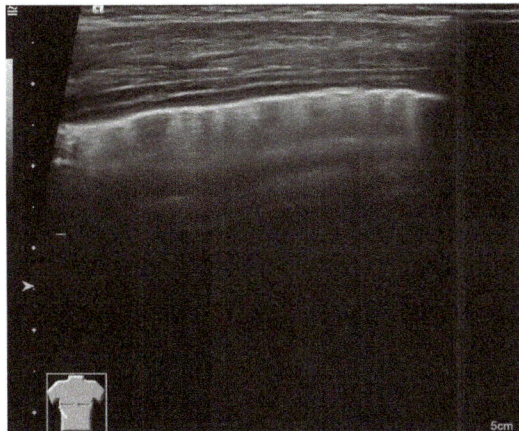

Abb. 4.33: ♂, 8 J., interstitielle Pneumonie rechts: interkostaler Querschnitt rechts von ventrolateral. Aufgeraute Lungenoberfläche mit vermehrter Zahl von B-Linien.

Atelektasen haben ebenfalls eine leberähnliche Echogenität. Da sie nicht oder wenig lufthaltig sind, zeigen sie somit kein oder ein nur wenig ausgeprägtes statisches Aerobronchogramm. Die Durchblutung ist im Vergleich zur Pneumonie vermindert, die Begrenzung eher glatt. Eine ganz sichere Differenzierung zur Pneumonie ist jedoch nicht möglich.

4.2.2.2 Pleuraerguss

Der normale Pleuraraum enthält zwischen den Pleurablättern eine minimale Flüssigkeitsmenge. Diese ermöglicht das Pleuragleiten und ist sonographisch in 35 % auch bei gesunden Kindern als feiner echoarmer Saum darstellbar. Bei Verdacht auf einen Pleuraerguss ist die Sonographie das Mittel der Wahl. Die Untersuchung erfolgt insbesondere bei kleinen Ergüssen möglichst im Sitzen, alternativ in angehobener Rückenlage. Dabei werden sowohl longitudinale Flankenschnitte als auch interkostale, subkostale oder subxiphoidale Schnitte verwendet. Aus der Sonomorphologie lässt sich teilweise auf die Art des Ergusses schließen. Man unterscheidet binnenechofreie von binnenechohaltigen Pleuraergüssen (Abb. 4.34). Binnenechos sind nicht spezifisch. Sie können durch Zellen (Empyeme), Blut, Chylus oder Eiweiße verursacht werden (Abb. 4.35).

Im Verlauf einer Infektion können Septierungen entstehen. Primär sind das feine, echoreiche Fibrinfäden, die teilweise flottieren (Abb. 4.36). Danach entwickeln sich stärkere Bänder, Septen und Kammerungen (Organisationsphase) sowie im Endstadium Pleuraschwarten (Abb. 4.37).

Die Therapiebegleitung von Pleuraergüssen ist eine Domäne der Sonographie. Mit der Differenzierung zwischen Fibrinfäden und dickwandigen Septierungen kann entschieden werden, wann eine Fibrinolysetherapie möglich und sinnvoll ist. Sowohl die Punktion von Pleuraergüssen als auch Lage- und Therapiekontrollen der Pleuradrainagen erfolgen sonographisch.

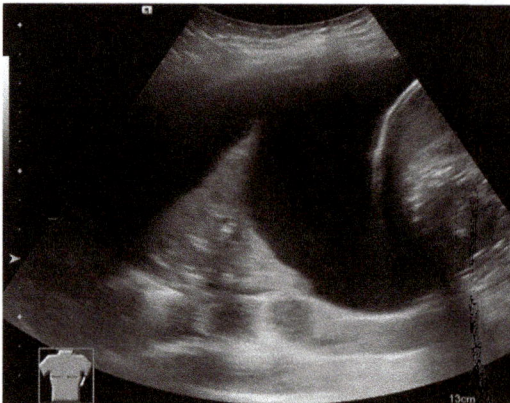

Abb. 4.34: ♂, 9 J., ausgedehnter binnenechofreier Pleuraerguss links bei Pneumonie; longitudinaler Flankenschnitt links, Konvexschallkopf 6MHz.

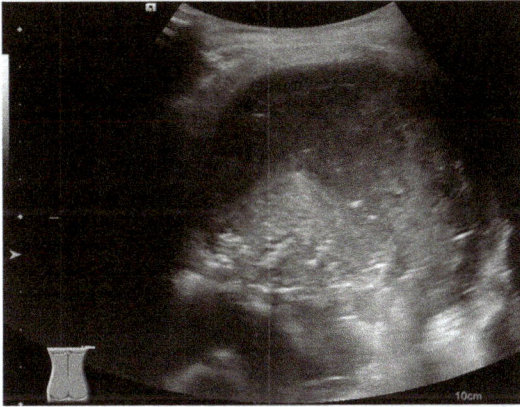

Abb. 4.35: Pleuraempyem bei abszedierender Pneumonie durch Pneumokokken, 22 Monate: Interkostaler Querschnitt rechts von dorsal; binnenechohaltiger Pleuraerguss, zentral Pneumonie mit Luftbronchogramm, Konvexschallkopf 6 MHz.

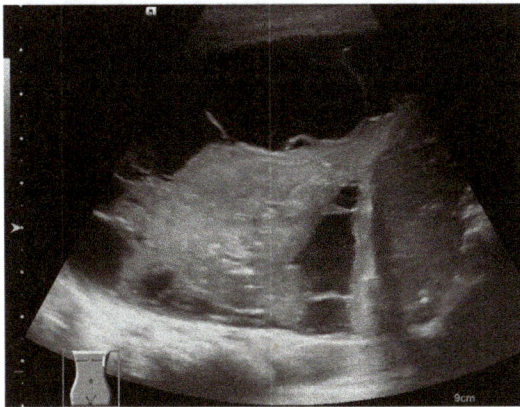

Abb. 4.36: Feine, echoreiche Septierungen bei Pleuraerguss links, Linearschallkopf 9 MHz.

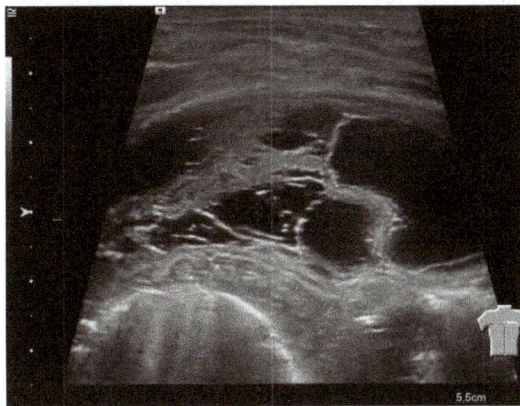

Abb. 4.37: Organisationsphase eines Pleuraergusses rechts mit dickwandigen Septen und beginnender Schwartenbildung, Linearschallkopf 9 MHz.

Mittels Ultraschalls lassen sich Ergüsse bereits ab 2–5 ml erfassen. Damit liegt die Nachweisgrenze deutlich unter der radiologischen. In der Literatur findet man zwar einige Formeln zur näherungsweisen Bestimmung der Ergussmenge. In der Praxis entscheidet aber in erster Linie die klinische Situation des Patienten über die Indikation zur Punktion.

4.2.2.3 Zwerchfell

Im Normalfall ist das Zwerchfell sonographisch nicht darstellbar. Man sieht eine echoreiche Linie, die durch die Reflexion des Schalls an der lufthaltigen Lungenoberfläche entsteht (Impedanzsprung). Das Diaphragma selbst ist ein echoarmes muskuläres Band, welches nur in Ausnahmefällen z. B. bei basalen Pneumonien zur Darstellung kommt (Abb. 4.38).

Die Sonographie ist eine hervorragende Methode zur Funktionsdiagnostik des Zwerchfells. Im Normalfall ist dessen seitengleiche Auf- und Abbewegung mit der Atmung gut erkennbar.

Liegt ein Zwerchfellhochstand bzw. eine -parese vor, erkennt man diese an der größeren Distanz von Schallkopf zu Zwerchfelllinie auf der betroffenen Seite. Dieser Befund ist im subxiphoidalen Querschnitt gut im Vergleich zur Gegenseite darstellbar (Abb. 4.39a). Auch die seitendifferente Beweglichkeit des Zwerchfells ist sonographisch beurteilbar und kann sowohl im Video als auch im M-Mode dokumentiert werden. Hier findet man eine deutlich reduzierte oder eine fehlende Amplitude auf der betroffenen Seite. Dabei gilt eine Seitendifferenz von mehr als 50 % oder eine Amplitude von < 4 mm als pathologisch (Abb. 4.39b und 4.39c).

Eine weitere Indikation zur Zwerchfellsonographie beim Neugeborenen ist die Zwerchfellhernie. Diese zeichnet sich durch die Verlagerung von Abdominalorganen in den Thorax aus. Das Ausmaß kann sehr unterschiedlich sein und Leber, Milz, Nieren oder Teile des Magen-Darm-Traktes betreffen. Letztere sind durch ihren Luftgehalt sonographisch schwieriger beurteilbar als die Verlagerung der parenchymatösen Organe. (Abb. 4.40)

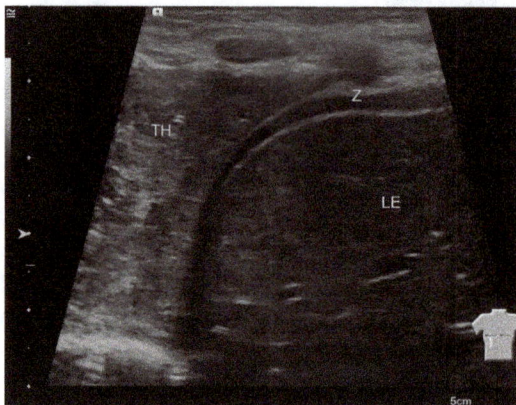

Abb. 4.38: ♂, 11 Mo., muskuläres echoarmes Zwerchfell (Z) und Thymushyperplasie (TH). Der Thymus liegt hier atypisch vorwiegend im rechten Thorax, sodass das Zwerchfell zwischen Thymus und Leber (LE) zu Darstellung kommt.

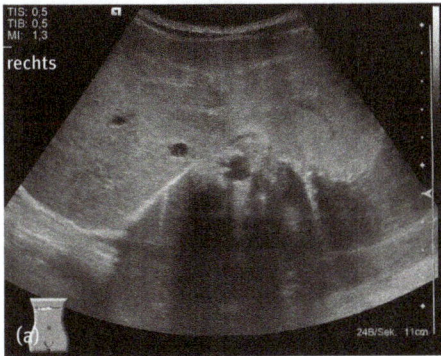

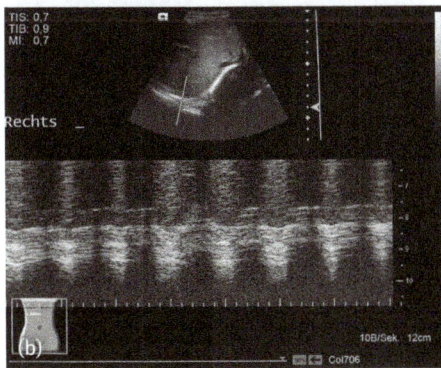

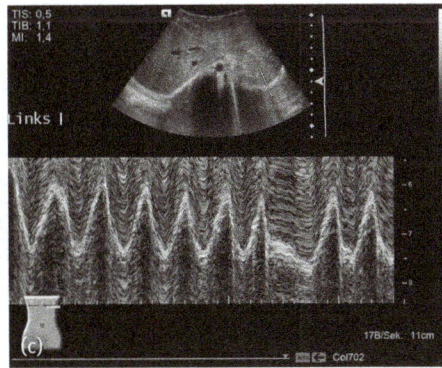

Abb. 4.39: Zwerchfellhochstand rechts, 13 Monate alter Patient. (a) subxiphoidaler Oberbauchquerschnitt, größere Distanz Schallkopf-Zwerchfell rechts. Während der Untersuchung ist in diesem Schnitt auch die fehlende Beweglichkeit im Vergleich zur Gegenseite nachweisbar, Konvexschallkopf 6 MHz; (b) M-Mode rechts, fehlende Amplitude bei Parese; (c) M-Mode links, regelrechte Amplitude bei normaler Zwerchfellbeweglichkeit.

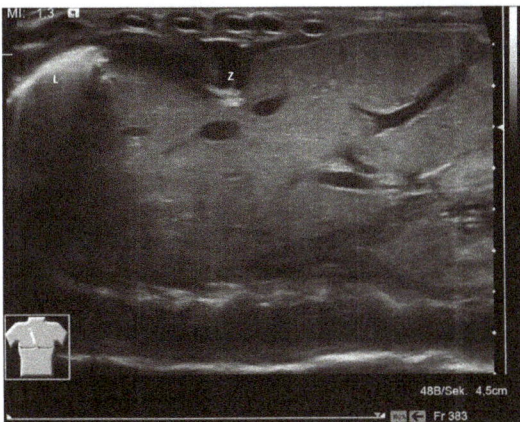

Abb. 4.40: Zwerchfellhernie rechts, 1. Lebenstag: Verlagerung der Leber nach intrathorakal, welche nahezu den gesamten rechten Thorax ausfüllt; hypoplastische rechte Lunge (L), die am oberen Leberrand zur Darstellung kommt, ventraler Zwerchfellrest (Z), Linearschallkopf 18 MHz.

4.2.2.4 Fehlbildungen

Unter den pulmonalen Fehlbildungen ist der *Lungensequester* durch die Sonographie besonders gut diagnostizierbar. Er ist definiert als nicht funktionelles Lungengewebe ohne Anschluss an das Bronchialsystem. Seine arterielle Versorgung erfolgt typischerweise aus der abdominellen oder thorakalen Aorta, der venöse Abfluss meistens über die Lungenvenen, die V. azygos oder die V. cava. Sonographisch stellt er sich als echoreiche Struktur ohne Luftreflexe dar. Die häufigste Lokalisation ist der linke untere Lungenlappen. Er kann aber auch rechts oder subdiaphragmal zu finden sein (Abb. 4.41). Die Domäne der Sonographie besteht in der duplexsonographischen Darstellung der arteriellen Versorgung durch ein akzessorisches Gefäß aus der thorakalen oder abdominellen Aorta (Abb. 4.42). Zur weiteren präoperativen Diagnostik ist ein CT oder MRT indiziert.

Weitere wichtige Lungenfehlbildungen sind *die Congenital Pulmonary Airway Malformations (CPAM)*. Sonographisch zeichnen sie sich durch verschieden große Zysten (Typ 0–4 nach Stocker) aus (Abb. 4.43).

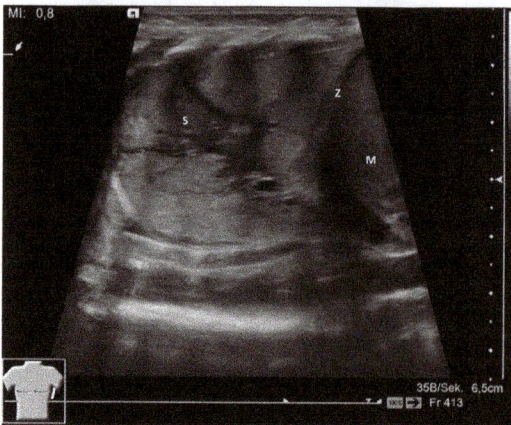

Abb. 4.41: Lungensequester (S) links, dem echoarmen Zwerchfell (Z) aufliegend, Milz (M), Neugeborenes 1. Lebenstag; Longitudinaler Flankenschnitt von ventral, Linearschallkopf 9 MHz.

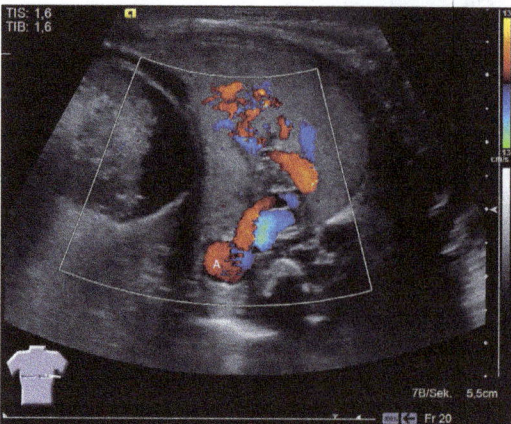

Abb. 4.42: Lungensequester links basal mit arterieller Versorgung aus der Aorta thoracica (a), Neugeborenes 3. Lebenstag; Intrakostaler Querschnitt von ventrolateral, Linearschallkopf 9 MHz.

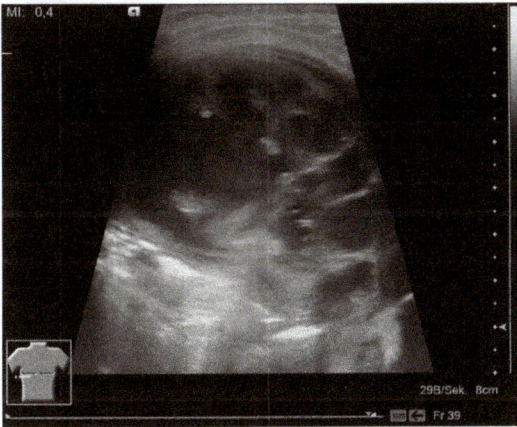

Abb. 4.43: CPAM rechts; Interkostaler Querschnitt von ventrolateral, Linearschallkopf 9 MHz.

4.2.2.5 Pneumothorax

Beim Pneumothorax befindet sich Luft im Pleuraspalt. Dadurch sind das Pleuragleiten und die Darstellbarkeit der sich bewegenden senkrechten B-Linien aufgehoben. Andersherum schließt der Nachweis von B-Linien einen Pneumothorax aus. Bei einem partiellen Pneumothorax liegt die Lunge meist an der lateralen Thoraxwand an. Dort kann die Pleura mit ihrem Gleiten normal gesehen werden, während in den ventralen Lungenabschnitten das Gleitzeichen fehlt. Dieser Übergang wird als Lungenpunkt oder „lung point" bezeichnet. Der Nachweis eines Lungenpunktes beweist einen partiellen Pneumothorax (Abb. 4.44). Ebenso ist der herzfrequenzsynchrone Lungenpuls beim Pneumothorax nicht nachweisbar. Mit diesen vier Kriterien Pleuragleiten, B-Linien, Lungenpuls und Lungenpunkt kann der Pneumothorax bewiesen oder ausgeschlossen werden. Als zusätzliches Kriterium kann der M-Mode verwendet werden. Hier findet man beim Pneumothorax das sogenannte „barcode sign". Die Sonographie kann die Frage nach einem Pneumothorax schnell und sensitiv beantworten. Auch hier können Röntgenuntersuchungen insbesondere für Verlaufskontrollen eingespart werden.

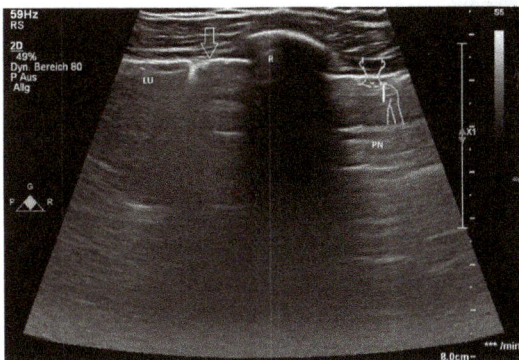

Abb. 4.44: Partieller Pneumothorax links bei einem 18-jährigen Patienten: Belüftete Lunge mit B-Linie (LU), diese bewegen sich mit der Atmung mit, Pfeil = Lungenpunkt, Pneumothorax (PN), Rippenschatten (R) (Abb. von David Brandt, Dresden).

4.2.2.6 Frühgeborene

Beim *Frühgeborenen* gehört die Lungensonographie zum täglichen diagnostischen Procedere. Häufige Befunde sind hier das Atemnotsyndrom, welches als weiße Lunge sonographisch zur Darstellung kommt, aber auch der Pneumothorax, Ergüsse und Konsolidierungen/Atelektasen. Bei jedem Früh- oder Neugeborenen mit Sauerstoffbedarf ist eine Thoraxsonographie indiziert. Sie hilft die Anzahl von Röntgenbildern deutlich zu reduzieren.

4.2.2.7 Weitere Indikationen zur Sonographie in der Pneumologie

Primäre *Lungentumoren* sind im Kindesalter selten. Die Rolle der Sonographie besteht darin, eine Raumforderung zu erkennen, die sich möglicherweise in einer Pneumonie verbirgt, und sie gezielt einer weiteren Bildgebung zuzuführen Dabei ist eine Verdachtsdiagnose nur in Kenntnis der Klinik und Paraklinik möglich. (Abb. 4.45 und Abb. 4.46).

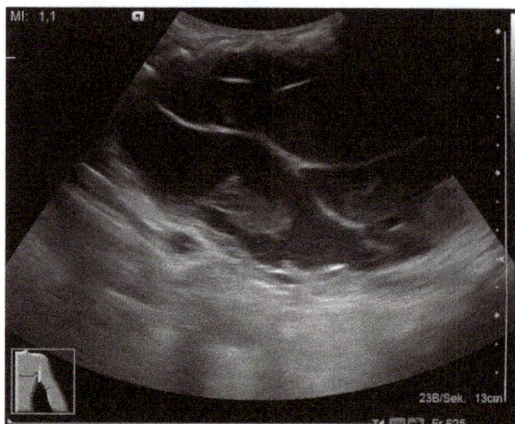

Abb. 4.45: Große multizystische Raumforderung links, histologisch Pleuropulmonales Blastom, bei 12 Monate altem Kind; Konvexschallkopf 6 MHz.

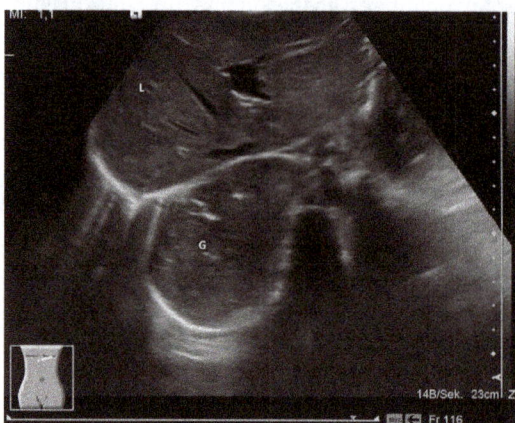

Abb. 4.46: ♂, 6 J., Ganglioneurom intrathorakal (G) rechts, subkostaler Schnitt durch die Leber (L), Konvexschallkopf 6 MHz.

Bei jungen Säugligen kann die Sonographie über die schalldurchlässigen trachealen Knorpelspangen die *Stimmlippenbeweglichkeit* beurteilen und somit durch die Möglichkeit einer funktionellen Beurteilung Hinweise auf deren Lähmung geben. Die Dokumentation erfolgt mittels Video (Abb. 4.47a und b).

Subglottische Stenosen, wie sie sich endoskopisch z. B. als Vorwölbung der Schleimhaut in das Tracheallumen darstellen, können mittels Duplexsonographie als Hämangiome identifiziert werden. Auch ist der Therapieerfolg nach systemischer Propranolol-Therapie sonographisch gut kontrollierbar (Abb. 4.48a und b).

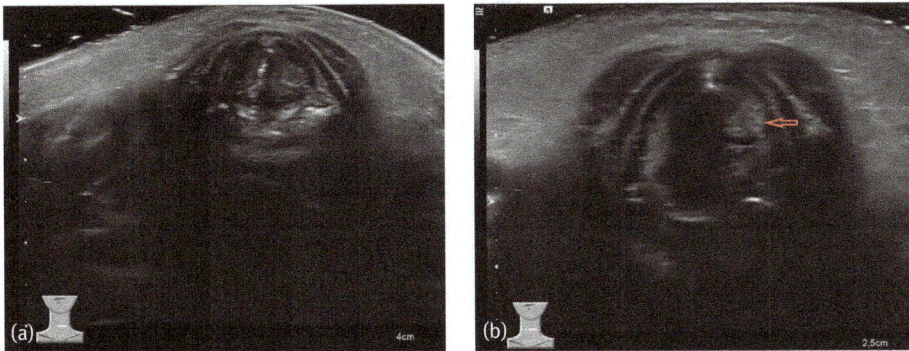

Abb. 4.47: 2 Monate alter Säugling; Querschnitt Hals, Linearschallkopf 18MHz: (a) Kehlkopfebene mit regelrecht geschlossener Stimmritze; (b) Stimmbandparese links, linkes Stimmband steht mittig (Pfeil) und bewegt sich nicht wie die Gegenseite nach lateral.

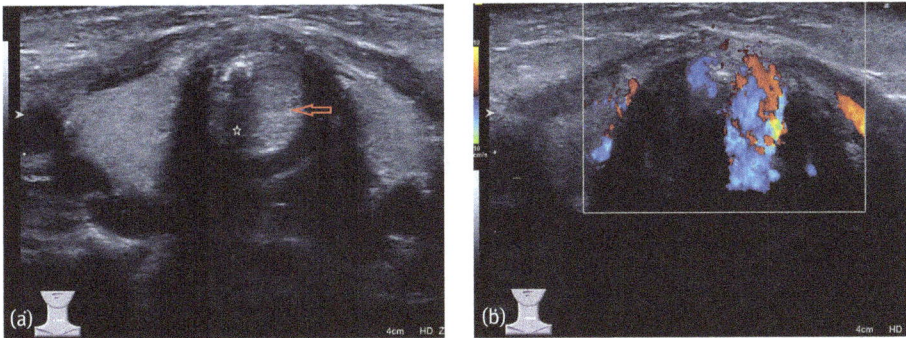

Abb. 4.48: Subglottisches Hämangiom bei einem 2 Monate alten Säugling mit Stridor, Querschnitt, Linearschallkopf 18MHz; (a) Lumeneinengung der Trachea von links (Pfeil), so dass nur noch ein minimales Restlumen (Stern) resultiert; (b) Farbdopplersonographischer Beweis, dass es sich bei der Lumeneinengung um ein Hämangiom handelt.

Zusammenfassend ist festzustellen, dass die Sonographie heute einen unverzichtbaren Stellenwert in der Diagnostik kindlicher pulmonaler Erkrankungen hat. Die Thoraxsonographie ist leicht erlernbar und in der in der Hand des erfahrenen Untersuchers unkompliziert und schnell in der Anwendung. Ein weiterer Vorteil ergibt sich aus der Möglichkeit der funktionellen Beurteilung anatomischer Strukturen. Durch die Sonographie kann außerdem die Anzahl der Röntgenuntersuchungen reduziert und somit die Strahlenbelastung verringert werden.

Literatur

[1] Deeg K-H, Hofmann V, Hoyer PF. Ultraschalldiagnostik in Pädiatrie und Kinderchirurgie. Georg Thieme Verlag KG, 2014.
[2] Mathis G. Bildatlas der Lungensonographie. Springer-Verlag GmbH Heidelberg, 2016.

5 Bronchoskopie

Jürgen Seidenberg, Christian Vogelberg

Die bronchoskopische Untersuchungsmöglichkeit besteht inzwischen seit weit über 100 Jahren. Gustav Killian gilt als Vorreiter dieser Technik, geeignete Instrumente für die pädiatrische Untersuchung kamen jedoch erst in den 1950er Jahren mit dem Beatmungsendoskop von Friedel hinzu. Zunächst bestand durch die apparativen Möglichkeiten bedingt nur die Option der starren Bronchoskopie. Mit der Entwicklung von Glasfaserbündeln hielt die flexible Endoskopie in den 1960er Jahren Einzug, aber auch hier wieder erst später mit entsprechenden pädiatrischen Instrumenten. Inzwischen gibt es für alle Altersklassen passende Bronchoskope, bei den flexiblen Instrumenten überwiegend als Videoendoskop mit Chiptechnik, was zu einer deutlichen Verbesserung der optischen Qualität führte. Aus diesem Grund ist die flexible Endoskopie mit ihrer vergleichsweise geringeren Invasivität die Methode der Wahl bei diagnostischen Fragestellungen, während die starre Bronchoskopie vor allem bei interventionellen Indikationen und hier im Besondern bei der Fremdkörperextraktion ihren Schwerpunkt hat. Eine detaillierte Beschreibung der Bronchoskopieeinheit inklusive notwendiger räumlicher Voraussetzung, hygienischer Maßnahmen, Notfallequipment, Anästhesie, Spezialeingriffe kann in diesem Buch nicht erfolgen, hierzu wird auf entsprechende Spezialliteratur und die AWMF-Leitlinie verwiesen [1].

5.1 Unterschiede flexible versus starre Bronchoskopie

Beide Methoden – starr wie flexibel – haben ihre Vor- und Nachteile. Für die starre Bronchoskopie müssen die Patienten immer narkotisiert werden, während die flexible Endoskopie grundsätzlich auch beim spontan atmenden Kind in Sedierung und guter lokaler Anästhesie durchgeführt werden kann. Zudem kann die Fiberbronchoskopie transnasal durchgeführt werden und ermöglicht dadurch die Inspektion der oberen Atemwege und die Einschätzung der funktionellen Veränderungen bei Spontanatmung (z. B. beim infantilen Larynx oder Hypopharynxkollaps).

Das Verletzungsrisiko ist bei der starren Methode etwas höher als bei der flexiblen, insgesamt aber in routinierter Hand ausgeführt vernachlässigbar. Die starre Bronchoskopie ermöglicht eine bessere geradeaus gerichtete Sicht, wenngleich die chipbasierte Bildübertragung der flexiblen Endoskope mittlerweile eine beeindruckende Bildqualität aufweist. Dafür bietet die flexible Endoskopie durch die Beweglichkeit des Endoskopendes den Vorteil der Anpassung der Blickrichtung an den Verlauf des Bronchialsystems. Dies ist insbesondere bei Inspektion der linken 1.–3. Oberlappenbronchien von Vorteil. Dennoch soll nicht unerwähnt bleiben, dass bei der starren Bronchoskopie das Führungsrohr bereits schräg in den z. B. linken Hauptbronchus vorgeschoben wird, und durch dieses die sehr dünne und lange Op-

https://doi.org/10.1515/9783110693454-005

tik bis in die Subsegmentbronchien z. B. der Lingula (4. und 5. OL-Bronchus) und auch der Unterlappen vorgeschoben werden kann, ohne dass es hierbei wie bei der Fiberbronchoskopie zu einer signifikanten Behinderung der Ventilation kommt. Dies ist insbesondere bei kranken und kleinen Patienten vorteilhaft, da das Fiberbronchoskop den Atemweg weitgehend verlegt und der Patient gegen einen deutlich erhöhten Atemwegswiderstand anatmen muss.

Für Interventionen wie Absaugung zähen Schleims oder Einsatz von Zangen bietet die starre Bronchoskopie einen deutlichen Vorteil, da bei der flexiblen Endoskopie durch den engen Arbeitskanal nur gering visköses Sekret abgesaugt bzw. nur kleine Instrumente wie z. B. eine Schleimhautbiopsiezange oder ein entfaltbares Fangkörbchen eingeführt werden können. Selbst wenn dadurch in letzter Zeit Fremdkörper erfolgreich entfernt wurden, so bedeutet dies bei der flexiblen Bronchoskopie pro Arbeitsgang jeweils das vollständige Entfernen und Wiedereinführen des Bronchoskops. Bei der starren Bronchoskopie hingegen kann das Führungsrohr atraumatisch in Position verbleiben, die Ventilation ist permanent gesichert, und die meist wesentlich größere Fasszange kann hierbei mehrfach durch das Rohr ein- und ausgeführt werden.

Die flexible Endoskopie ist in ihrer Handhabung leichter zu erlernen als die starre, ein in der Klinik tätiger Endoskopeur sollte aber beide Methoden beherrschen. Bei beiden Methoden wird viel praktische Erfahrung und Hilfestellung eines Erfahrenen für eine korrekte Befundbeurteilung benötigt.

5.2 Indikationen zur Laryngo-/Bronchoskopie

5.2.1 Diagnostik

- Stridor
    - bei kongenitalem Stridor zur Unterscheidung zwischen infantilem Larynx, Larynxzyste, Lymphangiom, Stimmbandparese, Larynxsegel, Ringknorpelstenose, Tracheomalazie, Trachealstenose durch z. B. Gefäßring, Ringknorpeltrachea etc.
    - bei erworbenem Stridor zur Unterscheidung zwischen Entzündung, vergrößerten Adenoiden oder Tonsillen, Fremdkörper, subglottischem Hämangiom, anderen Raumforderungen (z. B. Papillomatose), externe Kompression (z. B. bronchogene Zyste) etc.
    CAVE: Selbst, wenn ein Einklappen der Arytaenoidknorpel als Ursache des Stridors diagnostiziert wurde, sollte immer zum Ausschluss einer tiefer liegenden Pathologie auch eine Tracheoskopie angeschlossen werden
- Heiserkeit
    - zur Unterscheidung zwischen Stimmbandparese, Laryngitis, Fremdkörper oder Tumor etc.

- Chronischer Husten
  - zum Ausschluss rezidivierender Aspirationen durch Larynxspalte, tracheoösophageale Fistel oder gastroösophagealen Reflux etc.
  - zur Unterscheidung zwischen asthmatischer und bakterieller Entzündung
  - zum Ausschluss einer Fremdkörperaspiration, eines Schleimpfropfes oder eines Tumors etc.
- Interstitielle Lungenerkrankung
  - zum Nachweis atypischer Erreger, einer Alveolarproteinose, der Art der Entzündung (lymphozytär, eosinophil, granulozytär) etc.
- Atelektasen, ungeklärte Verschattungen im Röntgenbild
  - zum Nachweis eines tuberkulösen Lymphknoteneinbruchs, eines Fremdkörpers, einer Infektion mit z. B. Sekretobstruktion

5.2.2 Therapie/Therapiekontrolle

- zur Entfernung eines obstruierenden Sekretpfropfs, Fremdkörpers oder Tumors
- zur mehrfachen Spülung bei Alveolarproteinose
- zur Stenteinlage/-kontrolle
- zur Tracheostomakontrolle (Druckulzera, Granulationen)

5.3 Praktische Durchführung flexibel (inkl. BAL)

Die flexible Bronchoskopie kann über unterschiedliche Zugangswege durchgeführt werden, deren Auswahl wiederum von der Indikation der Untersuchung, der respiratorischen Stabilität des Kindes sowie der voraussichtlichen Untersuchungsdauer abhängt. Prinzipiell möglich sind folgende Konstellationen:
- transnasal mit liegender Sauerstoffsonde im anderen Nasenloch
- transnasal durch einen Winkeladapter (z. B. Mainzer Adapter) und Beatmungsmaske zur Unterstützung der Ventilation (siehe Abb. 5.1)
- transnasal oder oral mit einem aufgefädelten Tubus zur Intubationshilfe
- durch die Larynxmaske
- durch einen Endotrachealtubus
- durch eine Trachealkanüle

Transnasale Untersuchungen können auch in Spontanatmung mit entsprechender Lokalanästhesie durchgeführt werden. Jeder Zugangsweg hat individuelle Vor- und Nachteile (Tab. 5.1).

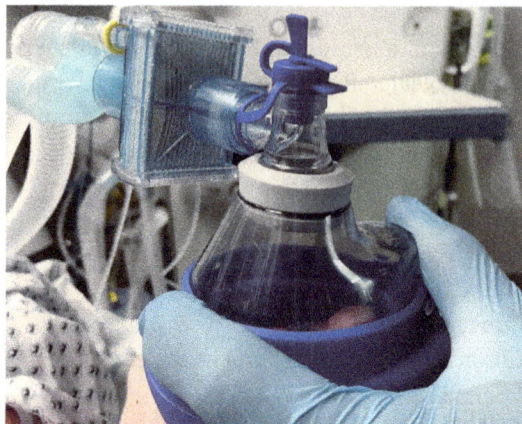

Abb. 5.1: Mainzer Adapter (Swivel-Adapter) zur Durchführung der flexiblen Bronchoskopie unter Maskenbeatmung.

Tab. 5.1: Vor- und Nachteile der verschiedenen Atemwegszugänge bei der Endoskopie.

Zugangsweg	Vorteile	Nachteile
Transnasal, O₂-Sonde	– Beurteilung der Stimmlippenbeweglichkeit – Beurteilung der anatomischen Konfiguration des Larynx – geringerer Bedarf an Analgosedativa – wenig invasiv	– kein gesicherter Atemweg – vergleichsweise schwerere Einführung des Endoskops durch die Nasenmuscheln
Transnasal, Maskenvorlage	– wie oben, zusätzlich Möglichkeit der Narkosegaszufuhr und Maskenbeatmung	– wie oben
Larynxmaske	– partielle Atemwegssicherung – Beurteilung der anatomischen Konfiguration des Larynx eingeschränkt möglich – gering invasiv	– keine Beurteilung der Larynxfunktion oder -stabilität möglich – nur partielle Atemwegssicherung (Laryngospasmus möglich, kein kompletter Aspirationsschutz, keine hohen Beatmungsdrücke möglich)
Endotrachealtubus	– geschienter Atemweg, leichtere Einführung des Endoskops, allerdings muss dies im Außendurchmesser mindestens 1 mm kleiner sein als das Innenlumen des Tubus – Aspirationsschutz – Aufbau von höheren positiven Beatmungsdrücken möglich	– fehlende Sicht von Larynx und subglottischem Raum – relevante Verlegung der Atemwege durch Tubus und Endoskop – Gefahr des Festklemmens des Endoskops im gekrümmten Tubus
Trachealkanüle	– geschienter Atemweg, leichte Einführung des Endoskops – gering invasiv bei isolierter Untersuchung über die Kanüle	– fehlende Sicht auf die suprastomalen Trachealanteile

Grundsätzlich sollte vor Beginn der Untersuchung die Bronchoskopspitze mit Antibeschlag beträufelt und der Bronchoskopschaft mit einem Gleitmittel, z. B. Silikonspray oder Gleitgel entsprechend den Herstellerempfehlungen behandelt werden. Die Untersuchung sollte immer unter kontinuierlicher Video-Aufzeichnung durchgeführt werden, einzelne relevante Befunde können für die Dokumentation als Standbild aufgenommen und später in den schriftlichen Befund integriert werden. Der Untersuchungsablauf sollte standardisiert in immer gleicher Reihenfolge gehalten werden, damit keine Bereiche und damit mögliche Pathologien übersehen werden. Beim Einsatz von Lidocain ist zu beachten, dass die Substanz antimikrobielle Eigenschaften hat und damit mikrobiologische Untersuchungsbefunde beeinflussen kann. Zudem soll wegen möglicher systemischer Nebenwirkungen (z. B. Krampfanfall) eine kumulative Lidocain-Dosis von 5 mg/kg KG nicht überschritten werden [1].

5.3.1 Durchführung der BAL (s. auch Kap. 6.6)

Die Lokalisation der Lavagestelle hängt von der Fragestellung ab – bei lokalisierten Befunden wird aus dem entsprechenden Bereich lavagiert, sonst bieten sich der Ober-, oder der Mittellappen bzw. die Lingula an. Das flexible Endoskop wird so weit wie möglich in das entsprechende Bronchiallumen vorgeschoben, und damit das Lumen funktionell verschlossen (Wedgeposition). Anschließend wird in 3(–4) Einzelportionen mit jeweils 1 ml/kg Körpergewicht handwarmer NaCl 0,9 % gespült, wobei am Ende jeder Injektion noch 2–3 ml Luft zur vollständigen Entleerung des Spülkanals injiziert werden sollten. Die Lavageflüssigkeit wird sofort wieder abgesaugt, am schonendsten manuell mit leichtem Sog über eine Handspritze, und in separaten Röhrchen aufgefangen. Die erste Fraktion enthält ggf. noch Bakterien aus den oberen Atemwegen und höhere Zellanteile aus dem entsprechenden Bronchus und kann bei genügendem BAL-Rücklauf verworfen werden. Die weiteren 2–4 Fraktionen werden ggf. gepoolt für mikrobiologische, zytologische und weitere Untersuchungen. Bei jeder Spülung wird die Menge an zurückgewonnener Flüssigkeit dokumentiert und aus dem Verhältnis zwischen eingetragener und rückgesaugter Spülmenge die sogenannte recovery rate berechnet. Diese liegt optimal über 50 % [1].

Zur Durchführung der BAL bei der starren Bronchoskopie wird ein weicher Katheter durch das Führungsrohr in Wedgeposition verbracht und mittels NaCl 0,9 % und luftgefüllter Spritze die 3–4 Spülungen durchgeführt, ohne dabei die Position zu wechseln. Da die Positionierung des Katheters ohne Sicht- und Richtungskontrolle erfolgt, landet die Spitze meist im Unterlappen mit deutlich schlechterer recovery rate und größerem bronchialen Zellanteil.

Nach jeder Spülung kann es zu einer Verschlechterung der Oxygenierung kommen, und zwar nicht wie häufig angenommen durch die relativ geringe in der Lunge verbleibende Flüssigkeitsmenge, sondern durch den reizenden Stimulus mit Mediatorfreisetzung und konsekutiver Atemwegsobstruktion (s. auch unter „Sicherheits-aspekte"). So manche Asthmadiagnose konte hierdurch unerwartet als Grund des chronischen Hustens gestellt werden.

5.4 Praktische Durchführung der starren Bronchoskopie

Vor Einführung des Führungsrohrs wird die Schulter mit einer weichen Unterlage höher gelagert, so dass der Kopf ohne Widerstand deutlich überstreckt gelagert werden kann. Mittels Laryngoskop in der linken Hand wird der Zungengrund so weit nach vorne und oben (in Richtung Laryngoskopschaft) gezogen, dass der Larynxeingang und die oberen Anteile der Trachea gut eingesehen werden können. Die konische Spitze des Führungsrohrs wird um 90 Grad gedreht längs durch die Stimmritzen geschoben bis ca. Mitte der Trachea, dann erfolgt die Entfernung des Laryngoskops und die Fixierung des Rohrs mit der linken Hand. Hierbei greifen Mittel-, Ring- und kleiner Finger innen in den Gaumen und ziehen diesen leicht nach hinten, so dass das Führungsrohr auf dem Mittelglied des Mittelfingers zu liegen kommt und nicht auf die Zahnleiste drückt. Daumen und Zeigefinger fixieren das Rohr jeweils von unten und vorne, so dass die Oberlippe nicht komprimiert wird. Anschließend schließt der Anästhesist die Gänsegurgel an das Führungsrohr zur Durchführung der assistierten Beatmung. Dabei hat er auf eine ausreichende Thoraxhebung zu achten, da immer ein großes Leck besteht und der Beatmungsfluss entsprechend anzupassen ist. Bei starkem Hustenreiz durch den mechanischen Reiz ist die Narkose tiefer zu fahren, ggf. zusätzlich Lokalanästhetika in die Trachea zu sprühen, oder eine Relaxierung durchzuführen.

Das Führungsrohr bestimmt die Blickrichtung, nicht die darin liegende Optik, welche sehr leicht verbogen und dadurch beschädigt werden kann (Halbmondschattenbildung siehe Abb. 5.6). Vor Eingang mit dem Rohr in den linken Hauptbronchus ist der Kopf nach rechts zu drehen, bei Wechsel nach rechts ist der Kopf entsprechend nach links zu drehen. Die in Trachea und Bronchus mittelständige Lage der Spitze des Führungsrohrs sollte häufiger durch Rückziehen der Optik kontrolliert werden. Die dünne Optik wird durch eine Gummimanschette in das Führungsrohr geführt, anschließend – sofern nicht bereits verbunden – die Kamera aufgesetzt und die Ausrichtung der Bildübertragung justiert.

5.5 Fremdkörperentfernung

Hierzu wird nach sehr vorsichtigem Absaugen von Schleim (ohne dabei den FK tiefer zu schieben!) eine passende Fremdkörperzange mit eingelegter Optik schräg durch das halbgeöffnete Fenster in das Rohr eingeführt. Dabei liegt die Spitze der Optik direkt vor den beweglichen Klauen der Fasszange, sozusagen direkt vor dem Fremd-

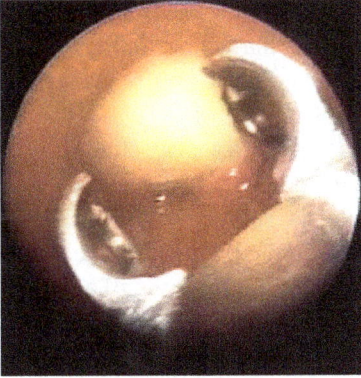

Abb. 5.2: Entfernung einer aspirierten Erdnuss mittels optischer Zange.

körper (s. Abb. 5.2). Die leider noch in einigen Kliniken übliche Verwendung einer normalen Fasszange mit optischer Kontrolle nur durch das Auge des Operateurs am Mund des Patienten ist bei bronchialen Fremdkörpern als obsolet zu betrachten.

Der meist im Hauptbronchus liegende Fremdkörper wird durch die entsprechend geöffnete Fasszange leicht kreisend umfasst, so dass dieser hinein- und nicht tiefer rutscht. Das Zufassen muss vorsichtig erfolgen, um den z. T. weichen FK nicht zu zerbrechen. Kleinere FK können dann durch das Führungsrohr entfernt werden. Größere FK drohen an der Rohrspitze abzurutschen, so dass eine komplette Entfernung des FK mit Führungsrohr vorgenommen werden sollte. Da hierbei aber auch der FK insbesondere subglottisch verloren gehen kann mit drohender Komplettverlegung der Trachea, sind zuvor alle Maßnahmen zur sofortigen bronchoskopischen Reintubation zu treffen. Nach FK-Entfernung ist das gesamte Bronchialsystem auch auf der Gegenseite auf weitere FK zu untersuchen.

Vor Entfernung des Führungsrohrs empfiehlt sich eine gründliche Sekretabsaugung, die Blähung der Lunge und das Vorhalten des erforderlichen Equipments zur sofortigen Maskenbeatmung, bzw. Reintubation.

5.6 Risiken und Sicherheitsaspekte

– Bereits bei der Prämedikation (Sedierung) noch auf Station bzw. bei Einleitung der Narkose kann insbesondere in Rückenlage eine obere Atemwegsobstruktion durch Tonusverlust im Bereich des Pharynx auftreten. Typische Zeichen sind schnarchende Atmung, in- und exspiratorischer Stridor oder auch nur Schaukelatmung. Die Sauerstoffsättigung kann durch Hypoventilation abfallen. Besonders gefährdet sind Kinder mit vergrößerten Adenoiden oder Tonsillen, Retrognathie, kurzem dicken Hals und Kinder mit Downsyndrom. Eine ununterbrochene Überwachung ggf. mit Pulsoximetrie ist erforderlich. Notwendige Therapien sind die Seitenlage mit leicht überstrecktem Kopf, der Esmarch-Handgriff mit Vorziehen des Unterkiefers und bei nicht ausreichender Besserung die Einlage eines nicht zu kleinen Guedeltubus, ggf. hierüber Maskenbeatmung. Die alleinige Gabe von Sauerstoff ist nicht ausreichend, da die beeinträchtigte Ventilation hierdurch nicht behoben wird!

- Mit Einführen des flexiblen Bronchoskops wird der Atemwegsquerschnitt erheblich verringert. Besonders bei Bronchoskopie durch einen Intubationstubus wird der bereits reduzierte verfügbare Querschnitt mehr als halbiert.
  - Durch eine Reduktion des verfügbaren Radius auf die Hälfte steigt nach dem Hagen-Poiseuilleschen Gesetz der Atemwegswiderstand um den Faktor 16! Dadurch müsste der Sog bei der Inspiration bzw. der positive Beatmungsdruck um den Faktor 16 ansteigen, um denselben Atemwegs-Flow aufrecht zu erhalten. Ansonsten kommt es bei gleicher Inspirationszeit unvermeidbar zur Hypoventilation.
  - Der Patient ist deshalb engmaschig auf eine suffiziente Thoraxhebung zu überwachen. Zusätzlich ist die Veränderung des transkutan gemessenen CO_2s zu erfassen und dieser Wert sollte nicht längerfristig über 70 mmHg liegen. Diese Messmethode reagiert mit einer Verzögerung von 1–2 Minuten! Die schneller reagierende Messung des „endexspiratorischen" CO_2 ist allerdings unzuverlässig, da sie bei der häufigen Leckage um das Bronchoskop oft falsch niedrige Werte anzeigt.
  - Die Sauerstoffsättigung wäre ein schnell reagierender Parameter bei Hypoventilation, *allerdings nicht, wenn – wie so häufig – die FiO₂ „prophylaktisch" erhöht wird.* Durch die Erhöhung auf 50 % O_2 fällt bei Hypoventilation die Sauerstoffsättigung viel zu spät ab. Somit kann es bei noch normaler SaO_2 zu einem unbemerkten Anstieg des pCO_2 kommen mit respiratorischer Azidose und therapieresistenter Bradykardie. Fazit: engmaschige Kontrolle der Thoraxhebung und des $tpCO_2$ *(Messmethode dringend empfohlen!)*. Bei Defekt der pCO_2-Messung: kein zusätzliches O_2, so dass die SaO_2-Messung sensibel die Hypoventilation erfasst.
  - Bei nicht vermeidbarer Hypoventilation (z. T. Bronchoskopie durch den Tubus bei kleinem Säugling) soll der Patient vor der Untersuchung hyperventiliert und die Untersuchungszeit auf 30–60 Sekunden begrenzt werden. Das Bronchoskop muss gut mit Silikon eingesprüht werden, da ein Feststecken eine sofortige Extubation erzwingen kann.
  - Entsprechende Maßnahmen zur raschen Lockerung der Tubusfixation und Reintubation müssen antizipierend sichergestellt werden.
- Während der Untersuchung können *plötzliche Verschlechterungen* auftreten. Häufig ist dies der Fall ca. 5–10 Minuten nach BAL. Dabei ist nicht die Verlegung der Atemwege durch die Lavageflüssigkeit die Ursache. Selbst wenn ca. 50 % des NaCl nicht abgesaugt werden können, ist die verbleibende Menge von 2 ml/ kg KG verschwindend gering im Vergleich zur verfügbaren Gas-Austauschfläche.

- Meist kommt es durch den Reiz der BAL zu einer Ausschüttung von verschiedenen Mediatoren wie z. B. Histamin, das insbesondere bei Asthmatikern zu einer raschen Atemwegsobstruktion führt.
- Symptome sind die längere Exspirationszeit und der exspiratorische Einsatz der Bauchmuskulatur (deshalb nicht alles zudecken). Der Anstieg des tpCO$_2$ ist wesentlich sensibler als die SaO$_2$ bei O$_2$-Gabe.
- Notwendige Therapien sind:
    - Unterbrechung der bronchialen Reizung, ggf. Entfernung des Bronchoskops
    - Zwischenschaltung eines Zerstäubers patientennah (ohne Filter) und Applikation von 4 Hüben Salbutamol, ggf. mit Wiederholung nach 10 Minuten
    - Anpassung der Ventilation durch Druckerhöhung (Thoraxhebung!) und ausreichender Exspirationszeit. Bei pCO$_2$ über 100 mg Hg ggf. manuelles Auspressen des Thorax während der Exspiration (nur wenige Minuten notwendig)
    - Gabe von 2–4 mg/kg KG Prednisolon
    - ggf. Theophyllinbolus 5 mg/kg langsam infundiert
    - meist löst sich die Obstruktion nach 10 –15 Minuten
- Verschlechterung bei einseitig abgeschwächtem Atemgeräusch
    - häufig zu tiefe Intubation in den rechten Hauptbronchus
        - vorsichtiges Zurückziehen des Bronchoskops/Tubus
        - Lungenblähung bei Atelektase der linken Lunge
    - selten durch Pneumothorax bei z. B. bronchialer Biopsie: Diaphanoskopie
        - bei vorgewölbtem Bauch und erschwerter Ventilation an Spannungspneu denken, ggf. Punktion 2. ICR MCL mit Kanüle und NaCl-gefüllter Spritze
- Atemnot nach Entfernen des Bronchoskops
    - häufig Pharynxkollaps bei noch vorhandener Sedierung: Guedeltubus
    - selten Laryngospasmus unter zu flacher Narkose
        - Symptome Stridor/obstruktive Apnoe
        - Th: Maskenbeatmung synchronisiert mit spontaner Einatmung
        - Th: Vertiefung der Narkose
    - Sekretverlegung durch mobilisiertes zähes Sekret
        - tiefes Absaugen mit großlumigem Sauger
    - Verlorener Fremdkörper meist subglottisch oder suprakarinal
        - sofortige Reintubation mit starrem Bronchoskop und Entfernung mit Fremdkörperzange
        - bei nicht ausreichend möglicher Ventilation zunächst Hineinstoßen des Fremdkörpers in einen Hauptbronchus und Ventilation der anderen Lunge
        - Hinweis: bei fremdkörperbedingter Atelektase einer Lunge kann es nach Entfernen des FK zu einer starken Reperfusion der Lunge mit Abfall des Blutdrucks kommen. Th: Volumenbolus

5.7 Dokumentation

Vor Narkoseeinleitung zur Endoskopie:
- Ein Sicherheitscheck sollte dokumentiert werden in Analogie zu den Vorgaben für chirurgische Eingriffe [2]:
  - richtiger Patient (Name, Geschlecht, Alter)
  - richtige Vorbereitung (Einwilligung unterschrieben, Prämedikation noch wirksam, Nüchternheit eingehalten, ggf. Antibiotikaprophylaxe gegeben oder Volumengabe erfolgt bei Fontane-OP, altersentsprechende Instrumente für Eingriff, Überwachung und Notfälle vollständig, präoperative Labordaten und Bildgebung vorhanden)
  - richtige Untersuchung vollständig geplant (ggf. inkl. Biopsie, pH-Metrie, Gastroskopie, HNO-Eingriff, Herzecho in Narkose?)
  - bekannte Risiken (Allergien, Zahnprothesen, Intubationshindernisse, Aspirationsgefahr, Hypoglykämiegefahr durch Betablocker, Volumenmangel bei Fontane-OP, Blutungsgefahr bei Gerinnungsstörung, Infektionsgefahr z. B. Tbc, SARS-Cov2, multiresistente Erreger, etc.)

Während der Endoskopie:
- Eine Videodokumentation sollte über die gesamte Untersuchungszeit gefertigt und sicher gespeichert werden. Hiermit kann die Untersuchungszeit verkürzt werden (z. B. Zweitbefundung). Bei ggf. postoperativen Komplikationen kann ein Zusammenhang auch mit Nebenbefunden entweder hergestellt bzw. ausgeschlossen werden.
- Die Vitalparameter, Begleitmedikation und Komplikationen werden üblicherweise im Anästhesieprotokoll dokumentiert.

Nach der Endoskopie:
- Überprüft und dokumentiert werden sollte bis mindestens 5 Minuten nach der Endoskopie das Vorhandensein von Obstruktion der oberen und unteren Atemwege, ein eventueller Sauerstoffbedarf, und nach starrer Bronchoskopie die Intaktheit der oberen Zahnreihe und Oberlippe.
- Der nachbetreuenden Station sind schriftlich konkrete Anordnungen zur weiteren Überwachung/Therapie zu übergeben.

5.8 Auswahl spezieller bronchoskopischer Befunde

Die nachfolgenden Abbildungen (Abb. 5.3 – 5.10) zeigen beispielhaft Befunde aus den Universitätskliniken für Kinder- und Jugendmedizin in Dresden (Prof. Vogelberg) und in Oldenburg (Prof. Seidenberg).

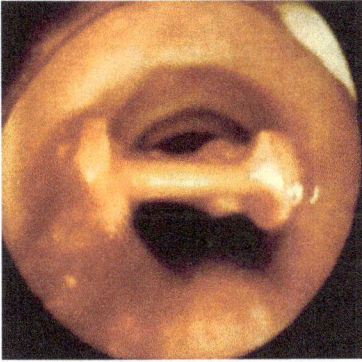

Abb. 5.3: Trachealer Fremdkörper (fehldiagnostiziert als Asthma bronchiale).

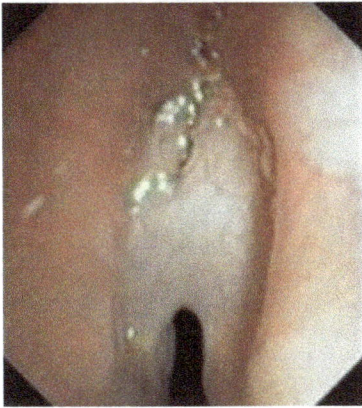

Abb. 5.4: Sekundäre Stimmbandsynechie nach Intubation bei einem tracheotomierten Kind.

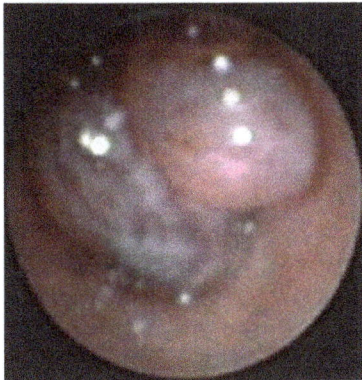

Abb. 5.5: Bronchiales Karzinoid (distaler linker Hauptbronchus).

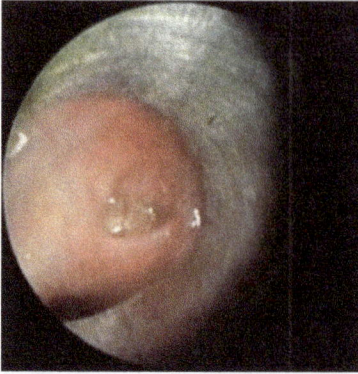

Abb. 5.6: Mukoepidermoidkarzinom am Bronchus intermedius rechts. Nebenbefund: Halbmondschatten rechts durch Verbiegen der Optik.

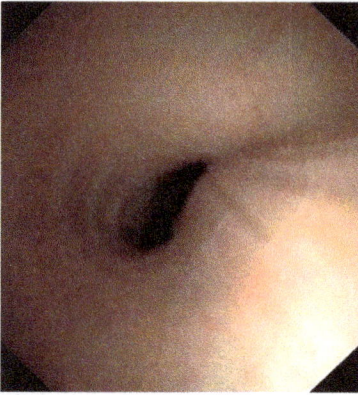

Abb. 5.7: Gefäßbedingte Kompression von rechts ventral (rechts deszendierende Aorta).

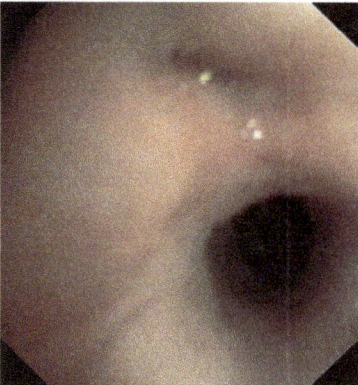

Abb. 5.8: Mittellappen-Atelektase mit querovaler Verformung des Ostiums.

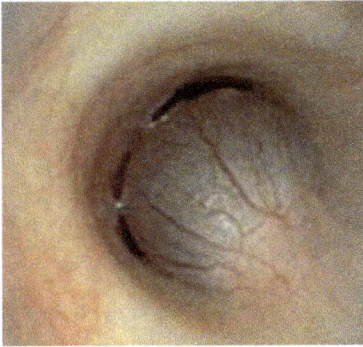

Abb. 5.9: Obstruierende intratracheale bronchogene Zyste direkt oberhalb der Carina.

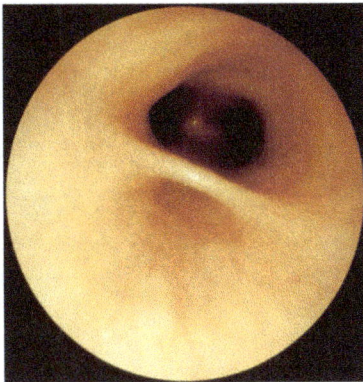

Abb. 5.10: Ösophagotracheale Fistel.

Literatur

[1] S2k-LL Atemwegsendoskopie im Kindesalter 2020, https://www.awmf.org/leitlinien/detail/ll/026-025.html, letzter Aufruf: 1.10.2021.

[2] https://www.dgch.de/fileadmin/media/pdf/dgch/Sicherheitschecklist.pdf, letzter Aufruf: 1.10.2021.

6 Laboruntersuchungen

Sebastian M. Schmidt

6.1 Allergiediagnostik

Streng genommen müsste es eigentlich korrekt Sensibilisierungsdiagnostik heißen. Getestet wird nämlich, ob eine Sensibilisierung für eine IgE-vermittelte Typ-I-Reaktion vorliegt. Eine Allergie wiederum liegt erst dann vor, wenn bei Kontakt mit dem positiv getesteten Allergen auch eine klinische Reaktion, meist innerhalb von ca. 30 min. in Form von typischen Beschwerden (z. B. Hauterscheinungen, Niesreiz, Atemnot) auftreten. Daher muss eine Wertung des Tests immer in Verbindung mit einer fundierten Anamnese vorgenommen werden!

Üblicherweise werden standardisierte Testlösungen angewandt. Bei selbst hergestellten Test-Allergenen (z. B. native Allergene bei der Testung von Nahrungsmitteln) besteht Anzeigepflicht nach § 67 Arzneimittelgesetz (AMG) bei der regionalen Behörde.

Bei stark sensibilisierten Personen kann durch die Testung sehr selten eine anaphylaktische Reaktion ausgelöst werden: daher müssen Notfallmedikamente und -ausrüstung bereitgehalten werden, und die Notfallübung ist regelmäßig durchzuführen und zu dokumentieren [1].

6.1.1 Hauttest-Verfahren

6.1.1.1 Indikation
– Verdacht auf eine allergische Reaktion vom Soforttyp

6.1.1.2 Kontraindikation
Absolut:
– Für Testallergene und -verfahren (z. B. intrakutane Testung), die für diesen Patienten mit einem erhöhten Risiko einer systemischen anaphylaktischen Reaktion einhergehen: die Behandlung mit Betablockern oder Schwangerschaft

Relativ:
– Hautkrankheiten im Testfeld
– deutlich beeinträchtigter Allgemeinzustand
– schweres und therapeutisch nicht adäquat eingestelltes Asthma bronchiale

https://doi.org/10.1515/9783110693454-006

6.1.1.3 Minimale Karenzfristen [1]

- H1-Blocker: 3 Tage
- Glukokortikoide
    - lokale Anwendung im Testgebiet > 4 Wochen: 1 Woche
    - systemisch/Kurzzeit
      unter 1 mg/kg/d Prednisolonäquivalent: 3 Tage
      mehr als 1 mg/kg/d: 1 Woche
    - systemisch/Langzeit > 10 mg/d Prednisolonäquivalent: 3 Wochen
- Ketotifen: 5 Tage
- Trizyklische Antidepressiva: 2 Wochen
- Neuroleptikum (Promethazin): 5 Tage
- *Keine* Karenz notwendig: H2-Blocker, Cromoglicinsäure, Nedocromil, inhalative Glukokortikoide, systemisch/Langzeitgabe < 10 mg/d Prednisolonäquivalent, Broncholytika, Selektive Serotonin-Wiederaufnahmehemmer, β-adrenerge Agonisten, Leukotrien-Rezeptorantagonisten, Ciclosporin

Allgemein gilt: bei kürzeren Karenzfristen sind falsch negative Befunde grundsätzlich möglich. Falls eine eindeutige Soforttypreaktion auf die Histaminkontrolle auftritt, ist ein positiver Test jedoch verwertbar (Ausnahme: mastzell-stabilisierende Arzneimittel).

6.1.1.4 Prick-Test
Durchführung
Für Testung auf Inhalationsallergene Nutzung standardisierter Testlösungen inkl. Positivkontrolle (bei Kindern meist 0,1 % Histamin) und Negativkontrolle (Abb. 6.1). Auswahl der zu testenden Allergene nach ausführlicher Anamnese oder Nutzung einer Standard-Testreihe (siehe Tab. 6.1). Zuordnung einer Zahl zu jeder Testlösung, welche auf dem Befundbogen und auf dem Testgebiet Unterarm vermerkt wird (Abb. 6.2). Ausreichend Abstand (2–3 cm) zwischen 2 Tests im Testgebiet (ansonsten Gefahr der nicht eindeutigen Ablesbarkeit bei benachbarten stark positiven Testreaktionen).

Auftragen eines Tropfens der Allergenlösung, ohne die Haut zu berühren (Abb. 6.3). Standardisierte Prick-Lanzette aus Metall mit 1 mm Spitzenlänge („Puncture-Test") im 90°-Winkel (senkrecht) kurz einstechen („pricken"), alternativ metallische Pricknadel im 45° Winkel einstechen und Spitze leicht anheben (Abb. 6.4); keine Blutlanzetten verwenden (zu tiefes und nicht reproduzierbares Eindringen)! Die positive Reaktion korreliert mit dem auf die Lanzette ausgeübten Druck, daher gleichmäßig arbeiten. Für jede Testlösung wird eine neue Lanzette empfohlen (kein Verschleppen von Allergenen möglich). Wird doch nur eine Lanzette für den gesamten Prick-Test genutzt, muss diese vor der nächsten Anwendung gut gereinigt werden.

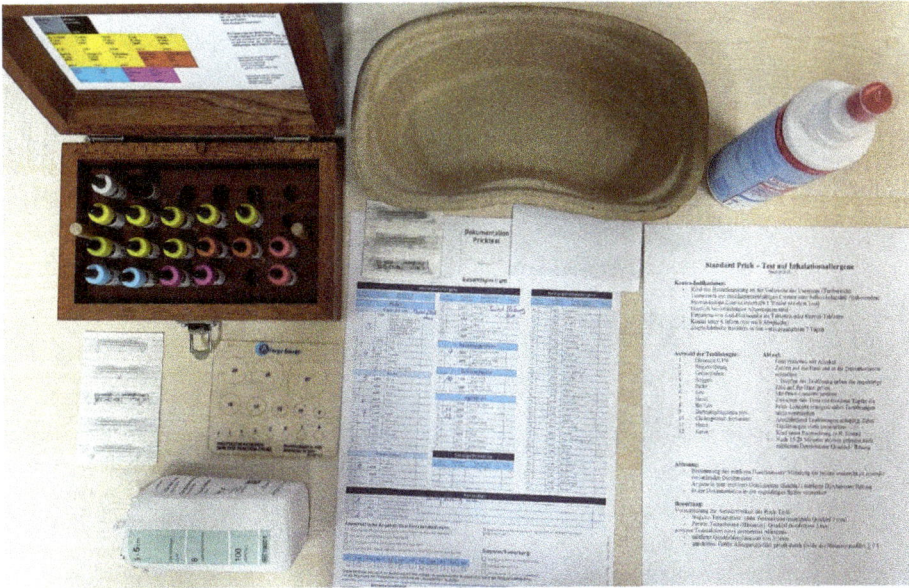

Abb. 6.1: Vorbereitung des Prick-Tests.

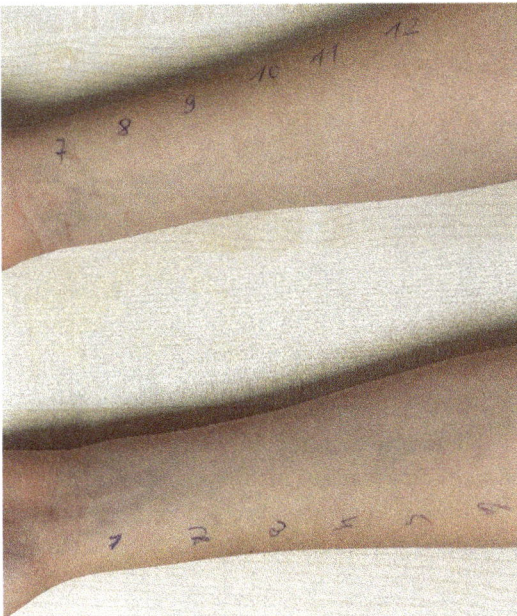

Abb. 6.2: Beschriftung der Unterarme.

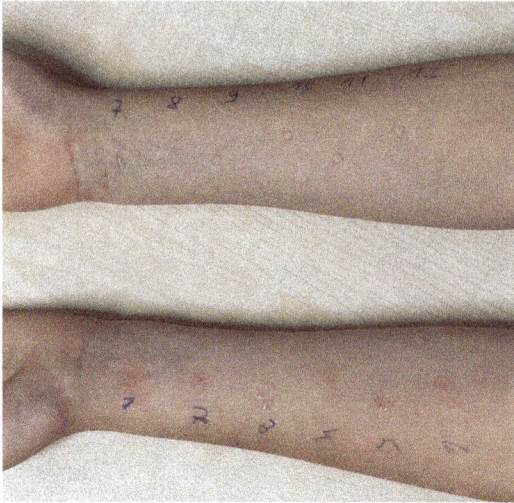

Abb. 6.3: Auftragen der Pricktest-Lösung am rechten Unterarm, linker Unterarm schon geprickt.

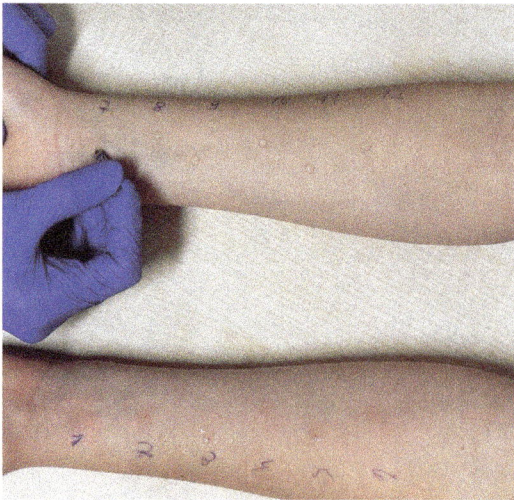

Abb. 6.4: Pricken.

Nach dem Pricken kann der Überstand des Allergentropfens vorsichtig mit einem auf den Unterarm gelegten Zellstofftuch aufgesaugt, nicht abgewischt werden (Abb. 6.5). Die Patienten werden aufgefordert, dort nicht zu kratzen bis zum Ablesen des Testergebnisses nach 15–20 min (Abbildungen 6.6 und 6.7).

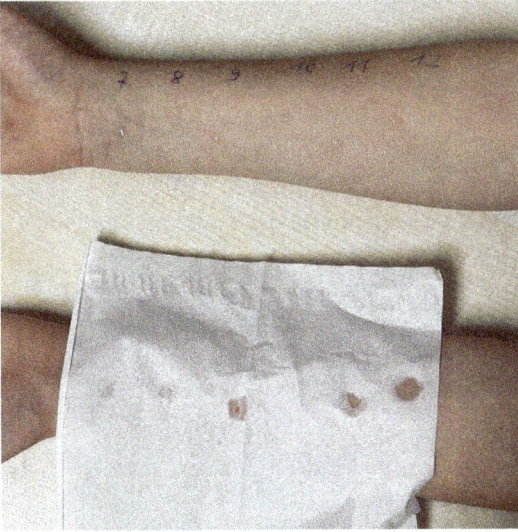

Abb. 6.5: Entfernen der Pricktest-Lösung.

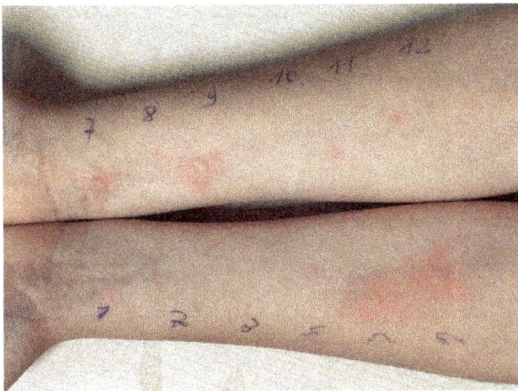

Abb. 6.6: Ergebnis.

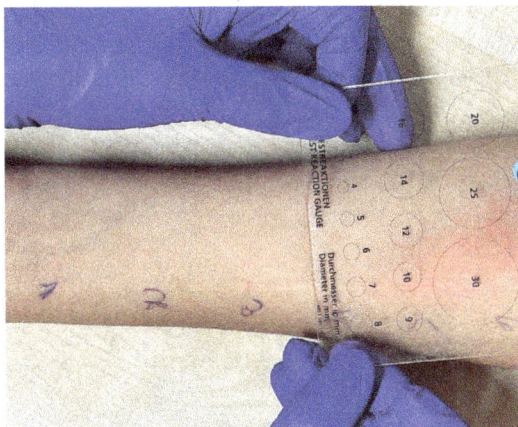

Abb. 6.7: Ablesung.

Auswertung (Abb. 6.8)

- Voraussetzung:
  - eindeutig positive Histaminquaddel (≥ 3 mm). Das Erythem wird nicht bewertet.
  - Quaddel bei der Negativkontrolle < 2 mm
- Nachweis Sensibilisierung: mittlerer Quaddeldurchmesser ≥ 3 mm oder Quaddelfläche ≥ 9 mm², keine Empfehlung der Bewertung der Testreaktion in Relation zur Histaminquaddel
- Angabe des Testergebnisses als mittlerer Quaddeldurchmesser in mm bevorzugen, gegenüber einem semiquantitativen Bewertungsschema (+++) wegen besserer späterer Reproduzierbarkeit der Bewertung

Merke: Bei Kleinkindern fallen die Quaddelgrößen kleiner aus.

Tab. 6.1: Klinisch wichtige Allergene für den Hauttest bei Kindern in Deutschland. Die Auswahl kann optional durch die in Klammern angegebenen (oder weitere) Allergene ergänzt werden [1].

Pollen	Lieschgras, Birke, Beifuß, (Ragweed)
Hausstaubmilben	Dermatophagoides pteronyssinus, (Dermatophagoides farinae)
Tiere	Hund, Katze, (Pferd)
Schimmelpilze	Aspergillus fumigatus, Alternaria alternata, (Cladosporium herbarum), (Penicillium notatum)
Nahrungsmittel	Erdnuss, Hühnerei, Kuhmilch, Sojabohne, Weizenmehl, Haselnuss, (Kabeljau)
Kontrollen	Negativ-NaCl 0,9 %, Positiv-Histamin

6.1.1.5 Weitere Testverfahren

- Intrakutantest: 0,1 ml einer Testlösung werden streng intrakutan gespritzt, Konzentration der Testlösung ca. 100-fach geringer als beim Prick (höhere Sensibilität); Positivkontrolle 0,01 %iges Histamindihydrochlorid, positive Reaktion bei Quaddeldurchmesser von ≥ 5 mm.
- Reibetest: mit nativem Material (z. B. Haare des eigenen Haustiers) wird auf der Haut 10 × im Kreis gerieben, niedrigere Sensitivität als Prick, hohe Spezifität
- Epikutantest = Patchtest: meist für Typ IV-Allergien verwendet, Ablesung der Ekzem-Reaktion frühestens nach 48 Stunden

Dokumentation Pricktest

2 9 0 4
Testdatum

Gesamtspektrum

Inhalationsallergene									Nahrungsmittelallergene			
Test-Nummer	Allergen-Nummer	Bezeichnung des Allergens	Prick		Test-Nummer	Allergen-Nummer	Bezeichnung des Allergens	Prick		Test-Nummer	Allergen-Nummer	Bezeichnung des Allergens	Prick

Pollen *Quaddel*

Gräser, Getreide

Test-Nummer	Allergen-Nummer	Bezeichnung des Allergens	Prick
1	4100	Gräser Stalthafer, Kammgras, Knäuelgras, Loloch, Rispengras, Ruchgras, Straußgras, Trespe, Wiesenfuchsschwanz, Wiesenlieschgras, Wiesenschwingelgras, Wolliges Honiggras	3 / O
2	4953	Hafer	
3	4921	Mais	
4	4961	Roggen	3
5	4971	Weizen	
6	4110	Wiesenlieschgras	

Bäume

7	4204	Birke	5 / 10
8	4203	Buche	
9	4209	Eiche	
10	4201	Erle	6 / 8
11	4202	Esche	
12	4207	Hasel	7 / 5
13	4930	Holunder	
14	4208	Linde	
15	4210	Platane	
16	4205	Ulme	
17	4212	Weide	

Kräuter, Blumen

18	4701	Aster	
19	4601	Beifuß	8 / 3
20	4503	Gänsefuß	
21	4091	Goldrute	

22	4502	Margerite	
23	4602	Melde	
24	4006	Nessel	
25	4974	Raps	
26	4957	Ragweed (Ambrosia)	
27	4007	Wegerich	

Haustaubmilben

28	2800	Dermatophagoides farinae	9 / 10
29	2801	Dermatophagoides pteronyssinus	

Schimmelpilze

30	1100	Alternaria alternata	10 / O
31	1300	Cladosporium cladosporioides	

Epithelien

32	3508	Goldhamster	
33	3205	Hund	11 / 4
34	3204	Katze	12 / 4
35	3510	Mäusehaare	
36	3507	Meerschweinchen	
37	3203	Pferd	
38	3515	Rattenhaare	
39	3306	Ziegenhaare	

Sonstige Prickteste

Test-Nummer	Allergen-Nummer	Bezeichnung des Allergens	Prick

Nahrungsmittelallergene

Test-Nummer	Allergen-Nummer	Bezeichnung des Allergens	Prick
40	5503	Apfelsine	
41	5704	Auster	
42	5201	Ei, ganz	
43	5302	Erbse	
44	5103	Gerstenkorn	
45	5102	Haferkorn	
46	6128	Haselnuss	
47	5602	Hering	
48	5701	Hummer	
49	5601	Kabeljau	
50	5203	Käse, gemischt	
51	5306	Kartoffel	
52	5202	Kuhmilch	
53	6100	Mandel	
54	6214	Mehl-Weizenschrot	
55	5305	Möhrrübe	
56	5104	Roggenkorn	
57	6354	Roggenmehl	
58	5603	Sardine	
59	5204	Schokolade	
60	5604	Scholle	
61	5903	Pilze (Champignons)	
62	6124	Sellerie	
63	5304	Spinat	
64	5504	Tomate	
65	6149	Weintraube	
66	5303	Weißkohl	
67	5101	Weizenkorn	
68	6184	Weizenmehl	
69	6175	Zwiebel	

Kontrollen *Quaddel*

I	1	6370	Histamin-Kontrolllösung 0,1%	5	
II		8020	Histamin-Kontrolllösung 1%		
III	2	1908	Neg.-Kontrolllösung	O	

Anamnestische Angaben/Beschwerdenmaximum:

Bei Testung auf Inhalationsallergene: wann treten die Beschwerden auf?

☒ Das ganze Jahr hindurch gleichbleibend *: morgens Luftnot*

☒ Nur zu bestimmten Jahreszeiten (bitte ankreuzen) *: genaue Zuordnung noch unklar*

☐ Das ganze Jahr und verstärkt zu bestimmten Jahreszeiten (bitte ankreuzen)

Jan.	Febr.	März	April	Mai	Juni	Juli	Aug.	Sept.	Okt.	Nov.	Dez.
☐	☒	☒	☒	☐	☒	☐	☐	☐	☐	☐	☐

Dieses Formular kann auch zur Bestellung von Testlösungen verwendet werden. In diesem Fall bleibt das Patientendatenfeld frei.
Für die Bestellung der Therapielösung bitte Formular „Bestellschein" ausfüllen.

Therapierelevante Allergene durch Fettschrift der Allergennummern gekennzeichnet.

Diagnose/Bemerkung:

☒ allergische Rhinitis/Konjunktivitis
☒ allergisches Asthma

Sensibilisierung gegen:
· Birke, Erle, Hasel
· D. farinae
· Hund, Katze
· grenzwertig Roggen + Beifuss

Abb. 6.8: Befunderstellung.

6.1.2 Serologische Testung auf Typ I-Allergie

6.1.2.1 Gesamt-IgE

Messung auch bei gleichzeitiger Bestimmung von spezifischem IgE (sIgE) als Interpretationshilfe für den Anteil des jeweiligen sIgE am Gesamt-IgE.

Bewertung:
- hohe Werte finden sich bei der atopischen Dermatitis
- bei sehr hohen Werten (> 2.000 U/ml) sollte ggf. differenzialdiagnostisch ein zellulärer Immundefekt (z. B. Hyper-IgE-Syndrom) ausgeschlossen werden
- hohes Gesamt-IgE und stark vermehrte Eosinophilenzahl kann auch Hinweis auf Parasitose oder ein Hypereosinophilie-Syndrom sein
- keine Eignung zu Vorhersage einer Atopie durch alleinige Bestimmung von Gesamt-IgE: hohes Gesamt-IgE ist für das Vorliegen einer Atopie nicht beweisend, ein normaler Wert schließt eine atopische Erkrankung nicht aus

6.1.2.2 Spezifisches IgE [2]

- gleichwertige Alternative zur Hauttestung z. B. bei Säuglingen und Kleinkindern, bei denen die Hauttestung schwierig durchzuführen ist oder bei Personen mit Kontraindikationen für Hauttests
- Screeningtests sind zum Nachweis von sIgE gegen Mischungen aus Nahrungsmittel- und Inhalationsallergenen verfügbar; mit Nachweis erhöhter allergenspezifischer IgE-Antikörper wird aber lediglich eine (IgE-vermittelte) spezifische Sensibilisierung dokumentiert, deren klinische Aktualität/Relevanz mittels Anamnese und gegebenenfalls Provokationstests bewertet werden muss
- rekombinant hergestellte Allergene erlauben eine Diagnostik auf einzelne Allergenkomponenten. Einige Allergenkomponenten sind mit klinisch schweren oder auch leichten Verläufen assoziiert. Anwendung vor allem in der Diagnostik der Nahrungsmittel-Allergie

6.1.2.3 Sonstige Tests

- chipbasierte In-vitro-Allergiediagnostik (Mikroarrays): Bedeutung für die klinische Anwendung noch unklar, Interpretation der vielen Ergebnisse erforderlich (s. o.)
- allergenspezifisches IgG/IgG4 hat keine diagnostische Bedeutung (Ausnahme EAA, ABPA s. u.), insbesondere nicht bei der Nahrungsmittelallergie
- Zelluläre Allergenstimulationstests und Histaminfreisetzungstest aus basophilen Granulozyten nicht Bestandteil der Routinediagnostik (aufwändig, Erfahrung notwendig)
- Erhöhte basale Tryptasekonzentration im Serum (> 11,4 μg/l): Hinweis auf eine systemische Mastozytose. Anstieg gegenüber dem Basalwert auch nach Allergenkontakt mit systemischer Reaktion (Anaphylaxie): starker Hinweis auf eine Reak-

tion mit Mastzellbeteiligung (Abgrenzung allergischer zu nichtallergischer Ätiologie, Abnahme aber möglichst zeitnah nach dem Ereignis erforderlich)
- Blutbild mit Differenzierung: Erhöhung der eosinophilen Granulozyten
  - als Hinweis auf allergische Reaktionslage
  - zur Indikationsstellung für manche Biologika bei schwerem Asthma erforderlich
  - Beachte: kann auch Hinweis auf Parasitenbefall sein

6.1.3 Exogen allergische Alveolitis (EAA)

- Spezifische IgG-Antikörper gegen Bestandteile organischer Stäube als ein Baustein in der Diagnosestellung (Beachte: Standardisierung der verfügbaren Tests fehlt, erfahrenes Labor beauftragen)

6.1.4 Allergische bronchopulmonale Aspergillose (ABPA)

- deutliche Erhöhung von Gesamt-IgE (meist deutlich über 500 IE/ml), sowie spezifischem IgE und IgG gegen *Aspergillus fumigatus*
- Unterscheidung zu Patienten mit nur einer allergischen Sensibilisierung gegenüber *A. fumigatus* über rekombinante Allergene: rAsp f4 und rAsp f6 nur bei ABPA erhöht, einige Arbeiten zeigen dies auch für rAsp f1 und rAsp f2 [3]

6.2 Immundiagnostik

6.2.1 Leitsymptome von primären Immundefekten

- pathologische Infektionsanfälligkeit („ELVIS": **E**rreger, **L**okalisation, **V**erlauf, **I**ntensität, **S**umme),
- gestörte Immunregulation („Garfield": **G**ranulome, **A**utoimmunität, **r**ezidivierendes **Fi**eber, ungewöhnliche **E**kzeme, **L**ymphoproliferation, und chronische **D**armentzündung)
- Gedeihstörung
- auffällige Familienanamnese

Bei Diagnose eines primären Immundefekts soll ein in der Immundefektdiagnostik und -behandlung erfahrener Arzt in die Betreuung einbezogen werden [4].

6.2.2 Basisdiagnostik bei Verdacht auf einen primären Immundefekt (Nutzung altersabhängiger Normwerte)

– Blutbild mit Differenzierung (inkl. Absolutzahl Neutrophile Granulozyten, Grenze 0,5 Gpt/l)
– Immunglobuline (IgM, IgG, IgA, IgE)

Merke:
– Eine zuverlässige Beurteilung der IgG-Spiegel ist erst ab dem 6.–10. Lebensmonat möglich (diaplazentar übertragene mütterliche IgG-Antikörper).
– Ein IgA-Mangel kann erst sicher nach dem 4. Lebensjahr diagnostiziert werden (Reifungsprozess).

6.2.3 Weiterführende Diagnostik (in enger Zusammenarbeit mit einem in der Diagnostik und Behandlung von Immundefekten erfahrenen Arzt)

– Impf-Antikörper (können allerdings beim Gesunden fehlen und beim Erkrankten partiell vorhanden sein)
– IgG-Subklassen (altersabhängige Normwerte beachten, Ausreifung (v. a. von IgG2 und IgG4) erst mit dem 4. Lebensjahr abgeschlossen)
– Lymphozytenphänotypisierung (wesentlicher diagnostischer Wert, altersabhängige Normwerte beachten, Erfahrung in der Interpretation notwendig)
– Komplementsystem: CH50 (Globaltest zur Untersuchung des klassischen Komplementweges) und AP50 (alternativer Komplementweg), Komplementdefekte sind selten

6.2.4 Genetische Diagnostik

Nach begründeter ärztlicher Indikationsstellung in enger Zusammenarbeit mit einem in der Diagnostik und Behandlung von Immundefekten erfahrenen Arzt und nach Durchführung einer genetischen Beratung.

6.2.5 Immunologische Notfälle (sofortige Kontaktaufnahme mit einer in der Immundefektdiagnostik und -behandlung erfahrenen Klinik)

– Erythrodermie in den ersten Lebenswochen (V. a. schweren kombinierten Immundefekt SCID)
– schwere Lymphozytopenie im 1. Lebensjahr (V. a. SCID)
– persistierendes Fieber und Zytopenie (V. a. primäres Hämophagozytosesyndrom)

- schwere Neutrozytopenie im Kindesalter (< 0,5 Gpt/l, V. a. schwere kongenitale Neutropenie)
- schwere Hypogammaglobulinämie (V. a. SCID oder Agammaglobulinämie)

6.3 ACE

- erhöhte Serumwerte als Hinweis auf Sarkoidose bei Erwachsenen (geringe Sensitivität und Spezifität), Stellenwert bei Kindern unklar [5]
- laborspezifische Normwerte beachten

6.4 LDH

- Marker für Zellmembranschädigung und Zelluntergang
- in der Pneumologie Bestimmung bei Lungenembolie zusammen mit u. a. D-Dimere, Troponin, Brain natriuretic peptide (BNP, stabiler ist NT-proBNP) und arterieller Blutgasanalyse

6.5 Alpha-1 Antitrypsin

- Akute-Phase-Protein, funktionell ein Proteinaseinhibitor (Pi)
- mehr als 40 Allele (Kennzeichnung mit Großbuchstaben) und Subtypenallele (Kennzeichnung mit Großbuchstaben und Zahl)
- häufigstes Allel: PiM, normaler Phänotyp: PiMM
- verminderte Aktivität bei den Allelen PiF, PiM malton, PiP, PiS, PiW, PiZ und Pi-Null
- Autosomal kodominanter Erbgang:
  - heterozygoter Mangel: normal kodierendes und Mangelallel, z. B. Phänotyp PiMZ
  - homozygoter Mangel: 2 Mangelallele, z. B. Phänotyp PiZZ
- Indikationen zur Bestimmung (nur wenn infektfrei) [6]:
  - Ikterus prolongatus des Neugeborenen
  - Hepatitis unklarer Ätiologie
  - Verdacht auf Lungenemphysem beim Jugendlichen/Erwachsenen
  - Bronchiektasen unklarer Ätiologie
  - ANCA-positive Vaskulitis
  - Erstgradige Verwandte eines Betroffenen
- bei gesichertem Mangel Bestimmung der Allele, Beachte: diese Untersuchung erfordert eine Aufklärung nach Gendiagnostik-Gesetz, Aufklärungen des jeweiligen Labors nutzen

6.6 Bronchoalveoläre Lavage (BAL)

In der BAL werden zelluläre und nicht-zelluläre Komponenten untersucht sowie eine mikrobiologische Diagnostik durchgeführt. Sie wird in dem am stärksten betroffenen Lungenabschnitt entnommen, bei diffuser Lungenerkrankung aufgrund des besseren Rücklaufs im Mittellappen oder Oberlappen. Meist zur Diagnostik, therapeutischer Einsatz z. B. bei der Alveolarproteinose [7].

6.6.1 Durchführung

- z. B. 3 × 1ml/kg Körpergewicht (max. 3 × 20 ml) körperwarme NaCl 0,9 %
- die erste aspirierte Portion enthält mehr Material aus dem Bronchus und wird für die mikrobiologische Diagnostik verwendet
- die beiden folgenden Portionen werden gepoolt und für die Zytologie sowie Untersuchungen nicht-zellulärer Bestandteile genutzt
- technisch akzeptabel, wenn: Aspirat (Recovery) > 40 %, wenig/keine Epithelzellen in der gepoolten Probe

6.6.2 Zytologie

Die wenigen vorhandenen Referenzdaten variieren stark (Tab. 6.2), daher möglichst eigene Werte generieren an gesunden Kindern bei gleichem Prozedere der Abnahme [8].

Tab. 6.2: Normwerte an gesunden Kindern (3–15 Jahre) [7,8].

Zellart	Mittelwert ± SD	Median	Bereich
Gesamtzellzahl (10^4/ml)	10,3 ± 11,1	7,3	0,5–57,1
Alveolarmakrophagen (%)	81 ± 13	84	35–94
Lymphozyten (%)	16 ± 12	12,5	2–61
B-Zellen (CD19)	0,9 ± 1,5	0,5	0–7
T-Zellen (CD3)	86 ± 5	87	72–92
T-Zellen (CD4/CD8)	0,7 ± 0,4	0,6	0,1–1,9
NK-Zellen (CD56)	8 ± 8	5	0–40
Granulozyten (%)	2,5 ± 3	1,6	0,2–19
Neutrophile (%)	1,9 ± 2,9	0,9	0–17
Eosinophile (%)	0,4 ± 0,6	0,2	0–4
Basophile (%)	0,3 ± 0,5	0,1	0–3

6.6.2.1 Bewertung

– Granulozytose: Hinweis auf bakterielle Entzündungen, wie z. B. Protrahierte
  bakterielle Bronchitis, CF, aber auch nichtbakterielle Entzündungen im akuten
  Stadium oder chronisch bei obliterativer Bronchiolitis, idiopathischer Lungenfibrose, Vaskulitiden
– Lymphozytose: Hinweis auf Exogen-allergische Alveolitis, Sarkoidose, Pneumo-
  koniosen, aber auch Infektionen durch Viren, Pilze (z. B. Pneumocystis jirovecii), Tuberkulose
– Lymphozytose und Granulozytose: Hinweis auf Exogen-allergische Alveolitis mit
  Fibrose, chronische Sarkoidose, Lungenfibrose bei Kollagenosen und Vaskulitiden [9]

6.6.2.2 Befund soll enthalten

– instilliertes und abgesaugtes Volumen
– Gesamtzellzahl
– verschiedenen Zelltypen als prozentualer Anteil der Gesamtzellzahl
– Anwesenheit von Epithelzellen (Hinweis auf bronchiale Verunreinigung) soll no-
  tiert werden, aber nicht in die prozentuale Berechnung der Zellen einfließen
– Angabe nichtzellulärer Komponenten als Konzentration pro ml BAL-Flüssigkeit

6.6.3 Mikrobiologie

Bakterielle Verunreinigungen sind nicht selten (Kontamination bei Passage der oberen
Atemwege), daher ist ein Erregernachweis nur sicher, wenn eine Kolonisation der
Atemwege durch diesen Erreger nicht vorkommt. Sonst werden $\geq 10^5$ *colony forming
units* als diagnostisch wegweisend angesehen. Neben Standardverfahren der Mikrobio-
logie auch Einsatz von PCR-Verfahren (z. B. Mykobakterien, respiratorische Viren und
Pneumocystis jirovecii beim Immuninkompetenten mit hoher Detektionsrate).

6.6.4 Zytochemie

– Eisen-Färbung: Hinweis auf intraalveoläre Blutung bei hämosiderinhaltigen Makrophagen
– Sudan-Färbung: Hinweis auf gastroösophagealen Reflux bei lipidhaltigen Makrophagen (z. B. ab 6 % der Gesamtzellzahl). Nicht verwertbar bei hoher Zellzahl
  in der BAL, da durch Zellzerfall ebenfalls Makrophagen sudanpositiv werden.
– PAS-Färbung: Hinweis auf Alveolarproteinose durch PAS-positive, feingranulä-
  re, extrazelluläre Ablagerungen und Einschlüsse in den Makrophagen; Beachte:
  kann auch Hinweis auf Glykogenspeicherkrankheiten sein

– Standard-Färbung: Nachweis von Bakterien extrazellulär und/oder intrazellulär, ggf. Nachweis von Pilzen, nicht jedoch Pneumocystis, die als ungefärbte Zysten im Schleim erscheinen können. Hierfür PCR-Untersuchung erforderlich.

6.6.5 Spezifische Biomarker bei Erkrankungen

– Surfactant-Erkrankung: Surfactant-Analyse (z. B. SPB, SPC, ABCA3)
– Pulmonale Histiozytose: CD1a-positive Zellen (normal: ≤ 3 %; Diagnose-Bestätigung bei ≥ 5 %)
– Exogen-Allergische Alveolitis: CD4/CD8 Quotient (bei Erwachsenen erniedrigt: < 1,3 bei Normwert von 2, bei Kindern Quotient aber nicht verwertbar; außerdem stärkere Lymphozytose)
– Sarkoidose: CD4/CD8 Quotient (bei Erwachsenen im Akutstadium erhöht: > 5, bei Kindern Quotient nicht verwertbar; außerdem Lymphozytose)

6.7 Mikrobiologie

6.7.1 Bakteriologie

6.7.1.1 Erregernachweis
– Probenentnahme an der für die Erkrankung relevanten Lokalisation
– ein Erregernachweis in den oberen Atemwegen ist i. d. R. nicht beweisend für die Ätiologie einer Erkrankung der unteren Atemwege
– minimale Kontamination durch aseptische Technik gewährleisten
– für kulturelle Anzucht Abstrich in Gel einbringen; für Erregerdirektnachweis z. B. mittels PCR kein Gel, sondern trocken oder in spezieller Lösung (nach Rücksprache mit Labor) einsenden

Merke: Indirekter Erregernachweis durch Entnahme gepaarter Seren aus der Akutphase und der Rekonvaleszenz (2–6 Wochen Abstand) retrospektiv möglich.

6.7.1.2 Indikationen zur Materialentnahme [10]
– Tonsillopharyngitis: *Streptococcus pyogenes* (β-hämolysierend, Gruppe A, GAS): intensiver Abstrich beider Tonsillen und möglichst auch der hinteren Rachenwand, Schnelltest möglich (Spezifität ≥ 95 %, Sensitivität 80–90 %), falls Schnelltest negativ aber klinisch starker Verdacht mikrobiologische Kultur
Merke: Im Winter bis zu 25 % der Kinder mit GAS kolonisiert
– Otitis media: Erregernachweis mittels Parazentese nur bei sehr schwerem Verlauf, Komplikationen (z. B. Mastoiditis, Meningitis) sowie bei Risiko für seltene

Erreger (bei Patienten mit rezidivierender oder chronischer Otitis media, Immundefekten). **Beachte:** bei Spontanperforation gewonnene Abstriche können durch
kolonisierende Erreger des Gehörgangs kontaminiert sein
- Sinusitis: Erregernachweis durch Punktion der Nebenhöhle nur im Ausnahmefall, z. B. bei Patienten mit Grunderkrankungen
- Infektionserkrankungen der unteren Atemwege: Erregernachweis bei Patienten
mit schwerer Pneumonie, Therapieresistenz oder Komplikationen: aus Blutkultur, induziertem Sputum (z. B. nach Inhalation mit 6 % NaCl), Pleuraerguss, im
Ausnahmefall auch tracheale Sekretaspiration oder BAL; für schwer kultivierba-
re Bakterien (*B. pertussis, M. pneumoniae, C. pneumoniae, C. psittaci*) PCR aus
Nasen-Rachen-Sekret oder Nasopharynx-Abstrich;
Merke: Bei intrazellulären Erregern intensiver Abstrich, um auch (Epithel-) Zellen zu erhalten.

6.7.1.3 Erregergewinnung
- Sputum: Nach einer Mundspülung mit frischem Trinkwasser (evtl. nach Inhalation mit NaCl 6 %) wird „aus der Tiefe" Sputum expektoriert. Beurteilung der Ver-
wertbarkeit mittels Zytologie. Je nach Mitarbeit ab dem Schulalter möglich.
- Blutkultur [11]:
  - möglichst zweimalige Hautantiseptik mit einem dafür zugelassenen Wirkstoff
  - Einwirkzeit nach Angaben der Hersteller (mindestens 15 s)
  - sterile Handschuhe zwingend, wenn nach Hautantiseptik die Vene vor Punktion nochmals palpiert wird (möglichst vermeiden)
  - Abnahme bei Anlage einer Venenverweilkanüle möglich (nur mit Assistenz)
  bei sorgfältiger Beachtung des aseptischen Vorgehens und der Hautantisep-
  sis
  - bei Anlage zentraler Venenkatheter Kontaminationen häufiger
  - wenn möglich Entnahme von zwei unabhängigen Blutkulturen im Abstand
  von mindestens 30 min
  - spezielle aerobe Blutkulturflaschen für Neugeborene und Säuglinge sollten
  nicht für ältere Kinder verwendet werden, weil das geringere Blutvolumen
  die Sensitivität der Diagnostik einschränkt
  - empfohlenes Blutvolumen: Neugeborene 1 ml, reife Neugeborene, Säuglinge
  (bis 10 kg) 1–3 ml, Kleinkinder > 10–20 kg 2 × 5 ml (aerob, anaerobe Blutkulturen zusätzlich bei Infektionsfokus im Gastrointestinaltrakt, bei Abszes-
  sen, Aspirationspneumonie, chronische Sinusitis, Neutropenie mit Mukosi-
  tis, sakraler oder perianaler Zellulitis), ältere Kinder 2 × 10 ml (aerob, anae-
  rob s. o.); eine Belüftung der Flaschen ist nicht mehr erforderlich.
- Magensaft: zur Diagnostik auf Tuberkulose beim jungen Kind, welches kein Sputum produzieren kann; Entnahme von Nüchtern-Magensaft über eine Magenson-

de unmittelbar nach dem morgendlichen Aufwachen an 3 aufeinander folgenden Tagen, evtl. nach Spülung mit NaCl 0,9 %

Merke: Kind muss dazu hospitalisiert sein – bei einer Fahrt in die Klinik würde die beginnende Darm-Peristaltik einen Weitertransport des über die Nacht im Magen akkumulierten Lungensekrets ins Duodenum bewirken

6.7.2 Virologie

Respiratorische Viren (Tab. 6.3) infizieren üblicherweise den gesamten Respirationstrakt, so dass ein Virusnachweis in den oberen Atemwegen mittels (Multiplex-) PCR auch auf eine entsprechende Erkrankung der unteren Atemwege schließen lässt. Gut validierte Schnelltests eignen sich zur bettseitigen Diagnostik und ermöglichen eine Kohortierung. Da sie eine höhere Virusmenge benötigen, ist auf eine optimierte Probenentnahme zur Ergebnisverbesserung zu achten (nasal washing > Nasopharynxabstrich > Rachenabstrich). Eine antivirale Therapie ist nur für wenige Viren verfügbar und die Anwendung i. d. R. nicht indiziert. **Beachte:** Falls eine Indikation besteht, ist die frühzeitige Gabe und damit auch eine frühzeitige und schnelle Diagnostik notwendig [10].

Tab. 6.3: Virale Erreger respiratorischer Erkrankungen [10].

Erreger	durchschnittliche Inkubationszeit
Adenoviren	2–10 Tage
Bocaviren	unbekannt
Coronaviren	
– HCoV	1–2 Wochen
– SARS-CoV-2	4–5 Tage
Enteroviren	3–6 Tage
Humanes Metapneumovirus	3–6 Tage
Influenzaviren	1–2 Tage
Parainfluenzaviren	2–6 Tage
Parechoviren	3–10 Tage
Respiratory-Syncytial-Virus	3–6 Tage
Rhinoviren	2–5 Tage

6.8 Immunologische Tuberkulose-Diagnostik

Bei Kindern mit einer Tuberkulose (TB) gelingt oft kein kultureller Nachweis von Erregern (paucibazilläre Form der TB). Daher beruht die Diagnostik insbesondere auf immunologischen Testverfahren (Interferon Gamma Release Assay – IGRA) und dem Tuberkulin-Hauttest (THT).

Bei Kindern unter 5 Jahren sollte der THT der bevorzugte immunologische Test sein, da in Studien in diesem Alter häufiger falsch-negative oder nicht verwertbare IGRA-Testergebnisse gefunden wurden. Bei Kindern ab 5 Jahren und Jugendlichen kann alternativ ein IGRA oder THT eingesetzt werden. Eine simultane Testung mit THT und IGRA kann sinnvoll sein, wenn z. B. ein hohes Risiko für eine TB oder eine rasche Krankheitsprogression besteht (Kinder < 2 Jahren, Kinder mit Immundefizienz) oder eine TB-Diagnostik nach Kontakt zu einer resistenten TB erfolgt. Bei diskordanten Ergebnissen (THT+/IGRA- oder THT-/IGRA+) wird das Gesamtergebnis der Testung als positiv bewertet. Eine Befundinterpretation erfolgt individuell unter Berücksichtigung der Gesamtkonstellation (z. B. BCG-Impfstatus). Weder THT noch IGRA unterscheiden zwischen latenter TB-Infektion und TB-Erkrankung. Nach pathologisch gewerteten Tests muss eine weiterführende Tuberkulose-Diagnostik erfolgen (siehe auch Abschnitt Mikrobiologie).

Bei Kontakt mit *M. tuberculosis*-Komplex soll eine Testung sofort und, falls initial negativ, nochmals nach > 8 Wochen erfolgen (dann evtl. Tuberkulinkonversion nachweisbar) [12]. **Beachte:** Stempeltests sind obsolet.

Durchführung THT [12]:
- 0,1 ml Tuberkulin (2 TU PPD-RT 23 des Statens Serum Instituts Kopenhagen) oder eine bio-äquivalente Dosis eines anderen Tuberkulin-Präparates werden mittels einer Tuberkulinspritze und einer kurzen angeschrägten Nadel 25 oder 26 G an der Volarseite des linken Unterarmes streng intrakutan appliziert.
- Ablesung nach 48–72 Stunden als Durchmesser der Induration in mm (Rötung ist nicht relevant) und Dokumentation im Impfausweis.
- Als positive Reaktion gilt eine Induration > 5 mm. Ein negatives Testergebnis schließt eine TB oder eine latente TB-Infektion nicht aus (Immunsuppression?).

6.9 Blutgasanalyse (BGA) und Säure-Basen-Status (SBS)

Die Blutentnahme erfolgt meist kapillär, seltener arteriell (in der Intensivmedizin) oder venös. Bei kapillärer BGA ist eine gute Gewebeperfusion notwendig, erreichbar durch Wärmeapplikation oder evtl. hyperämisierende Salben. Punktion mit automatisch auslösenden Punktionshilfen mit definierter Eindringtiefe an der seitlichen Fingerbeere. Bei Neugeborenen wegen der Gefahr einer Osteomyelitis Punktion am lateralen Fersenrand von plantar. Den ersten Tropfen verwerfen, dann das möglichst frei fließende Blut in einer Kapillare frei von Luftblasen auffangen. Bei guter Kapillarperfusion werden mit der arteriellen Entnahme vergleichbare Werte gemessen. Umgehende Messung, sonst luftdichter Verschluss der Kapillarenden und Messung innerhalb 15 Min. Bei noch längerer Verzögerung Lagerung in Eiswasserbad notwendig (O2-Verbrauch und CO2-Produktion durch Zellen des Blutes). Bei venöser Entnahme ist der pO2 nicht verwertbar. Zur Bewertung siehe Tab. 6.4.

Tab. 6.4: Beurteilung BGA und SBS.

	Kennzeichen	Ursache
Respiratorische Azidose	pH ↓, pCO2 ↑ Bikarbonat normal	**Hypoventilation:** A) *Versagen der Atempumpe:* Muskelschwäche, Thoraxinstabilität, Zwerchfellparese, Versagen der Atemsteuerung (Undine Syndrom, Koma) B) *Pulmonal:* obstruktive Atemwegerkrankungen (z. B. Mukoviszidose), Pneumothorax
Respiratorische Alkalose	pH ↑, pCO2 ↓ Bikarbonat normal	**Hyperventilation:** A) *zentral:* Schmerzen, Angst, Rett-Syndrom B) *pulmonal:* Hypoxie, interstitielle Lungenerkrankungen, Lungenödem
Metabolische Azidose	pH ↓, Bikarbonat ↓ BE negativ pCO2 normal	*Anionenlücke normal:* Diarrhoe, Pseudo- und Hyperaldosteronismus *Anionenlücke ↑:* Vergiftung, Nierenversagen, Keto- oder Laktatazidose, Organoazidämien
Metabolische Alkalose	pH ↑, Bikarbonat ↑ BE positiv pCO2 normal	Erbrechen, drainierende Magensonde, Hypochlorämie (z. B. Mukoviszidose)

BE: Base excess

Literatur

[1]   Ruëff F, Bergmann KC, Brockow K, et al. Hauttests zur Diagnostik von allergischen Soforttypreaktionen. Allergo J. 2010;19:402–15.

[2]   Renz H, Biedermann T, Bufe A, et al. In-vitro-Allergiediagnostik. Allergo J. 2010;19:110–28.

[3]   Muthu V, Singh P, Choudhary H, et al. Diagnostic Cutoffs and Clinical Utility of Recombinant Aspergillus fumigatus Antigens in the Diagnosis of Allergic Bronchopulmonary Aspergillosis. J Allergy Clin Immunol Pract. 2020;8:579–587.

[4]   Farmand S, Baumann U, von Bernuth H, et al. Diagnostik auf Vorliegen eines primären Immundefekts. S2k Leitlinie 112–001,2017.

[5]   Ungprasert P, Carmona EM, Crowson CS, Matteson EL. Diagnostic Utility of Angiotensin-Converting Enzyme in Sarcoidosis: A Population-Based Study. Lung. 2016;194:91–5.

[6]   Miravitlles M, Dirksen A, Ferrarotti I, et al. European Respiratory Society statement: diagnosis and treatment of pulmonary disease in α1-antitrypsin deficiency. Eur Respir J. 2017;50:17E5005.

[7]   de Blic J, Midulla F, Barbato A, et al. Bronchoalveolar lavage in children. ERS Task Force on bronchoalveolar lavage in children. European Respiratory Society. Eur Respir J. 2000;15:217–31.

[8]   F Ratjen, M Bredendiek, M Brendel, J Meltzer, U Costabel. Differential cytology of bronchoalveo-
      lar lavage fluid in normal children. Eur Respir J. 1994;7:1865–70.
[9]   Schwerk N, Grasemann H. Bronchoalveolar Lavage: Biomarkers. in: Goldfarb S, Piccione J (eds.)
      Diagnostic and Interventional Bronchoscopy in Children. Springer Nature Switzerland AG,
      Cham, 2021, ISBN 978-3-030-54923-7 ISBN 978-3-030-54924-4 (eBook), https://doi.org/
      10.1007/978-3-030-54924-4.
[10] Deutsche Gesellschaft für Pädiatrische Infektiologie DGPI: DGPI Handbuch. 7. Auflage, Georg
      Thieme, Stuttgart, New York, 2018.
[11] Kommission für Krankenhaushygiene und Infektionsprävention (KRINKO) beim Robert Koch-In-
      stitut. Prävention von Infektionen, die von Gefäßkathetern ausgehen. Hinweise zur Blutkultur-
      diagnostik. Bundesgesundheitsbl. 2017;60:216–30.
[12] Feiterna-Sperling C, Brinkmann F, Adamczik C, et al. S2k-Leitlinie zur Diagnostik, Prävention
      und Therapie der Tuberkulose im Kindes- und Jugendalter. AWMF 048–016.

7 Therapeutische Prinzipien

7.1 Medikamente

Burak Uslu

Bitte beachten: Die nachfolgenden Angaben zu Wirkstoffen, beispielhaft ausgewählten Präparatenamen (Vollständigkeit nicht möglich), Dosierungen, Besonderheiten und Zulassungen unterliegen zeitlichen Veränderungen und können nicht mehr aktuell oder fehlerhaft sein. Hierfür übernehmen die Herausgeber und der Autor keine Haftung. Vor Anwendung sind deshalb die aktuellen Fachinformationen zu lesen, die auch weitere Anwendungsbeschränkungen und Hinweise zur Applikation, Haltbarkeit etc. enthalten.

7.1.1 Kurz wirksame β_2-Mimetika

Die kurzwirksamen β_2-Mimetika (SABA = short acting beta agonists) gehören zu der Gruppe der Spasmolytika (siehe Tab. 7.1). Sie beeinflussen als überwiegend selektive β_2-Adrenorezeptor-Agonisten sowohl die glatte, als auch die quergestreifte Muskulatur. Dies führt u. a. in der Lunge zu einer Relaxation der Bronchial- und Gefäßmuskulatur. Aufgrund der rasch eintretenden Wirkung werden sie auch als RABAs (rapid acting betamimetic agonists) bezeichnet. Bei hoher Dosierung führen β_2-Mimetika zu einer gleichzeitigen Stimulation der β_1-Rezeptoren, wodurch unerwünschte Nebenwirkungen wie Tachykardie, Unruhe, Tremor, Kopfschmerzen entstehen können. Der Wirkungseintritt wird nach 5–15 Minuten erreicht, die Wirkungsdauer beträgt 3–4 h. Kurzwirksame β_2-Mimetika sind für eine Dauertherapie, aufgrund der Herabregulation der Betarezeptoren, nicht geeignet. Alle mittels Dosieraerosol applizierte β_2-Mimetika sollten aufgrund besserer Deposition in der Lunge über eine Vorschaltkammer inhaliert werden.

https://doi.org/10.1515/9783110693454-007

Tab. 7.1: Kurz wirksame β_2-Mimetika.

Wirkstoff	Präparat	Dosierung	Besonderheiten	Zulassung
Salbu-tamol	Sultanol® Inhalations-lösung 5 mg/1 ml für einen Vernebler, Salbu-HEXAL® Inhala-tionslösung 5 mg/ml	**Inhalationslösung:** 4–12 Jahre: 4–8 Tropfen > 12 Jahren 5–10 Trop-fen jeweils in 2 ml NaCl 0,9 % alle 4–6 h	Bei Kleinkindern mit Maske, bei älteren Kindern mit Mundstück via Düsen-vernebler; DA Gabe via Vorschalt-kammer	ab 4 Jahren, un-ter 4 Jahren kei-ne Dosierungs-empfehlung
	Bronchospray® Sultanol® Salbu-HEXAL N® Salbutamol-ratiopharm N®	**DosierAerosol (DA):** 0,1 mg/Hub ca. 1–2(4) Hübe alle 4–6 h		
	Salbu Easyhaler® Ventilastin® Novolizer®	**Pulverinhalator:** 0,1 mg oder 0,2 mg/ED 1–2 Hübe alle 4–6 h		0,1 mg ab 6 Jah-ren 0,2 mg ab 12 Jahren
	SalbuBronch® Elixier 1 mg/ml p. o.	**Orale Gabe:** 0,1–0,2 mg/kgKG/ Dosis Salbutamol, max. 2 mg alle 8 h	wirkt langsamer im Notfall als in-halative Gabe	2–23 Lebens-monate
	SalbuBronch® forte 5 mg/ml p.o.	1–2 mg Salbutamol 2–4 × tgl.		2–6 Jahre
Reproterol	Bronchospasmin® 1 ml Injektionslösung	**Intravenöse Bolus-gabe:** ED: 1,2 µg/kgKG lang-sam (über 1 Minute): 1 ml Injektionslösung mit NaCl 0,9 % ver-dünnt auf 15 ml ent-spricht 6 µg/ml. **Kurzinfusion:** 1 µg Reproterol/kgKG über 10 Minuten **Dauerinfusion:** 0,2 µg Reproterol/kgKG über 36–48 Stunden	Herz-Kreislauf-Monitoring; Stufenweise Re-duzierung der Infusion (Re-bound Effekt)	ab 3. Lebens-monat

Tab. 7.1: (fortgesetzt)

Wirkstoff	Präparat	Dosierung	Besonderheiten	Zulassung
Terbutalin	Aerodur® Turbohaler®	**inhalativ:** 0,5 mg Pulverinhalation/Dosis		ab 5 Jahren
	Terbutalin AL 2,5®	**oral:** 3–6 Jahre: 2 × 1,25 mg 7–14 Jahre: 2 × 2,5 mg > 14 Jahre: bis zu 3 × 5 mg		ab 3 Jahren
	Bricanyl® s. c.	**subkutan:** 0,25 mg Einzelgabe bis zu 4 × tgl. 5–10 µg/kgKG/Dosis (max. 500 µg)		ab 12 Jahren
Fenoterol	Berotec®	100 µg DA 1–(2) Hub bis zu 4 × tgl.		ab 4 Jahren

7.1.2 Langwirksame β_2-Mimetika

Langwirksame β_2-Mimetika (LABA = long acting betamimetic agent) gehören pharmakologisch zu der Gruppe der β_2-Adrenorezeptoragonisten (siehe Tab. 7.2). Durch die selektive, direkte Wirkung an β_2-Rezeptoren in der Lunge wirken sie bronchodilatatorisch. Formoterol und Salmeterol werden als Dauermedikation in der Asthmatherapie und das schnell wirkende Formoterol in der Anfallstherapie eingesetzt. Der überwiegende Anteil der langwirksamen β_2-Mimetika findet sich hauptsächlich in Kombinationspräparaten mit inhalativen Steroiden. Eine längerdauernde Monotherapie ist kontraindiziert.

Tab. 7.2: Langwirksame β_2-Mimetika.

Wirkstoff	Präparat	Dosierung	Besonderheit	Zulassung
Formoterol	Formatris® Novolizer® Oxis® Turbohaler®	**Pulver:** 6 und 12 µg 2 × 1 Hub	schnellerer Wirkungseintritt als Salmeterol	ab 6 Jahren
	Foradil® P	**Hartkapsel mit Pulver:** 12 µg 2 × 1 Hartkapsel		ab 6 Jahren
	Foradil® Spray	**DA:** 12 µg 2 × 1 Hub		ab 6 Jahren
Salmeterol	Serevent®	**DA:** 25 µg 2 × 2 Hübe **Diskus®:** 50 µg 2 × 1 Hübe		ab 4 Jahren
	Salmeterol HEXAL®	**DA:** 25 µg 2 × 2 Hübe		ab 12 Jahren

7.1.3 Anticholinergika

Anticholinergika (siehe Tab. 7.3) werden auch Muskarin-Rezeptor-Antagonisten und/oder Parasympatholytika genannt. Anticholinergika unterdrücken die Wirkung von Acetylcholin durch kompetitive Hemmung des muskarinischen Acetylcholinrezeptors. Durch diesen Mechanismus wird die Kontraktion der glatten Muskulatur in den Bronchien blockiert und der Sekrettransport gefördert. Anticholinergika werden in der Regel als Kombinationspräparat (mit z. B. Fenoterol) oder als Add on Medikation in der Asthmatherapie eingesetzt. Tiotropiumbromid gehört zu den langwirksamen Muskarinantagonisten (LAMAs). Weitere ähnlich wirkende Substanzen sind erst ab dem Erwachsenenalter zugelassen.

Tab. 7.3: Anticholinergika.

Wirkstoff	Präparat	Dosierung	Besonderheiten	Zulassung
Ipratropiumbromid	Atrovent®	**250 μg/2 ml Lösung für Vernebler:** < 6 Jahren: 100–250 μg/ED 6–12 Jahren: 250 μg/ED ab 12 Jahren: 500 μg/ED alle 4–6 h **DA:** 20 μg 1–2 Hübe 3 × tgl.	in der Regel Kombination mit Salbutamol-Inhalationslösung insbesondere bei unzureichender Wirksamkeit von Salbutamol; DA Gabe via Vorschaltkammer	ohne Einschränkung ab 6 Jahren
Tiotropiumbromid	Spiriva® Respimat®	2,5 μg 1 × 2 Hub/d	langwirksamer Bronchodilatator; Einnahme jeweils zur gleichen Tageszeit; Sprühvernebler	ab 6 Jahren
Ipratropiumbromid/ Fenoterolhydrobromid	Berodual®	**DA:** 20/50 μg 1–2 Hübe/ 3–4 × /tgl. **Lösung für Vernebler 250/500 μg:** *Akutbehandlung*; < 6 Jahren: 1 Hub (0,1 ml) pro/kgKG max. 5 Hübe 6–12 Jahre: 5–20 Hübe (0,5–2 ml) ab 12 Jahren: 10–25 Hübe (1–2,5 ml) jeweils 3–4 × tgl. mit NaCl 0,9 % auf 4 ml verdünnt	Kombinationspräparat	ab 6 Jahren

7.1.4 Inhalative Corticosteroide (ICS)

Inhalative Corticosteroide (ICS) (siehe Tab. 7.4) sind in üblicher Dosierung gut verträglich und wirken lokal entzündungshemmend. ICS sind zur Akutbehandlung der bronchialen Obstruktion ungeeignet. Die volle Wirksamkeit wird erst nach ca. 6–8 Wochen erreicht. ICS werden sowohl als Monotherapie als auch als Kombinationspräparat (mit einem LABA) zur Langzeittherapie eingesetzt. Häufigste Nebenwirkungen der ICS Therapie sind orale Aphten, Mundsoor und Heiserkeit, sodass die Anwendung von Vorschaltkammer und eine Mundausspülung nach der Inhalation notwendig sind.

Tab. 7.4: Inhalative Corticosteroide Monotherapie (ICS).

Wirkstoff	Präparat (Auswahl)	Dosierung/Devices	Besonderheit	Zulassung
Fluticason 17-propionat	Flutide®	**Dosieraerosol:** *Mite* 50 µg, 125 µg *Forte* 250 µg jeweils 2 × 1–2 Hübe	Zuzahlung notwendig; via Vorschaltkammer	*DA Mite* ab 2 Jahren *DA Forte* ab 16 Jahren
		Diskus®: *Junior* 50 µg, *Mite* 100 µg, 250 µg, *Forte* 500 µg, jeweils 2 × 1 Hub	je nach Schweregrad 50–200 µg/d > 16 J Steigerung auf 500 µg–1,0 mg/d möglich	*Diskus Junior/ Mite* ab 4 Jahren
Budesonid	Budiair® Budes® N	**Dosieraerosol:** 200 µg 2 × 1 Hub 200 µg 2 × 1 Hub		ab 6 Jahren ab 5 Jahren
	Novopulmon® Pulmicort® Budesonid®	**Pulverinhalator:** 200 und 400 µg jeweils 2 × 1 Hub 0,1, 0,2, 0,4 mg Anfangsdosis: jeweils 2 × 1 Hub		ab 6 Jahren ab 5 Jahren ab 6 Jahren
	Pulmicort® Inhal.-Lsg, BudenoBronch®	**Inhalationslösung:** 0,5 und 1 mg/2 ml Suspension für Vernebler 6 Monate-12 Jahre: 0,5–1 mg 2 × tgl. > 12 Jahren: 1–2 mg 2 × tgl.		ab 6 Monaten
	Budesonid®	0,25 und 0,5 mg/2 ml Suspension für Vernebler 6 Mo.–11 Jahre: 0,5–1 mg 2 × tgl., > 12 Jahren: 1–2 mg 2 × tgl.		ab 6 Monaten

Tab. 7.4: (fortgesetzt)

Wirkstoff	Präparat (Auswahl)	Dosierung/Devices	Besonderheit	Zulassung
Beclometa-sondipropio-nat	Junik®	**Autohaler:** 50 µg, 100 µg 5–12 Jahre: jeweils 2 × 1 Hub > 12 Jahren: 2 × 1–4 Hübe	1. Generation ICS	ab 5 Jahren
	Ventolair®	**Dosieraerosol/Auto-haler:** *Mite* 50 µg, 100 µg, 250 µg, jeweils 2 × 1 Hub		ab 5 Jahren 250 µg ab 12 Jahren
	Sanasthmax®	**Dosieraerosol:** *Junior* 50 µg, 250 µg jeweils 2 × 1 Hub **Lösung:** 0,4 mg Lösung für Ver-nebler: 1–2 Ampullen 2 × tgl.		keine Ein-schränkung, jedoch alters-abhängige Höchstdosen
Ciclesonid	Alvesco®	**Dosieraerosol:** 80 µg, 160 µg, jeweils 1 × 1 Hub	Prodrug, aktiviert ICS-Wirkung nicht im oralen Epithel, somit günstiger bei Soor, hohe Zuzah-lung erforderlich	ab 12 Jahren
Mometason-furoat	Asmanex® Twisthaler®	**Pulverinhalator:** 200 µg, 400 µg, jeweils 2 × 1 Hub		ab 12 Jahren

7.1.5 Kombinationspräparate ICS/LABA

Die Kombinationspräparate ICS/LABA (siehe Tab. 7.5) werden als Dauermedikation in der Asthmatherapie eingesetzt. Die Kombinationstherapie ist für Patienten ge-dacht, die eine längere Zeit ein LABA brauchen, welches als Monotherapie kontra-indiziert ist. Sie sind gut verträglich und zeigen eine hohe Wirksamkeit. Ihr Einsatz erfolgt entsprechend der Asthmastufentherapie (Step up bzw. Step down) je nach kli-nischem Verlauf und Lungenfunktion bzw. Asthmakontrolle.

Tab. 7.5: Kombinationspräparate ICS/LABA.

Wirkstoff	Präparat	Dosierung/Devices	Besonderheit	Zulassung
Salmeterol/Fluti-casonpropionat	Viani® Atmadisc®	**Dosieraerosol:** *Mite* 25/50 µg, 25/125 µg *Forte* 25/250 µg, jeweils 2 × 2 Hübe	DA mit Vorschaltkammer	ab 4 Jahren ab 12 Jahren
		Diskus®: *Mite* 50/100 µg, 50/250 µg *Forte* 50/500 µg, jeweils 2 × 1 Hub		ab 4 Jahren ab 12 Jahren
	Flusarion®	**Easyhaler®:** 50/250 µg, 50/500 µg, jeweils 2 × 1 Hub		ab 12 Jahren
	Serroflo®	**Dosieraerosol:** 25/125 µg, 25/250 µg, jeweils 2 × 2 Hübe		ab 12 Jahren
Fluticasonpropio-nat/Formoterol-fumarat	Flutiform®	**Dosieraerosol:** 50/5 µg, 125/5 µg, 250/10 µg, jeweils 2 × 2 Hübe		ab 5 Jahren ab 12 Jahren ab 18 Jahren
		k-haler® (DA atemzug-gesteuert): 50/5 µg, 125/5 µg, jeweils 2 × 2 Hübe		ab 12 Jahren
Fluticasonfuroat/ Vilanteroltrifenetat	Relvar® Ellipta®	**Ellipta®:** 92/22 µg, 184/22 µg, jeweils 1 × 1 Hub	nicht zur Anfalls-therapie geeignet	ab 12 Jahren
Budesonid/Formo-terolhemifumarat	Symbicort®	**Turbohaler®:** 80/4,5 µg ab 6 Jahren 2 × 2 Hübe 160/4,5 µg 12–17 Jahre 2 × 1–2 Hübe 320/9 µg, 2 × 1 Hub		ab 6 Jahren ab 12 Jahren

7.1.6 Leukotrienantagonisten

Leukotrienantagonisten (siehe Tab. 7.6) gehören zu der Gruppe der Leukotrienrezeptorantagonisten. Durch die Bindung an die Leukotrienrezeptoren der Bronchialschleimhaut kommt es zur Hemmung der Leukotrieneffekte und somit zu einer antiinflammatorischen und sehr gering bronchodilatativen Wirkung.

Tab. 7.6: Leukotrienantagonisten.

Wirkstoff	Präparat (Auswahl)	Dosierung	Besonderheit	Zulassung
Montelukast	Montelukast®, Singulair®	**Granulat** 4 mg	bei Schlafstörungen und Verhaltensauffälligkeiten absetzen	ab 6 Monaten
		Kautabletten 4 mg, 5 mg,		ab 2 Jahren ab 6 Jahren
		Filmtabletten 10 mg, jeweils 1 × täglich abends		ab 15 Jahren

7.1.7 Glukokortikoide, systemisch angewandt

Glukokortikoide (siehe Tab. 7.7) werden systemisch in der Notfalltherapie des Asthma bronchiale und des Kruppsyndroms eingesetzt. Der Einsatz der Glukokortikoide ist in der Regel auf 3–5 Tage begrenzt.

Tab. 7.7: Glukokortikoide (systemisch angewandt).

Wirkstoff	Präparat	Dosierung	Besonderheit	Zulassung
Prednisolon	Prednisolon®	bei akutem Asthma: 1–2 mg/kgKG p.o oder i. v.	in der Regel 3–5 Tage ausreichend, bis 14 Tage kein Ausschleichen notwendig	keine Alterseinschränkung
Betamethason	Celestamine® N 0,5; Celestone® N 0,5	**Lösung:** 1 ml enthält 0,5 mg Betamethason, < 15 kgKG: 0,5 mg/kgKG, 15–30 kgKG: 7,5 mg = 15 ml, > 30 kgKG: 15 mg (ganze Flasche = 15 mg = 30 ml)		
Dexamethason	InfectoDexaKrupp® Saft 2 mg/5 ml	**Saft:** ab 1 Monat 0,15–0,45 mg/kgKG bzw. 0,4–1,1 ml/kgKG als ED bis max. 0,6 mg/kgKG in 1 ED		
Prednison	Rectodelt® Zäpfchen; InfectoCortiKrupp® Zäpfchen	**Rektal:** 1 × 100 mg als Einzelgabe	unsichere Therapiesteuerung wegen variabler rektaler Resorption	

7.1.8 Biologika

Biologika (siehe Tab. 7.8) sind Antikörperpräparate, die gezielt an relevanten Rezeptoren oder Mediatoren der Entzündung binden und dadurch den Effekt der Rezeptoraktivierung oder des Mediators unterbinden. In der pädiatrischen Asthmatherapie stehen 3 Biologika mit unterschiedlichen Targets zur Verfügung.

Omalizumab (Anti-IgE-Antikörper) bindet unspezifisch freies IgE, verhindert damit die Bindung an Mastzellen und basophilen Granulozyten und somit deren Aktivierung. Omalizumab wird bei schwerem IgE-vermitteltem allergischen Asthma und Sensibilisierung gegen ein ganzjähriges Aeroallergen eingesetzt. Weitere Indikationen sind die spontan-rezidivierende Urtikaria und im Erwachsenenalter die Polyposis nasi.

Dupilumab ist ein rekombinanter, humaner, monoklonaler IgG_4-Antikörper. Er richtet sich gegen die alpha-Untereinheit von Interleukin-4 und -13 Rezeptoren, wodurch die Signalwege der beiden Zytokine gehemmt werden. Dupilumab wird als Add on Therapie bei schwerem Asthma mit Typ-2-Inflammation eingesetzt und hat eine zusätzliche Zulassung für schwere atopische Dermatitis, sowie im Erwachsenenalter für chronische Rhinosinusitis mit Polyposis nasi.

Mepolizumab bindet freies IL-5 und verhindert die Migration, das Überleben und die Aktivierung von eosinophilen Zellen. Mepolizumab wird als Zusatzbehandlung bei schwerem refraktärem eosinophilem Asthma eingesetzt. Für das Kindesalter existieren bisher nur sehr wenige Studiendaten.

Tab. 7.8: Biologika.

Wirkstoff	Präparat	Dosierung	Besonderheit	Zulassung
Omalizumab	Xolair®	75, bzw. 150 mg s. c. alle 2–4 Wochen	Dosis ist abhängig vom IgE Wert und Körpergewicht bei der Asthmatherapie (s. Fachinformation)	ab 6 Jahren (Asthma bronchiale)
Dupilumab	Dupixent®	200, bzw. 300 mg s. c. 400 mg als Anfangsdosis, gefolgt von 200 mg alle 2 Wochen, 600 mg als Anfangsdosis, gefolgt von 300 mg alle 2 Wochen bei Patienten mit schwerem Asthma und die auf orale Kortikosteroide eingestellt sind, oder bei Patienten mit schwerem Asthma und komorbider mittelschwerer bis schwerer Atopischer Dermatitis	Eosinophilie ≥ 150 Zellen/µl oder FeNO ≥ 20 ppb vor Therapiebeginn notwendig	ab 12 Jahren für Asthma, ab 6 Jahren für Atopische Dermatitis
Mepolizumab	Nucala®	Ab 6 Jahren Nucala 40 mg s. c., ab 12 Jahren 100 mg s. c. alle 4 Wochen	Eosinophilie ≥ 300/µl im Blut vor Therapiebeginn notwendig, keine eigenständige pädiatrische Studie bisher vorliegend	ab 6 Jahren bei schwerem, therapierefraktärem eosinophilem Asthma bronchiale

7.1.9 Xanthinderivat

Xanthin ist ein Zwischenprodukt des Purinabbaus. Xanthinderivate führen zu einer Hemmung der Phosphodiesterase der glatten Muskulatur der Bronchien und wirken dadurch bronchodilatativ. Eine antientzündliche Wirkung ist wegen fehlender Evidenz umstritten (siehe Tab. 7.9).

Tab. 7.9: Xanthinderivat.

Wirkstoff	Präparat	Dosierung	Besonderheit	Zulassung
Theophyllin (Methylxanthin)	Theophyllin AL®; Theophyllin STADA®; Solosin® Retard Bronchoretard®; Contiphyllin®	**Retard-Tabletten:** 100, 125, 135, 200, 250, 270, 350, 400 mg; Tagesdosis abhängig vom Alter und Gewicht, sowie Komedikation (siehe Fachinformation)	Spiegel-Kontrolle notwendig, keine breite Anwendung mehr wegen geringer therapeutischer Breite. Die Dosis bezieht sich bei Adipösen auf das Normalgewicht.	ab 6 Monaten
	Solosin®	**Tropfen oral:** Für Kleinkinder ab 6. LM und für Akutaufsättigung s. u.	Zahlreiche Interaktionen mit anderen Medikamenten sind vor Anwendung zu beachten.	
	Afpred® forte – THEO 200 mg	**i.v. Anwendung:** Aufsättigungsdosis 4–5 mg/kgKG Einzelgabe in 20–30 Minuten langsam applizieren, bei Vorbehandlung nur 2–3 mg/kgKG. Erhaltungstherapie abhängig von Alter, Gewicht und Komedikation, s. Fachinformation		

7.1.10 Magnesium

In seiner Verbindung als Magnesiumsulfat wirkt Magnesium calciumantagonistisch, wodurch die vaso- und bronchodilatatorische Wirkung zustande kommt. Magnesium verstärkt den topischen Salbutamol-Effekt. Es hemmt die Acetylcholinfreisetzung an den Synapsen und Histaminfreisetzung an den Mastzellen. Die intravenöse Gabe ist als zusätzliche Therapieoption beim schweren Asthmaanfall indiziert (siehe Tab. 7.10).

Tab. 7.10: Magnesium.

Wirkstoff	Präparat	Dosierung	Besonderheit	Zulassung
Magnesium	Magnesium-sulfat (MgSO₄)	**i. v. über mind. 30 Minuten:** 40–50 mg/kgKG (max. 2 g), 0,05 ml/kgKG der 50 %igen bzw. 0,25 ml/kgKG der 10 %igen MgSO₄ Lösung über mind. 30 Min.	Einzelgabe	keine Ein-schränkung

7.1.11 Cromone

Cromone (siehe Tab. 7.11) gehören zu der Gruppe der Mastzellstabilisatoren. Sie hemmen in aktivierten Mastzellen u. a. die Freisetzung von Histamin und Leukotrienen. Die Cromone werden insbesondere bei allergischer Disposition als Lokaltherapie eingesetzt, z. B. allergische Rhinitis und Konjunktivitis. Sie werden aufgrund der nur geringen antiinflammatorischen Wirkstärke bei der Asthmatherapie im Stufenplan der NVL oder GINA nicht mehr berücksichtigt.

Tab. 7.11: Cromone.

Wirkstoff	Präparat	Dosierung	Besonderheit	Zulassung
Cromoglicinsäure	Intal® N	DA: 4 × 2 Hübe	kurze Halbwertszeit daher mehrfache Anwendung notwendig; volle Wirkung nach 2–4 Wochen	keine Ein-schränkung
Cromolicinsäure/ Reproterol	Aarane® N; Allergo-spasmin® N	DA: 1/0,5 mg 4 × 2 Hübe	Kombinationspräparat; mehrfache Anwendung notwendig	keine Ein-schränkung

7.1.12 Sekretolytika/Mukolytika

Die Wirkung der oralen Sekreto- und Mukolytika (siehe Tab. 7.12) ist sehr umstritten, sodass hier keine Dosierungsempfehlungen gegeben werden. Die Inhalation von hypertoner Kochsalzlösung 6 %, Mannitol und Dornase alpha zeigt eine Wirkung in der Behandlung des zähen Sekrets bei Mukoviszidose. Die 3 %ige NaCl-Lösung zeigt wechselnde Effekte bei der Bronchiolitis, ist hierfür aber nicht zugelassen.

Tab. 7.12: Sekretolytika/Mukolytika.

Wirkstoff	Präparat (Auswahl)	Dosierung	Besonderheit	Zulassung
NaCl 3 %	Mucoclear® 3 %	1 Ampulle á 4 ml 3 × täglich	nicht erstattungsfähig	
NaCl 6 %	Mucoclear® 6 %	1 Ampulle á 4 ml 2 × täglich		zugelassen für Mukoviszidose
Dornase alpha	Pulmozyme®	1 × 1 Ampulle täglich	spezielle Vernebler sinnvoll	ab 5 Jahren
Mannitol	Bronchitol® 40 mg	2 × 10 Kps inhalativ	Initialdosistest und Vorinhalation mit Salbutamol notwendig	ab 18 Jahren
NaCl 0,9 %	Kochsalz	2 ml 3 × täglich	keine Evidenz	keine Einschränkung

7.1.13 Rhinologika

Rhinologika (siehe Tab. 7.13) sind Medikamente, die zur symptomatischen Therapie von Erkrankungen der Nase und Nasennebenhöhlen eingesetzt werden. Rhinologika können bei Infekten (nicht-allergisch) und allergischen Erkrankungen eingesetzt werden. Oxymetazolin und Xylometazolin gehören zu den Alpha-Sympathomimetika und sind wegen möglicher systemischer Nebenwirkungen bei Säuglingen mit strenger Indikation anzuwenden.

Tab. 7.13: Rhinologika.

Wirkstoff	Präparat (Auswahl)	Dosierung	Besonderheit	Zulassung
Azelastin	Azelastin® NS	2 × 1 Sprühstoß	Antihistaminikum	ab 6 Jahren
Levocabastin	Livocab® NS	2 × 2 Sprühstöße	Antihistaminikum	ab 1 Jahr
Beclometason	Beclomet® nasal	50 µg und 100 µg, jeweils 2 × 1 Sprühstoß	Topisches Steroid	ab 6 Jahren
	Beclorhinol® aquosum	2 × 2 oder 4 × 1 Sprühstöße		

Tab. 7.13: (fortgesetzt)

Wirkstoff	Präparat (Auswahl)	Dosierung	Besonderheit	Zulassung
Budesonid	Budesonid acis®	50 µg 2 × 1 50 µg 2 × 1	Steigerung auf 2 × 2 Sprühstöße möglich	uneingeschränkt
	Budes® Nasenspray	64 µg jeweils 2 × 1 Sprühstoß		ab 6 Jahren
	Budesonid 1 A Pharma®			ab 6 Jahren
Fluticasonfuroat	Avamys® NS	27,5 µg ab 6 Jahren 1 × 1 ab 12 Jahren 1 × 2 Sprühstöße		ab 6 Jahren
Fluticason 17-propionat	Flutide® nasal	4–11 Jahren: 1 × 1 ab 12 Jahren 1 × 2		ab 4 Jahren
Mometasonfuroat	Mometason® Nasonex®	50 µg: 3–11 Jahre 1 × 1, ab 12 Jahren 1 × 2 Sprühstöße		ab 3 Jahren
Triamcinalonacetonid	Nasacort® Rhinisan®	55 µg: 2–12 Jahre 1 × 1 ab 12 Jahren 1 × 2 Sprühstöße		ab 2 Jahren
Cromoglicinsäure	Cromo®	4 × 1 Sprühstoß	Dosissteigerung bis 5 × täglich möglich	ab 0 Jahren
Oxymetazolin	Nasivin®	**Tropfen:** 0,01 % ab 0 Jahren, 0,025 % ab 1 Jahr, 0,05 % ab 6 Jahren, 3 × 1–2 Tropfen **Spray:** 3 × 1–2 Sprühstöße	bei Säuglingen und Kleinkindern sind systemische Nebenwirkungen zu befürchten, chronischer Gebrauch führt zu Reboundphänomen und in der Folge zur Rhinitis medicamentosa, Anwendung nicht länger als 7 Tage	ab 0 Jahren
Xylometazolin	Imidin®; Otriven®; Olynth®; Nasic® mit Dexpanthenol	**Tropfen:** 0,025 % ab 1 Jahr, 0,05 % ab 2 Jahren, 0,1 % ab 6 Jahren: 3 × 1–2 Tropfen **Spray:** 3 × 1–2 Sprühstöße		ab 1 Jahr

7.1.14 Antibiotika

Der Einsatz der Antibiotika (siehe Tab. 7.14) ist bei der Behandlung der Pneumonien im Kindesalter begrenzt. Ein restriktiver Antibiotikaeinsatz ist aufgrund der häufig viralen Genese bei Pneumonie und vor dem Hintergrund zunehmender Antibiotikaresistenzen anzustreben. Nachfolgend ist eine Auswahl der häufig eingesetzten Antibiotika aufgeführt.

Tab. 7.14: Antibiotische Therapie bei Pneumonie (in Anlehnung an AWMF-Leitlinie und DGPI).

Wirkstoff	Präparat (Auswahl)	Dosierung	Besonderheit	Zulassung
Amoxicillin	Amoxicillin® 500, 750, 1000 mg Tabletten, Amoxicillin Al TS 250 mg/5 mg	**p. o.:** 50-(90) mg/kgKG/ d in 2–3 ED	Penicillinallergie ausschließen, nicht bei EBV-Infektionen geben aufgrund erhöhtem Exanthemrisiko	keine Einschränkung
Ampicillin	Ampicillin® 0,5/1/2/5 g	**i. v.:** 100–(200) mg/ kgKG/d in 3 ED		
Cefuroximaxetil Cefuroxim	Cefuroxim®; Cefurax®; Elobact®	**p. o.:** 30 mg/kgKG/d in 2 ED		
	Cefuroxim-ratiopharm® 20, 750, 1500 mg p. i.	**i. v.:** 100–(150) mg/ kgKG/d in 3 ED		
Clarithromycin	Clarithromycin® 250, 500 mg Tabl.; Clarythromycin® 125 Granulat; Klazid® 125 Granulat	**p. o:** 15 mg/kgKG/d in 2 ED		ab 12 Jahren, Granulat für Saft ab 1. Lebenstag
Doxycyclin	Doxycyclin® 100, 200 mg	**p. o:** am 1. Tag 4 mg/ kgKG/d in 1 ED, ab dem 2. Tag 2 mg/kgKG/d in 1 ED	Interferenz mit Antibabypille, Antikoagulation, Sulfonylharnstoffe etc.	ab 9 Jahren

Tab. 7.14: (fortgesetzt)

Wirkstoff	Präparat (Auswahl)	Dosierung	Besonderheit	Zulassung
Ampicillin-Sulbactam (Sultamicillin)	Unacid® 1,5 g i. v. (1,0 g Ampicillin, 0,5 g Sulbactam)	**i. v.:** 100–(150) mg/ kgKG/d in 3 ED (Ampicillinanteil)		keine Ein-schränkung
	Unacid® PD 375 mg/ 5 ml Sultamicillin Sus-pension; Unacid® PD oral Film-tabletten 375 mg	**p. o.:** 50 mg/kgKG Sulta-micillin		
Amoxicillin-Clavulansäure	Amoclav®; Augmentan® 500, 875 mg Tabl. (plus 125 mg Clavulansäure), Amoclav® Trocken-saft 125 (plus 31,25), Amoclav® forte 250 Trockensaft (plus 62,5)	**i. v./p. o.:** 45–(60) mg/kgKG/ d in 3 ED (Amoxicillinanteil)		
Cefuroxim	Cefuroxim® Tbl. 250, 500 mg; Saft 125 mg/ 5 ml; Elobact® 125, 250, 500 mg;	**p. o.:** 20(–30) mg/kgKG	schlechte orale Resorption	
	Cefuroxim® 750, 1500 mg p.i	**i. v.:** 100–(150) mg/ kgKG/d in 3 ED		
Azithromycin	Azithromycin®, Zithro-max® 250, 500 mg Ta-bletten; Azithromycin®, Zithro-max® Saft 200 mg/ml	10 mg/kgKG in 1 ED an Tag 1; 5 mg/kgKG in 1 ED an Tag 2–5, alter-nativ 10 mg/kgKG Tag 1–3	als rein antient-zündliche Dauer-therapie 1 × 10 mg/kgKG (max. 500 mg) an 3 Tagen der Woche	ab 3 Jahren
Piperacillin-Tazobactam	Piperacillin-Tazobac-tam®, Tazobac® 4 g/ 0,5 g	100 mg/kgKG Piperacillinanteil 3 × tgl.		ab 2 Jahren

Tab. 7.14: (fortgesetzt)

Wirkstoff	Präparat (Auswahl)	Dosierung	Besonderheit	Zulassung
Ceftazidim	Ceftazidim®, Fortum® 0,5 g, 1,0 g, 2,0 g	100–150 mg/ kgKG/d in 3 ED, unter 8 Wochen max. 60 mg/kg/d		keine Ein- schränkung
Clindamycin	Clindamycin®, Sobelin® 150, 300 mg Kapseln, 600 mg Infusionskon- zentrat	Frühgebore- ne < 4 Wochen 15 mg/kgKG/d, Frühgebore- ne > 4 Wochen 20 mg/kgKG/d, Neugeborene: 20–40 mg/kgKG/d jeweils in 3 ED		
Cotrimoxazol	Cotrim®, Eusaprim®: 20 mg Trimetoprim (TMP) + 100 mg Sulfa- methoxazol Tabl., 80 + 400 Tabl., 160 + 800 Tabl., 240 mg/5 ml Saft, 480 mg/5 ml Saft, 480 mg/5 ml i. v. Am- pullen	4–5 mg/kgKG TMP-Anteil, bei Pneumozystis jirovecii-Pneumo- nie 15 mg/kgKG TMP-Anteil		ab 6 Lebens- wochen
Cefotaxim	Cefotaxim®, Claforan® 0,5 g, 1 g, 2 g Infu- sionskonzentrat	100–150 mg/ kgKG/d in 2–4 ED, Jugendliche 3–6 g/ d in 2–4 ED		keine Ein- schränkung
Ceftriaxon	Ceftriaxon®, Rocephin® 0,5 g, 1 g, 2 g Infu- sionskonzentrat	50–75 mg/kgKG/d in 1(–2) ED, Neu- geborene max. 50 mg/kg/d	Interaktion (Ausfäl- lung) mit calcium- haltigen Infusions- lösungen	Kontraindi- ziert bei Frühgebore- nen bis zum Alter von 41 SSW
Meropenem	Meronem® 0,5 g, 1 g Infusionskonzentrat	60–(80) mg/kgKG/ d in 3 ED	bei CF höhere Dosierungen	ab 3 Monaten
Linezolid	Zyvoxid® 600 mg Tabl., 2 mg/ml Infusions- lösung	**p. o.; i. v.:** < 12 Jahre 30 mg/ kgKG/d in 3 ED max. 1,2 g, Jugendliche 1,2 g/d in 1–2 ED		

Literatur
MMI Pharmindex Plus 2021.4, https://www.mmi.de/mmi-pharmindex.
DGPI Handbuch Infektionen bei Kindern und Jugendlichen, 7. Auflage 2018, Georg Thieme Verlag Stuttgart, New York.

7.2 Schulung und Rehabilitation

Thomas Spindler

7.2.1 Patientenschulung

7.2.1.1 Einführung

Schulungsprogramme im Bereich der pädiatrischen Pneumologie wurden in Deutschland primär zu Asthma bronchiale entwickelt. Diese Programme sollen den Patienten in die Lage versetzen, seine Krankheit zu verstehen und aus diesem Verständnis heraus gemeinsam mit dem Arzt Therapien festzulegen und vor allem Exazerbationen selbständig entgegenzuwirken. Neben der Wissensvermittlung werden immer auch psychosoziale Faktoren berücksichtigt, Verhaltensweisen unter anderem in Rollenspielen geübt, erprobt und zum Teil auch automatisiert. Schulungsprogramme in der Pädiatrie werden immer auf den Patienten *und* seine Bezugspersonen ausgerichtet.

Patientenschulungen sind pädagogische Interventionen mit medizinischen Inhalten, basierend auf dem biopsychosozialen Krankheitsmodell. Um die genannten Ziele zu erreichen, ist ein interdisziplinärer Ansatz unter Beteiligung verschiedener Fachleute (Ärzte, Psychologen, weitere Therapeuten je nach Indikation) notwendig. Die Ausbildung zum Patiententrainer erfolgt durch zertifizierte Akademien, die in der theoretischen Ausbildung ein einheitliches, indikationsüberschreitendes Basismodul anbieten, auf das dann jeweils indikationsspezifische Module aufbauen.

7.2.1.2 Standardisierte Asthmaschulung

Seit 2001 wird die Qualität der Schulungen und Trainerausbildungen im Qualitätsmanagement- Handbuch kontinuierlich aktualisiert [1]. Eine spezielle Asthmaschulung für Eltern von Vorschulkindern wurde bis 2005 entwickelt und die entsprechende Evaluation für diese Schulung im Jahr 2010 veröffentlicht [2]. 2014 wurde das Disease Management Programm (DMP) Asthma bronchiale für Schulkinder und Jugendliche etabliert. Es umfasst auch Schulungsprogramme, die über die Kassenärztlichen Vereinigungen finanziert sind. Seit 2018 gilt das auch für Kinder unterhalb des 5. Lebensjahres, der Fokus liegt hierbei auf der Elternschulung.

Die Wirksamkeit der Asthmaschulung im Kindes- und Jugendalter konnte für Kinder ab dem 5. Lebensjahr in eigenen Studien nachgewiesen werden. Nach internationalen Metaanalysen hat Asthmaschulung bei Kindern und Jugendlichen folgende Vorteile [3,4]:

- Verbesserung der Lungenfunktion
- Reduktion der Schulfehlzeiten
- Verbesserung der körperlichen Aktivität
- reduzierte nächtliche Asthmaanfälle
- reduzierte Krankenhausaufenthalte
- reduzierte Notfallambulanz-Besuche

Für die Schulung von Kindern und Jugendlichen ist neben einer altersgerechten Vermittlung der medizinischen Inhalte eine Individualisierung auf den einzelnen Patienten notwendig, wobei entwicklungs- und altersgerechte Methoden angewendet werden. Insgesamt ergibt sich nach den Qualitätsvorgaben der AG Asthmaschulung im Kindes- und Jugendalter e. V. [1] ein Zeitumfang in der Asthmaschulung von 30 Unterrichtseinheiten (UE), wobei 12 UE auf die Eltern und 18 UE auf die Kinder und Jugendlichen entfallen. Grundsätzlich handelt es sich um eine Gruppenschulung.

Asthmaschulungen werden nahezu flächendeckend innerhalb Deutschlands angeboten. Eine Übersicht der Ausbildung, der Schulungsteams und die genauen Schulungsinhalte findet sich unter www.asthmaschulung.de.

7.2.1.3 Mukoviszidoseschulung

Die Mukoviszidoseschulung wurde nach den Kriterien der modularen Schulung nach KomPas (Kompetenznetz Patientenschulung) als Gruppenschulung entwickelt [5]. Im Unterschied z. B. zu Asthma haben die betroffenen Familien meist in der Zeit nach der Diagnosestellung in Einzelgesprächen mit den Behandlungsteams Grundlagen erarbeitet. Die Schulung für Eltern baut auf diesem Wissen und den individuellen Vorerfahrungen auf. Sie umfasst 26 UE. Die Schulung für Jugendliche von 13–17 Jahren umfasst 30 UE und eine Elternschulung von 6 UE. Die Finanzierung erfolgt nach Einzelfallantrag bei der zuständigen Krankenkasse.

Für die anderen, selteneren kinderpneumologischen Krankheitsbilder (z. B. PCD) existieren bisher keine evaluierten und strukturierten Schulungsprogramme. Hier erfolgen entweder Individualschulungen oder Schulungen, die z. B. von den Kliniken oder Fachgesellschaften nach eigenen Standards entwickelt wurden.

Literatur

[1]   Spindler T, et al.(Vorsitzender der AG Qualitätsmanagement): Arbeitsgemeinschaft Asthmaschulung im Kindes- und Jugendalter e. V. Qualitätsmanagement in der Asthmaschulung von Kindern und Jugendlichen. 5. Aufl. iKuh Verlag, 2019.
[2]   Szczepanski R, Jaeschke R, Spindler T, Ihorst G, Forster J. The ASEV Study Group: Preschoolers' and parents' asthma education trial (P2AET) – a randomized controlled study. Eur J Pediatr. 2010;169(9):1051–60.
[3]   Guevara JP, Wolf FM, Grum CM, Clark NM. Effects of educational interventions for self management of asthma in children and adolescents: systematic review and meta-analysis. BMJ. 2003;326:1308–1309.

[4]   Coffmann JM, Cabana MD, Halpin A, Yelin EH. Effects of asthma education on children's use of acute care service: a meta-analysis. Pediatrics. 2008;121:575–586.
[5]   Staab D, Lehmann C für die Arbeitsgemeinschaft Mukoviszidoseschulung. Curriculum Eltern- und Jugendschulung bei Mukoviszidose. 3. Aufl. 2018 Pabst Science Publishers.

7.2.2 Rehabilitation

7.2.2.1 Einführung
Stationäre Rehabilitation bietet die Chance, atemwegskranke Kinder/Jugendliche und ihr soziales Umfeld in ihrer Gesamtheit zu erfassen und somit ein auf individuelle Bedürfnisse und Fähigkeiten abgestimmtes Therapiekonzept zu erarbeiten [1]. Dies ist nur möglich durch eine klare Zielsetzung *vor* der Rehabilitation und eine Umsetzung während der Maßnahme in möglichst realitätsnaher Abbildung des häuslichen Alltags. Rehabilitation eröffnet dem Patienten, seiner Familie und nicht zuletzt dem betreuenden Kinder- und Jugendarzt die Chance eines multiprofessionellen Herangehens an eine oft komplexe Problemsituation.

7.2.2.2 Aktuelle Situation in Deutschland
Rehabilitation für Kinder und Jugendliche mit chronischen Erkrankungen der Atemwege ist in Deutschland flächendeckend etabliert und über die Qualitätssicherung der Deutschen Rentenversicherung (DRV) standardisiert. Rehabilitation zielt im Sinne der ICF-Klassifikation [4] auf eine Wiederherstellung der sozialen Teilhabe, der Alltagsaktivität sowie eine Symptomreduktion mit Optimierung der Organfunktion. Die Maßnahmen werden an Einrichtungen durchgeführt, die neben der medizinischen Spezialisierung einen multidisziplinären Behandlungsansatz aufweisen und Pädiatrie-spezifische diagnostische und therapeutische Optionen bieten.

7.2.2.3 Kostenträger der Rehabilitation bei Kindern und Jugendlichen
Die Deutsche Rentenversicherung (DRV) und die Gesetzliche Krankenversicherung (GKV) sind gleichrangig zuständig, wobei die überwiegenden Rehabilitationsmaßnahmen unter der Trägerschaft der DRV stattfinden. Sie dürfen nicht mit den „Mutter-/Vater-Kind-Kuren" verwechselt werden, die als Präventionsmaßnahmen über die GKV finanziert werden. Hier steht nicht das Kind, sondern das bedürftige Elternteil im Fokus der Behandlung [1].

Geeignete Kliniken für Rehabilitationsmaßnahmen finden sich unter: https://www.kinder-und-jugendreha-im-netz.de. 2016 kam es gesetzlich zu einer deutlichen Erleichterung der Zugangswege. Auch die Antragsstellung wurde maßgeblich erleichtert, vor allem durch folgende Änderungen:
–   Kinder- und Jugendrehabilitation wird Pflichtleistung bei der DRV
–   das Antragformular ist kurz und pädiatriespezifisch

– neben der späteren Erwerbsfähigkeit ist die Schul- und Ausbildungsfähigkeit als
  Ziel klar benannt
– eine Begleitperson wird, unabhängig vom Alter des Kindes, genehmigt, wenn sie
  zur Durchführung oder für den Erfolg notwendig ist
– erstmalig kann die DRV auch Leistungen zur Nachsorge finanzieren
– es gibt keine Fristen bzgl. einer erneuten Rehabilitation – es entscheidet die medizinische Notwendigkeit

7.2.2.4 Antragstellung ohne Frust: Bezug auf Teilhabe und Aktivität

Die Ablehnung eines Rehaantrages bewirkt häufig Frust beim Antragsteller. Zumeist
liegt die Ablehnung allerdings nicht an der „Bösartigkeit" der Kostenträger, sondern
einfach an den fehlenden Inhalten der Antragstellung. Wenn man die Rahmenbedingungen einer Kostenübernahme von Rehaleistungen durch den Kostenträger bei der
Antragstellung berücksichtigt, wird klar, warum den Kollegen der DRV bei manchen
Anträgen gar keine andere Wahl bleibt als abzulehnen. Zum anderen wird man erfahren, dass bei Berücksichtigung einiger „Spielregeln" deutlich weniger Ablehnun-
gen erfolgen werden.

Folgende Eckpunkte sollten in einem Antrag Eingang finden:
– Die DRV finanziert eine Rehamaßnahme nicht „uneigennützig", sondern will
  über eine Verbesserung der gesundheitlichen Prognose die bestmögliche Schul-
  und Ausbildungsfähigkeit erzielen. Dies sichert die zukünftigen Beitragszahlun-
  gen an die DRV.
– Anträge mit banalen Begründungen wie „Husten", „Infektanfälligkeit" oder
  „Bronchitis" müssen abgelehnt werden.
– Die Bezugnahme auf eine Verbesserung der sozialen und schulischen Teilhabe
  im Antrag wird mit hoher Wahrscheinlichkeit zum Erfolg führen.

Anträge lassen sich elektronisch ganz einfach finden und ausfüllen unter: https://
www.kinder-und-jugendreha-im-netz.de unter „Reha-Antrag stellen".

7.2.2.5 Ziele, Voraussetzungen und Indikation von stationärer Rehabilitation im Kindes- und Jugendalter

Rehabilitation wird definiert als eine evidenz-basierte, multidisziplinäre Intervention
für chronisch kranke Patienten mit verminderter sozialer Teilhabe und Alltagsaktivität. Sie ist integriert in ein individuelles Behandlungskonzept. Ziel ist der Erhalt und/
oder die Wiederherstellung der bestmöglichen Schul- und Ausbildungsfähigkeit und
eine altersentsprechende Aktivität im Alltag [2]. Stationäre Maßnahmen bieten den
Vorteil eines täglichen Monitorings des Betroffenen in einem alltagsnahen Setting
über einen Zeitraum von mehreren Wochen.

Um die spezifischen Erwartungen an eine qualifizierte Rehabilitation zu erfüllen,
haben Kostenträger medizinische und sozialrechtliche Voraussetzungen beispielhaft

definiert, anhand derer der Bedarf einer Rehabilitationsmaßnahme beurteilt werden kann [3]:

- Rehabilitationsfähigkeit ist gegeben
- Verbesserung der Prognose kann erreicht werden
- ambulante Maßnahmen sind ausgeschöpft und reichen nicht aus
- sekundäre gesundheitliche Schäden sind zu erwarten oder bereits eingetreten
- psychosomatische oder psychosoziale Zustände sind eingetreten, welche in einem ambulanten Setting schwierig zu beeinflussen sind
- Interventionen zur Beeinflussung von Bewältigungsstrategien sind erforderlich

Zusätzlich können für den einzelnen Patienten individuelle Kriterien und Indikationen definiert werden.

7.2.2.6 Formen der Rehabilitation von Kindern, Jugendlichen und Familien

Rehabilitation für Kinder und Jugendliche mit Begleitpersonen

Sie richtet sich grundsätzlich an Kinder bis zum 12. Lebensjahr. Bei entsprechender Begründung durch den zuweisenden Arzt ist eine Begleitung auch bei älteren Kindern und Jugendlichen möglich. Die Begleitperson unterstützt das Kind und wird, soweit es für den Rehabilitationserfolg notwendig ist, in den Rehabilitationsprozess eingebunden. Es erfolgen Schulungen und Informationen rund um die Erkrankung des Kindes sowie ärztliche Visiten. Ziel ist die Sicherung der Nachhaltigkeit durch Wissensbildung der Begleitpersonen zu quasi-Co-Therapeuten mit der Aufgabe, das Erlernte zu Hause umzusetzen und fortzuführen.

Rehabilitation für Jugendliche ohne Begleitperson

Jugendliche befinden sich in einer Phase der Identitätsfindung. Sie sind keine „kleinen Erwachsenen" und auch keine „großen Kinder". Rehabilitation trägt diesen Tatsachen Rechnung und bietet Jugendlichen alters- und entwicklungsgerechte Konzepte. Neben der Pubertät als „normale" Transitionsphase müssen chronisch kranke Jugendliche zusätzlich den Übergang in die „Erwachsenenmedizin" bewältigen – eine doppelte Herausforderung. Transition meint hier nicht nur den einfachen Arztwechsel, sondern den gesamten Prozess der Verantwortungsübernahme für die Krankheit. Rehabilitation hat hier die Aufgabe, Jugendliche in diesem Prozess zu begleiten und zu unterstützen. Berufswahl ist ebenfalls Thema. Der Jugendliche soll sich rechtzeitig über seine beruflichen Perspektiven unter den Aspekten seiner chronischen Erkrankung informieren.

Familienorientierte Rehabilitation (FOR) bei schweren Lungenerkrankungen

Die Eltern und/oder Geschwister begleiten das Kind nicht nur als „Begleitperson", sondern werden aktiv in die Therapie einbezogen. Hintergrund ist die Tatsache, dass das „System Familie" bei schwer chronisch kranken Kindern und Jugendlichen immer im Kern mitbetroffen ist. Deshalb ist in dieser Form der Rehabilitation auch die Mitaufnahme der Familienangehörigen eine notwendige Voraussetzung. Neben der medizinischen Expertise werden individuell verschiedene familiäre Problemsituationen erarbeitet, wie z. B. sich auseinandersetzen mit Trauer und Wut, Schuldfrage und die Frage nach dem „Warum gerade wir?" Es geht aber auch um Dinge des Alltags, wie das Akzeptieren unvermeidlicher Einschränkungen und den Umgang mit der knapper gewordenen Zeit für Geschwister und Partner. Die soziale Teilhabe steht im Zentrum des Familienlebens, nicht die Erkrankung.

7.2.2.7 Schule und Unterricht während einer Rehabilitation

Viele Kinder, Jugendliche und Eltern haben Angst vor Unterrichtsversäumnis. Die obligat vorhandenen Klinikschulen bieten Unterricht auf dem jeweils passenden Niveau, während der Rehabilitation sollen keine Lücken im Unterrichtsstoff entstehen. Zusätzlich können gezielt durch Fehlzeiten entstandene individuelle Defizite aufgearbeitet und betroffene Kinder und Jugendlichen wieder in den (Schul-)Alltag integriert werden.

7.2.2.8 Anforderungen und Rahmenbedingungen

Rehabilitationsprogramme richten sich nach den Leitlinien der zuständigen wissenschaftlichen Fachgesellschaften. Die Dauer von stationären Rehabilitationsmaßnahmen beträgt in der Regel 4 Wochen mit der Möglichkeit einer Verlängerung bei Bedarf. Die definierten Rahmenbedingungen erfordern breit gefächerte Ressourcen in der Diagnostik, medizinisch-therapeutischen Behandlung und Schulungsmaßnahmen sowie ein interdisziplinäres Team.

7.2.2.9 Zusammenarbeit als Voraussetzung für Nachhaltigkeit

Rehabilitation muss eingebunden sein in eine Vernetzung zwischen niedergelassenen Ärzten, Spezialkliniken/Ambulanzen und Reha im Sinne einer „Rehabilitationskette". Wichtig ist hierbei der enge Informationsaustausch zur kontinuierlichen gegenseitigen Abstimmung.

7.2.2.10 Patienten- und Elternschulungsprogramme

Krankheitsspezifische Patienten- und Elternschulungsprogramme sind ein essenzieller Bestandteil von Rehabilitation. Sie erfolgen in der Gruppe oder bei Bedarf auch im Einzelsetting und werden von praktischen Übungen im Rehabilitationsalltag begleitet. In der Regel orientieren sich diese Schulungsprogramme an evaluierten ambulanten Programmen wie dem der AG Asthmaschulung [5].

7.2.2.11 Mehrfachdiagnosen als Herausforderung

In zunehmendem Maße finden sich Indikationen und/oder Komorbiditäten aus dem psychosomatischen Bereich auch bei Patienten mit pneumologischen Erkrankungen, so dass die Rehabilitationseinrichtungen auch hier fachliche Kompetenz aufweisen müssen.

7.2.3 Indikationen zur pneumologischen Rehabilitation

Hier ist einleitend zu betonen, dass nicht die Diagnose als solche die Indikation für eine Rehabilitation darstellt, sondern ihre Auswirkungen auf Funktion, Aktivität und soziale Teilhabe.

7.2.3.1 Asthma bronchiale, obstruktive Atemwegserkrankungen bei Kleinkindern

Asthma bronchiale ist eine der häufigsten chronischen Erkrankungen des Kindes- und Jugendalters. Durch die Versorgung über niedergelassene Ärzte sowie Spezialsprechstunden ist die allgemeine Versorgung hier hervorragend gewährleistet. Schwierig ist oft die Versorgung von Problempatienten bei Mehrfachdiagnosen und bei Patienten aus sozialen Randgruppen. Gerade diese sind aber in Bezug auf Morbidität und Mortalität besonders gefährdet. Rehabilitation ist häufig die einzige Chance für diese Patienten auf eine strukturierte Versorgung. Studien zeigen eine signifikante Verbesserung der Lungenfunktion und der Inflammation, des Selbstmanagements sowie der Lebensqualität, verbunden mit deutlich weniger Schulabsenzen und Arztbesuchen [6].

Auch die Überprüfung einer medikamentösen Therapie vor Eskalation auf die Therapiestufen 5 oder 6 nach der nationalen Versorgungsleitlinie Asthma (NVL) ist eine Indikation zur Durchführung einer Rehabilitation. Dies spiegelt sich auch so in den Empfehlungen der NVL in der aktuellen Version 2020 wider [7].

Bei Kleinkindern mit obstruktiven Bronchitiden kann eine Rehabilitation dazu beitragen, durch Aufklärung und Schulung Klarheit zu schaffen und die Familie handlungskompetent zu machen.

7.2.3.2 Dysfunktionelle respiratorische Symptome

Die Diagnose dysfunktioneller respiratorischer Symptome (DRS; früher als „funktionelle" oder „psychogene" Atemstörungen bezeichnet) ist oft schwierig und zeitaufwändig, da die Symptome einerseits denen organischer Erkrankungen ähneln, zum anderen häufig gleichzeitig eine organische Erkrankung vorliegen kann.

Insbesondere bei chronifizierten Symptomen kann eine Rehabilitation mit ihrem multiprofessionellen Ansatz ein Weg sein, aus dem Kreislauf von Symptomen, Therapiesteigerung und erneuter Symptomatik herauszukommen. Neue Verhaltensweisen können erprobt und überflüssige Medikamente nach entsprechender Aufklärung und unter Überwachung reduziert bzw. abgesetzt werden. Hinzu kommen Atemtherapie sowie Entspannungstechniken und die Möglichkeit einer intensiven psychotherapeutischen Begleitung.

7.2.3.3 Mukoviszidose (Cystische Fibrose)

Rehabilitation für Patienten mit Mukoviszidose müssen alle Aspekte der Multiorganerkrankung berücksichtigen. Rehabilitation führt zu einer signifikanten und langfristigen Verbesserung der Lebensqualität sowohl der Patienten als auch ihrer Familien. Darüber hinaus sind positive Effekte in Bezug auf Symptom-Scores, Lungenfunktion, pulmonale Entzündungsparameter und Körpergewicht nachgewiesen [8]. Einrichtungen, die Patienten mit CF rehabilitieren, müssen medizinisch alle Voraussetzungen einer Versorgung auf höchstem Niveau bieten, aber auch mit den Patienten und den betreuenden Zentren zu einer gemeinsam akzeptierten Zielsetzung und letztendlich Therapieumsetzung gelangen. Konsequente Hygienestandards mit dem Ziel der Vermeidung einer Keimübertragung stellen eine absolute Voraussetzung für die Behandlung dieser Kinder, Jugendlichen und Erwachsenen dar. Dies bedeutet leider auch, dass Patienten mit bestimmten Problemkeimen (z. B. Burkholderia cepacia, MRSA sowie 4-MRGN) nicht rehabilitiert werden können.

7.2.3.4 Rehabilitation nach LTx

Die Lungentransplantation (LTx) stellt heute eine Option für Patienten mit therapierefraktären progredienten Lungenerkrankungen dar. Hier kommen nur ausgewählte Rehakliniken in Betracht. Der Erfolg einer LTx hängt ganz wesentlich von der Therapie-Adhärenz der Patienten ab, was insbesondere bei der Betreuung Jugendlicher eine Herausforderung darstellt [9]. Hier beginnt die Herausforderung einer Rehabilitation in Zusammenarbeit mit den betreuenden Zentren. Patienten mit Z. n. Lungen-(LTx) oder Herz-Lungentransplantation (HLTx) haben einen traumatisierenden Krankheitsprozess hinter sich. Diesen gilt es aufzuarbeiten, um sowohl den Betroffenen als auch den Familien einen einigermaßen normalen Alltag zu ermöglichen.

7.2.3.5 Andere Indikationen

Die Palette der respiratorischen Erkrankungen, welche eine Rehabilitation notwendig machen können, ist breit. Hierzu gehören auch seltenere Erkrankungen wie die Primäre Ciliäre Dyskinesie (PCD), Bronchiektasenerkrankungen, die bronchopulmonale Dysplasie, die Tracheomalazie, die Bronchiolitis obliterans, Lungen- und Gefäßfehlbildungen, restriktive oder interstitielle Lungenerkrankungen und auch respiratorische Komplikationen von neuromuskulären Erkrankungen. Die Behandlung der PCD orientiert sich an den pneumologischen Behandlungsaspekten der CF; in einer Studie wurde eine deutliche Verbesserung der Lungenfunktion nach einer stationären Rehabilitationsmaßnahme dokumentiert [10]. Für andere Erkrankungen müssen jeweils individuelle Therapieansätze gefunden werden.

Tipps für Praxen und das Rehabilitationsteam (aus [1]):

– prüfen Sie mit der Familie des chronisch kranken Kindes, ob Indikation und Voraussetzung für eine Rehabilitation gegeben sind
– eine gemeinsame und realistische Festlegung von Rehabilitationszielen fördert die Motivation der Patienten und Familien
– der frühe Kontakt zwischen dem Zuweiser und der Rehabilitationsklinik erleichtert die Planung; hierzu gehört auch die Weitergabe von aussagekräftigen Berichten und Befunden
– sprechen Sie vorher ab, wenn der Patient schwer behandelbare Keime hat; in diesem Fall müssen von der Rehabilitationseinrichtung Hygienemaßnahmen getroffen werden
– Rehabilitation kann nur erfolgreich sein, wenn Zuweiser, ambulante Therapeuten und Rehabilitationsklinik eng zusammenarbeiten und gemeinsam die Nachsorge einleiten
– reine Klimakuren oder Mutter-Vater-Kind-Kuren sind in der Regel nicht zielführend

Literatur

[1] Spindler T, Buhles N. Rehabilitation aus: Klimek L, Vogelberg C, Werfel T. Weissbuch Allergie in Deutschland, 4. Aufl. Springer-Verlag 2018, 338–46.
[2] Jung A, Spindler T, Zacharasiewicz A. Rehabilitation bei Atemwegserkrankungen im Kindes- und Jugendalter; Aus: Schultz K, et al. Pneumologische Rehabilitation – Das Lehr- und Lernbuch für das Reha-Team der D-A-CH-Arbeitsgemeinschaft. 2018; 567–578, ISBN: 978-3-87185-521-4
[3] Jäger R. Medizinische Rehabilitation von Kindern und Jugendlichen: Von der Kur zur Reha. Kinder- und Jugendarzt. 2010;41:21–27.
[4] World Health Organization. How to use the ICF: A practical manual for using the International Classification of Functioning, Disability and Health (ICF). Exposure draft for comment. 2013, Geneva: WHO; verfügbar unter: www.who.int/classifications/icf/en/, letzter Zugriff: 18.2.2021.
[5] Arbeitsgemeinschaft Asthmaschulung im Kindes- und Jugendalter e. V. Qualitätsmanagement in der Asthmaschulung von Kindern und Jugendlichen. iKuh Verlag, 5. Auflage 2019.
[6] Bersuch E, Gräf F, Renner ED, et al. Lung function improvement and airways inflammation reduction in asthmatic children after a rehabilitation program at moderate altitude. Pediatr Allergy Immunol. 2017;8:768–775.
[7] Bundesärztekammer (BÄK), Kassenärztliche Bundesvereinigung (KBV), Arbeitsgemeinschaft der Wissenschaftlichen Medizinischen Fachgesellschaften (AWMF). Nationale Versorgungsleitlinie Asthma – Langfassung, 4. Auflage. Version 1. 2020 (www.asthma.versorgungsleitlinien.de).
[8] Falkenberg C, Jung A. Rehabilitation bei Cystischer Fibrose im Kindes- und Jungendalter; Aus: Schultz K. et al. Pneumologische Rehabilitation – Das Lehr- und Lernbuch für das Reha-Team der D-A-CH-Arbeitsgemeinschaft 2018; 557–566, ISBN: 978-3-87185-521-4.
[9] Schwerk N, Carlens J, Dittrich AM, Müller C. Lungentransplantation bei Kindern und Jugendlichen: Wo stehen wir? Atemwegs- und Lungenkrankheiten. 2018;44(2):1–8.
[10] Gokdemir Y, Karadag-Saygi E, Erdem E, et al. Comparison of conventional pulmonary rehabilitation and high-frequency chest wall oscillation in primary ciliary dyskinesia. Pediatr Pulmonol. 2014;49:611–6.

7.3 Atemphysiotherapie – Therapeutische Prinzipien und Techniken der Atmungsunterstützung

Sabine Weise, Beate Konietzko

Ziele der Atemphysiotherapie sind eine bestmögliche Wiederherstellung, Erhaltung und Unterstützung der Atemfunktion und der körperlichen Leistungsfähigkeit, und somit eine Verbesserung der Lebensqualität des Patienten.

7.3.1 Einleitung

In der pädiatrischen Pneumologie ist die Atemphysiotherapie ein wesentlicher Bestandteil der nicht medikamentösen Therapie. Sie ist indiziert bei Atemwegs- und Lungenerkrankungen, Beeinträchtigungen und Erkrankungen der Atempumpe und funktionellen Atemstörungen, von der Neonatologie bis zur Vollendung der Adoleszenz.

Bei chronischen Erkrankungen begleiten Atemphysiotherapeuten die Patienten und deren Familien kontinuierlich von Beginn an, nicht selten über mehrere Jahre. Dies geschieht auch mehrmals wöchentlich, wenn die Erkrankung zum lebenslimitierenden Faktor wird. Die Erfahrung hieraus ist wichtig für das Arbeiten in einem multiprofessionellen Team aus Ärzten, Psychologen, Pflege- und Erziehungsdienst, Lehrern und anderen Berufsgruppen.

7.3.2 Anatomie und Physiologie von Lunge und Atempumpe

Das Wissen um die Besonderheiten der kindlichen Lunge und Atempumpe ist für eine zielgerichtete Atemphysiotherapie zwingend erforderlich. Zu beachten sind beispielsweise die anatomisch kleinen Atemwege und die hohe Dehnbarkeit des weichen, noch nicht verknöcherten Thorax. Die im Verhältnis zum Erwachsenen veränderte Atemmechanik des Säuglings und Kleinkinds kann bei obstruktiven Atemwegserkrankungen die Atemarbeit in erheblichem Maße erhöhen. So können z. B. virusbedingte Schleimhautschwellungen extrathorakal bei Einatmung und intrathorakal bei Ausatmung zu einem extremen Anstieg des Atemwegswiderstandes führen. Beim Säugling im ersten Lebensjahr sind physiologisch bereits in der Atemruhelage kleinere, periphere Bronchien verschlossen. Durch Anheben der Atemmittellage und einer exspiratorischen Glottisverengung versucht der Säugling, dies auszugleichen. Kompensatorische Tachypnoe und verstärkte Bauchpresse mit forcierter, verlängerter Ausatmung erhöhen die Atemarbeit und führen schneller zur Erschöpfung.

Die bis zum dritten Lebensjahr physiologisch noch nicht entwickelte kollaterale Ventilation, z. B. über Kohn'sche Poren, erschwert die Behandlung von obstruierten kleinen Atemwegen und die Öffnung von Atelektasen und Mikroatelektasen.

Der muskuloskelettale Teil der Atempumpe ist beim Säugling instabil und verformbar. Die horizontal verlaufenden Rippen stehen bereits in Inspirationsstellung und können so kaum einen Beitrag zur Erweiterung des Brustkorbs leisten.

Die noch unzureichend auf Ausdauerarbeit angelegte Atemmuskulatur hat im Vergleich zum Kleinkind eine geringe Leistungsfähigkeit und ermüdet schnell. So ist das Zwerchfell abgeflacht und hat durch den vergrößerten kostophrenischen Winkel eine reduzierte Hubwirkung. Sein noch geringer Anteil an roten Typ I-Muskelfasern schränkt seine Ausdauerfähigkeit ein.

7.3.3 Allgemeine Therapieprinzipien

Die Behandlungstechniken und Maßnahmen orientieren sich stets an der psychomotorischen Entwicklung des Kindes, sowie am Krankheitsverlauf und an eventuell bestehenden Komorbiditäten. Im ersten Lebensjahr kommen überwiegend passive Techniken zum Einsatz. Je älter das Kleinkind, desto häufiger können aktive Techniken mit einbezogen werden. Bei chronischen Lungenerkrankungen wie z. B. CF oder PCD ist eine frühe Umstellung auf selbstständig durchzuführende Atemtechniken (z. B. autogene Drainage) besonders wichtig.

Eltern bzw. Bezugspersonen spielen in der pädiatrischen Atemphysiotherapie eine wichtige Rolle. In der ambulanten Versorgung werden sie angeleitet, therapeutische Techniken und Übungen zu Hause durchzuführen oder zu überwachen. Besonders bei chronischen Erkrankungen sind Eltern und ihre Kinder stark gefordert. Dies gilt nicht nur für spezielle Anwendungen, sondern auch für die tägliche Motivation und notwendige Ausdauer bei den oft lebenslangen Therapien.

Bei fremdelnden Kindern werden die Bezugspersonen in die Maßnahmen mit einbezogen. Bei der Säuglingsbehandlung findet die Technikeinweisung durch Demonstration an einer Therapie-Puppe statt.

Akute Atemwegsinfektionen im Säuglings- und Kleinkindalter werden in der Regel von den Eltern als sehr bedrohlich wahrgenommen. Gespräche über Befürchtungen und Ängste gehören auch zu den Aufgaben der Atemphysiotherapeuten.

7.3.4 Spezifische Therapieansätze

In Anlehnung an die für Erwachsene erstellten „Empfehlungen zur Atemphysiotherapie" [1] werden die dort vorgestellten Techniken und Maßnahmen an die funktionellen Probleme der kindlichen Lunge und Atempumpe angepasst.

7.3.4.1 Funktionelle Probleme

Diese werden definiert als pathophysiologische Störungen, die zur Einschränkung einer Organfunktion führen. Die hier vorgestellten atemphysiotherapeutischen Ansätze orientieren sich ausdrücklich an funktionellen Problemen und nicht an spezifischen Diagnosen. Solche funktionellen Probleme sind zum Beispiel:

- **Endobronchiale Obstruktion** z. B. bei Sekretretention, Spasmus der Bronchialmuskulatur z. B. bei Asthma bronchiale
- **produktiver, ineffektiver Husten** z. B. bei tracheobronchialer Instabilität, Insuffizienz der Hustenmuskulatur, mangelnder Inspirationsfähigkeit, unvollständigem Glottisschluss, schmerzbedingter Hustenunterdrückung
- **erhöhte Infektanfälligkeit** z. B. bei Immunsuppression, gestörter mukoziliarer Clearance (MCC), rezidivierenden pulmonalen Infekten mit und ohne Obstruktion
- **dysfunktionale Atmung** z. B. bei Hyperventilation, DATIV, ILO/VCD, habituellem Husten
- **restriktive Ventilationsstörung** z. B. aufgrund Pneumonie, schmerzbedingter Restriktion, verminderter Gleitfähigkeit der Pleura, Pleuraerguss
- **Detonisierung und Dekonditionierung der Atemmuskulatur** mit Minderbelüftung der Lunge z. B. bei neuromuskulärer Erkrankung wie Morbus Duchenne
- **veränderte Thoraxwandmechanik** z. B. bei Skoliosen, Trichterbrust

7.3.4.2 Physiotherapeutische Befundaufnahme zur Erstellung eines Interventionsplans

Vor einer Behandlung wird eine Anamnese zu Krankheitsverlauf, der Entwicklung des Patienten und dem familiären und sozialen Umfeld erhoben. Der Informationsstand des Patienten bzw. der Eltern, sowie deren Sichtweise und Verhalten in Bezug auf die Erkrankung müssen analysiert werden, um ein patientengerechtes atemphysiotherapeutisches Konzept zu erarbeiten.

Mittels Inspektion und funktionellen Tests werden die zugrundeliegenden funktionellen Probleme ermittelt, im Idealfall unter Einbeziehung ärztlicher Diagnostik. Besonders wichtig sind hier Informationen des Patienten und der Bezugspersonen. Gemeinsam mit ihnen wird der atemphysiotherapeutische Interventionsplan erstellt. Dabei werden ihnen die angestrebten therapeutischen Ziele und die möglichen Maßnahmen mit ihren angenommenen Wirkmechanismen erklärt.

Für den nun folgenden Einblick in die pädiatrische Atemphysiotherapie werden anhand von drei Beispielen funktionelle Probleme mit ihren Behandlungszielen vorgestellt, und diesen geeignete therapeutische Maßnahmen und deren angenommene Wirkmechanismen zugeordnet.

7.3.5 Beispiel 1: Sekretretention

7.3.5.1 Funktionelles Problem

Sekretretention in den intrathorakalen Atemwegen. Diagnosen z. B. akute/chronische Bronchitis, Bronchiolitis, Mukoviszidose (CF), primäre ziliäre Dyskinesie (PCD), Asthma bronchiale, Bronchiektasen, Bronchopulmonale Aspergillose etc.

7.3.5.2 Ziel

Das Ziel ist die Reinigung der Atemwege. In der Atemphysiotherapie ordnet man den Prozess der Atemwegsreinigung in vier Teilbereiche: Sekretolyse, Sekretmobilisation, Sekrettransport, Sekretelimination. Störungen jedes dieser Teilbereiche können die mukoziliare Clearance (MCC) und eine effektive Reinigung der Atemwege beeinträchtigen und müssen dann entsprechend zielgerichtet therapiert werden.

Sekretolyse

- Ziel: Senkung der viskoelastischen Eigenschaften des Sekrets
- Wirkmechanismen: Osmose und Thixotropie

Die Sekretolyse verbessert deutlich den Erfolg der bronchialen Reinigung. Sie nimmt insbesondere bei chronischen Atemwegserkrankungen mit zähem Sekret wie beispielsweise CF oder PCD einen wichtigen Stellenwert ein.

Zur Schleimhautbefeuchtung und damit zur Unterstützung der MCC eignet sich eine Inhalation mit isotoner NaCl-Lösung. Zur Sekretolyse bei viskösem Sekret wird mit hypertoner 3–6 %iger NaCl-Lösung inhaliert. Zur optimalen Deposition des Aerosols ist ein korrektes Atemmanöver anzustreben mit ruhigen vertieften Atemzügen und Pausen am Ende der Inspiration.

Eltern und Kinder werden angeleitet, die erforderlichen Hygienemaßnahmen konsequent und regelmäßig durchzuführen. Bei Inhalation mit dem Fokus intrathorakale Atemwege sollte frühestmöglich von der Maske auf ein Mundstück umgestellt werden.

Um bei einer Inhalation mit Maske eine gute Deposition des Aerosols zu gewährleisten, muss die Maske bündig mit dem Gesicht abschließen (Abb. 7.1). Aus diesem Grund sollte die Maske aus *sehr weichem* Silikon bestehen. Auch beim Säugling ist auf eine ruhige und gleichmäßige Atmung zu achten. Schreien muss unbedingt vermieden werden, da dieses Atemmuster mit kurzer schneller Inspirations- und langer forcierter Exspirationsphase für die Medikamentendeposition kontraproduktiv ist. Deshalb hat es sich bewährt, gegebenenfalls mit einem Schnuller zu inhalieren. Damit dieser Platz findet, sollte die weiche Maske ausreichend groß gewählt werden. Regelmäßige Schulung und Kontrolle der Inhalationstechnik ist notwendig. Zusätzlich können oszillierende PEP-Geräte, körperliche Aktivität und Schüttelungen am

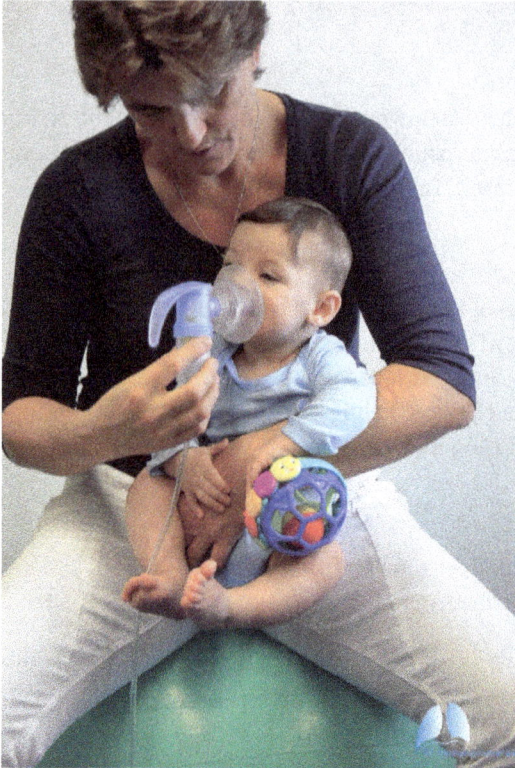

Abb. 7.1: Säuglingsinhalation mit einer möglichst großen, sehr weichen Ventil-Silikonmaske. Sie muss bündig mit dem Gesicht abschließen.

Thorax, auch von Armen oder Becken ausgehend, zur Senkung der viskoelastischen Sekreteigenschaften beitragen.

Sekretmobilisation
– Ziel: Sekret aus den peripheren Atemwegen heraus zu bewegen
– Wirkmechanismus: Maximale Bronchialkaliberschwankungen (Abb. 7.2)

Es existieren zahlreiche Möglichkeiten, mit Kindern aller Altersgruppen auch in spielerischer Form Techniken zu üben, die das Atemzugvolumen vergrößern. Kinder ab Vorschulalter werden durch gezielte Atemmanöver auch in Verbindung mit Feuchtinhalation in speziellen Techniken angeleitet. Hier stehen die Autogene Drainage (AD) oder die modifizierte AD (MAD) [3] als Selbsthilfetechniken an erster Stelle. Maximale Bronchialkaliberschwankungen werden in der Therapie über die ROTA-KOM-PEP-Technik [4] erzielt (Technikkombination zur Sekretmobilisation und -transport bestehend aus vergrößerten AZV, BWS-Rotation, Lagewechsel, Thoraxkompression und PEP-Atmung).

Sekretmobilisation aus peripheren AW
Wirkprinzip: Druck (P)

angenommene Wirkmechanismen:
• Luft hinter das Sekret bringen maximale Bronchialkaliber-Weitstellung
während der Inspirationsphase

• peripherer Druckaufbau maximale Bronchialkaliber-Verengung
während der Exspirationsphase

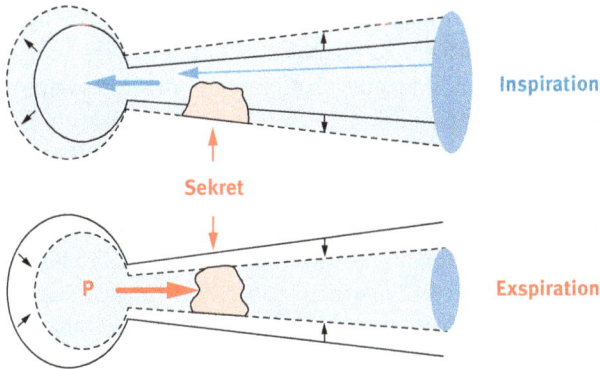

Abb. 7.2: Soll Sekret aus peripheren Atemwegen mobilisiert werden, muss die Luft bei vertiefter Ein-atmung am Sekret vorbei in die Lungenperipherie gelangen. Während der Exspirationsphase wird diese Luft peripher vom Sekret durch die atemsynchrone Verengung der Atemwege eingeschlossen und baut dort einen zunehmenden Druck auf. Dieser schiebt im Idealfall das Sekret aus den kleinen Atemwegen nach zentral.

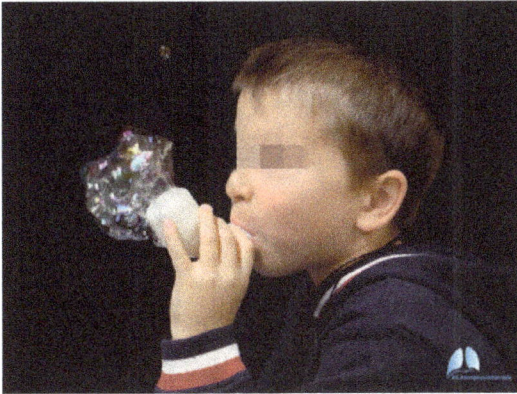

Abb. 7.3: Oszillierendes PEP- Gerät, Flutter ®, hier kombiniert mit Seifen-blasen (Seifenblasen müssen immer frisch angerührt werden!). Auch Puste-spielzeug wie kleine Pfeifen, Tröten, Luftballons kann die Therapie kindge-recht bereichern.

Zusätzlich können oszillierende PEP-Geräte (PEP = positive expiratory pressure) zum Einsatz kommen wie z. B. Pari O-PEP®, Flutter® oder RC-Cornet Plus® (Abb. 7.3). Dabei unterstützen die Oszillationen Sekretolyse, -mobilisation und -transport. Gleichzeitig verhindert der positive Ausatmungsdruck einen Kollaps der Atemwege.

Ein wichtiger positiver Aspekt des Sekretmanagements ist die allgemeine körperliche Aktivität. Mit Pezziball, Trampolin, Yoga und Bewegungen aller Art, besonders auch im Freien, kann der kleine Patient mit Spaß aus der Reserve gelockt werden. Schon sehr früh sollten die Kinder an eine Sportart ihrer Wahl geführt werden. Die Bedeutung von körperlicher Bewegung nimmt für Gesundheit, Wohlbefinden und Krankheitsverlauf insbesondere der chronisch erkrankten Patienten einen sehr wichtigen Stellenwert ein.

Kinder mit chronischen Erkrankungen müssen in der Regel die Therapie ein Leben lang auch in schwierigen Entwicklungsphasen durchführen. Dies bedeutet hohe Anforderungen an Selbstdisziplin und Eigenverantwortung. Von den Eltern und Therapeuten verlangt dies Einfallsreichtum, Geduld und Überzeugungskraft. Die Therapie sollte facettenreich und vielfältig gestaltet werden, um Motivation und Freude zu erhalten.

Bei der Behandlung von Kleinkindern unterstützen überwiegend passive Techniken die atemsynchronen Bronchialkaliberschwankungen. An erster Stelle kommen hier Umlagerungen zum Einsatz. Sie bewirken über Richtungsänderungen des Schwerkrafteinflusses auf Lungenventilation und Lungenperfusion Weitenschwankungen der peripheren Atemwege.

Auch Bewegungen der Brustwirbelsäule vergrößern die Bronchialkaliberschwankungen durch Veränderung der Rippenstellung (Abb. 7.4). Therapeutisch wird dies passiv über Dehnzüge initiiert oder spielerisch aktiv angeregt. Zusätzlich können Schüttelungen von den Armen und vom Becken ausgehend die Rippenbewegungen unterstützen.

Bronchialkaliberschwankungen können auch über Techniken der in- und exspiratorischen Atemführung am Sternum vergrößert werden (Abb. 7.5). Reaktive Atemvertiefungen werden stimuliert durch Vibrationen in die Exspiration mit Thoraxkompression am Sternum.

Für die Atemmechanik des Säuglings spielt die motorische Entwicklung und die Aufrichtung der Wirbelsäule eine entscheidende Rolle. Ungünstig wirken sich muskulärer Hypotonus und motorische Entwicklungsverzögerungen auf die Größe der Atemzugvolumina und damit auch auf die Sekretmobilisation aus. Physiotherapeutisch werden deshalb die Aufrichtung und Kräftigung des Rumpfmuskelkorsetts unterstützt. Für die gesamte pulmonale Situation des Säuglings und Kleinkindes ist eine altersgemäße Bewegungskoordination förderlich. Sie kann durch neuropädiatrische Techniken wie z. B. die Vojta-, Bobath- oder Propriozeptive Neuromuskuläre Fazilitation (PNF)-Therapie, stimuliert werden.

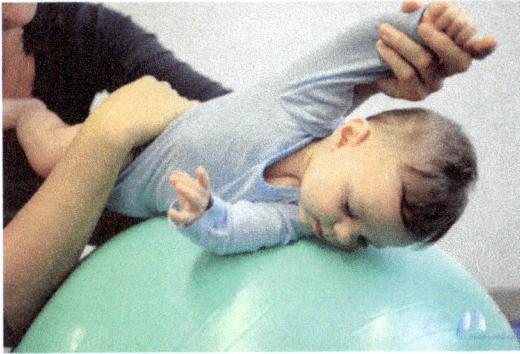

Abb. 7.4: Bronchialkaliberschwankungen werden vergrößert durch BWS-Lateralflexion und -Rotation und durch Umlagerungen auf dem Pezziball unterstützt.

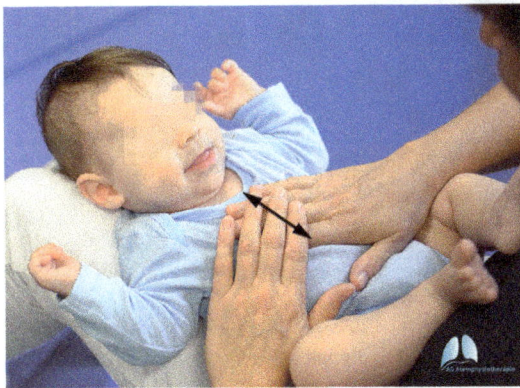

Abb. 7.5: Vergrößerung der AZV durch in- und exspiratorische Rippenführung am Sternum.

Sekrettransport

- Ziel: Sekret in zentrale Atemwege bewegen;
- Wirkmechanismus: Schneller Ausatemfluss bei offengehaltenen Atemwegen.

Beim Kleinkind kann der exspiratorische Fluss beispielsweise beschleunigt werden durch initiales Anheben des Schultergürtels und der Rippen zur Förderung der Inspiration mit anschließender beschleunigter Ausatmung unter Ausnutzung der Lungenelastizität. Dies kann kombiniert werden mit Kompressionstechniken der Rippen in die Exspiration und mit Hüpfen auf dem Pezziball (Abb. 7.6).

Beim Sekrettransport muss auf die anatomischen Besonderheiten des frühkindlichen Brustkorbs und die kleinen Atemwegsdurchmesser der Säuglingslunge geachtet werden. So können bereits kleine Mengen mobilisierten Sekrets aus den peripheren Atemwegen Obstruktionen in den zentralen Atemwegen verursachen. Besonders beim Säugling empfiehlt sich nach der Therapie eine entsprechend angepasste Lagerung.

Zur Vermeidung eines Bronchialkollaps können PEP-Techniken ab dem Kleinkindalter eingesetzt werden (Abb. 7.7), z. B. Pari-PEP-Gerät®, BA-Tube® oder oszillierende PEP-Geräte, wie Flutter®, Pari O-PEP oder RC-Cornet®. Für ältere Kinder ist ein in Durchmesser und Länge angepasstes Strohhalmstück einsetzbar.

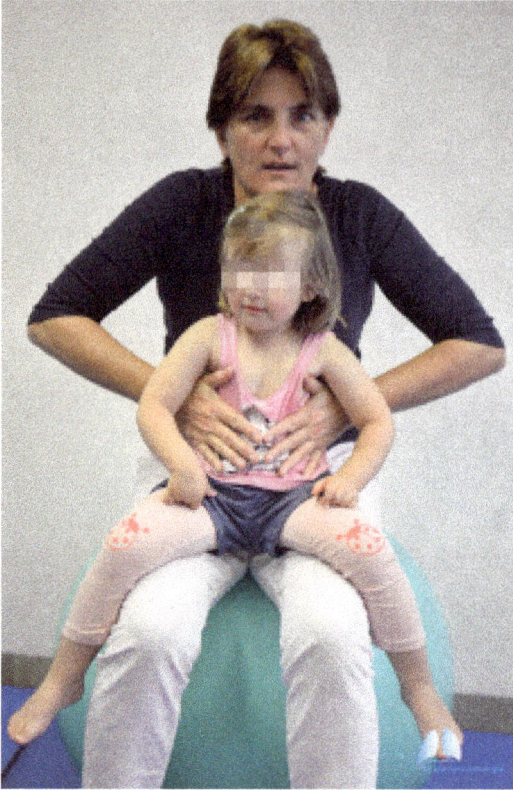

Abb. 7.6: Kompressionstechniken der Rippen in die Exspiration auch in Kombination mit Hüpfen auf dem Pezziball.

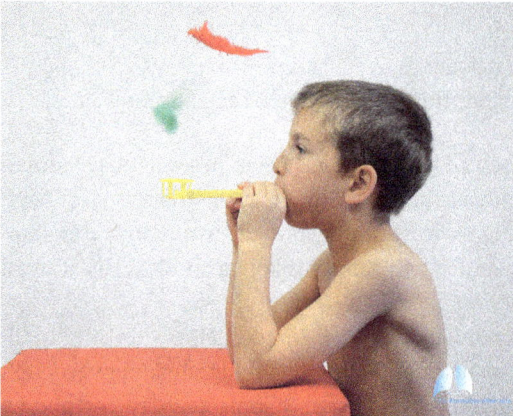

Abb. 7.7: Schneller Ausatemfluss mit leichtem PEP z. B. bei Puste-Wettspielen.

Sekretelimination
- Ziel: schonende Sekretentfernung aus zentralen Atemwegen;
- Wirkmechanismus: Extrem schneller Ausatemfluss bei offengehaltenen Atemwegen.

Husten ist ein wichtiger Reinigungsmechanismus der zentralen Atemwege. Langandauernde Hustenattacken stellen jedoch eine hohe Belastung dar. Dies gilt sowohl für unproduktiven Reizhusten als auch für produktiv-ineffektiven Husten. Persistierender Husten beansprucht die weichen muskuloskelettalen Strukturen. So begünstigen hohe intrabronchiale Hustendrücke die Ausbildung einer tracheobronchialen Instabilität, die eine Sekretelimination behindern kann. Bei manchen Patienten muss ein intrakranieller Druckanstieg und/oder eine kardiovaskuläre Belastung durch Hustenattacken beachtet werden.

Produktiv-ineffektiver Husten wird differenziert behandelt je nach dem zugrundeliegenden funktionellen Problem. Beispiele:
- **Ziel bei tracheobronchialer Instabilität** ist die Vermeidung eines flusslimitierenden tracheobronchialen Kollapses während der Expulsionsphase, z. B. durch Husten gegen einen Widerstand (PEP-Husten).
- **Ziel bei Insuffizienz der Hustenmuskulatur** ist die Erhöhung des exspiratorischen Flusses während der Expulsionsphase, z. B. durch Training der Hustenmuskulatur, Erhöhung des Wirkungsgrades der Hustenmuskulatur durch optimale Funktionsstellung, manuelle (Abb. 7.6) oder maschinelle Hustenunterstützung als Kompensation.
- **Ziel bei mangelnder Inspirationsfähigkeit** ist die Vergrößerung des AZV vor dem Hustenstoß, z. B. durch manuelles Anheben des Schultergürtels, Dehnzüge, aktives Air-Stacking (aktives Luftstapeln, mehrere hintereinander geschaltete Atemzüge mit geringer Exspiration zur Vergrößerung des inspiratorischen Volumens), oder durch Geräte gestützte Einatemtechniken z. B.: Air-Stacking (Lungenblähung durch Applikation mehrerer Atemhübe ohne Exspiration mittels Ambubeutel), In- und Exsufflator, LIAM-Insufflation (lung insufflation assist maneuver), EzPAP® (handliches Gerät mit Kompakt-CPAP), CPAP.
- **Ziel bei unvollständigem Glottisschluss** ist die exspiratorische Flusserhöhung durch maschinelle Hustenassistenz, Atemtechniken wie Huffing (schnelle, forcierte Exspiration bei offener Glottis) und Phonationstechniken mit Explosivlauten, wie K, P, T.
- **Ziel bei schmerzbedingter Hustenunterdrückung** ist die Schmerzunterdrückung z. B. durch Gegendruck, behutsame Wiederherstellung der synergistischen Kontraktion der Hustenmuskulatur.

7.3.6 Beispiel 2: Dekonditionierung der Atemmuskulatur

7.3.6.1 Funktionelles Problem

Dekonditionierung der Atemmuskulatur mit Minderbelüftung der Lunge und produktiv-ineffektivem Husten. Diagnosen z. B. neuromuskuläre Erkrankungen wie Spinale Muskelatrophie, Morbus Duchenne, muskulärer Hypotonus.

7.3.6.2 Ziel

Das Ziel ist die Erhaltung/Verbesserung der Ventilation, bei Bedarf Atemwegsreinigung mit effektiver Sekretelimination.

Wird die Lunge durch muskuloskelettale Einschränkungen oder Erkrankungen der Atempumpe unzureichend ventiliert, begünstigt diese Minderbelüftung Infektionen der Atemwege mit Sekretretention, Bildung von Atelektasen und Pneumonien. Zusätzlich können z. B. bei progredienten neuromuskulären Erkrankungen Kontrakturen, Fehlstellungen und Skoliosen die Ventilation behindern. So besteht die Gefahr, dass die primär lungengesunden Patienten schnell an ihre ventilatorischen Grenzen stoßen und eine Hyperkapnie entwickeln.

– **Ziel bei Minderbelüftung der Lungen** ist die Verbesserung des Ventilations-/Perfusionsverhältnisses, z. B. durch willkürlich vergrößerte Atemzugvolumina oder ventilationsverbessernde Umlagerungen und Dehnzüge. Bei schwindender Muskelkraft und zunehmenden Kontrakturen kommen auch bei älteren Kindern vermehrt passive Techniken zur Anwendung. Rechtzeitig sollte zur Rekrutierung minderbelüfteter Lungenareale mit gerätegestützter Hyperinsufflation begonnen werden, anfänglich über Air Stacking mittels Ambubeutel, später über Geräte mit Insufflation und Exsufflation, wie z. B. dem Cough Assist® oder der LIAM-Funktion des Beatmungsgerätes. Je nach Grad der Zwerchfellparese muss bei horizontalen und kopftiefen Körperlagen unter Umständen auf eine Zwerchfellentlastung vom abdominalen Druck geachtet werden.
– **Ziel bei Atemwegsinfekten mit Sekretretention** ist neben der Sekretmobilisation die Unterstützung der Sekretelimination (s. o.).
– **Ziel bei reduziertem Trainingszustand** der Atemmuskulatur ist die Steigerung der muskulären Leistungsfähigkeit durch angepasste kon- und exzentrische Aktivierung und reaktive Stimulation der Atemmuskulatur, auch mittels neuropädiatrischer Techniken z. B. Vojta, Bobath. Zusätzlich zu berücksichtigen ist der Erhalt des physiologischen Bewegungsspielraums von Rippen und Wirbelsäule.
– **Ziel bei Überlastung der Atemmuskulatur** ist die Entlastung und Regeneration der überforderten Muskulatur durch nicht invasive Ventilation (NIV). Diese kann auch kombiniert werden mit physiotherapeutischen Techniken zur Unterstützung der Lungenbelüftung, z. B. mit Kontaktatmung, Atemführung, Dehnzügen, Umlagerungen.

- **Ziel bei Säuglingen und Kleinkindern mit muskulärer Dekonditionierung und Hypotonie** ist es, Atemarbeit und Muskelermüdung durch entlastende „Hohlraumlagerungen" zu senken (Abb. 7.8 und 7.9)

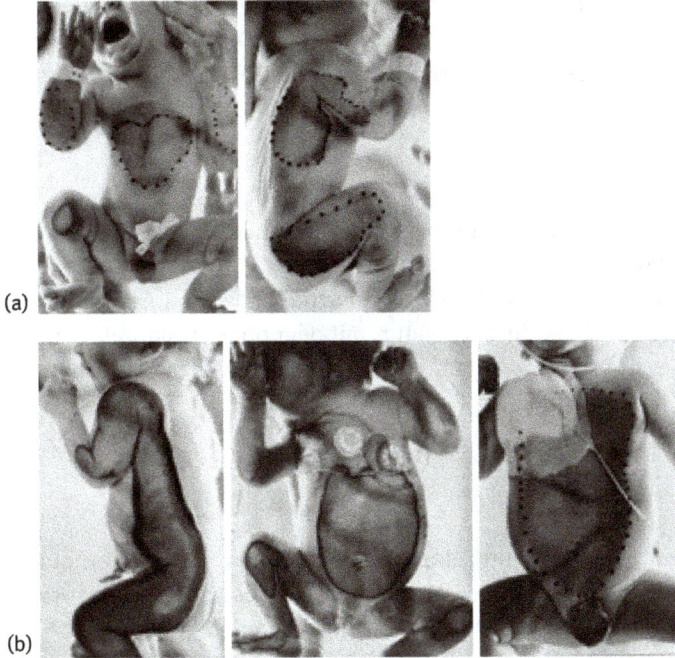

(a)

(b)

Abb. 7.8: (a) normotone Neugeborene haben zwischen den kleinen Auflageflächen viel Raum für Atemexkursionen. (b) muskulär hypotone Säuglinge/Kleinkinder müssen durch große Auflageflächen des Rumpfes bei jedem Atemzug viel Kraft aufwenden, um einen beachtlichen Teil ihres Körpereigengewichts hochzustemmen [2]. Fotos S. Weise: Säuglinge wurden auf gewärmte, angefeuchtete Glasscheibe gelegt und von unten fotografiert.

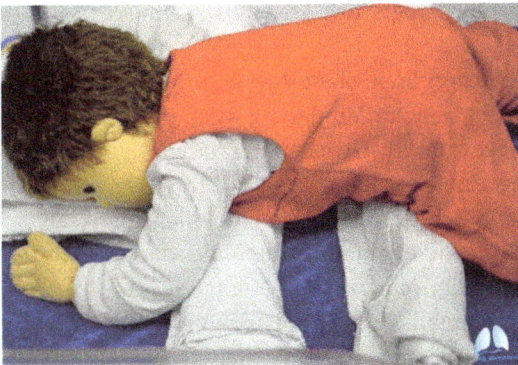

Abb. 7.9: Entlastende Hohlraumlagerung in Bauchlage zur Reduzierung der Atemarbeit.

7.3.7 Beispiel 3: Dysfunktionale Atmung

7.3.7.1 Funktionelles Problem

Dysfunktionale Atmung. Dysfunktionelle respiratorische Symptome (DRS). Diagnosen: Hyperventilation (HV), chronische Hyperventilation (CHV), Dysfunktionelle Atmung vom thorakalen Typ mit insuffizienter Ventilation (DATIV), überwiegende Mundatmung, habitueller Husten, induzierbare laryngeale Obstruktion (ILO), Vocal Cord Dysfunction (VCD), Seufzerdyspnoe, Schnorchelstereotypien.

7.3.7.2 Ziele

Ziele sind die Wiederherstellung des physiologischen Atemmusters und die Kontrolle in akuten Atemnotsituationen.

Funktionelle Atemstörungen betreffen vor allem Schulkinder und Adoleszenten. Die Ursachen sind in der Regel psychischer Natur, mit oder ohne strukturelle Auffälligkeiten. Dies sollte berücksichtigt werden, um eine medikamentöse Übertherapie zu vermeiden.

Ziel altersgerechtes Verständnis für physiologisches und dysfunktionales Atemmuster

Den jungen Patienten wird die Bedeutung eines physiologischen Atemmusters altersgerecht vermittelt. Das individuell veränderte Atemmuster muss mittels Selbstwahrnehmung veranschaulicht werden. Es ist sehr wichtig, die erlebten Symptome als rein funktionell zu verstehen und einzuordnen, da in der Regel die Eigenerfahrung einer akuten Atemnotsituation als hochbedrohliche und beängstigende Erkrankung erlebt wird, insbesondere bei Hyperventilation (HV), DATIV oder ILO/ VCD (siehe auch Kap. 12).

Ziel Wiederherstellung eines physiologischen Atemmusters [5]

Bei allen Formen dysfunktionaler Atmung und nicht selten auch bei Asthma bronchiale steht die Wiederherstellung des physiologischen Atemmusters im Fokus.

Umstellung von Mund- auf Nasenatmung: Freie obere Atemwege sind hierfür Voraussetzung. Zum Einsatz kommen Techniken zur Minderung nasaler Obstruktionen mit Maßnahmen zur Pflege und Übungen zum Abschwellen der Nasenschleimhaut.

Um bei bestehender Mundatmung eine Verhaltensänderung zu erreichen, ist es wichtig, das Atmungsorgan „Nase" als Schutzsystem der Bronchien altersgerecht und einprägsam zu veranschaulichen und die Nachteile einer Mundatmung aufzuzeigen. Die Auskühlung und Austrocknung der mukoziliären Reinigungs- und Schutzfunktion der Bronchien durch fehlende Klimatisierung der Einatmungsluft erhöht die Entzündungsbereitschaft, Infektanfälligkeit und Hyperreagibilität der Bronchialschleimhaut. Die mangelnde Regulierung des Einatmungsvolumens durch die Nasenschleimhaut wirkt sich ungünstig aus bei HV, CHV, bei Asthma bronchiale und ILO/ VCD. Nicht zuletzt ist schnelles Sprechen mit inadäquatem Luftholen über Mundatmung ein ungünstiger Faktor bei dysfunktionaler Atmung. Hier werden Techniken zur Wahrnehmung des individuellen Sprechmusters und Sprechübungen zur Eigenkontrolle mit ausreichenden Atempausen therapeutisch eingesetzt. Eine Sensibilisierung zur Mundschlusskontrolle wird bei Alltagsaktivitäten unter moderater körperlicher Belastung geübt. Zusätzlich unterstützen Haltungsschulung und Übungen zur Aufrichtung der Brustwirbelsäule den Mundschluss.

Umstellung von thorakalen auf diaphragmale Atembewegungen: Auch hier werden Informationen zu Anatomie und Bedeutung des Zwerchfells für die physiologische Atmung vorbereitend vermittelt. Über Selbstwahrnehmung mit taktiler und optischer Kontrolle wird eine Sensibilität für physiologische Atemexkursionen und die individuellen Abweichungen entwickelt. Die Wiederherstellung der physiologischen Atemmittellage durch Verlagerung des Ruhe-AZV aus dem IRV in die Atemmittellage ist insbesondere für Patienten mit DATIV essenziell. Das Ausatmen gegen einen Widerstand (PEP-Atmung), z. B. durch einen gekürzten Strohhalm, unterstützt das exspiratorische Absinken des Thorax. Zusätzlich helfen manuelle Sternalschübe in die Exspiration.

Mit dem Ziel, das Zwerchfell zu aktivieren und den Bewegungsraum des Zwerchfells zu erweitern, werden aktive Kräftigungsübungen und manuelle Techniken zur Detonisierung und Mobilisierung myofaszialer Strukturen der Bauchwand eingesetzt.

Ziel Selbstmanagement im Umgang mit akuten Atemnotsituationen

Neben der Wiederherstellung des physiologischen Atemmusters ist die Eigenkontrolle bei dysfunktionaler Atmung entscheidend, somit werden Verhaltensstrategien im Umgang mit akuter Atemnot vermittelt.

Durch Erkennen und Vermeiden möglicher Trigger lernen Betroffene, Einfluss auf das beängstigende Geschehen zu nehmen und mit Hilfe von Gegenstrategien das veränderte Atemmuster zu kontrollieren. Dies geschieht beispielsweise bei akuter HV mit CO_2-Rückatmung durch ruhige Nasen-Zwerchfellatmung in die geschlossene Handmaske oder bei VCD durch kehlkopfabsenkende Techniken, wie „gähnende Einatmung" bei geschlossenen Lippen mit Zwerchfell-Atmung, oder durch schnellen in- und exspiratorischen Wechselreiz auf die Stimmlippen durch Hechel- oder Sniff-Atmung.

Auch wenn die unangenehmen pathophysiologischen Reaktionen nicht in jedem Fall vollständig verhindert werden können, mindert die Kontrolle über die Situation das Gefühl des hilflosen Ausgeliefertseins.

7.3.8 Zusammenfassung

Atemphysiotherapie hat einen hohen Stellenwert in der Therapie von Atemwegserkrankungen bei Säuglingen, Kindern und Jugendlichen. Die Arbeit mit den Patienten, in den Familien und in den betreuenden multiprofessionellen Teams ist anspruchsvoll. Sie erfordert eine professionelle und empathische Vorgehensweise der
betreuenden Physiotherapeuten. Atemphysiotherapeutische Behandlungsmethoden
haben in den letzten Jahren Einzug in evidenzbasierte Leitlinien gehalten, wobei die
Evidenzlage jedoch nach wie vor begrenzt ist. Die hier vorgestellten atemphysiotherapeutischen Techniken gründen sich daher zum großen Teil auf langjährige klinische Erfahrungen.

Literatur

[1]   Weise S, Kardos P, Pfeiffer-Kascha D, Worth H. Empfehlungen zur Atemphysiotherapie. Empfeh-
      lungen der deutschen Atemwegsliga; 3. erweiterte Auflage, Dustri-Verlag 2019.
[2]   Weise S. Techniken der Sekretelimination bei Frühgeborenen, Säuglingen und bei Kindern in
      der frühen postoperativen Phase. Krankengymnastik (KG). 1992;44;8:967–979.
[3]   Dautzenroh A, Saemann H. Cystische Fibrose, S. 44–49, Thieme Verlag 2002.
[4]   Aigner A, Klose C. Atemphysiotherapietechniken von A-Z; Kap. 2:71–73, Thieme Verlag 2018.
[5]   Niggemann B, Lehmann C, Pfeiffer-Kascha D, et al: Therapeutic options for dysfunctional breat-
      hing in children and adolescents. Acta Paediatr. 2017;106(7):1067–1069.

Teil II **Krankheitsbilder**

8 Erkrankungen der oberen Atemwege

8.1 Angeborene stenosierende Erkrankungen der oberen Atemwege

Assen Koitschev

8.1.1 Einleitung

Angeborene stenosierende Erkrankungen der oberen Atemwege im Säuglingsalter sind aufgrund der anatomischen Unreife und der geringen Atemwegsdurchmesser häufig schnell symptomatisch. Leitsymptom ist ein auffälliges Atemgeräusch.

Eine besondere Herausforderung stellen pränatal entdeckte Fehlbildungen dar, die eine Obstruktion der Atemwege verursachen können.

Rückschlüsse über Art und Lokalisation der Stenose sind allein durch die Beurteilung der Atemgeräusche und eine klinische Untersuchung auch für den geübten Arzt nicht immer sicher möglich. Die Ätiologie ist vielgestaltig, dementsprechend differenziert muss Diagnostik und Therapie erfolgen.

8.1.2 Lokalisation der Erkrankung

Angeborene pathologische Einengungen der oberen Atemwege können von der Nase bis zur Trachea gefunden werden und auch kombiniert auftreten.

Es können nasopharyngeale, supraglottische, glottische, subglottische/tracheale und kombinierte Stenosen („Multilevel"-Stenosen) unterschieden werden. Bei mehreren, nacheinander gelegenen Engstellen bestimmt der Ort der stärksten Einengung die klinische Relevanz der Obstruktion. Eine zweite Stenose kann daher erst nach der Beseitigung einer vorgeschalteten Engstelle manifest werden (z. B. nasopharyngeale Obstruktion nach Beseitigung einer laryngealen Stenose).

Die Engstellen können strukturell konstant, das heißt beim Ein- und Ausatmen wirksam, oder variabel, bevorzugt in- oder exspiratorisch sein. Dabei kann die Lagerung oder die Aufregung des Kindes einen Einfluss auf die klinische Symptomatik bewirken.

Anatomisch liegen fast alle Befunde, bis auf eine tiefe tracheale Stenose, extrathorakal, und zeigen deshalb meistens ein inspiratorisches Atemgeräusch.

8.1.2.1 Nasopharyngeale Stenosen

Die nasopharyngealen Stenosen finden sich in der Region zwischen Naseneingang und Kehlkopfeingang. Es ist sinnvoll, zwischen Malformationen und Raumforderungen zu unterscheiden.

https://doi.org/10.1515/9783110693454-008

Die Fehlbildungen der Nase sind vielfältig in ihrer Ausprägung, aber insgesamt sehr selten. Sie gehören zu der großen Gruppe der Mittellinienmalformationen, die sich als eine Enge des Naseneingangs, der Nasenhaupthöhle bzw. der Choanae präsentieren können. Die harmloseste Form einer solchen Nasenenge äußert sich als „Säuglingsrhinitis" und bildet sich mit dem Wachstum des Kindes zurück.

Neben den klassischen Stenosen können Spaltmalformationen der Nase bzw. des Gesichtsschädels zu relevanten Atemproblemen führen. Diese treten solitär, aber auch im Rahmen von Syndromen (z. B. Crouzon, Treacher-Collins etc.) auf.

Naseneingangsstenose

Eine Naseneingangsstenose ist eine Fehlbildung der Apertura piriformis, welche mit einer Verschmelzung der Schneidezahnanlage in Form eines singulären medianen Schneidezahns koinzidiert. Daher wird sie auch als „Solitary Median Maxillary Central Incisor Syndrome (SMMCI)" bezeichnet (Abb. 8.1).

Die Diagnose muss mittels bildgebender Diagnostik, idealerweise hochauflösender MRT, bestätigt werden. Hierbei sollten weitere assoziierte Anomalien im Gesichtsschädel-, aber auch im Hirnbereich ausgeschlossen werden.

Bei klinischer Relevanz der Atemobstruktion kann eine Erweiterung der Apertura piriformis über einen sublabialen Zugang unter Schonung des oberen Lippenbändchens erfolgen. Dies ist mit relativ geringer Belastung des Kindes möglich, sollte jedoch die permanente Zahnanlage unbedingt schonen.

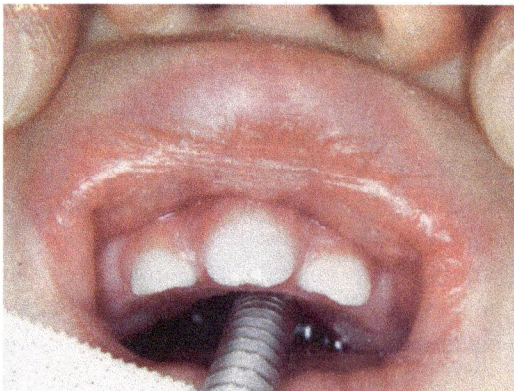

Abb. 8.1: Kleinkind im Alter von 18 Monaten mit einem SMMCI-Syndrom, welches mit ausgeprägter Nasenatmungsbehinderung nach der Geburt aufgefallen war.

Choanalatresie

Die Choanalatresie (CA) tritt bei einem von 5000 bis 7000 Neugeborenen auf. Die einseitige CA ist häufiger als die beidseitige CA, weibliche Patienten sind doppelt so häufig betroffen wie männliche Patienten.

Entscheidend für die embryologische Entwicklung des Gesichts sind die ersten 12 Wochen der Schwangerschaft. Während der ersten 4 Wochen wird die Mehrheit der kongenitalen Fehlbildungen ausgelöst. Die Mechanismen der Entstehung der CA während der embryonalen Entwicklung sind noch nicht geklärt.

Das klinische Bild von Patienten mit CA ist abhängig von:
1. einseitige oder beidseitige CA;
2. Vorhandensein von zusätzlichen Anomalien wie z. B. bei der CHARGE Assoziation oder kraniofaziale Fehlbildungen.

Einseitige Choanalatresie: Die einseitige CA wird erst später symptomatisch. Die häufigsten Beschwerden sind eine einseitige nasale Obstruktion und eine persistierende schleimige Rhinorrhoe. Die Diagnose wird gelegentlich auch erst im Erwachsenenalter gestellt. Die operative Versorgung ist selten im ersten Lebensjahr erforderlich. Die Rekanalisierung der betroffenen Seite ist jedoch spätestens im Vorschulalter zu empfehlen, um eine Asymmetrie des Wachstums des Gesichtsschädels zu vermeiden.

Beidseitige Choanalatresie: Neugeborene sind aufgrund des Larynxhochstandes und der damit verbundenen Fähigkeit, beim Schlucken zu atmen, in den ersten 4–6 Lebenswochen obligate Nasenatmer. In den meisten Fällen von bilateraler CA fallen diese Patienten daher bereits im Kreißsaal durch Dyspnoe und Zyanose auf und müssen in der Regel zeitnah, z. B. durch Einlage eines Güdeltubus, bis zur späteren Operation behandelt werden.

Eine bilaterale CA ist am häufigsten mit einer CHARGE Association (**C**oloboma of the eye, **H**eart defects, **A**tresia of the nasal choanae, **R**etardation of growth and/or development, **G**enital and/or urinary abnormalities, **E**ar abnormalities and deafness) vergesellschaftet.

Weitere kongenitale Anomalien wie Tracheomalazie, Laryngomalazie oder subglottische Stenose sowie Syndrome z. B. Treacher-Collins-Syndrom, Pfeiffer-Syndrom, Apert-Syndrom und Chromosomenanomalien können ebenfalls zusammen mit einer CA auftreten.

Die klinische Diagnostik erfolgt in einem ersten Schritt typischerweise in der Geburtsklinik durch Sondieren der Nase mittels eines Saugkatheters. Die Choane ist beim Neugeborenen nach 3–3,5 cm erreicht, so dass bei einer fehlgeschlagenen Platzierung der Sonde eine CA ausgeschlossen werden sollte. Das Vorhandensein einer Nasenatmung kann schnell durch einen kalten Untersuchungsspiegel klinisch geprüft werden, der durch die Atemluft beschlagen wird.

Die hochauflösende MRT ist inzwischen in der Lage ähnlich gute Detailtreue zu liefern wie ein CT, jedoch stellen sich Knochenstrukturen verfahrensbedingt nur indirekt dar. Die Vorteile der MRT sind die Vermeidung von Strahlenexposition und die sehr gute Darstellung von möglichen Anomalien der Schädelbasis (Abb. 8.2).

Die Computertomographie erlaubt die detaillierte Darstellung der relevanten knöchernen Strukturen und kann daher von Vorteil für die Operationsplanung sein.

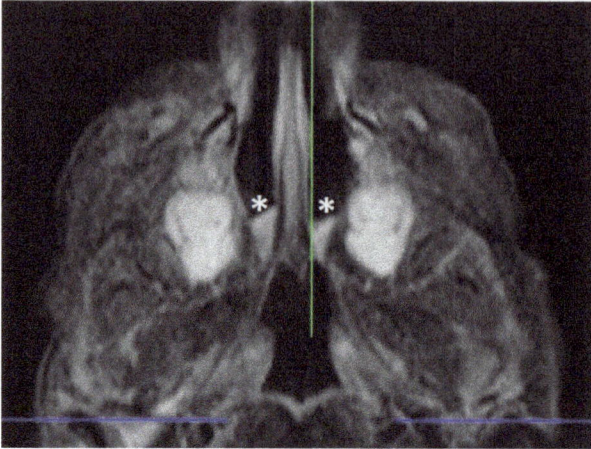

Abb. 8.2: MRT einer beidseitigen Choanalatresie mit den typischen Zeichen eines Sekretstaus (*) vor den Atresieplatten bei einem Säugling mit CHARGE.

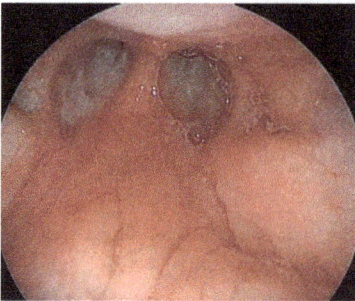

Abb. 8.3: Endoskopische retrograde Darstellung des Epipharynx bei einer bilateralen Choanalatresie mittels 120°-Winkeloptik.

Bei fehlenden Anomalien des Hirnschädels kann bei ausreichend detaillierter MRT auf ein CT verzichtet werden.

Die direkte Visualisierung der Atresie gelingt durch eine Nasen- bzw. Nasenrachenendoskopie mit starren Endoskopen (Abb. 8.3).

Operative Behandlung der Choanalatresie: Historisch war die singuläre transnasale Punktion die erste Technik, die bei Patienten mit CA angewendet wurde. Heute ist diese Technik nicht zu empfehlen. Für die transpalatinale Operation werden verschiedene Inzisionen vorgeschlagen, die dann transoral den harten Gaumen mit der Atresieplatte direkt darstellen. Bei der Resektion wird der dorsale Anteil des harten Gaumens entfernt, ebenso Anteile des Vomers. Mit der Verbesserung der technischen Möglichkeiten der endoskopischen Verfahren geht die Bedeutung der transpalatinalen Technik deutlich zurück.

Endoskopische Techniken werden heute bevorzugt. Hierbei sind sehr viele Modifikationen beschrieben, die das Ziel einer möglichst atraumatischen und epithelisierten Rekanalisation des unteren Nasengangs verfolgen.

Die postoperative Nachsorge mittels Nasenspülungen mit physiologischer Koch-salzlösung dient dem Ziel des Offenhaltens der Neochoanen und der Unterstützung der Wundheilungsprozesse. Auf die Einlage von Stents kann fast immer verzichtet werden, da durch die Resektion des hinteren Vomeranteils die Gefahr der Restenosie-rung deutlich reduziert wird.

8.1.2.2 Oropharyngeale Stenosen

Kongenitale Stenosen des Pharynx entstehen am häufigsten infolge von Fehlbildun-gen bzw. raumfordernden Prozessen am Hals. Ausgeprägte Befunde werden bei sorg-fältiger pränataler Ultraschall-Diagnostik noch während der Schwangerschaft ent-deckt.

Retrognatie/Pierre-Robin-Sequenz

Bei der Pierre-Robin-Sequenz handelt es sich um eine Kombination aus Retrognatie, Zungenptosis und evtl. Gaumenspalte, die zu einer erheblichen Einengung des Pha-rynx mit konsekutiver Atemobstruktion und Schluckproblemen führt. Die Kinder brauchen in ausgeprägten Fällen eine nicht invasive Atemunterstützung und können nicht spontan ernährt werden.

Die Ausprägung der Fehlbildung ist sehr variabel. Sie kann auch im Rahmen multipler Syndrome (z. B. Treacher-Collins-Syndrom, CHARGE etc.) beobachtet wer-den. Entsprechend unterschiedlich ist die Behandlungsstrategie: in milden Fällen ist eine Bauchlagerung und logopädische Therapie ausreichend, in schweren Fällen da-gegen kann eine Tracheotomie unvermeidbar werden.

Eine besondere Behandlungsmethode stellt die Tübinger Gaumenplatte dar. Es handelt sich dabei um eine individuell unter endoskopischer Kontrolle hergestellte und angepasste Kunststoffplatte, die mittels eines Ausläufers den Zungengrund nach vorn presst und damit den Kehlkopfeingang freihält. Die Platte wird als Gaumen-abdruck angepasst und mittels Haftsalbe fixiert. Durch ein konsequentes Tragen der Platte bis in das Vorschulalter kann die Entwicklung des Mittelgesichtes und des Kie-fers beeindruckend positiv beeinflusst werden.

Chirurgische Verfahren zur Korrektur der Kieferanatomie folgen den Regeln der Behandlung von Patienten mit Fehlbildungen des Gaumens. Dazu zählen im Einzel-fall auch Extensionsmethoden des Unterkiefers.

Lymphangiom

Das Lymphangiom stellt eine Malformation der Lymphabflusswege ohne eigentliche Kapsel dar. Diese Eigenschaft erschwert erheblich eine operative Resektion. Die Lym-phangiome erscheinen als multizelluläre Strukturen und werden je nach Größe der einzelnen Blasen in groß- mittel- und kleinzellig aufgeteilt. Die Beschaffenheit be-

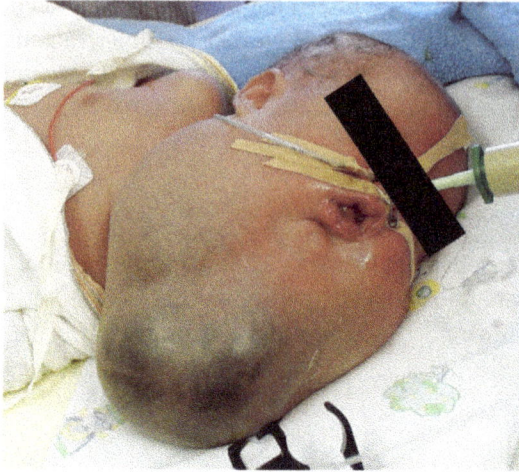

Abb. 8.4: Großes Lymphangiom mit vollständiger Obstruktion der Atemwege und intrathorakalen Anteilen. Das Kind wurde mittels EXIT-Prozedur (s. u.) entbunden und intrapartal intubiert. Im Verlauf wurde das Lymphangiom in mehreren Schritten subtotal reseziert und die Atemwege durch eine Tracheotomie gesichert.

stimmt die Prognose, wobei die großzelligen Befunde am besten behandelt werden können.

Die Lokalisation eines Lymphangioms ist entscheidend für die obstruktive Wirkung auf die Atemwege. Eine prognostische Grenze stellt die Halsgefäßscheide dar. Befunde mit Beteiligung des Pharynx und Zungengrunds median der Halsgefäßscheide haben eine besonders schlechte Prognose. Die Ausdehnung kann bis in den Thorax reichen (Abb. 8.4).

Die Therapie erfolgt entweder chirurgisch oder obliterativ durch die Injektion von sklerosierenden Substanzen (OK-432 – Picibanil®) unter sonographischer Kontrolle. Je großblasiger und abgegrenzter der Befund ist, desto besser ist das Ergebnis der Therapie.

Teratome

Teratome sind histologisch gutartige Tumore, die in sehr seltenen Fällen auch im Kopf-Hals-Bereich auftreten können. Sie gehören zu der Gruppe der Keimzelltumore und bringen das Risiko hochmaligner Komponenten, wie z. B. Dottersacktumoren, mit sich. Da sie bereits in der Schwangerschaft entstehen, ist die Deformation bzw. Obstruktion der Atemwege durch die Raumforderung vom Zeitpunkt der Entstehung bzw. Dauer des Wachstums im Mutterleib abhängig (Abb. 8.5).

Große Lymphangiome und Teratome werden typischerweise im Rahmen der pränatalen Ultraschalldiagnostik erkannt. Ein intrauterines MRT mit dreidimensionaler Rekonstruktion ist bei der Planung einer Resektion des Tumors sehr hilfreich (Abb. 8.6). Dies gilt insbesondere für die Darstellung der pathologischen Blutgefäße und der Relation zu Schädelbasis.

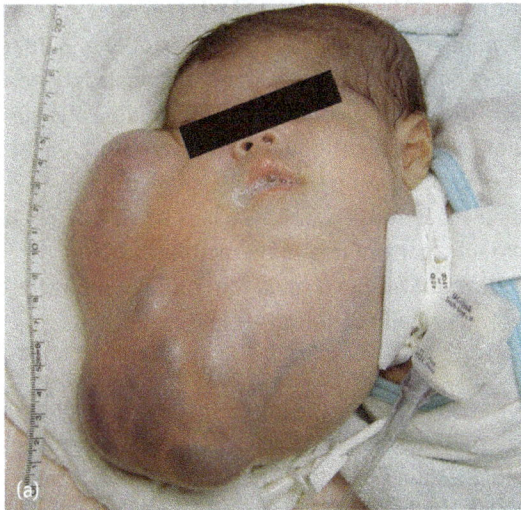

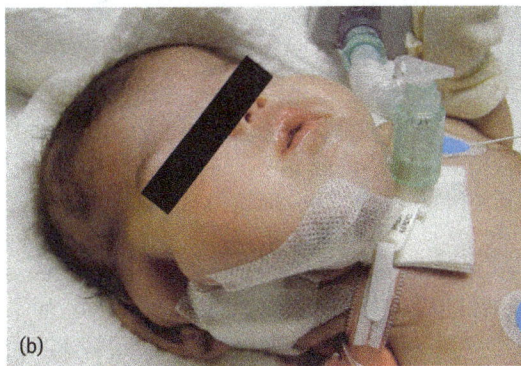

Abb. 8.5: Großes Teratom vor (a) und unmittelbar nach (b) subtotaler Resektion mit Pharynxrekonstruktion im Alter von 2 Monaten. Das Kind war im Rahmen der EXIT-Prozedur tracheotomiert worden.

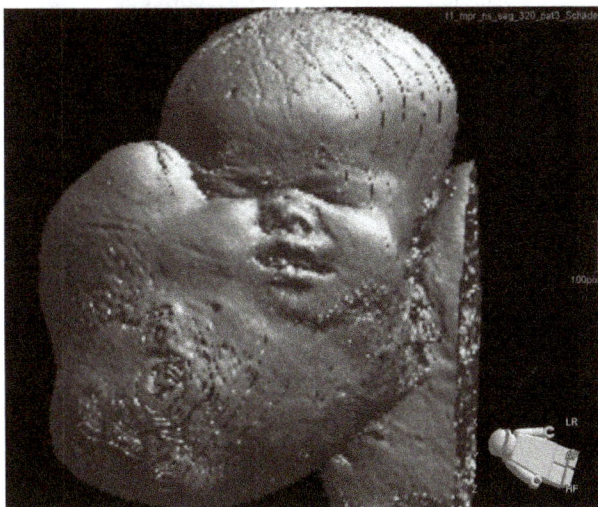

Abb. 8.6: Dreidimensionale MRT-Rekonstruktion vor Resektion des Befundes.

EXIT-Prozedur: Eine Raumforderung im Kopf-Hals-Bereich beim Ungeborenen kann ein Atem- und auch ein Geburtshindernis darstellen. Die genaue Darstellung gelingt am besten mittels fetalen MRTs. Daraus können dreidimensionale Rekonstruktionen angefertigt werden, die die Planung der Entbindung erleichtern. Für solche Fälle stehen idealerweise interdisziplinäre Teams zur Verfügung, die in der Lage sind, die Sicherung der Atemwege des Kindes zu erreichen, während die Oxygenierung des Feten über den noch nicht unterbundenen Plazentakreislauf gesichert wird. Dafür hat sich der Begriff EXIT-Prozedur (ex utero intrapartum treatment) etabliert.

Falls erforderlich kann eine EXIT-Prozedur Stunden andauern und die Anlage eines Tracheostomas oder die Teilresektion der Raumforderung ermöglichen.

8.1.2.3 Supraglottische Stenosen

Der Kehlkopf ist in funktioneller und anatomischer Hinsicht eine besonders vulnerable Region und damit die häufigste Prädilektionsstelle für Stenosen. An dieser Schaltstelle zwischen Atmen und Schlucken sind vielfältige angeborene Pathologien zu finden.

Laryngomalazie

Die Instabilität des Kehlkopfeingangs, welche als Laryngomalazie bezeichnet wird, verursacht ein stidoröses Atemgeräusch. Die Laryngomalazie beschreibt einen Kollaps des Kehlkopfeingangs während der Inspiration. Die Stimme ist typischerweise nicht beeinträchtigt.

Dieser Zustand wird auch als „stridor congenitus" bezeichnet und durch eine Unreife des Kehlkopfes des Säuglings erklärt („infantiler Larynx"), die in den meisten Fällen im Verlauf des ersten Lebensjahres spontan nachlässt. Der Befund korreliert *nicht* mit einer Frühgeburtlichkeit. In ca. 10 % der betroffenen Kinder kann der Stridor so ausgeprägt sein, dass die normale Entwicklung beeinträchtigt ist.

Die transnasale flexible Pharyngolaryngo(tracheo)skopie in Spontanatmung ist grundsätzlich als Screening-Untersuchung bei Verdacht auf eine Laryngomalazie geeignet. Im gleichen Untersuchungsgang kann bei Bedarf der Schluckakt des Kindes bewertet werden. Der Vorteil der Methode sind der geringe Aufwand und die schnelle Verfügbarkeit. Die Untersuchung kann bei unkomplizierten Fällen meistens ohne Sedierung erfolgen, sollte jedoch durch ein für alle Notfälle vorbereitetes Team unter kontrollierten Bedingungen durchgeführt werden.

Die endoskopische Diagnostik der Laryngomalazie sollte folgende Fragen klar beantworten:
– Ist für den Stridor tatsächlich der Kollaps der Supraglottis verantwortlich?
– Welche Teile der Supraglottis verursachen die Obstruktion?
– Ist die Stimmlippenbeweglichkeit beidseits regelrecht?
– Ist eine subglottische Obstruktion auszuschließen?

Seit den 1980er Jahren werden verschiedene Klassifikationen zur Systematisierung der endoskopischen Befunde publiziert, wobei die von Olney 1999 [1] in der Routine besonders geeignet sind (Tab. 8.1 und Abb. 8.7).

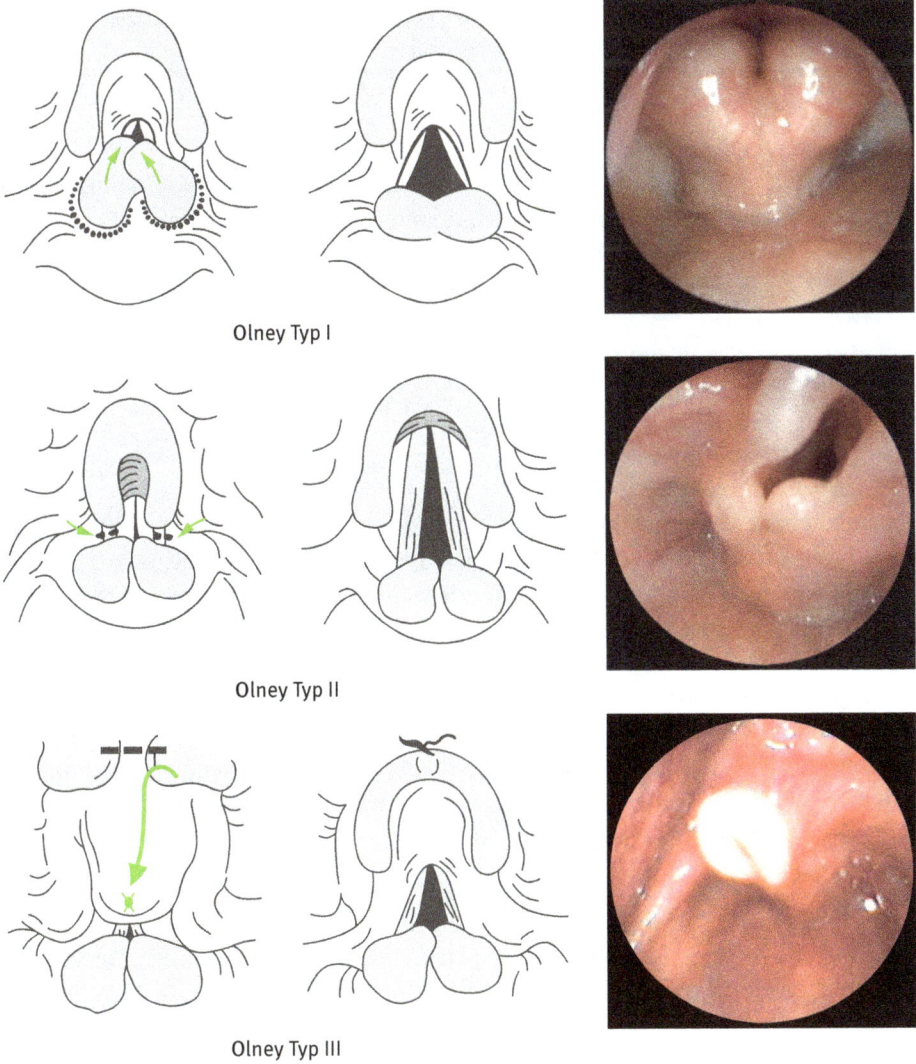

Olney Typ I

Olney Typ II

Olney Typ III

Abb. 8.7: Die Abbildungen zeigen beispielhaft die drei Typen von Laryngomalazie nach Olney mit endoskopischen Befunden und das Schema der jeweiligen operativen Behandlung.

Tab. 8.1: Klassifikation der Laryngomalazie nach Olney [1].

Olney Typ 1	Mukosa-Prolaps der Regio arytenoidea/Hypertrophie der akzessorischen Kehlkopfknorpel
Olney Typ 2	Verkürzung der aryepiglottischen Falten
Olney Typ 3	Dorsalverlagerung der gesamten Epiglottis

Die genannten Befunde können in Kombination vorliegen.

Eine operative Versorgung ist nur in seltenen Fällen erforderlich. Die Indikation für eine operative Behandlung wird nach Anamnese und dem klinischen Gesamteindruck gestellt, wobei folgende Kriterien zu Grunde gelegt werden:
– atmungsbedingte Ernährungsprobleme,
– Gedeihstörung,
– obstruktive Schlafstörung mit Sättigungsabfällen
– Anstrengungshypoxie,
– Hyperkapnie,
– zyanotische Attacken

Eine eindeutige OP-Indikation besteht, wenn zusammen mit dem passenden endoskopischen Befund mindestens eines der genannten Symptome vorliegt.

Die operative Therapie von Fällen mit isolierter Laryngomalazie verspricht in über 90 % der Fälle eine deutliche Besserung bzw. eine komplette Rückbildung der Obstruktion. Die Prognose des Eingriffes verschlechtert sich jedoch wesentlich beim Vorliegen von Komorbiditäten. Eine präoperative bereits manifeste Dysphagie bzw. Aspiration ist ein zentraler Risikofaktor und verschlechtert die ansonsten exzellenten Ergebnisse der Operation deutlich [2]. Dies gilt auch für bestimmte syndromale Krankheitsbilder (z. B. Trisomie 21), die typischerweise zusätzlich eine anatomische Enge des Pharynx aufweisen.

Zungengrundzyste/Hyperplasie

Auch bei offensichtlichem Befund einer Laryngomalazie müssen auch die tieferen extrathorakalen Atemwege stets vollständig beurteilt werden, da in 10–20 % der Fälle weitere pathologische Befunde entdeckt werden (z. B. Stimmlippenlähmungen, subglottische Stenose oder obere Trachealenge), die das Therapiekonzept grundlegend verändern können.

In seltenen Fällen können supraglottische Veränderungen gefunden werden, die eine Laryngomalazie vortäuschen. Abb. 8.8 zeigt eine Zungengrundzyste, die die Epiglottis verlagert und bei Inspiration in die Glottis drückt, so dass zunächst nur eine schwere Laryngomalazie diagnostiziert wurde.

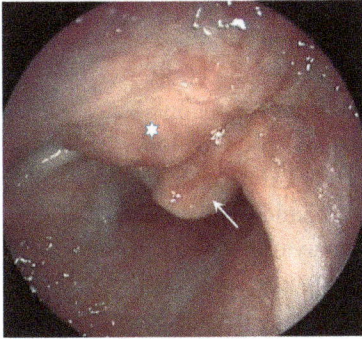

Abb. 8.8: Eine submuköse Zungengrundzyste (Stern) kann eine Verlagerung der Epiglottis (Pfeil) hervorrufen und eine Intubation erschweren.

8.1.2.4 Glottische Stenosen

Stenosen im Glottisniveau können sowohl angeboren als auch erworben sein. Hier werden die angeborenen pathologischen Befunde thematisiert.

Angeborene glottische Membran (congenital laryngeal web)

Die angeborene glottische Membran (Abb. 8.9) ist eine Fehlbildung der vokalen Anteile der Glottis. Sie kann bei geringer Ausprägung bei der Endoskopie zuerst übersehen werden. Typisch ist die schwache oder nicht vorhandene Stimme.

Obwohl sie meist als zarte und kurzstreckige Membran erscheint, handelt es sich um eine komplexe Malformation unterschiedlichen Ausmaßes, die anterokaudal immer den Ringknorpel erreicht. Die alleinige Durchtrennung oder gar Durchstoßung ist daher kontraindiziert und kann auf Grund einer Restenosierung und Vernarbung zu katastrophalen Verläufen führen.

Die Therapie richtet sich nach der Ausprägung des Befundes, wobei eine Tracheotomie in den meisten Fällen vermieden werden kann. Das Behandlungsspektrum reicht von einer Inzision mit passagerer Platzhaltereinlage bis zur Erweiterung des Larynx mittels autologer Knorpeltransplantation im Rahmen einer laryngo-trachealen Rekonstruktion.

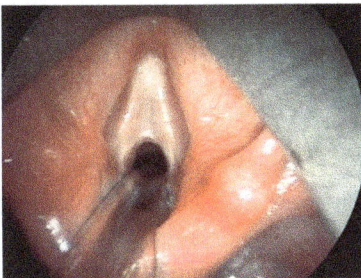

Abb. 8.9: Glottische Membran („laryngeal web", „Larynxsegel") im vorderen Bereich der Stimmlippen. Bei geringer Ausprägung ist der Befund leicht zu übersehen.

Angeborene Stimmlippenparese

Die angeborene Stimmlippenparese ist neurogenen Ursprungs und kann ein- oder beidseitig sein. Die bilateralen Paresen führen zwangsläufig zum klinisch relevanten Stridor und stellen die wichtigste Differentialdiagnose der Laryngomalazie dar. Da die beiden Befunde häufig vergesellschaftet sind, ist der Ausschluss einer Parese der Stimmbänder bei der endoskopischen Beobachtung einer Laryngomalazie obligat.

Einseitige Paresen bedürfen in der Regel keiner Behandlung. Im Einzelfall können sie jedoch eine Dysphagie bzw. Aspirationsneigung verursachen. Bilaterale vollständige Paresen erfordern häufig bereits in den ersten Lebenswochen eine Tracheotomie. Eine zuverlässige Prognose der Parese ist kaum möglich. Die Rate der Spontanremission erreicht in kleineren publizierten Serien ca. 65 % in einem Alter bis zu 5 Jahren. Es empfiehlt sich daher, mit resezierenden Glottis-erweiternden Eingriffen bis zum Vorschulalter zu warten.

Bei Ausbleiben einer spontanen Reaktivierung der Mobilität der Stimmlippen lassen sich unterschiedliche Verfahren zur Erweiterung der Glottis anwenden. Alle diese Verfahren haben die Gemeinsamkeit einer Verringerung des Atemwiderstandes auf Kosten der Stimmqualität.

Es sind bisher nur einige wenige Fälle älterer Kinder publiziert, bei denen eine funktionelle Re-Innervation der Glottis über eine Anastomose zum N. phrenicus gelungen ist.

Zur Diagnostik ist die flexible Endoskopie in Spontanatmung die Methode der Wahl. Ein MRT des Gehirns zum Ausschluss z. B. einer Arnold-Chiari-Fehlbildung mit intermittierender Einklemmung sollte durchgeführt werden. Die Elektromyographie ist in diesem Lebensalter nicht sinnvoll.

8.1.2.5 Subglottische Stenosen

Nur im Bereich des Ringknorpels ist der Atemweg vollständig knorpelig umbaut und weist den geringsten Querschnitt auf. Dies macht das Cricoid zur Prädilektionsstelle für die Ausbildung von Stenosen. Intubations-assoziierte Läsionen sind die mit Abstand häufigste Ursache. Viel seltener können auch eine kongenitale Ringknorpelstenose, Hämangiome oder andere, insgesamt sehr seltene, gutartige Neu- oder Fehlbildungen wie beispielsweise Zysten die Stenose verursachen.

Laryngotracheale Hämangiome

Hämangiome (Abb. 8.10), generell an Haut und Schleimhäuten, gelten als die häufigsten gutartigen Tumore im Kindesalter. In der Literatur wird berichtet, dass 4–10 % der Kinder unter einem Jahr und bis zu 30 % der Frühgeborenen (unter 1500 g) davon betroffen sind. Mädchen sind insgesamt häufiger betroffen. Typischerweise nimmt das Hämangiom in den ersten Lebensmonaten schnell an Größe zu. In 50 % der Fälle verschwindet es bis zum 5. Lebensjahr, in 70 % bis zum 7. Lebensjahr und in bis zu 100 % bis zum 10.–12 Lebensjahr.

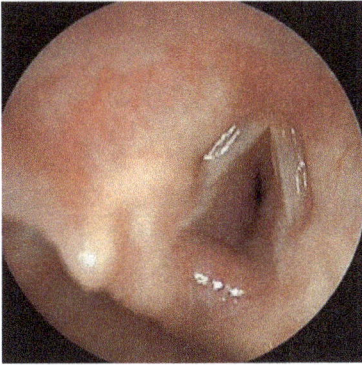

Abb. 8.10: Subglottisches Hämangiom kurz nach der Geburt. Bereits nach wenigen Tagen ist beim Ansprechen auf systemische β-Blocker (z. B. Propranolol) mit einer deutlichen Besserung des Stridors zu rechnen.

Bis zu 60 % der Hämangiome im Kindesalter sind im Kopf-Hals Bereich lokalisiert, jedoch gelten die subglottischen Hämangiome mit einem Anteil von 1,5 % an allen laryngealen Anomalien als seltene Ursache für eine Obstruktion im Kehlkopfbereich. Klinisch fallen Kinder mit subglottischen Hämangiomen meist erst im Alter von 2–4 Monaten durch progrediente Symptome wie Stridor, bellenden Husten und Heiserkeit auf.

Die Therapie symptomatischer Hämangiome mittels β-Blocker hat in den letzten Jahren das Behandlungskonzept revolutioniert, so dass operative Maßnahmen nur noch selten erforderlich sind (siehe auch Kap. 9.2, erworbene Erkrankungen der oberen Atemwege).

Kongenitale Ringknorpelstenose

Die kongenitale Hypoplasie des Ringknorpels ist nach der Laryngomalazie und der beidseitigen Stimmlippenparese die dritthäufigste angeborene obstruktive Veränderung des Larynx. Sie wird auf die unvollständige Kanalisierung des laryngealen Lumens in der 10. SSW zurückgeführt.

Die wirkliche Prävalenz ist schwer zu ermitteln, da in vielen Fällen eine sofortige Intubation nötig wird und später eine Abgrenzung zu einer erworbenen, intubationsassoziierten Stenose unmöglich ist.

Dieses Krankheitsbild zeichnet sich durch einen überwiegend inspiratorischen Stridor aus, der unmittelbar postpartal oder wenige Tage nach Geburt auftritt. Im Gegensatz zu dem flottierenden biphasischen Charakter bei der variablen Stenosierung des infantilen Larynx erscheint der Stridor bei der fixierten subglottischen Stenose eher uniform bandförmig. Kruppähnliche Episoden mit „bellendem" Husten können ebenso auftreten.

Für die Diagnostik ist die Endoskopie das Mittel der Wahl. Diese muss mit besonderer Vorsicht und ohne Intubation geschehen, da nur leichte zusätzliche Schleim-

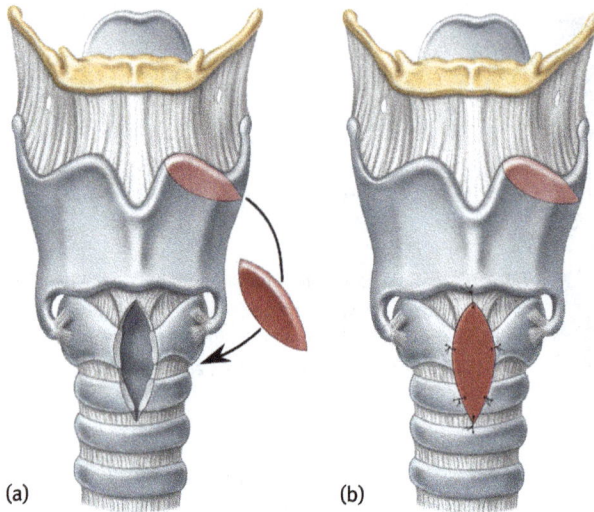

(a)   (b)

Abb. 8.11: Schematische Darstellung der Ringknorpelerweiterung mittels eines autologen Schildknorpeltransplantats.

hautschwellungen zu einer massiven Obstruktion des restlichen Lumens führen können. Bildgebende Verfahren sind kaum hilfreich.

Das oberste Ziel der Therapie ist, eine Tracheotomie bei den in der Regel sehr kleinen Säuglingen zu vermeiden. Um das zu erreichen, bietet sich ein relativ wenig invasiver Eingriff an, bei dem eine Erweiterung des Ringknorpels vorgenommen wird. Der Ringknorpel ist im Säuglingsalter noch relativ weich und kann nach einer frontalen Spaltung dilatiert werden. Durch die Implantation von einem schmalen Streifen autologen Schildknorpels (laryngo-tracheale Rekonstruktion [LTR]) kann diese Erweiterung des Lumens stabilisiert werden (Abb. 8.11a–b). Die Kinder bleiben einige Tage zur Sicherung des Ergebnisses weiter intubiert und beatmet.

Kongenitale Larynxspalte

Bei einer Larynxspalte ist die hintere Wand des Ringknorpels/Trachea nicht ausgebildet (Abb. 8.12). Durch die fehlende Trennung der Luft- und Speisewege kommt es zu Aspiration mit Husten und Luftnot bei Nahrungsaufnahme, sowie Pneumonien. Der Befund wird häufig zusammen mit anderen Fehlbildungen, insbesondere bei Ösophagusatresie beobachtet.

Da die Schleimhaut des Kehlkopfes kompensatorisch hyperplastisch erscheint, ist die Diagnose nicht selten erschwert und erfolgt erst im Intervall. Insbesondere die nur supraglottisch liegende Larynxspalte Grad 1 wird häufig übersehen, so dass bei rezidivierenden Aspirationsereignissen gezielt (mit Blähmanöver während der Untersuchung, bzw. spreizendem Instrument) nach ihr gesucht werden sollte.

Der „Boden" der Spalte kann bis zur Bifurkation der Trachea reichen. In Abhängigkeit von der kaudalen Limitation des Spaltes werden 4 Grade unterschieden, wo-

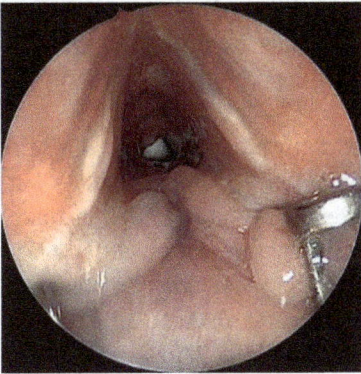

Abb. 8.12: Endoskopisches Bild einer Larynxspalte Grad 3. Die Spalte ist mittels eines Instrumentes gespreizt und reicht bis in die zervikale Trachea. In der Tiefe ist die weiße Tracheostomakanüle zu erkennen.

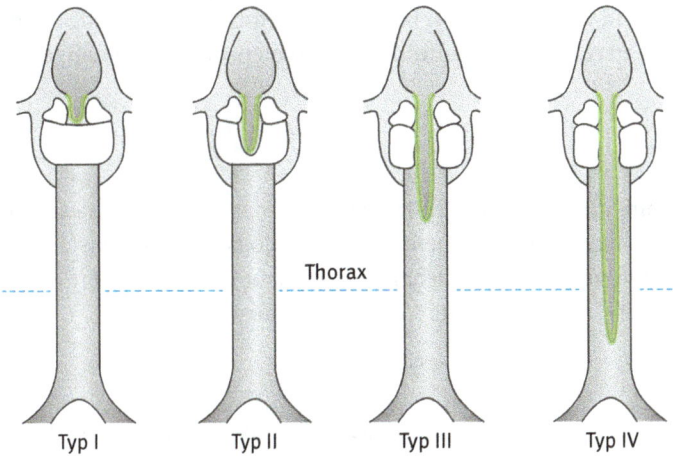

Thorax

| Typ I | Typ II | Typ III | Typ IV |

Abb. 8.13: Aufteilung der Ausprägung von Larynxspalten in vier Grade in Abhängigkeit von deren Tiefe nach Benjamin und Inglis.

bei Grad 1 nur bis zur Stimmbandebene reicht, und Grad 2 auch den Ringknorpel betrifft. Grad 3 und 4 erstrecken sich in die zervikale bzw. thorakale Trachea (Abb. 8.13).

Die Ausprägung der Spalte ist entscheidend für die Relevanz der Symptomatik bzw. für die Prognose. Grad 1 und 2 Spalten können in den meisten Fällen endoskopisch verschlossen werden. Weitergehende Malformationen erfordern einen korrigierenden Eingriff von außen, wobei ein passageres Tracheostoma unvermeidbar ist.

Ringknorpeltrachea

Bei der Ringknorpeltrachea ist die Hufeisenstruktur der Luftröhre durch ein Fehlen der Pars membranacea fehlgebildet. Typischerweise ist durch die Ringbildung eine

Stenosierung der Trachea verbunden. Die Diagnose wird endoskopisch gestellt und ggf. durch geeignete Schichtbildgebung gesichert. Wichtig ist die Differenzierung von benachbarten Gefäßfehlbildungen, insbesondere die Pulmonalisschlinge, die das Behandlungskonzept beeinflussen.

Bei geringer Stenosierung kann zunächst abgewartet werden, ob nicht die Relevanz der Obstruktion mit zunehmendem Alter geringer wird, da ein gewisses Mitwachsen der Trachealknorpel zu beobachten ist. Bereits eine geringe Größenzunahme bewirkt eine vielfache Zunahme des Atemflusses entsprechend etwa der 4. Potenz des Radius nach dem Hagen Poiseuille'schen Gesetz. Bei deutlichen obstruktiven Beschwerden sollte allerdings die chirurgische Therapie in Abhängigkeit vom Grad und Länge des stenosierten Segments erfolgen. Ist dieses kurzstreckig, kann dieses reseziert werden mit anschließender End-zu -End-Anastomose. Bei längeren Stenosen wird unter kardio-pulmonalem Bypass die Trachea längs aufgespalten, gegeneinander verschoben und wieder vernäht. Bei dieser Gleitplastik der Trachea wird eine Erweiterung des Querschnitts der Luftröhre auf Kosten der Gesamtlänge erreicht.

Tracheaagenesie

Diese extrem seltene Fehlbildung führt in den meisten Fällen zum Tod des Neugeborenen. Liegt unterhalb des atretischen Segments eine tracheoösophageale Fistel vor, kann eine Beatmung über den intubierten Ösophagus erreicht werden. Die Prognose ist jedoch mangels geeigneter rekonstruktiver Verfahren infaust.

Literatur

[1]   Olney DR, Greinwald JH Jr, Smith RJ, Bauman NM. Laryngomalacia and its treatment. Laryngoscope. 1999;109(11):1770–5.
[2]   Di Dio D, Amrhein P, Koitschev A, Sittel C. Supraglottoplasty for pediatric laryngomalacia: Results from 71 cases. HNO. 2016;64(12):905–908.

8.2 Erworbene, nichtinfektiöse Erkrankungen der oberen Atemwege

Holger Köster

8.2.1 Einleitung

Obere und untere Atemwege stellen eine funktionell zusammenhängende Einheit dar („United Airways"). So betreffen viele Krankheiten, z. B. Infektionen und Allergien, gleichermaßen die oberen und unteren Atemwege [1]. Störungen im Nasen-Rachenbereich spielen häufig eine kausale Rolle für bronchopulmonale Symptome oder Erkrankungen, z. B. beim sog. „Upper airway cough syndrome" (UACS), entweder durch Kompromittierung der Nasenfunktionen wie Reinigung, Anfeuchtung und Anwärmung der Atemluft oder durch aus dem Nasen-Rachenbereich herunterlaufendes Sekret, sog. „Postnasal drip". Grundkrankheiten mit einhergehender Störung der mukoziliären Clearance, z. B. Primäre ziliäre Dyskinesie (PCD) und Mukoviszidose (Zystische Fibrose, CF), oder des Immunsystems, z. B. Immundefekte oder eosinophile Krankheitsbilder, betreffen die Atemwege in ihrer Gesamtheit.

Leitsymptome einer chronischen Affektion mit Obstruktion der oberen Atemwege sind

a) Schnupfen (Nase)

b) Schnarchen (Rachen) und

c) inspiratorischer Stridor (Kehlkopf, subglottische Trachea).

Damit verbundene Begleitsymptome und Komorbiditäten hängen von der Krankheitsentität, der Ätiologie und der Krankheitsschwere ab.

Bei der Diagnostik der oberen Atemwege liefern neben der allgemeinen Inspektion des Patienten auf katarrhalische Zeichen, Schmerzäußerungen und Zeichen einer oberen Atemwegsbehinderung die Inspektion der Nase mit einem Spekulum oder (für Kinder schonender) einem Otoskop und die Mund-Racheninspektion mit der Diagnostikleuchte und/oder HNO-Spiegeln (obere/untere Pharyngoskopie) erste wichtige Erkenntnisse. Weiterführend kann eine transnasale Endoskopie oder – deutlich invasiver – eine Endoskopie in Sedierung wertvolle Informationen über Anatomie, Schleimhautbeschaffenheit, Sekrete sowie Funktionsstörungen und damit mögliche Krankheitsursachen der oberen Atemwege geben. Die Röntgendiagnostik, z. B. der Nebenhöhlen oder des Nasen-Rachen-Raums seitlich, wird aufgrund ihrer eingeschränkten Sensitivität und Spezifität und der Strahlenbelastung zurückhaltend eingesetzt. Eine Bildgebung (CT, MRT) ist für weiterführende Fragestellungen notwendig [2].

Die Therapie zielt allgemein auf eine Behandlung der Ursache, eine Entzündungshemmung und/oder medikamentöse oder operative Erweiterung des Luftweges. Wichtige Behandlungsziele sind dabei die Erhaltung oder Wiederherstellung kompromittierter Funktionen wie des Geruchssinns, der Nebenhöhlenbelüftung, der Schluckfunktion und der Stimmbildung.

8.2.2 Nase

Probleme der Nase machen sich vor allem durch eine Schädigung der Nasenschleimhaut und -funktion sowie eine eingeschränkte Durchgängigkeit bemerkbar. „Schnupfen" ist keine Diagnose, sondern eine Symptomkonstellation – unabhängig von der Entstehungsursache.

Symptome des „Schnupfens"
- Nasenjucken, Niesen,
- begleitendes Tränen der Augen, konjunktivale Reizung
- frontale Kopfschmerzen
- Nasensekretion, wässrig-glasig bis eitrig;
- „postnasal drip" im Rachenbereich, mit zugehörigen Folgeproblemen
- Nasenbluten, zum Teil als okkulte Blutungen mit Hämatemesis und Hb-Abfall
- verlegte bzw. erschwerte Nasenatmung, vermehrte Mundatmung
- schniefendes Atemgeräusch in- und exspiratorisch
- eingeschränkter Geruchssinn
- "nasale" Sprache

Bei der Naseninspektion fällt eine gerötete (infektbedingte) oder blasse (allergiebedingte) Schwellung der Nasenschleimhaut und je nach Ursache eine vermehrte Nasensekretion mit wässrigem (beginnender Infekt, Allergie), weißlich-schleimigen (fortgeschrittener Infekt, Sinusitis) oder eitrigem Sekret (bakterielle Superinfektion, Störungen der mukoziliären Clearance) auf. Der Grad der Verlegung oder bei Septumdeviation eine einseitige Lumeneinengung können beurteilt werden. Das Ausmaß und die Lokalisation einer Polyposis nasi, z. B. bei CF, ist sichtbar.

8.2.2.1 Akute Rhinitis
Die Beteiligung der Nase stellt die häufigste Manifestation meist viraler Infektionen dar (siehe auch Kap. 8.3). Während der Pollensaison ist an eine akute allergische Rhinitis zu denken.

8.2.2.2 Chronische Rhinosinusitis
Bei Persistenz über mehr als 2 Wochen oder rezidivierendem Auftreten des Schnupfens spielen eher bakterielle Infektionen eine Rolle (siehe auch Kap. 8.3) [2].

Differentialdiagnostisch ist an eine allergische Genese zu denken, insbesondere bei zeitlichem Auftreten der Symptome in Zusammenhang mit Allergenkontakt oder bei jahreszeitlicher Verstärkung. Die allergische Rhinitis ist häufig von einer Konjunktivitis begleitet (allergische Rhinokonjunktivitis).

Mechanische Abflussstörungen wie die partielle oder komplette Verlegung des Epipharynx durch adenoide Vegetationen sind ebenfalls eine v. a. im Vorschulalter häufige Ursache einer persistierenden Nasensekretion. Tumoröse Raumforderungen stellen dagegen eine absolute Ausnahme dar.

Bei chronisch-eitriger Sekretion sind Störungen der mukoziliären Clearance wie CF oder PCD differentialdiagnostisch abzuklären.

Eine Vielzahl von Ursachen können sich symptomatisch identisch äußern.

Differentialdiagnosen der chronischen Rhinitis im Kindesalter:
- infektiöse Rhinosinusitis (meist bakteriell)
- allergische Rhinitis, oft mit konjunktivaler Komorbidität
- chronische Sinusitis mit Polyposis nasi
- Verlegung des Sekretabflusses zum Rachen, v. a. Adenoide
- Störungen der mukoziliären Clearance, z. B. CF, PCD
- physikalische oder chemische Irritantien, z. B. Staub, Tabakrauch, Chlor
- physikalische Einflüsse wie Temperaturschwankungen, z. B. „Skifahrernase"
- hormonelle oder vegetative Einflüsse, z. B. vasomotorische Rhinitis, „Honey-moon"-Rhinitis
- Medikamente, z. B. Gefäßdilatantien, „Privinismus"
- Pseudoallergien wie die ASS-Unverträglichkeit (Samter-Trias)
- vaskulitische Erkrankungen, z. B. Granulomatose mit Polyangiitis (Wegener-Gra-nulomatose)
- eosinophile Krankheitsbilder, z. B. eosinophile granulomatöse Polyangiitis (Churg-Strauss-Syndrom)
- eine posttraumatische oder -operative Liquorrhoe
- nasaler Fremdkörper

Ein begleitendes Asthma bronchiale ist häufig [3]. Als weitere Komorbiditäten sind andere Formen der chronischen Bronchitis, Paukenerguss und rezidivierende Otiti-den sowie Zahn- und Kieferfehlstellungen zu nennen.

Hinweisend sind meist schon Anamnese und klinische Untersuchung, ggf. unter Einbeziehung des HNO-Fachgebietes. Weiterführend sind mikrobiologische Unter-suchungen, Allergietestungen (Hautpricktest, spezifische IgE, ggf. nasale Allergen-provokation), Schweißtest und Ziliendiagnostik.

Je nach Ätiologie sind neben der Auslöservermeidung antiallergische, antiin-flammatorische, antiinfektiöse oder operative Behandlungsmaßnahmen sinnvoll und notwendig. Bei der komplizierten akuten und der chronischen Sinusitis ist eine längerdauernde antibiotische Behandlung Therapie der Wahl [2]. Bei vermehrtem Se-kret kann die regelmäßige Anwendung von Nasenduschen (≥ 150 ml isotonisch bis leicht-hypertone Kochsalzlösung) hilfreich sein. Bei der allergischen Rhinokonjunkti-vitis steht die allergen-spezifische Immuntherapie (AIT, SIT, auch Hyposensibilisie-rung) als kausale Therapie zur Verfügung [4].

8.2.2.3 Polyposis nasi

„Echte" Nasenpolypen (in Abgrenzung zu den im Volksmund als „Polypen" bezeich-neten Adenoiden) haben ihren Ursprung meist in einer hyperproliferativen chro-nischen Pansinusitis, bei der überschießendes Gewebe aus den Nebenhöhlen in die Nasengänge hineinwuchert. Einer neutrophilen Entzündung liegen oft Störungen der mukoziliären Clearance wie bei der CF zugrunde, die zu etwa 15 % mit einer Poly-

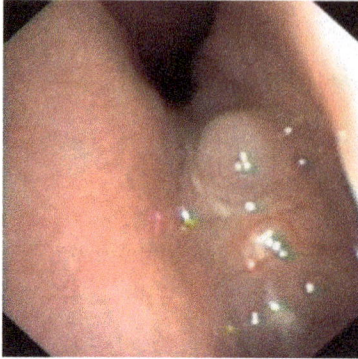

Abb. 8.14: Polyposis nasi rechts bei CF. Der Polyp stellt sich unten rechts auf dem Bild dar. Oben Nasenboden, links Nasenseptum, rechts oben untere Nasenmuschel.

posis nasi, in Einzelfällen auch als führende Krankheitsmanifestation, einhergehen kann (Abb. 8.14). Auch die PCD kann zu einer sinugenen Polyposis nasi führen. So gehören Situs inversus, Bronchiektasen und eine chronische Polyposis zur erstbeschriebenen Trias des Kartagener-Syndroms. Bei chronisch-allergischen oder pseudoallergischen Krankheitsbildern dominiert die eosinophile Entzündung, wie etwa bei der Salicylat-Unverträglichkeit, die in Kombination mit Asthma bronchiale und Polyposis nasi als Samter-Trias bezeichnet wird.

Oft erfolgt die Zuweisung an den pädiatrischen Pneumologen nach erster stattgehabter Operation bei typischerweise rezidivierendem und therapieresistentem Verlauf der Nasenpolypen.

Neben der Verlegung der Nasenatmung mit eingeschränktem Geruchssinn können frontale Kopfschmerzen und eine Verbreiterung der Nasenwurzel bei ausgeprägtem Verlauf als Erstsymptomatik auffallen. Auch orbitale und zerebrale Komplikationen sind möglich.

Als konservativer Therapieansatz bietet sich die Behandlung mit nasalen Steroiden an, zur verbesserten sinusalen Deposition auch in Form einer pulsierten Aerosolverneblung. Da oft eine Pilzinfektion (z. B. mit Aspergillus fumigatus) in den Nebenhöhlen vorliegt, kann neben der konsequenten antibiotischen Therapie der chronischen Sinusitis eine antimykotische Therapie sinnvoll sein. Oft ist aber eine operative Abtragung der Polypen mit Ausräumung der Nasennebenhöhlen, z. B. als funktionelle endoskopische Sinuschirurgie (FESS), unumgänglich. Rezidivierende Verläufe mit wiederholter Operationsnotwendigkeit und Notwendigkeit zur konsequenten Nachbehandlung, z. B. mit nasalen Steroiden, sind typisch. Als neuer Ansatz v. a. bei therapieresistenter chronisch-rezidivierender Polyposis etablieren sich mittlerweile dafür zugelassene Biologika wie der monoklonale Anti-IgE-Antikörper Omalizumab oder der Anti-TH2- Antikörper Dupilumab, auch Anti-IL-5-Antikörper wie Mepolizumab und Reslizumab sind in der Erprobung [5].

8.2.3 Rachen

Im Rachen kreuzen sich Atem- und Speiseweg, so dass bei Erkrankungen funktionell vor allem eine obere Atemwegsobstruktion und/oder eine Schluckstörung resultieren. Schmerzen im Rachenbereich spielen bei entzündlichen Erkrankungen oder Verletzungen eine Rolle. Vermehrtes Sekret, als „Postnasal Drip" meist rhinosinusaler Genese oder bei Schluckstörung durch Speichelretention im Hypopharynx äußert sich mit grobblasigen Rassel- bzw. Blubbergeräuschen, Foetor ex ore (durch bakterielle Zersetzung), wiederholtes Räuspern und chronischem feuchtem Husten.

8.2.3.1 Obere Atemwegsobstruktion, obstruktive Apnoen

Der Rachen stellt anatomisch gesehen einen Muskelschlauch zwar mit knöcherner Aufhängung, aber ohne knöcherne oder knorpelige Wandverstärkung dar. Jedes Ungleichgewicht zwischen Faktoren, die den Rachen offenhalten – wie das anatomisch präformierte Rachenbett und der neuromuskulär bestimmte Muskeltonus – und solchen, die anatomisch oder funktionell einem Verschluss des Pharynx Vorschub leisten, führt zur partiellen oder kompletten Atemwegsverlegung. Diese kann sich unter dem Bild akut auftretender obstruktiver Apnoen oder einer chronisch-rezidivierenden oberen Atemwegsobstruktion mit dem Leitsymptom Schnarchen (Rhonchopathie) bemerkbar machen. Auch Anomalien und Funktionsstörungen im Kehlkopfbereich können zur obstruktiven Symptomatik beitragen.

Ein akut auftretender Atemwegsverschluss kann sich im Säuglingsalter unter dem Bild eines „apparent life-threatening event" (ALTE) bzw. „anscheinend lebensbedrohliches Ereignisses" (ALE) äußern. Bei (noch) nicht bekannter Ursache spricht man heutzutage eher vom „brief resolved unexplained event" (BRUE) [6]. Ein Zusammenhang mit dem plötzlichen Kindstod ist nicht belegt.

Das obstruktive Schlaf-Apnoe-Syndrom (OSAS) ist gekennzeichnet durch wiederholte Atemaussetzer im Rahmen einer chronischen oberen Atemwegsverlegung, zum Teil verbunden mit wiederholten Abfällen der Sauerstoffsättigung. Der Stress einer gefühlten drohenden Erstickung führt zur Weckreaktion (Arousal) und damit zur Unterbrechung des Tiefschlafs. Folgen sind die Unterbrechung der physiologischen Schlafarchitektur mit unruhigem, nicht-erholsamem Schlaf, dadurch bedingt Tagesmüdigkeit und morgendliche Kopfschmerzen. Abhängig von der Ausprägung des OSAS kann es auch zu psycho-mentalen Leistungsstörungen mit Konzentrationsproblemen und Verschlechterung der schulischen Leistungen und langfristig zu einem Zurückbleiben der mentalen und körperlichen Entwicklung kommen. Bei tiefen Sättigungsabfällen kann es über den Euler-Liljestrand-Effekt zur pulmonalen Drucksteigerung mit Entwicklung eines Cor pulmonale kommen.

Folgende Ursachen spielen bei der Entstehung der akuten oder chronischen oberen Atemwegsverlegung eine Rolle.

Ursachen einer akuten oberen Atemwegsobstruktion und eines OSAS:

a) Beeinträchtigung der neuromuskulären Funktion
   - Einschränkung des Muskeltonus
     - Hypotonie-Syndrome (Prader-Willi, Trisomie 21, Muskeldystrophie)
     - infantile Cerebralparese
     - ZNS-Schädigung oder -prozesse mit Bulbärsymptomatik
     - Medikamente, z. B. Sedativa, Muskelrelaxantien
     - Alkohol
   - Spasmus des oberen Ösophagussphinkters
     - infantile Cerebralparese
   - Hyperreflexie
     - Laryngospasmus bei hohem gastroösophagealem Reflux, GÖR
b) anatomische Faktoren mit Einengung des Rachens und Kehlkopfes
   - kraniofaziale Anomalien
     - Retrogenie mit Glossoptose, Pierre-Robin-Sequenz
     - Spaltbildung des harten und weichen Gaumens
     - genetisch bedingte Mittelgesichtshypoplasie, z. B. Franceschetti-, Crouzon-, Chotzen-Syndrom
   - akute Schwellung lymphatischer Strukturen
     - Virusinfektionen, z. B. EBV
     - Bakterielle Infektionen, z. B. A-Streptokokken
   - lymphatische Hyperplasie
     - Adenoide Vegetationen (im Volksmund: „Polypen")
     - Tonsillenhyperplasie
   - tumoröse Raumforderungen
     - Enzephalozele
     - Lymphangiom, Hämangiom
     - Weichteilsarkom
   - Makroglossie
     - Beckwith-Wiedemann-Syndrom
     - Trisomie 21
   - verdickte Pharynxstrukturen
     - Adipositas
     - Speicherkrankheiten, z. B. Mukopolysaccharidose
     - Trisomie 21
c) Kombination von neuromuskulären und anatomischen Faktoren
   - Trisomie 21
   - Achondroplasie

Bei jüngeren Kindern spielen ätiologisch die lymphatische Hyperplasie, der gastroösophageale Reflux, die infantile Cerebralparese sowie Medikamente die Hauptrolle. Im Jugendlichenalter rückt auch die Adipositas in den Vordergrund.

Oft liefern Smartphone-Videos von der meist nächtlichen Atemstörung bereits wertvolle Informationen. Diagnostisch erlauben eine Kardiorespirographie oder Polysomnographie die Unterscheidung zwischen obstruktiven und zentralen Apnoen und liefern Informationen über die Häufigkeit und Dauer obstruktiver Apnoen, die Häufigkeit von Hypoxien und das Vorliegen eines manifesten obstruktiven Schlaf-Apnoe-Syndroms (OSAS). Bei der Ursachensuche sind die Endoskopie der Atemwege im Schlaf, die pH-Metrie und die Bildgebung (MRT) wichtige Bausteine bei der Ursachenabklärung.

Als seltene Komplikationen sind neben der akuten Bedrohung durch Erstickung die Entwicklung eines Cor pulmonale mit möglichem Rechtsherzversagen bei schweren chronisch-persistierenden Beschwerden zu nennen.

Therapeutisch steht die Behandlung der Grundkrankheit am Anfang, z. B. PPI oder Fundoplicatio bei schwerem GÖR, Adeno- und Tonsillotomie bei lymphatischer Hyperplasie oder Gewichtreduktion bei Adipositas. Als weitere konservative Behandlungsmaßnahmen sind nasale und systemische Steroide zu nennen. Hilfsmittel wie ein Nasotracheal- oder Güdeltubus können in der akuten Situation Abhilfe schaffen, bei Spaltbildungen und Pierre-Robin-Sequenz im Langzeitverlauf auch eine Gaumenplatte mit dorsalem Sporn („Tübinger Platte"). Zur respiratorischen Unterstützung können je nach Einschränkung die nächtliche Sauerstoffgabe, CPAP-Behandlung oder nichtinvasive Beatmung über eine Mund-Nasen-Maske erforderlich werden. Als operative Maßnahmen sind neben der Adeno- und Tonsillotomie als Ultima Ratio auch die Tracheostomie zu nennen.

8.2.3.2 Lymphatische Hyperplasie

Das lymphatische Gewebe des „Waldeyer-Rachenrings" – bestehend aus Rachenmandel, Seitensträngen, Gaumenmandeln und Zungengrundtonsille – spielt eine wichtige Rolle als erste immunologische Barriere der Atem- und Speisewege.

Zu einer Hyperplasie kommt es vor allem durch rezidivierende Infektionen und im Rahmen von Inhalationsallergien. Auch chemische Langzeit-Irritationen durch Tabakrauch oder Magensäure im Rahmen eines GÖR sind mögliche Ursachen. Nicht zuletzt spielt auch die genetische Disposition eine Rolle, oft ist eine familiäre Häufung anzutreffen.

Von der chronischen Hyperplasie ist die akute Organvergrößerung der Tonsillen im Rahmen akuter Infektionen wie der EBV-bedingten infektiösen Mononukleose abzugrenzen, die in ihrer Maximalausprägung zur fast-kompletten oberen Atemwegsverlegung mit dem Bild eines OSAS führen kann.

Je nach Ausmaß und Hauptlokalisation der lymphatischen Volumenvermehrung findet man folgende Symptome bzw. Folgeprobleme:

Adenoide Hyperplasie:
- behinderte Nasenatmung, dadurch
    - Mundatmung, Facies adenoidea, in der Folge Zahn- und Kieferfehlstellungen möglich
    - nasale Funktionseinschränkungen
        - fehlende Anfeuchtung und Anwärmung der Atemluft, dadurch vermehrte bronchiale Anfälligkeit
        - eingeschränkter Geruchssinn
- nasale Sekretretention mit
    - chronischer Rhinosinusitis
    - Postnasal Drip und nachfolgend
        - Räuspern und Laryngitisneigung
        - (produktiver) Husten, Upper airway cough-Syndrom (UACS)
        - Neigung zu bronchopulmonalen Infektionen
- Minderbelüftung der Tuba auditiva mit sekundärem Paukenerguss, Neigung zu Otitis media und chronischen Hörproblemen
- Einengung der oberen Atemwege mit
    - nächtlichem Schnarchen (Rhonchopathie)
    - obstruktiven Schlafapnoen und OSAS

Tonsilläre Hyperplasie:
- Einengung der oberen Atemwege mit
    - nächtlichem Schnarchen (Rhonchopathie)
    - obstruktiven Schlafapnoen und OSAS
- Funktionseinschränkungen beim Sprechen; „kloßige" Sprache
- Schluckschwierigkeiten, „Globusgefühl"
- Oberflächliches Einreißen, dadurch Blutung in den Pharynx möglich, Ursache einer Hämatemesis (verschlucktes Blut)

Hilfreich bei der Diagnostik sind neben der Mundinspektion und Palpation der submandibulären und zervikalen Lymphknoten die Untersuchung des Rachens mit einem abgebogenen Spiegel (hintere Rhinoskopie und indirekte Kehlkopfspiegelung). Da bei jungen Kindern diese Untersuchungen mitarbeitsbedingt oft nicht möglich sind, bleibt dann die transnasale Endoskopie – unter Sedierung bzw. Vollnarkose – die Methode der Wahl zur Beurteilung der anatomischen Verhältnisse, Schleimhautbeschaffenheit und vor allem der lokalen Funktionsmechanismen (Abb. 8.15). Für die Beurteilung des retrotonsillären oder -pharyngealen Raums sind Ultraschall und/oder MRT-Bildgebung die Methoden der Wahl.

Therapeutisch steht die Auslöservermeidung (Reduktion einer passiven Tabakexposition, Allergiekarenz, Refluxtherapie) am Anfang. Sowohl Adenoide also auch eine tonsilläre Hyperplasie sowie die damit verbundenen Folgeprobleme sprechen therapeutisch nachgewiesenermaßen gut auf eine mindestens vierwöchige nasale Kortison-Behandlung an, wodurch ein operatives Vorgehen (Adenotomie, Tonsilloto-

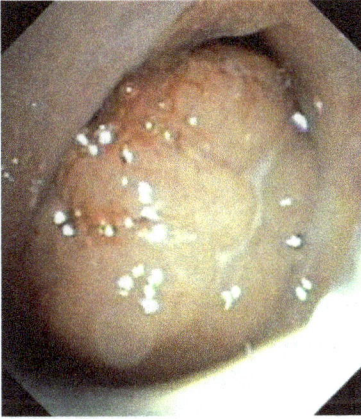

Abb. 8.15: Adenoide. Komplette Lumenverlegung der Choane bei Blick von nasal.

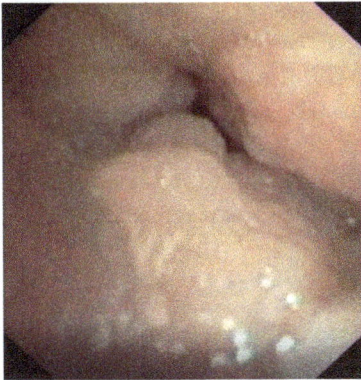

Abb. 8.16: Inspiratorischer Pharynxkollaps bei beidseitiger Tonsillenhyperplasie mit OSAS. Unten kommen die dorsale Pharynxwand, oben die beiden aneinander liegenden Tonsillen („kissing tonsils") zur Darstellung.

mie oder -ektomie) oft verzichtbar wird [7]. Mometason hat sich bezüglich Wirksamkeit und Sicherheit als überlegen gegenüber anderen Substanzen erwiesen [8]. Eine zusätzliche klinische Verbesserung – auch eines OSAS – kann die alternative Behandlung oder Kombination mit Montelukast über 3 Monate bringen. Bei akuter Tonsillitis mit ausgeprägter Tonsillenhyperplasie und Vollbild eines OSAS, z. B. im Rahmen einer EBV-Infektion, kann ein Behandlungsversuch mit systemischen Steroiden in antiphlogistischer Dosis, z. B. Prednisolon 2 mg/kg KG/Tag in 2 ED, eine notfallmäßige Tonsillektomie häufig verhindern.

Häufigster Eingriff ist die Adenotomie, bei der das hyperplastische lymphatische Gewebe mit einem scharfen Löffel von der Pharynxhinterwand abgetragen wird. Bei begleitendem Mukoserotympanon sind ein Trommelfellschnitt (Parazentese) oder die Einlage von Paukenröhrchen (Paukendrainage) Begleiteingriffe der HNO-Medizin. Bei Racheneinengung durch stark vergrößerte Tonsillen, v. a. mit dem Vollbild eines OSAS (Abb. 8.16), kann auch eine Volumenreduktion der Gaumenmandeln mittels

Tonsillotomie erforderlich werden. Nach rezidivierenden Tonsillitiden und bei strukturellem Umbau der Tonsillen wird die komplette Tonsillektomie notwendig, die allerdings mit einer schweren Nachblutung als Komplikation verbunden sein kann. Rezidive nach Adenotomie und Tonsillotomie sind möglich.

8.2.3.3 Upper Airway Cough Syndrome (UACS)

Sowohl eine chronische Rhinosinusitis mit vermehrter Schleimproduktion als auch Adenoide mit einer pathologischen Schleimretention können über einen Postnasal Drip zu Symptomen und Nachfolgeproblemen der unteren Atemwege führen.

Das sog. *Upper airway cough-syndrom* (UACS), auch als sinubronchiales Syndrom (SBS) oder Postnasal Drip-Syndrom (PNDS) bekannt, geht mit wiederholtem Räuspern, produktivem oder Reizhusten, Heiserkeit und Foetor ex ore einher. Auch ein persistierendes oder therapieresistentes Asthma bronchiale hat seine Mitursache oft in einer chronisch-eitrigen Rhinosinusitis.

Die Ursache lässt sich meist bereits bei der Racheninspektion klären. Bei der naso-pharyngo-bronchialen Endoskopie in Sedierung fällt der Schleimteppich an der Rachenhinterwand auf, der über den Kehlkopfeingang in der Trachea herunterfließt (Abb. 8.17). Sofern eine Bronchoskopie durchgeführt wird, findet man in der bronchoalveolären Lavage in der Regel eine granulozytäre Entzündung mit Nachweis der auch für eine chronische Sinusitis typischen Erreger (Pneumokokken, Hämophilus, Moraxellen).

Therapeutisch steht die Therapie der chronischen Affektion der oberen Atemwege im Vordergrund.

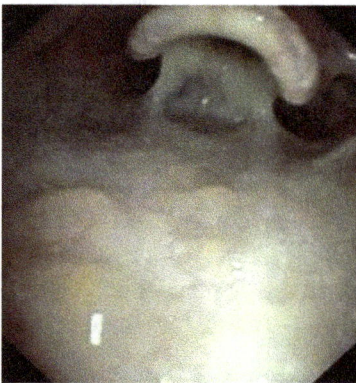

Abb. 8.17: „Postnasal drip" mit Schleimteppich im Hypopharynx und Schleimaspiration.

8.2.4 Kehlkopf

Der Kehlkopf vereinigt mit einem komplexen Aufbau mehrere wichtige Funktionen in sich:
- Offenhalten des Atemwegs am Übergang zu den unteren Atemwegen, v. a. inspiratorisch
- Verschluss des Atemwegs bei Bedarf
    - beim „Luftanhalten"
    - zum intrathorakalen Druckaufbau vor Husten/Räuspern oder bei Bauchpresse
- Abdichtung des Atemwegs
    - als Teil des Schluckaktes
    - als reflektorischer Schutz vor drohender Aspiration
- Stimmbildung

8.2.4.1 Raumforderungen im Rachen inkl. Kehlkopfbereich

Tumoröse Raumforderungen des Nasen-Rachenraums unter Einbeziehung von Kehlkopf und subglottischem Raum sind überwiegend gutartig. Als gutartige Tumoren sind vor allem Gefäßmalformationen wie das Lymphangiom und Hämangiom zu nennen. Mögliche bösartige Tumoren in diesem Bereich sind Weichteilsarkome (meist als Rhabdomyosarkom), Keimzelltumoren oder bei Kindern sehr selten das Plattenepithelkarzinom.

Zu den ebenfalls seltenen benignen Differentialdiagnosen gehören die branchiogenen Zysten, die Zungengrundstruma und die Dermoidzysten.

8.2.4.2 Lymphangiom

Lymphangiome in den oberen Atemwegen können als isolierte Raumforderung oder im Rahmen einer lymphangiomatösen Grunderkrankung, z. B. Hennekam-Syndrom, auftreten. Üblicherweise sind diese Hamartome der Lymphgefäße bereits bei Geburt und im frühen Säuglingsalter nachweisbar, auch wenn sie sich oft mit wachsender Größe erst später bemerkbar machen. Eine spontane Regression wie beim Hämangiom ist selten.

Meist ist der Tumor nicht nur auf die Rachenwand oder die Kehlkopfregion begrenzt, sondern erfasst die gesamten umliegenden Halsweichteile, oft mit erheblichen Verdrängungs- und Stenosierungseffekten (Abb. 8.18). Auch die symptomatische, meist einseitige Vergrößerung der Gaumenmandel kann durch ein Lymphangiom verursacht sein.

Die zystischen Erweiterungen der Lymphgefäße sind meist gut sonographisch oder im MRT lokalisier- und darstellbar. Eine systemische medikamentöse Behandlung ist nach bisherigem Stand nicht erfolgversprechend, Betablocker sind nicht wirksam. Einzelberichte zeigen Erfolge durch Sklerosierungsbehandlungen mit Bleomycin oder Picibanil sowie mit dem Zytostatikum Sirolimus [9].

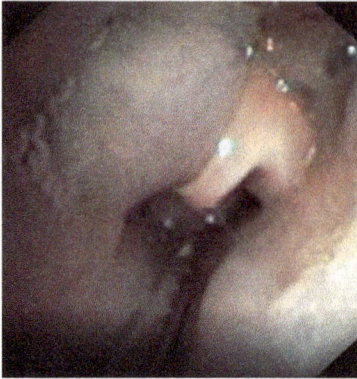

Abb. 8.18: Lymphangiom der Halsweichteile links mit Verdrängung und Stenosierung des Larynx.

Die operative Resektion ist in der Regel die Therapie der Wahl (hierzu siehe Kap. 9.1) [10]. Nicht selten ist eine Tracheotomie zur Sicherstellung des Atemweges erforderlich.

8.2.4.3 Hämangiom

Die meist kavernöse Fehlbildung der Gefäße kann Haut und Schleimhäute betreffen und sich an verschiedenen Stellen der oberen Atemwege manifestieren, meist jedoch – dann mit Symptomen einer Stenosierung – im supra- oder subglottischen Raum. Wie an der Haut nehmen die Atemwegshämangiome im Verlauf der ersten Lebensmonate an Größe zu und haben eine spontane Rückbildungstendenz, oft aber – anders als kutane Hämangiome – erst ab dem 2. bis 3. Lebensjahr.

Leitsymptome des supra- oder subglottischen Hämangioms sind inspiratorischer Stridor, Kruppsymptomatik sowie – verstärkt durch Atemwegsinfektionen – schwere Dyspnoe. Das Auftreten der Erstsymptomatik liegt zeitlich meistens zwischen dem des weichen Larynx und des infektiösen Krupps, mit einem Gipfel zwischen 3. und 6. Lebensmonat (Proliferationsphase). Zu etwa 25 % finden sich auch kutane Hämangiome, umgekehrt sind bei kutanen Hämangiomen in ca. 30 % der Fälle Atemwegshämangiome nachweisbar.

Die Diagnose gelingt in der Regel endoskopisch (Abb. 8.19), wobei sich im Narrow Band Imaging (NBI) die submuköse Gefäßvermehrung eindrucksvoll darstellen lässt.

Zur Erfassung der Ausdehnung in das umliegende Gewebe oder zusätzlicher Hämangiome im Halsbereich ist die bildgebende Diagnostik mit Sonographie und MRT weiterführend.

Behandlung der Wahl ist die orale Gabe von Propranolol in Hämangiom-wirksamer Dosis (2–3 mg/kg KG/Tag in 2 ED) mit einschleichendem Beginn (1 mg/kg/Tag), die oft einen sofortigen Effekt zeigt [11] Hierzu gibt es für Säuglinge niedrigdosierte Lösungen, z. B. Hemangiol®. Alternativ kann auch eine standardisierte Magis-

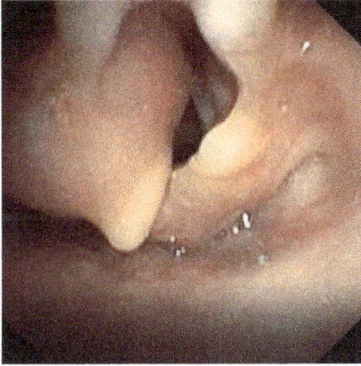

Abb. 8.19: Supraglottisches Hämangiom (in der linken aryepiglottischen Falte) mit Teilverlegung des Kehlkopfeingangs.

tralrezeptur (Propranolol-Hydrochlorid-Saft 5 mg/ml, NRF 11.142.) verordnet werden, wobei aufgrund der etwas höheren Konzentration geringere Mengen in ml zu geben sind. Zu achten ist in jedem Fall auf mögliche Bradykardien und arterielle Hypotonie in der Einschleichphase und eine Hypoglykämieneigung bei längeren Nüchternphasen. Bei ausgeprägter klinischer Symptomatik kann additiv eine systemische Steroidtherapie durchgeführt werden, alternativ oder additiv auch intraläsionale Steroidinjektionen [12]. Aufgrund der sensiblen Umgebungsstrukturen mit hohem Risiko von Folgeschäden ist man sehr zurückhaltend mit primär chirurgischen oder Laser-basierten Maßnahmen geworden, zumal eine vollständige Resektion des Hämangioms dadurch meist nicht möglich ist [12]. In kritischen Fällen ist überbrückend bis zur spontanen Rückbildung eine Tracheostomie unvermeidbar.

8.2.4.4 Stimmbandparesen

Die Stimmbänder haben wichtige Funktionen im Kreuzungspunkt zwischen Atemweg und Speiseweg: a) Sicherung des Atemweges vor Aspiration durch reflektorischen Verschluss, b) inspiratorische Öffnung des Luftröhreneingangs, c) Stimmbildung, d) kurzdauernder Verschluss für Husten oder Räuspern.

Stimmbandlähmungen durch Störung der nervalen Versorgung der Stimmbandabduktoren können einseitig oder beidseitig auftreten. Die Funktionsstörung der Stimmbänder kann angeboren oder erworben sein.

Häufig finden sich bei der angeborenen Form keine erkennbaren Ursachen (idiopathische SBP). Vereinzelt liegen genetische oder ZNS-Ursachen wie eine Myelomeningozele oder Arnold-Chiari-Malformation zu Grunde. Die sekundäre Stimmbandparese kann sich postoperativ durch Schädigung des N. recurrens bei Ductus- oder Aorta-nahen Eingriffen, z. B. Ösophagusatresie-Operation oder Ductusverschluss, oder sehr selten durch ein Geburtstrauma entwickeln. Bei älteren Kindern sind noch Schilddrüsenoperationen, intrathorakale Tumoren oder neuromuskuläre Erkrankungen als Ursache zu nennen.

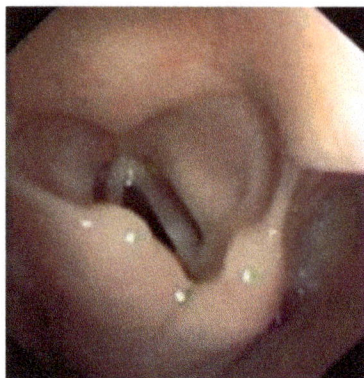

Abb. 8.20: Linksseitige Stimmbandlähmung nach Ductusoperation beim Frühgeborenen. Aufnahme in Inspiration: Rechts aktive Auswärtsbewegung des Stellknorpels, links passives Einklappen des stehenden Stellknorpels und medialere Stellung des unbeweglichen Stimmbands.

Einseitige Stimmbandparese

Leitsymptom der häufigeren einseitigen Stimmbandlähmung sind Heiserkeit und leise Stimme. Möglich, aber eher untypisch, sind inspiratorischer Stridor und Dyspnoe bei Belastung. In der Wach-Laryngoskopie oder Endoskopie unter Sedierung (Cave: Beeinflussung der Stimmbandmotilität durch Sedativa!) zeigt sich dann deutlich die seitendifferente Abduktion der Stellknorpel (Abb. 8.20).

Da es häufig sowohl bei der idiopathischen bzw. kongenitalen Form als auch bei der postoperativen Schädigung zur spontanen Erholung kommt, kann zunächst abgewartet werden [13]. Es werden logopädische Maßnahmen eingesetzt.

Beidseitige Stimmbandparese

Die beidseitige Form ist potenziell lebensbedrohlich. Leitsymptom ist der ausgeprägte inspiratorische Stridor, der beim jungen Säugling klinisch mit einer Laryngomalazie verwechselt werden kann. Im Gegensatz zum vibrierenden Stridor des infantilen Larynx findet sich hier jedoch eher ein hochfrequentes bandförmiges Geräusch. Des Weiteren kann es bei der bilateralen SBP bereits unter leichter Belastung zur krisenhaften Dyspnoe mit Zyanose und Asphyxie kommen. Insbesondere bei primärer ZNS-Störung, z. B. Fehlanlage der beteiligten Hirnnervenkerne, Einklemmung bei Arnold-Chiari-Malformation, Hirndrucksteigerung oder intrakranieller Raumforderung, können begleitend auch Schluckstörungen oder wiederholte Aspirationen auftreten. Aufgrund von Kompensationsmechanismen des Larynx ist die Stimmbildung – wenn auch heiserer und leiser als normal – meist noch möglich.

Die laryngoskopische oder endoskopische Abklärung kann wegen der fehlenden Asymmetrie schwierig sein, oft ist die Ursache nur bei hörbarem Stridor zu erkennen. Sedierungseffekte können eine Parese vortäuschen. Differentialdiagnostisch kann eine angeborene Ankylose der Krikoarytaenoid-Gelenke schwierig abzugrenzen sein. Bei gesicherter Stimmbandparese gehört eine ZNS-Bildgebung zur Ursachenabklärung dazu.

Therapeutisch steht in den meisten Fällen zunächst die Sicherung des Atemwegs im Vordergrund, häufig ist eine Tracheostomie unvermeidbar. Abhängig von der Ursache kommt es häufig innerhalb von 6 Monaten spontan zur zumindest partiellen Erholung der Stimmbandfunktion, vor allem bei der idiopathischen Form in mehr als der Hälfte der Fälle [14]. Mögliche operative Interventionen im späteren Verlauf, selten auch frühzeitig zur Vermeidung einer Tracheostomie sind die Arytaenoidektomie, Stimmbandlateralisation mittels Cordoplastik oder -inzision durch posteriore Cordotomie.

8.2.4.5 Vocal Cord Dysfunktion (VCD), induzierte laryngeale Obstruktion (ILO)

Bei der VCD handelt es sich um eine vorübergehende paradoxe Stimmbandadduktion mit deutlicher Einengung der Glottisöffnung während der Inspiration (siehe Kap. 12).

Symptome dieser Funktionsstörung des Larynx, für die auch Begriffe wie „psychogener Stridor" oder „hysterischer Croup" gebraucht wurden, sind ein meist akut und anfallsartig auftretender inspiratorischer Stridor mit wechselnd ausgeprägter Dyspnoe und Angst-assoziiertem Engegefühl im Halsbereich. Meist hält dieses üblicherweise nicht im Schlaf auftretende Phänomen wenige Minuten an und löst sich dann wieder spontan. Oft ist kein Auslöser erkennbar. Als Trigger kommen Verschlucken, sportliche Aktivität und emotionale Faktoren in Frage. Mitverursachend wirken ein gastroösophagealer Reflux oder ein Postnasal drip mit Steigerung der laryngealen Erregbarkeit.

Kann ein direkter auslösender Faktor ausgemacht werden, spricht man passender von einer induzierten laryngealen Obstruktion (ILO), bei Auslösung durch sportliche Aktivität von einer „exercised induced laryngeal obstruction" (EILO) [15]. Hierfür sind auch Synonyme wie „paradoxical vocal fold movement" (PVFM) oder episodischer paroxysmaler Laryngospasmus (EPL) geläufig. Beim ILO findet sich allerdings der pathologische Verschluss nicht nur auf Stimmbandebene, sondern gelegentlich auch supraglottisch. Dabei können auch pathologische thorakale Atemmuster zu einer passiven Verengung der weichen supraglottischen Strukturen führen, ein Zusammenhang mit dem infantilen Larynx des Säuglings besteht aber nicht. Eine exspiratorische Komponente ist möglich. Anders als bei der VCD ist je nach Auslöser auch ein nächtliches Auftreten möglich. Weitere Informationen hierzu siehe unter Kap. 12.

8.2.4.6 Krupp, Kruppsyndrom

Bei dem „Krupp" oder „Kruppsyndrom" handelt es sich um eine glottisch-subglottische Entzündung (Laryngotracheitis) mit Stenosierung.

Diese kann infektiöse (siehe Kap. 8.3), aber auch nicht-infektiöse, z. B. allergische Ursachen, haben.

Typisch ist die Symptomentrias aus
a) bellendem Husten,
b) Heiserkeit bis zum Stimmverlust und
c) inspiratorischem Stridor mit jugulären und thorakalen Einziehungen und Dyspnoe.

Rezidivierende Kruppbeschwerden (≥ 3-malig) begründen sich oft in einer Hyperreagibilität der Atemwege und sind in einem hohen Prozentsatz mit einem Asthma bronchiale assoziiert. Im angelsächsischen Sprachraum spricht man vom „spasmodic croup".

Die Beschwerden treten akut nachts auf, Infektzeichen fehlen oft. Meist klingt die Symptomatik bereits am Folgetag wieder ab. Häufig liegt eine atopische Disposition vor oder sind allergische Sensibilisierungen nachweisbar. Auslöser können Infekte, aber auch Wetterfaktoren, eine konkrete Allergenbelastung oder ein gastroösophagealer Reflux sein.

Differentialdiagnostisch sind beim rezidivierenden oder persistierenden Krupp unter anderem eine Fremdkörperaspiration, ein subglottisches Hämangiom oder ein Hereditäres Angioödem (HAE) zu erwägen. Mittels Endoskopie lassen sich angeborene oder erworbene anatomische Ursachen abklären.

Neben der symptomatischen Akuttherapie sind bei vermuteter Atopie und Asthma bronchiale eine Allergenreduktion und Dauertherapie entsprechend dem Asthma-Stufenschema, primär mit inhalativen Steroiden, zu erwägen.

8.2.4.7 Iatrogene und Postintubationsschäden

Auch iatrogene Schäden können zu kruppartiger Symptomatik mit bedrohlichem Verlauf führen. In der Regel entstehen sie durch Verletzungen im Zusammenhang mit dem Einführen von Sonden oder Kathetern in Trachea oder Ösophagus oder als Folge einer naso- bzw. oro-trachealen Intubation.

Mögliche Schäden sind meist oberflächliche Läsionen der Schleimhaut von Hypopharynx, Larynx oder oberer Trachea, seltener Verletzungen der Stimmbänder. Als Maximalvariante kommen wanddurchschreitende Perforationen vor, im Hypopharynx ausgehend von den paralaryngealen Seitentaschen und in der Trachea vor allem an der Pars membranacea. Neben Bluthusten oder -spucken kann sich ein Mediastinalemphysem und begleitendes Emphysem von Haut und Weichteilen im Hals-Thorax-Bereich mit der Gefahr einer bakteriellen Mediastinitis entwickeln. Stimmbandverletzungen sind mit Heiserkeit verbunden.

Als Folge der trachealen Intubation, v. a. bei beatmeten Frühgeborenen, kann es abhängig von Größe und Liegedauer des Tubus zu Drucknekrosen mit entzündlichen Veränderungen im Bereich der Stimmbänder und vor allem subglottisch in Höhe des Ringknorpels (funktionell engste Stelle des laryngotrachealen Übergangs) kommen. Folge ist das Bild einer glottisch-subglottischen Entzündung mit Stenosierung des

Tracheaeingangs unter dem Bild eines protrahierten Krupps. Typischerweise verstärkt sich die Symptomatik innerhalb weniger Stunden nach Extubation mit der Entwicklung von Stridor und Dyspnoe.

Endoskopisch zeigt sich eine meist beidseitige entzündliche Schwellung mit fibrinösen Auflagerungen, entsprechend der Tubuslage betont im dorsalen subglottischen Raum (Abb. 8.21)

Wenn beidseitige Fibrinausschwitzungen mittig in Kontakt treten, können sich rasch Fibrinbrücken bilden, in deren Folge sich durch narbige Organisation mit fixierter Stenosierung Stimmbandsynechien, subglottische Membranen oder im Maximalfall eine sog. Lochblendenstenose entwickeln können (Abb. 8.22)

Weitere Spätfolge einer supra- oder subglottischen Schleimhautläsion kann die Entstehung von Zysten durch Vernarbung der Mündung submuköser Drüsengänge sein. Klinisch imponieren die mit durchscheinender gallertartiger Flüssigkeit gefüllten Zysten (Abb. 8.23) entsprechend ihrer Größe und dem Ausmaß der Lumenverlegung mit inspiratorischem Stridor, Kruppsymptomen und zunehmender Dyspnoe.

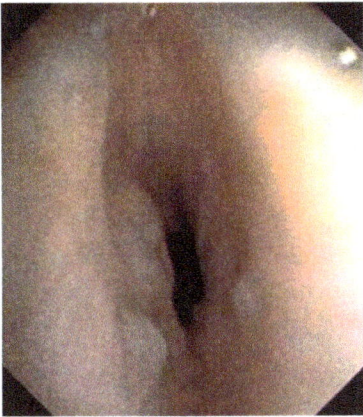

Abb. 8.21: Laryngotracheitis mit deutlicher Stenosierung nach Langzeitintubation.

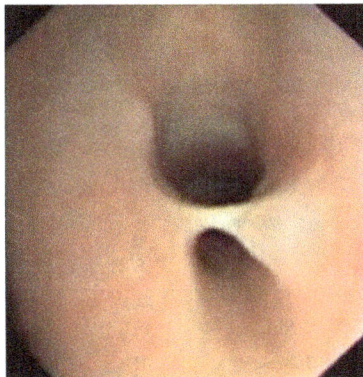

Abb. 8.22: Subglottischer Narbenstrang mit Lochblendenbildung als Intubationsfolge.

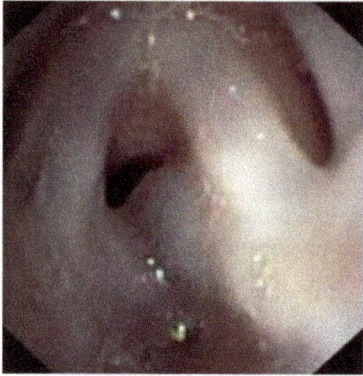

Abb. 8.23: Subglottische Zysten bei Säugling nach Intubation im Rahmen einer Pylorotomie.

Therapeutisch steht zunächst bei Postintubationsproblemen die Sicherung des Atemweges im Vordergrund. Allerdings birgt jede erneute Intubation das Risiko einer erneuten Traumatisierung und damit Verstärkung oder Schädigung. Eine frühzeitige, wenn notwendig auch wiederholte endoskopische Evaluation mit lokaler Steroid- und ggf. Antibiotikum-Applikation und Abtragung fibrinöser Membranen kann die Entwicklung von Spätkomplikationen verhindern. Die endoskopische Punktion oder Inzision subglottischer Zysten mit Entleerung des meist gallertartigen Inhalts schafft wegen der hohen Rezidivquote oft nur eine vorübergehende Entlastung. Fixierte Gewebsbrücken oder Zysten mit deutlicher Lumeneinengung müssen meist operativ abgetragen werden. In hartnäckigen Fällen sind wiederholte Ballondilatationen, schließlich auch eine laryngotracheale Rekonstruktion hilfreich. Überbrückend kann die Anlage eines Tracheostomas notwendig werden [16].

8.2.5 Fremdkörper

Auch Fremdkörper sind differentialdiagnostisch bei persistierenden oder rezidivierenden Beschwerden im Bereich der oberen Atemwege zu erwägen, stellen aber mit 1–2 % oberhalb der Stimmbänder (nasal, Hypopharynx und supraglottisch) eher die Ausnahme dar, während laryngeal und tracheal (bis Carina) lokalisierte Fremdkörper ca. 5–10 % aller Fremdkörperaspirationen ausmachen.

Eine akute *nasale Fremdkörperimpaktion* entsteht vor allem durch Selbstapplikation im Kleinkindalter (2–4 Jahre), seltener durch Erbrechen von Nahrungsstückchen, und ist verbunden mit einseitiger Nasenobstruktion und wiederholtem Niesen. Gefunden werden vor allem kleine Spielzeugteile und Kerne, Samen oder Nüsse, seltener auch Gummi- oder Schaumstoffteile (Abb. 8.24). Bei längerem unbemerktem Verweilen im Nasengang sind auch rezidivierende Epistaxis (bzw. Hämatemesis von verschlucktem Blut) oder bei Zersetzung von retiniertem Sekret eine starke Geruchsbildung zu beobachten [17].

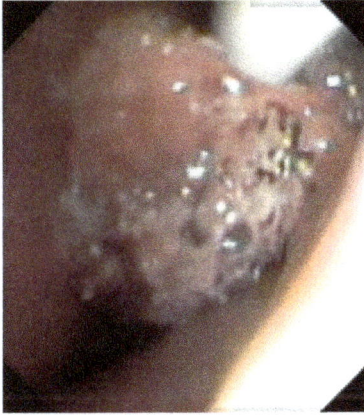

Abb. 8.24: Nasales Schaumstoffstückchen vor Entfernung. Auffällig wurde der selbstapplizierte Fremdkörper durch den Foetor ex nasi (Verwesungsgeruch).

Sofern nicht bereits die anteriore Naseninspektion zur Lösung beiträgt, sind die Diagnosestellung und Extraktion HNO-ärztlich mittels starrer Instrumente oder endoskopisch möglich. Knopfbatterien sind wegen der Gefahr einer Septumperforation als dringlicher Notfall zu behandeln.

Pharynxfremdkörper bleiben meist im Hypopharynx bzw. im Bereich des oberen Ösophagussphincters stecken und sind überwiegend länglich oder spitz geformt. Klassischerweise sind Fischgräten oder Hühnerknöchelchen, Nadeln oder Münzen verantwortlich. Alle Altersstufen, beginnend im späten Säuglingsalter, können betroffen sein. Typische Symptome sind mittig oberhalb des Kehlkopfes lokalisierte Halsschmerzen, Globusgefühl oder Schluckschwierigkeiten und Nahrungsverweigerung. Zum Nachweis der zum Teil röntgendichten Fremdkörper reicht bisweilen eine konventionelle Röntgenaufnahme (untere Zahnreihe bis Oberbauch. Ansonsten ist die Endoskopie die Methode der Wahl zur Identifikation und Lokalisation des Fremdkörpers. Meist ist im gleichen Arbeitsgang eine direkte Entfernung transoral, in einem Teil der Fälle transnasal erfolgreich.

Laryngale Fremdkörper treten in einer Häufigkeit von 2–12 % aller aspirierten Fremdkörper auf und können akut lebensbedrohlich sein. Bei längerfristig impaktierten Fremdkörpern handelt es sich häufig um flache Plastikteilchen, seltener um Nahrungsmittelbestandteile, die sich zwischen den Stimmbändern, aber auch supra- oder subglottisch einkeilen können (Abb. 8.25)

Symptome sind neben initialen Erstickungssymptomen mit kräftigem Husten und Dyspnoe im Verlauf auch Stridor und Heiserkeit. Beim chronischen Larynxfremdkörper rücken neben einer protrahierten Kruppsymptomatik rezidivierende bronchopulmonale Infektionen und durch Schleimhautverletzungen bedingte Hämoptysen oder Hämatemesis in den Vordergrund. Da laryngeale Fremdkörper in der Mehrzahl nicht röntgendicht sind, stellen Laryngoskopie oder Endoskopie in Sedierung die Nachweisverfahren der Wahl da, dann auch mit der Möglichkeit der Extraktion mittels starren Instrumentariums oder flexibler Endoskopie.

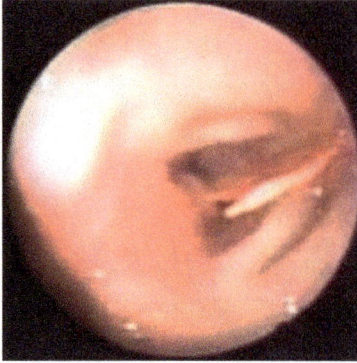

Abb. 8.25: Zwischen den Stimmbändern steckendes Plastikteil (Teil eines Plastikverschlusses). Auffällig waren länger bestehender Stridor und akut Hämatemesis durch verschlucktes Blut aus Schleimhautläsionen.

Literatur

[1]   Marple BF. Allergic rhinitis and inflammatory airway disease: interactions within the unified airspace. Am J Rhinol Allergy. 2010;24:249–54.

[2]   Stuck BA, Popert U, et al. Rhinosinusitis. S2k-Leitlinie. AWMF-Register-Nr. 017/049 und 053–012. 2017.

[3]   Huang CC, et al. Impact of nasal symptoms on the evaluation of asthma control. Medicine (Baltimore). 2017;96:e6147.

[4]   Bachert C, et al. Allergische Rhinokonjunktivitis. Leitlinie der Deutschen Gesellschaft für Allergologie und klinische Immunologie (DGAI). Allergo J. 2003;12:182–94.

[5]   Klimek L, et al. Chronische Rhinosinusitis mit Nasenpolypen: Biologika auf dem Prüfstand. Dtsch Aerztebl. 2020;117:20.

[6]   Tieder JS. Brief Resolved Unexplained Events (Formerly Apparent Life-Threatening Events) and Evaluation of Lower-Risk Infants: Executive Summary. Pediatrics. 2016:137:e20160591

[7]   Sakarya EU, et al. Use of intranasal corticosteroids in adenotonsillar hypertrophy. J Laryngol Otol. 2017;131:384–390.

[8]   Passali D, et al. Mometasone furoate nasal spray: a systematic review. Multidiscip Respir Med. 2016;11:18.

[9]   Wiegand S, et al. Treatment of Lymphatic Malformations with the mTOR Inhibitor Sirolimus: A Systematic Review. Lymphat Res Biol. 2018;16:330–339.

[10] Bajaj Y, et al. Surgical excision as primary treatment modality for extensive cervicofacial lymphatic malformations in children. Int J Pediatr Otorhinolaryngol. 2011;75:673–7.

[11] Elluru RG, et al. Multicenter evaluation of the effectiveness of systemic propranolol in the treatment of airway hemangiomas. Otolaryngol Head Neck Surg. 2015;153:452–60.

[12] DeHart A, Richter G. Hemangioma: Recent Advances. F1000Res. 2019;8:F1000 Faculty Rev-1926.

[13] Dworkin JP, Treadway C. Idiopathic vocal fold paralysis: clinical course and outcomes. J Neurol Sci. 2009;284:56–62.

[14] Lesnik M, et al. Idiopathic bilateral vocal cord paralysis in infants: Case series and literature review. Laryngoscope. 2015;125:1724–8.

[15] Olin JT. Exercise-Induced Laryngeal Obstruction: When Pediatric Exertional Dyspnea Does not Respond to Bronchodilators. Front Pediatr. 2019;7:52.

[16] Marston AP, White DR. Subglottic Stenosis. Clin Perinatol. 2018;45:787–804.

[17] Hira I, et al. Childhood Upper Airway Foreign Bodies: Analysis of 1724 Cases. Turk Arch Otorhinolaryngol. 2019;57:187–190.

8.3 Erworbene, infektiöse Erkrankungen der oberen Atemwege

Jochen G. Mainz

8.3.1 Rhinitis/Rhinosinusitis

Die 2-jährige Anna geht seit 7 Monaten in den Kindergarten. Jetzt ist sie schon zum dritten Mal krank. Neben Temperaturen bis 38,4° C hat sie seit sechs Tagen Schnupfen, der zuerst glasig, jetzt aber eitrig wirkt. Aktuell hat sie leichten Husten und gestern wachte sie nachts wegen Ohrenschmerzen auf.

8.3.1.1 Epidemiologie

Die häufigste Infektion beim Menschen ist die akute virale Rhinitis (grippaler oder banaler Infekt, „common cold"). Weil in der Regel auch die Nasennebenhöhlen mitbeteiligt sind, ist korrekterweise von einer Rhinosinusitis zu sprechen [1,2]. Im Säuglingsalter sind nur die ethmoidalen und maxillären Sinus im Ansatz entwickelt. Die eigentliche Sinusitis als Komplikation einer Rhinitis (ca. 7–8 %) spielt daher erst im Grundschulalter eine Rolle. Zusätzlich ist in der Regel die Schleimhaut der oberen Atemwege und des Mittelohres betroffen.

Die Inkubationszeit beträgt Stunden bis zu einer Woche. Im Durchschnitt erkranken Kleinkinder unter 5 Jahren an 2 bis 7 Episoden einer oberen Atemwegsinfektion pro Jahr. Bei Eingliederung in eine Kindereinrichtung werden bis 14 Episoden pro Jahr erreicht. Das freie Intervall zwischen den Episoden weist auf rezidivierende Infektionen hin und ist bedeutsam in der Abgrenzung zur chronischen Rhinosinusitis.

8.3.1.2 Pathophysiologie

Viren (> 200 bekannt, v. a. Rhinoviren, RSV, Metapneumoviren, Adenoviren, Enteroviren und Coronaviren, s. Abb. 8.26 und Abb. 8.27) werden – vermehrt in den Herbst- und Wintermonaten als Tröpfchen- oder Schmierinfektion – in aller Regel von Mensch zu Mensch übertragen.

Beim Niesen, Husten, aber auch beim Lachen oder Singen werden die Viren in Aerosoltröpfchen von Erkrankten freigesetzt und können mehrere Stunden in einem ungelüfteten Raum schweben. Die größeren Aerosoltröpfchen sedimentieren durch ihr Gewicht, so dass ein Abstand von 2 Metern die Exposition relevant vermindern kann. Auch über Handkontakt und den anschließenden Griff an die Nase, den Mund und die Augen besiedeln Viren neue Wirte. Eine besondere Exposition erfolgt im Rahmen von Bronchoskopien bzw. bei der Intubation auf der Intensivstation.

Die gleiche Virusgruppe führt über verschiedene Wege zu wiederholten Infekten beim gleichen Wirt: indem das spezifische Immunsystem mit unterschiedlichen Serotypen konfrontiert wird (Adenoviren), oder das Virus die immunologischen Erkennungsmerkmale ändert (Antigenshift bei Influenza), oder weil der Wirt keine voll-

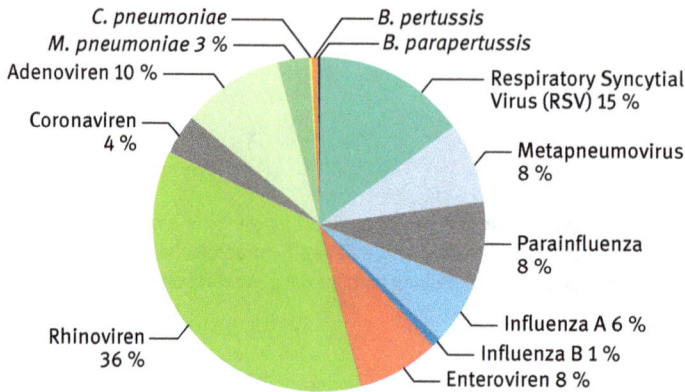

Abb. 8.26: Prozentzahlen des Keimnachweises aus nasopharyngealen Aspiraten bei Atemwegsinfekten zwischen Juli 2003 und Juni 2006. Adaptiert nach [3].

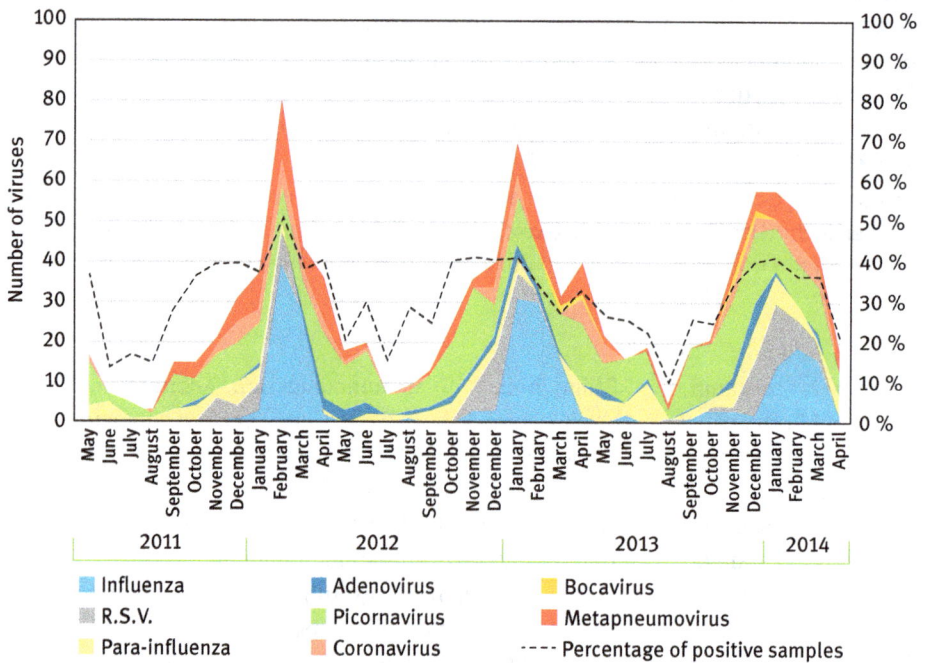

Abb. 8.27: Saisonale Häufigkeit der Erreger von Infekten der Atemwege nach Jahreszeiten zwischen 2011 und 2014. Modifiziert nach [4].

ständig schützende Immunantwort generieren kann (RSV). Daher kann z. B. der RSV-Primärkontakt beim Säugling schwere Bronchiolitiden und Pneumonien auslösen, während der gleiche Stamm später nur eine Rhinosinusitis verursacht.

Nach Virusanheftung und Einschleusung kommt es über Schleimhautinflammation und -schädigung zur gestörten mukoziliären Clearance.

8.3.1.3 Symptomatik

Die akute Rhinosinusitis im Kindesalter beginnt mit einer Schleimhautschwellung und -rötung und initial glasiger, nach 2–3 Tagen dickflüssiger und gelblich (grünlich) erscheinender Rhinorrhoe sowie nasaler Obstruktion. Daneben treten Jucken der Nase und Rachen, Niesen, sowie Halsschmerzen und Schluckbeschwerden auf. Kleinkinder entwickeln dabei häufiger leichteres Fieber (50–60 %), teils Husten (50–80 %) und Allgemeinbeschwerden wie Glieder- und Kopfschmerzen (29–33 %). Eine Appetitlosigkeit kann als Folge des reduzierten Riechsinns und des allgemeinen Krankheitsgefühls auftreten.

Fälschlicherweise wird die frühe Änderung der Sekretbeschaffenheit oft als bakterielle Superinfektion gewertet; hiervon ist aber nur bei zweigipfeligem Verlauf mit Persistenz nach 10 Tagen, einseitiger Prädominanz, periorbitalem Ödem, Schmerzen und höherem Fieber auszugehen.

8.3.1.4 Diagnostik

In aller Regel ist die Diagnose anhand der klinischen Zeichen einfach zu stellen. Ungewöhnliche Differenzialdiagnosen sollten bei einseitiger Manifestation, prolongierten Verläufen und Komplikationen geklärt werden. Die Erregerdiagnostik dient nur zur Kohortierung. Komplikationen einer Sinusitis betreffen die anatomisch benachbarten Strukturen (Orbita, Schädelbasis, Meningen) und sollten bei entsprechender Klinik mit geeigneter Bildgebung diagnostiziert werden. Diese ist bei unkompliziertem Verlauf nicht hilfreich, sensitiv oder spezifisch. Im Kindesalter ist ein MRT der NNH als Goldstandart zu betrachten. Diese Untersuchung kann sehr differenziert die typischen Komplikationen, wie z. B. ein Orbitaabszess, eine Meningitis etc. darstellen. Vor einer operativen Intervention kann im Einzelfall auch ein CT erforderlich sein. Ein konventionelles Röntgen der Nasennebenhöhlen ist mangels relevanter Aussagekraft als obsolet zu betrachten. Eine sonographische Darstellung der NNH bzw. Komplikationen einer Sinusitis ist auf Grund von Knochenartefakten ebenfalls wenig hilfreich.

8.3.1.5 Therapie

Symptomatische Therapiemaßnahmen lindern ggf. das Krankheitsgefühl, verkürzen aber kaum die Erkrankungsdauer. Allgemeinmaßnahmen wie Wärme und Flüssigkeitszufuhr tun wohl, auch wenn hierzu keine Evidenz besteht. Grundsätzlich mangelt es an Studien für Kinder.

Lokale α-Sympathomimetika (z. B. Xylometazolin) haben durch Vasokonstriktion einen schnellen abschwellenden Effekt. Ein längerer Gebrauch > 7 Tage führt zur Rhinitis medicamentosa (Privinismus, Arzneimittel-Rhinitis). Bei Säuglingen und Kleinkindern können α-Sympathomimetika außerdem ins ZNS diffundieren und an zentralen $α_2$-Rezeptoren zu Bradykardie, Sedierung und Atemdepression führen. Alternativ bewirken leicht hypertone 1,5–3 %ige NaCl-Lösungen eine milde osmotische Abschwellung ohne Komplikationen. Ab dem 2. Lebensjahr können kompressorbetriebene Vernebler großer Tröpfchen wie der Rhinoclear® oder Rhinowash® zur Sekretmobilisation genutzt werden. Ab dem Schulalter lindern Nasenspülungen mit bis zu 250 ml isotoner oder leicht hypertoner Kochsalzlösung die Beschwerden durch Sekret und Krusten. Bei chronischen Verläufen ermöglichen topische Steroide eine Schleimhautregeneration unter Langzeitgabe.

Für das häufig rezeptierte ACC oder Ambroxol besteht keine Evidenz, im Gegensatz zu pflanzlichen Präparaten mit Myrtol, die sekretolytische und sekretomotorische sowie antiinflammatorische Effekte zeigen. Allgemeinsymptome der „common cold" können mit Ibuprofen oder Paracetamol behandelt werden, im Kindesalter wegen der Gefahr eines „Reye-Syndroms" jedoch *nicht* mit Acetylsalicylsäure.

Die häufige Differentialdiagnose einer allergischen Rhinitis/Rhinokonjunktivitis spricht kurzzeitig auf lokale oder systemische Antihistaminika an; in der Langzeittherapie sind topische nasale Steroide Standard. Antibiotikagaben sollten komplizierten Verläufen vorbehalten werden. Die Spontanremission ohne Antibiotikagabe liegt bei 60–80 %. Neben unerwünschten Wirkungen wie Exanthemen und Schädigung des Darm-Mikrobioms mit Durchfällen trägt die großzügige Gabe von Antibiotika in dieser häufigen Indikation wesentlich zur Entwicklung resistenter Bakterienstämme bei. Auch zähflüssiges gelb-grünliches Sekret ist beim sonst Gesunden in den ersten Tagen nicht als bakteriengetragen zu werten.

Die Indikation für eine Antibiotikatherapie besteht bei Persistenz der eitrigen Sekretion über mehr als 14 Tage sowie bei Komplikation einer eitrigen Otitis oder Sinusitis, v. a. bei:
– Kindern im 1. und 2. Lebensjahr
– anhaltend schwerem Krankheitsbild mit Fieber > 39° C und reduziertem Allgemeinzustand
– persistierenden Gesichts- und Kopfschmerzen
– periorbitalen Schwellungen (beginnende Orbitaphlegmone? HNO-Vorstellung erforderlich)
– Dauer der Infektion der oberen AW über mehr als 2–3 Wochen
– Zweigipfeligem Krankheitsverlauf („double sickening")
– Kindern mit Grunderkrankungen wie einer CF, Ziliendyskinesie, Immuninsuffizienz etc.

Bei unkomplizierten einzelnen Episoden ist die chirurgische Therapie so gut wie nie indiziert.

Virustatika verkürzen die Erkrankung im Mittel um einen Tag, potenzielle Nebenwirkungen sowie die fehlende Verhältnismäßigkeit machen sie aber für die „common-cold" obsolet.

8.3.1.6 Prävention

Die Isolation, allgemeine Handhygiene, Abstand von 1,5–2 Metern und Mundschutz verhindern wirksam eine Übertragung unter Kindern in Gemeinschaftseinrichtungen, wie auch die drastische Reduktion der Häufigkeit allgemeiner Infektionskrankheiten im Kindesalter in der Corona-Pandemie zeigt.

Bei atopischer Disposition kann es bei der Eingliederung in eine Kindertagesstätte häufiger zu prolongierten Rhinosinusitiden kommen und bronchialer Ausdehnung der Symptomatik. Hier können topische Steroide und antiasthmatische Bedarfs- und Schutzmedikamente zur Stabilisierung führen.

Stillen und die Verhinderung von Tabakrauchexposition – auch schon in der Schwangerschaft – haben einen positiven Effekt zur Verhinderung einer Hyperreagibilität der Atemwege.

8.3.1.7 Differentialdiagnosen

– Allergien
– Fremdkörper (meist einseitig, sekundär)
– Nasale Obstruktion durch adenoide Vegetationen
– Fehlbildungen
– Rhinitis medicamentosa durch prolongierten α-Sympathomimetikagebrauch
– Rhinitis pseudomembranosa bei Diphterie (durch Impfung hier fast nicht mehr vorkommend)

8.3.1.8 Prognose

In der Regel selbstlimitierend innerhalb von einer Woche, teils mit leichten Symptomen und Husten über eine zweite Woche.

8.3.1.9 Komplikationen

Im Säuglingsalter: Ernährungsprobleme/Atemprobleme bis zur respiratorischen Insuffizienz/Apnoen.

Otitis media/Paukenerguss (sehr häufig): durch Belüftungsstörung des Mittelohrs, Sekretverhalt und teils eitrige Superinfektion. Bei länger als 3 Monate andauerndem Paukenerguss („glue ear") entwickelt sich eine Schwerhörigkeit und konsekutiv eine Sprachentwicklungsverzögerung/-störung.

Schlafstörungen bei Rhonchopathie, mit obstruktiver Apnoe als schlafbezogene Atemstörung.

Bronchitis/(Pneumonie)

Mastoiditis, Orbitaphlegmone, Meningitis, Osteomyelitis, Sinus-Venen Thrombose (extrem selten)

Literatur

[1]   European Position Paper on Rhinosinusitis and Nasal Polyps. Rhinology. 2020. https://epos2020.com/Documents/supplement_29.pdf.
[2]   Boris A. Stuck UP. Rhinosinusitis S2k-Leitlinie AWMF. https://wwwawmforg/uploads/tx_szleitlinien/017-049_und_053-012l_S2k_Rhinosinusitis_2019-04_01pdf. 2017. Epub 07.04.2017.
[3]   Weigl JAJI, Puppe W, Meyer CU, et al. Ten years' experience with year-round active surveillance of up to 19 respiratory pathogens in children. Eur J Pediatr 2007;166:957–966.
[4]   Visseaux B, Collin G, Ichou H, et al. Usefulness of multiplex PCR methods and respiratory viruses' distribution in children below 15 years old according to age, seasons and clinical units in France: A 3 years retrospective study. PLoS One 2017;12:e0172809.

8.3.2 Das Krupp-Syndrom (subglottische stenosierende Laryngotracheitis, „Pseudokrupp")

Seit dem Vortag hatte Peter leichten Schnupfen und er ist etwas unleidlich. Nachts um 2:00 Uhr erwachen die Eltern, weil Paul bellend hustet. Als sie in sein Zimmer kommen sitzt er mit aufgestützten Armen im Bett, er wirkt ängstlich, hat tiefe juguläre Einziehungen und leichten inspiratorischen Stridor. Eine heisere Stimme fällt auf.

8.3.2.1 Epidemiologie

Akute Stenosen der anatomischen Engstelle im subglottischen Bereich aus verschiedenen Ursachen werden unter dem Symptomenkomplex eines Krupp-Syndroms zusammengefasst. Im Alter zwischen 0,5 und 4(–6) Jahren sind bis zu 15 % der Kleinkinder betroffen mit leichter Knabenwendigkeit. Zum größten Anteil treten diese bei viralen Infekten vom Herbst bis ins Frühjahr auf (viral croup) (Abb. 8.28). Dabei lösen Parainfluenzaviren den größten Anteil mit 2/3 der Episoden aus. Daneben dominieren RSV und Influenzaviren die Wintersaison mit besonders schweren Verläufen bei Influenza A- und Masernviren. Ein Krupp Syndrom können aber auch Rhino-, Adeno- und Herpesviren sowie Mykoplasmen verursachen, sowie Sprosspilze bei Immuninsuffizienz.

Bis zu 5 % der Patienten erleiden 3 oder mehr Krupp Episoden mit Aspekten einer respiratorischen Hyperreagibilität (spasmodic croup). Dann bestehen meist keine Zeichen eines Infektes, die Kinder weisen häufiger eine Atopiebelastung auf und sie entwickeln häufiger ein Asthma bronchiale. Bei sehr jungen Kindern besteht zudem öfter ein Zusammenhang mit gastroösophagealen Refluxen.

Selten treten die typischen Symptome unabhängig vom Alter im Zusammenhang mit einer *bakteriellen Tracheitis* auf, mit rascher Progredienz und meist hohem Fieber. Durch Pathogene wie Staphylococcus aureus, Haemophilus influenzae, Pneumokokken oder Moraxellen bildet sich ein mukopurulentes membranartiges Exsudat (pseudomembranöse Laryngotracheobronchitis), das die Atemwege verlegen kann. Vital relevant ist die Abgrenzung von der Epiglottitis (s. u.).

Die als „echter Krupp" namensgebende *Diphtherie* ist durch Impfungen inzwischen bei uns äußerst selten. Hier führt Corynebacterium diphtheriae zur Bildung schwer abstreifbarer grauweißer Membranen, die leicht bluten. Diese können die Atemwege verlegen. Ein süßlich fauliger Geruch ist typisch. Neben der Atemwegsverlegung zeigen massive Lymphknotenschwellung mit einem „Cäsarenhals" bedrohliche Verläufe an. Die Letalität von 10 % wird zusätzlich verursacht durch toxinbedingte Lähmungen von Gaumen, Schlund und Atemmuskulatur sowie durch Myokarditiden [1].

Alle nicht-diphtherischen Engstellungen in diesem Atemwegssektor werden historisch als „Pseudokrupp" bezeichnet, ein Begriff, der bei Laien weiter häufig Verwendung findet.

8.3.2.2 Pathophysiologie
Typisch ist eine Rötung und Schwellung der Schleimhäute v. a. im Bereich der Subglottis, aber auch der umgebenden Atemwegsschleimhaut.

Es kann zu Komplikation der Membran- und Borkenbildung kommen im Rahmen bakterieller fibrinexsudierender Infektionen (bakteriell, z. B. diphtherisch) und durch schwere virale Infektionen z. B. durch Masernviren.

8.3.2.3 Symptomatik
Schweregradeinteilung des Krupp-Syndroms (s. Tab. 8.2).

Die subglottische Inflammation der Atemwegsschleimhaut löst den typischen bellenden Husten aus, der von Heiserkeit und einem inspiratorischen Stridor begleitet wird. Die Planung der Therapie und die Frage einer stationären Aufnahme erfolgt anhand des Stridors, der Dyspnoezeichen und des Allgemeinzustandes. Sauerstoffsupplementationsbedarf (SaO_2 < 93 %) ist ein objektiver Aufnahmegrund, neben der subjektiven Einschätzung der Versorgungssituation des Kindes (Wohnortnähe zum Krankenhaus, Kompetenz der Eltern).

Während die Ausprägung des Stridors zum Schweregrad 3 zunimmt, ist wieder abnehmender in- und exspiratorischer Stridor bei stärkster Stenosierung der Subglottis höchstes Alarmzeichen: es kommt nur noch zu geringer geräuschbildender Luftbewegung im Rahmen der Atemwegsverlegung und der respiratorischen Erschöpfung (Schweregrad 4). Die Hyperkapnie als Zeichen der pulmonalen Globalinsuffizienz zeigt, dass eine eilige ITS-Aufnahme mit Intubationsbereitschaft erforderlich wird. Dies betrifft prozentual nur einen sehr kleinen Anteil der Kinder mit Krupp-Syndrom; aufgrund der Häufigkeit der subglottischen stenosierenden Laryngitis kommt es aber immer wieder zu dieser kritischen Komplikation. Der Intubationstubus muss dann wegen der subglottischen Verengung 1–2 Stufen unter der altersüblichen Größe liegen.

8.3.2.4 Diagnostik

In der Regel ist bei typischem Alter, Klinik und dem Bild eines viralen Infektes neben Bestimmung der transkutanen Sauerstoffsättigung zur Klärung eines eventuellen O_2-Substitutionsbedarfes keine weitere Diagnostik erforderlich. Beim in den meisten Fällen nicht intensivpflichtigen Kind ist auf jegliche belastende Untersuchung zu verzichten (z. B. keine Blutabnahme/kein i.v.-Zugang). Ein Kind mit schwerer Atemnot sollte umgehend intensivmedizinisch überwacht werden. Diese Überwachung ist vermehrt erforderlich bei atypischem Alter unter < 6 Monaten, bei Differentialdiagnosen wie Fehlbildung/Hämangiom/Fremdkörper/allergischem Larynxödem sowie bei V. a. bakterielle Tracheitis und Epiglottitis.

Eine Lungenfunktionsdiagnostik mit Fluss-Volumen-Kurve ist in der typischen Altersklasse nicht oder nur sehr eingeschränkt möglich und im Akutfall kontraindiziert.

Eine Röntgendiagnostik ist nur bei kompliziertem oder atypischem Bild zur Differentialdiagnose notwendig (z. B. seitliches Bild mit daumendicker Epiglottis „Thumb-(Daumen)-Zeichen"). Eine laterale Halszyste oder ein subglottisches Hämangiom kann im p. a. Röntgen bei asymmetrischer Stenosierung vermutet werden; zottelige Trachealränder sind typisch für eine bakterielle Tracheitis oder eine Papillomatose.

Endoskopie: bei atypischem/kompliziertem Verlauf mit erfahrenen Anästhesisten und Endoskopikern in Intubationsbereitschaft (Güdel-Tubus/Larynxmaske bereithalten). Cave: im Liegen kommt es zum Ausfall der Atemhilfsmuskulatur und Hypostase mit Risiken der Zunahme des Schleimhautödems.

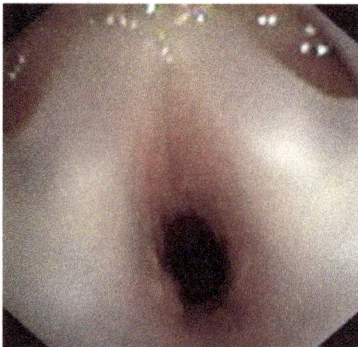

Abb. 8.28: Viraler Krupp. Mit freundlicher Überlassung durch H. Köster, Oldenburg.

8.3.2.5 Therapie

Beruhigendes Einwirken auf Kind und Eltern ist essenziell, weil bei Aufregung und Angst ein gesteigerter Ventilationsbedarf besteht; damit ist es sinnvoll, das Kind auf den Armen der Eltern zu lassen, ggf. sollte eine Orthopnoelagerung zum Einsatz der Atemhilfsmuskulatur ermöglicht werden. Eine Pulsoxymetrieüberwachung sollte durchgeführt und bei SaO_2 < 93 % Sauerstoff supplementiert werden [2].

Eine Sedierung ist selten erforderlich, wenn die Luftnot überwiegende Ursache von Angst und Agitation ist. Unter ursächlicher Therapie der Luftnot kommen Kind und Familie in der Regel auch zur Ruhe. Eine mögliche atemdepressive Wirkung muss in der angewendeten Dosis von Sedativa berücksichtigt werden.

Es besteht keine Evidenz für den Nutzen feuchten Nebels wie bei laufender Dusche im Bad. Da eine Metaanalyse hierunter sogar eine Tendenz zur Verschlechterung zeigte, ist das Hochnehmen des Kindes und der Weg an die frische Luft eine Maßnahme, über die Eltern zuhause Ruhe und Entspannung finden können, mit positivem Effekt auf die Atemsuffizienz.

Beim Schweregrad 1 sind Steroide mit ihrem antiinflammatorischen, vasokonstriktiven und membranstabilisierenden Effekt als orale (Dexamethason oder Prednisolon) oder rektale Gabe (z. B. InfectoCortiKrupp®, Klismacort®) indiziert. Alternativ ist die Inhalation mit höherdosiertem topischen Budesonid effektiv (z. B. Pulmicort® 2 mg), ohne den bei Adrenalin innerhalb von 2 Stunden möglichen Rebound. Dabei ermöglicht nur die Feuchtinhalation den gewünschten Therapieeffekt, weil hiermit der Wirkstoff durch die größeren Tröpfchen und turbulente Strömungen im stenotischen subglottischen Bereich präzipitiert (z. B. der PARI LC SPRINT XLent Vernebler mit transparentem Düsenaufsatz und einem MMD von 7,3 µm). Während die orale Prednisolongabe mit 1–2 mg/kg KG effektiv ist, muss bei rektaler Gabe ein verzögerter Wirkeintritt und eine sehr variable Resorption (20–80 %) beachtet werden; daher ist für alle Altersklassen eine Einmalgabe von 100 mg üblich; die Halbwertzeit beträgt ca. 12 Stunden, so dass Wiederholungen häufiger erforderlich werden. Dagegen hat Dexamethason eine lange Halbwertzeit von > 36 h.

Tab. 8.2: Krupp Syndrom, Stufeneinteilung und stufengerechte Therapie (modifiziert nach [3]).

		Grad 1 diskret	Grad 2 mild	Grad 3 moderat	Grad 4 ausgeprägt
Symptomatik	Bellender Husten	ja	ausgeprägt	ausgeprägt	weniger bei Erschöpfung
	Heiserkeit	ja	ausgeprägt	ausgeprägt	ja
	Stridor	inspiratorisch, nur bei Belastung laut	nur inspiratorisch, auch in Ruhe, laut	auch exspiratorisch, noch geringer als inspiratorisch	in- = exspiratorisch, leise (Alarmzeichen)
	Thoraxbewegung	unauffällig	interkostale, jugulare Einziehungen inspiratorisch	zusätzlich verlängertes Exspirium	zusätzlich aktive Exspiration mit Bauchpresse
	Zustand des Kindes	unbeeinträchtigt	etwas beeinträchtigt, leichte Atemnot	unruhig, ängstlich, blass, tachykard, deutliche Atemnot, Hypoxie	eingetrübt, zyanotisch, Muskelhypotonie, Hyperkapnie
Therapie	Beruhigen, unnötige (invasive) Untersuchungen vermeiden	pulsoxymetrisch O_2-Sättigung messen, O_2-Substitution bei $SaO_2 < 93$ % (- > stationär)			
		Steroide: oral: Dexamethason 0,15 mg/kg, oder Prednisolon 1–2 mg/kg, oder rektal: 100 mg oder inhalativ: Budesonid 2 mg Feuchtinhalation	zusätzlich inhalatives Adrenalin 1:1000 (unverdünnt) 0,5 ml/kg, max. 5 ml, nach Bedarf alle 2–8 h wiederholbar Steroidgaben alle 12–24 h wiederholbar	zusätzlich Sauerstoff Monitoring	Sauerstoff Dexamethason 0,6 mg/kg oral, und Budesonid-Feuchtinhalation 2 mg alle 12 h Adrenalininhalation alle 1–2 h i.v.-Zugang Intensivüberwachung/ggf. Intubation
		ambulant nach Instruktion der Eltern	ggf. stationär	stationär	ggf. ITS

Adrenalininhalationen (unverdünnt 1:1000 als Feuchtverneblung) erfordern eine Nachbeobachtung von 3 Stunden, um adäquat auf einen innerhalb von 2 Stunden auftretenden Rebound reagieren zu können. Hier ist zusätzlich ein Monitoring der Herzfrequenz sinnvoll. Die topische Therapie führt jedoch durch Behebung der Ateminsuffizienz in der Regel eher zum Abfall der zuvor tachykarden Herzfrequenz. Vorsicht ist bei kardialen Vorerkrankungen wie Rhythmusstörungen geboten. Eine Dauerverneblung mit Adrenalin ist kontraindiziert, weil sie zu Schleimhautnekrosen führen kann.

Heliox, ein beim Tauchen eingesetztes Mischgas aus 79 % Helium und 21 % Sauerstoff mit niedrigerer Viskosität als Stickstoffgemische, wurde in kritischen Fällen und in einzelnen Studien eingesetzt. Cochrane Analysen kritisieren, dass es an ausreichend gepowerten Studien mangelt. Heliox mag bei mäßigen bis schweren Episoden helfen; es ist aber nicht deutlich wirksamer als höhergradige Sauerstoffsubstitution mit Adrenalininhalationen.

Obwohl die intensivmedizinische Unterbringung bei hochgradigem Krupp essenziell ist, sollte die Intubationsindikation nicht großzügig gestellt werden: kompressionsbedingt können subglottische Schädigungen an der ödematös verschwollenen Schleimhaut resultieren, die dann zu narbigen Stenosen führen. Highflow oder kontinuierlich positiver Atemwegsdruck über Maske kann hier überbrücken, es besteht jedoch die Gefahr von Sekretverlegung im stenotischen Bereich.

Mit Atemerschöpfung und Globalinsuffizienz ist die Intubation durch Geübte erforderlich. Die Tubusgröße ist 1–2 Stufen kleiner zu wählen. Äußeres Bestreichen des Tubus mit einer Kortisonsalbe wird teils empfohlen (z. B. Betamethason). Der Tubus wird entfernt, wenn Leckagen ein ausreichendes Abschwellen der subglottischen Engstelle anzeigen (meist nach 4–6 Tagen). Tracheostomaanlagen haben eine höhere Gesamtkomplikationsrate als eine Langzeitintubation.

8.3.2.6 Differentialdiagnosen

Tab. 8.3: Differentialdiagnosen des Krupp-Syndroms und der Epiglottitis (modifiziert nach [3]).

Merkmal/ Parameter	Viraler Krupp	Rezidivieren- der Krupp	Bakterielle Tracheitis	Diphterie	Epiglottitis
Häufigkeit	häufig	häufig	sehr selten	sehr selten	sehr selten
bellender Husten	ja	weniger	ja	selten	nein
Stridor	ja	ja	ja	ja	(ja), eher Karcheln
Heiserkeit	ja	ja	ja	ja (bis Aphonie)	eher Flüstern
Speichelfluss	nein	nein	nein	ja	ja
Schluck- beschwerden	gering	nein	nein	ja	stark
Fieber	gering	selten	variabel	hoch	hoch, septisch
Auslöser	Viren	Viren, Aller- gene, inhal. Noxen	*S. aureus, H. influenzae*	*Corynebacterium diphteriae*	*H. influenzae* Typ B
Verlauf	mittelschnell über 12–36 h	schnell in 2–6 h	schneller Beginn, protrahierte Besserung	schnell + Angina lacunaris; mem- branöse Laryngo- tracheitis	schnell, fou- droyant
bevorzugtes Alter	0,5–4 (–6) Jahre	0,5–6 Jahre	jedes Alter	jedes Alter	2–6 Jahre
Allgemein- befinden	etwas beein- trächtigt	kaum beein- trächtigt	stark beein- trächtigt	stark beeinträch- tigt	stark beein- trächtigt
Röntgen- befund	Subglottische Stenose	Subglottische Stenose	irreguläre Tracheal- ränder		daumendicke Epiglottis
Therapie- antwort	gut	sehr gut	schlecht	Antitoxin + Peni- cillin	gut, Cephalo- sporin 3. Gen
Intubation	selten	selten	häufig	häufig	häufig

Zur weiteren Differentialdiagnostik zählt die eitrige Tonsillitis oder ein peritonsillarer oder retropharyngealer Abszess. Eine Tonsillenhypertrophie sowie die akute Fremd-körperaspiration und ein allergisches Larynxödem oder Quincke Syndrom können ähnliche Symptome verursachen.

Bei chronisch rezidivierenden Episoden ist v. a. an eine atopische/allergische Komponente zu denken, daneben bei Säuglingen an einen zugrundeliegenden Infantilen Larynx oder raumgreifende subglottische Hämangiome sowie später an eine Larynxpapillomatose (s. Kap. 8.3.4). Außerdem kann ein gastroösophagealer Reflux die Ursache des Stimmritzenkrampfs sein, und in höherem Alter oder nach Intubationen und Operationen sind sekundäre Stimmbanddyskinesien zu bedenken.

8.3.2.7 Prognose
Abhängig von der spezifischen Erkrankung (s. o.)

8.3.3 Epiglottitis

Plötzlich entwickelt die 6-jährige Paula Fieber bis 40,6° C; sie hat starke Halsschmerzen, atmet schwer und sie kann kaum sprechen; dabei fällt eine kloßige Sprache auf. Schlucken ist ihr kaum möglich und Speichel läuft aus ihren Mundwinkeln, es geht ihr sehr schlecht ... Den Kopf hält sie etwas nach vorne gestreckt und sie hat Angst, zu ersticken.

8.3.3.1 Epidemiologie
Die akute Epiglottitis ist eine perakute lebensbedrohliche bakterielle Entzündung der supraglottischen Region. Sie wird meist durch *Haemophilus influenzae* Typ B verursacht, und daher ist sie mit Einführung der HIB-Impfung selten geworden (< 5 % andere Erreger wie *S. aureus*, *S. haemolyticus*, Pneumokokken). Zuvor lag der Altersgipfel bei 2 bis 6 Jahren, jetzt nimmt die Inzidenz bei Erwachsenen zu.

Beim Epiglottitis-Verdacht muss der Patient schnellstmöglich unter notärztlicher Begleitung zur nächsten Kinder-Intensivstation gebracht werden. Dies erfolgt unter Überwachung, möglichst sitzend (Vermeiden zusätzlicher Hydrostase im Liegen), wenn möglich mit O_2-Substitution.

8.3.3.2 Pathophysiologie
Es finden sich massive entzündliche Infiltrationen, Verschwellungen und Rötung des Kehldeckels und der Aryknorpel, die das Lumen fast vollständig verlegen können (s. Abb. 8.29 und Kapitel Krupp Syndrom; Tab 8.3 DD Kruppsyndrom).

Symptomatik
Der in der Regel erheblich beeinträchtigte septisch fiebernde Patient (> 39° C) hat starke Halsschmerzen. Weil er nicht schlucken kann, läuft der Speichel aus dem Mund. Auch husten kann er kaum, und er spricht allenfalls mit kloßiger Sprache. Er

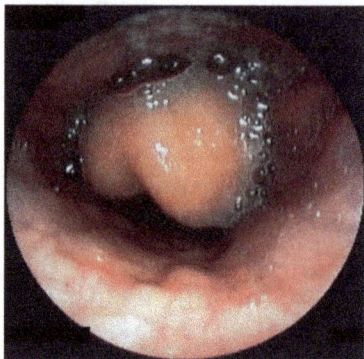

Abb. 8.29: Epiglottitis mit massiver Verschwellung, Rötung und Speichelansammlung. Quelle: Hughes AL, Karter N, Swanson DS. (2016) Laryngeal Infections. In: Valdez T, Vallejo J (eds). Infectious Diseases in Pediatric Otolaryngology. Springer, Cham. https://doi.org/ 10.1007/978-3-319-21744-4_11, mit freundlicher Genehmigung.

sitzt mit leicht vorgestrecktem Kopf („sniffing dog sign"), weil so eine leichte Erhöhung des laryngealen Durchmessers erzielt wird.

8.3.3.3 Diagnostik

CAVE: zusätzliche Manipulationen wie die Inspektion mit dem Spatel kann zur lebensbegrenzenden vollständigen Verschwellung der Glottis und zum reflektorischen Herz-/Atemstillstand führen. Die Racheninspektion darf daher erst unter Reanimationsmöglichkeiten auf der ITS mit erfahrenen pädiatrischen Intensivmedizinern oder Anästhesisten in Intubationsbereitschaft erfolgen. Dabei sollte ein Abstrich für die Mikrobiologie gewonnen werden.

Eine seitliche Röntgenaufnahme des Kehlkopfes (die nur in Ausnahmefällen bei diagnostischen Schwierigkeiten indiziert ist) zeigt eine daumenförmige Verdickung der Epiglottis („thumb sign"), welche die oberen Atemwege erheblich einengt.

8.3.3.4 Therapie

Im Gegensatz zum Krupp-Syndrom ist kein positiver Effekt durch Adrenalininhalationen und Steroide zu erzielen. Neben der großzügigen Intubationsindikation zur Atemwegssicherung ist die umgehende Einleitung einer i. v.-Antibiose mit z. B. Cefotaxim 100 mg/kgKG/d erforderlich. Auch eine antibiotische Umgebungsprophylaxe sollte bei engen Kontaktpersonen gegeben werden, z. B. Rifampicin über 2 Tage.

Eine Extubation ist kurzfristig, innerhalb von 48 h anzustreben.

8.3.3.5 Differentialdiagnosen

Krupp Syndrom (siehe Tab. 8.3).

Insbesondere ist der Ausschluss einer eitrigen Tonsillitis oder eines Peritonsillarabszesses erforderlich

8.3.3.6 Prognose

Bei Erhaltung der Atemwegsfunktion mit rechtzeitiger intensivmedizinischer Versorgung und frühzeitiger Antibiose ist die Prognose gut.

8.3.4 Papillomatose

Carla ist mit ihren 3 Jahren ein aufgewecktes Mädchen ohne wesentliche Vorerkrankungen. In den letzten Wochen bestehen jedoch zunehmende Beschwerden mit Heiserkeit, einer etwas veränderten Stimme und Atemproblemen bei Belastung. Dabei tritt ein leichter inspiratorischer Stridor auf.

8.3.4.1 Epidemiologie

Die Infektion des Kindes mit humanen Papillomaviren (HPV) erfolgt meist im Geburtskanal und selten transplazentar (ca. 12 %). Um den Faktor 231 erhöhen anogenitale Warzen der Mutter das Risiko einer rekurrierenden respiratorischen Papillomatose (RRP), die etwa 0,7 % der exponierten Kinder entwickeln [4].

Eine juvenile, im Allgemeinen aggressiver verlaufende Form (< 20 Jahren, Inzidenz: 4/100.000 bei Kindern), wird von einer eher benignen und selbstbegrenzenden adulten Papillomatose unterschieden. Besondere Risiken für komplizierte Verläufe mit multiplen Läsionen und hohen Rückfallraten bestehen bei Manifestationsalter < 3 Jahren, nach Tracheostomie und vorhergehenden invasiven Untersuchungen.

8.3.4.2 Pathophysiologie

HPV-Viren sind nicht bekapselte doppelsträngige DNA-Viren (> 180 Genotypen), die spezifisch Plattenepithelzellen in verschiedenen Manifestationsorten besiedeln. HPV Typ 11 verursacht aggressivere Verlaufsformen mit relevanter Atemwegsverlegung und wiederholt notwendigen operativen Interventionen, teils bis zur Tracheostomie. Subtypen 16 und 18 (< 1 % der juvenilen RRP) führen zum höheren Risiko der Entwicklung von Plattenepithelkarzinomen. Seltener wird eine RRP durch Subtypen 16, 18, 31 und 33 verursacht.

Meist kommt es in den Übergangszonen zwischen Plattenepithel und zilientragendem Epithel zur zellulären Proliferation, im Verlauf dann zu blumenkohlartigen exophytischen Gebilden. Dabei sind einzelne oder multiple Knoten meist auf den Larynx und die Stimmbänder beschränkt. Papillome können aber auch in der Subglottis oder der Epiglottis auftreten, und grundlegend in jedem anderen Bereich des aerodigestiven Apparates einschließlich des Tracheobronchialbaumes und Lungenparenchyms (2–5 % bzw. 1 %).

8.3.4.3 Symptomatik

Bei Kindern ist eine Trias aus zunehmender Heiserkeit, Stridor und Dyspnoe typisch, sowie unspezifische Symptome wie Husten und Stimmänderungen. Es kann zu Tachypnoe und Einsatz der Atemhilfsmuskulatur kommen, die oft fehldiagnostiziert werden als Asthma, Krupp, Laryngitis etc. Eine Diagnosestellung erfolgt meist verzögert nach 1–8 Jahren, und obwohl Papillome meist benigne sind, kommt es zur signifikanten Morbidität und teils auch zur Letalität.

Eine periphere Streuung im höheren Alter kann zu rekurrierender Pneumonie, Atelektasen und maligner Umwandlung führen. Dann treten öfter auch Hämoptysen auf und es kommt zu Verwechselung mit TB.

In einer Minderheit der Papillome des Kindesalters kommt es zur Spontanremission; häufiger ist ein eher aggressiver Verlauf mit Erfordernis wiederholter Operationen und adjuvanter Therapie.

8.3.4.4 Diagnostik

Diagnostisch ist die Laryngo-Tracheo-Bronchoskopie mit Inspektion und Probenentnahmen für Histopathologie und Virustypisierung Mittel der Wahl. Papillome imponieren als weißlich-rosa exophytische polypoide oder noduläre warzenähnliche Strukturen (s. Abb. 8.30); teilweise können sie gestielt sein.

Bei späterer Lungenbeteiligung ist das Spiral-CT Standard: es finden sich fokale oder diffuse ausgezipfelt ins Lumen reichende tracheobronchiale Atemwegsverengungen oder sessile oder pendelnde noduläre oder polypoide Strukturen unterschiedlicher Größe. In der Lunge finden sich später einzelne oder multilobuläre noduläre oder polypoide Strukturen, zentrilobulär verteilt. Es besteht eine Neigung zu Konfluenz, teils entwickeln sich aus Noduli luftgefüllte Zysten, große Kavitäten mit irregulären Grenzen mit dicken oder dünnen Wänden v. a. basal und posterior. Superinfektionen mit Spiegelbildungen treten auf sowie Lymphknotenschwellungen bei maligner Transformation.

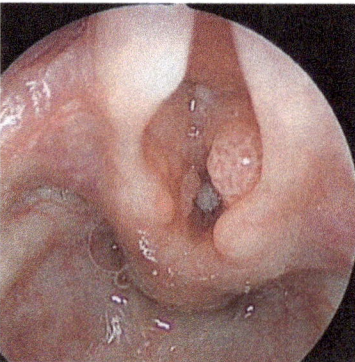

Abb. 8.30: Larynx-Papillomatose (mit freundlicher Überlassung durch Assen Koitschev, Stuttgart). Mikroskopisch fällt eine „Blumenkohlkonfiguration" oder „samtige Mukosa" auf. Eine Dysplasie und Malignitätsentwicklung sind möglich.

8.3.4.5 Therapie

Das chirurgische Vorgehen in spezialisierten Zentren steht im Vordergrund – möglichst ohne funktionelle Einschränkungen zu hinterlassen. Zugunsten der Mikrochirurgie (Microdebrider) wurden Laserbehandlungen weitgehend verlassen, aufgrund ihrer höheren Raten an narbigen Stenosen, Synechien oder Fisteln.

Da auch unauffällige Schleimhaut infiziert sein kann und keine Differenzierung in vivo möglich ist, sind Rezidive üblich (Viruspersistenz). Zur Notwendigkeit einer Tracheostomie kommt es bei HPV-11-Infektionen häufiger als bei HPV 6-Infektion; dabei erhöht die Kanüle das Risiko für eine distale Streuung (> 50 % tracheale Papillomatose).

Zur unterstützenden medikamentösen Therapie können Inhibitoren der HPV-Replikation und Proliferation eingesetzt werden, wie Interferon Alpha (häufig systemische NW), welches im Rahmen von Studien auch topisch appliziert wird. Daneben werden antivirale Substanzen wie Aciclovir, Ribavirin oder Cidofovir angewandt sowie Retinoide und Inhibitoren des Oxigenase-2 Zyklus.

Die quadrivalente HPV-Impfung schließt die Subtypen 6, 11, 16 und 18 ein. Ihr Potenzial, die RRP Inzidenz zu reduzieren, muss noch in longitudinalen Multicenterstudien evaluiert werden.

8.3.4.6 Differentialdiagnosen

Neoplasien, Trauma, Infektionsfolgen, Mb. Wegener, Amyloidose, TB, Neurofibromatose und Sarkoidose.

8.3.4.7 Prognose

Der Verlauf ist variabel hinsichtlich Spontanremission (eher adulte Form), Persistenz und Ausdehnung. Begrenzungen auf den Larynx werden v. a. bei Kindern und jungen Erwachsenen beobachtet. In ca. 1 % der Fälle kommt es zu einem aggressiven Verlauf mit nasopharyngealer oder tracheobronchialer sowie distaler Ausdehnung auf den gesamten unteren Atemwegstrakt und das Lungenparenchym. Selten wird eine maligne Transformation beobachtet, dann meist zu Plattenepithelkarzinomen, in der Regel Jahrzehnte nach Beginn und nach Streuung in den Tracheobronchialbaum.

Literatur

[1] RKI-Ratgeber Diphtherie https://www.rki.de/DE/Content/Infekt/EpidBull/Merkblaetter/Ratgeber_Diphtherie.html, letzter Aufruf: 08.10.2021.

[2] Wetzke M, Hansen G. Stenosierende Laryngitis im Kindesalter Diagnose, Differenzialdiagnosen und Management. Monatsschr Kinderheilkd. 2016;164:359–367.

[3] Seidenberg J, Modl M. Krupp-Syndrom/Epiglottitis in Pädiatrische Pneumologie, 3. Auflage Springer 2014.

[4] Fortes HR, von Ranke FM, Escuissato DL, et al. Recurrent respiratory papillomatosis: A state-of-the-art review. Respir Med. 2017;126:116–121.

9 Erkrankungen der unteren Atemwege

9.1 Angeborene Erkrankungen der unteren Atemwege

Julia Carlens

Primäre angeborene Erkrankungen der unteren Atemwege können Trachea und Bronchien sowie das Lungengewebe und die Gefäße betreffen. Sie können isoliert auftreten, im Rahmen definierter syndromaler Erkrankungen, oder assoziiert mit weiteren Fehlbildungen (am häufigsten von Herz/Gefäßen, gefolgt vom Gastrointestinaltrakt). Sekundäre angeborene Veränderungen entstehen durch Verdrängung/geringen intrathorakalen Platz oder eingeschränkte fetale Atembewegungen (z. B. Zwerchfellhernie, Oligohydramnion). Thorakale Fehlbildungen können bereits im pränatalen Ultraschall auffallen, alternativ unmittelbar nach der Geburt, oder erst bei älteren Kindern oder im Erwachsenenalter wegen Symptomen oder als Zufallsbefund entdeckt werden.

9.1.1 Fehlbildungen von Trachea und Bronchien

Diese können primär mit intrinsischer Veränderung der Knorpel- und Muskelwand vorliegen oder sekundär durch Kompression von außen während der Entwicklung entstehen. Tab. 9.1 gibt einen Überblick möglicher Fehlbildungen, welche mit assoziierter bzw. sekundärer Stenose oder Malazie von Trachea und/oder Bronchien einhergehen können.

Tab. 9.1: Beispiele spezifischer Fehlbildungen, die zu assoziierten bzw. sekundären Stenosen oder Malazien an Trachea und Bronchien führen können.

– Ösophagusatresie mit und ohne Fistel	– Doppelter Aortenbogen
– H-Fistel zw. Trachea und Ösophagus ohne Atresie	– Rechter Aortenbogen mit persistierendem Ductus-Ligament
– Abgang der linken A. pulmonalis aus der rechten A. pulmonalis („Pulmonary sling") mit Ringknorpeltrachea	– Abgang der rechten A. subclavia aus dem distalen Aortenbogen („A. lusoria")

9.1.1.1 Tracheomalazie

Ätiologie: Eine abnorme Weichheit oder Enge der Trachea kann isoliert vorliegen oder assoziiert mit bzw. bedingt durch weitere Fehlbildungen. Es können kurz- oder langstreckig Trachealknorpel fehlen, verformt oder abnorm weich sein, sodass je nach Ausmaß der Enge in Ruhe oder bei forcierterer Atmung (Weinen, Anstrengung, Husten) eine dynamische Stenose resultiert. Eine Vielzahl genetisch bedingter Er-

https://doi.org/10.1515/9783110693454-009

krankungen kann mit einer Tracheo(broncho)malazie einhergehen (z. B. Erkrankungen von Bindegewebe/Knorpeln wie Ehlers-Danlos-Syndrom, Achondroplasie, oder syndromale Erkrankungen wie Trisomie 21 und andere). Assoziierte Formen treten häufig bei Ösophagusatresie auf (und persistieren häufig nach Korrekturoperation), ebenso bei Gefäßfehlbildungen, die manchmal erst im Jugendlichen- oder Erwachsenenalter diagnostiziert werden und durch Beeinträchtigung der Ösophagusmotilität auch mit Schluckbeschwerden auffallen können (z. B. A. lusoria).

Klinik: Extrathorakal liegende Engen der Trachea führen zu inspiratorischen, intrathorakalen Engen und zu exspiratorischen Atemgeräuschen wie Stridor bzw. Giemen. Bei hochgradigen Engen können beide Atemphasen stridorös sein. Es können Einziehungen und eine atemerleichternde Körperhaltung (z. B. Opisthotonus) auffallen. Nahrungsaufnahme kann durch Kompression der Pars membranacea mit weiterer Lumenreduktion ebenso wie Pressen zu Zyanoseanfällen führen. Die mukoziliäre Clearance kann gestört sein, Schleimhautschwellungen können bei Infekten zu einer kritischen Zunahme der Stenose führen. Ein „röhrender" oder „blecherner" Husten („seahound barking") ist häufig.

Diagnostik: Im Röntgenbild können atypische Mediastinalkonturen auf Gefäßfehlbildungen hinweisen, eine Überblähung kann bei ausgeprägten Engen auffallen; ein unauffälliges Röntgenbild schließt eine Tracheomalazie nicht aus. Die flexible Endoskopie kann dynamische Stenosen in Spontanatmung und das Ausmaß bzw. Restlumen in In- und Exspiration darstellen. Ein aktuelles Statement der European Respiratory Society definiert die Malazie als > 50 % exspiratorische Lumenverringerung, der Schweregrad wird nach vorhandenem Restlumen eingeteilt (Tab. 9.2).

Tab. 9.2: Schweregradeinteilung Tracheomalazie/Trachealstenose nach ERS [1].

50–75 % Lumenreduktion	mild
75–90 % Lumenreduktion	moderat
> 90 % Lumenreduktion	schwer

Diese Einteilung ist untersucherabhängig und subjektiv. Durch Überdruckbeatmung oder „Schienung" mit dem Bronchoskop während der Untersuchung kann das Ausmaß maskiert, durch Husten/Pressen ebenso wie durch zu tiefe Sedierung aggraviert werden. Eine pulsierende Einengung kann auf Gefäßfehlbildungen hindeuten. Kontrastmitteldarstellungen wie der Bariumbreischluck und Tracheo-/Bronchographie mit Durchleuchtung sind inzwischen durch Schnittbildgebungen wie Computertomographie und Magnetresonanztomographie mit Angiographie weitgehend abgelöst worden, jedoch kann eine Untersuchung in Intubationsnarkose die Befunde verfälschen, und eine dynamische Darstellung ist schwierig. Der Schweregrad der klinischen Beeinträchtigung korreliert nicht unbedingt mit den Befunden der Diagnostik. Je nach Alter des Kindes sollten begleitende Fehlbildungen ausgeschlossen werden und eine Echokardiographie mit besonderer Berücksichtigung der abgehenden Gefäße erfolgen.

Differentialdiagnosen: Erworbene Malazien bzw. Engen können nach Langzeitbeatmung, durch endotracheale Fremdkörper/Tumoren oder durch Kompression von außen (z. B. Lymphknoten) entstehen, hier helfen Endoskopie und Schnittbildgebung bei der Abgrenzung.

Therapie: Bei geringen Beschwerden kann bei jungen Kindern der Spontanverlauf mit erhoffter Stabilisierung der Trachealwand und geringerer Relevanz einer Enge durch das Körperwachstum abgewartet werden. Dies gilt insbesondere für die häufig zu beobachtende lokalisierte Tracheomalazie im Bereich der Kreuzung des Truncus bracheocephalicus, der als pulsierende Impression von rechts ventral am Übergang vom mittleren zum unteren Drittel der Trachea imponiert. Atemphysiotherapie kann im Infekt ggf. die mukoziliäre Clearance verbessern, jedoch gibt es hierzu keine Evidenz. Bei respiratorischer Einschränkung bis hin zu Zyanoseanfällen kann eine Atemunterstützung/Schienung mit positivem Beatmungsdruck über Maske oder nach Tracheotomie über eine Trachealkanüle nötig werden, dann häufig auch über einen längeren Zeitraum. Diese Maßnahmen helfen auch bei diffuser Tracheo- und Bronchomalazie. Operative Therapien, z. B. bei aberranten Gefäßen, beheben die Malazien häufig nicht unmittelbar, sollen jedoch vom Kompressionsdruck entlasten. Als weitere operative Maßnahme gilt die Aortopexie an das Sternum, welche durch Zug der Trachea nach ventral der Lumenerweiterung dienen soll, ebenso ist die Tracheopexie nach dorsal mit Fixierung der Pars membranacea an das anteriore Ligament der Wirbelsäule beschrieben. Die Verwendung intra- oder extraluminaler Stents als individuelle Heilversuche ist ebenfalls für ausgeprägte und eher kurzstreckige Malazien beschrieben. Sekundäre Probleme können je nach Material durch Dislokation, im Wachstum oder durch Bildung von Granulationsgewebe entstehen, sodass Folgeuntersuchungen und -eingriffe häufig nötig sind. Bei langstreckigen oder diffusen Stenosen oder zeitgleicher Bronchomalazie gelingt hierdurch keine ausreichende Stabilisierung.

9.1.1.2 Trachealstenosen

Ätiologie: Angeborene isolierte Stenosen der Trachea können durch Bindegewebe im Lumen oder einen bzw. mehrere komplette tracheale Knorpelringe mit Fehlen der Pars membranacea entstehen, sie sind seltener als die oben beschriebenen dynamischen Stenosen bei Malazie. Häufiger als isolierte Stenosen treten diese assoziiert mit anderen Fehlbildungen auf, vor allem Gefäßfehlbildungen wie der aberrierenden linken Pulmonalarterie, komplexen parenchymatösen Fehlbildungen oder Herz-vitien.

Klinik: Patienten können mit Stenosegeräuschen, ggf. Dyspnoe bereits in Ruhe oder bei Belastung sowie Zyanose je nach Restlumen auffallen (siehe Tracheomalazie).

Diagnostik: Die Darstellung erfolgt mittels Endoskopie und Schnittbildgebung mit dreidimensionaler Rekonstruktion, um Ausmaß und Länge der Stenose zu erfassen, s. o. Die Fluss-Volumen-Kurve kann eine charakteristische Abflachung mit Plateau-Bildung im exspiratorischen und/oder inspiratorischen Schenkel je nach Lage und Ausmaß und forcierter Atmung zeigen (Abb. 9.1).

Differentialdiagnosen: s. o.

Therapie: Bei gering beeinträchtigten Patienten ggf. Abwarten des Wachstums. Ope-rative Korrektur von kurzstreckigen Stenosen durch Resektion und End-zu-End-Anas-tomosierung. Langstreckige Stenosen sind nur in spezialisierten Zentren z. B. per „slide tracheoplasty" behandelbar. Durch Anlage einer Trachealkanüle kann der Atemweg bei sehr proximal gelegenen und hochgradigen Stenosen gesichert wer-den.

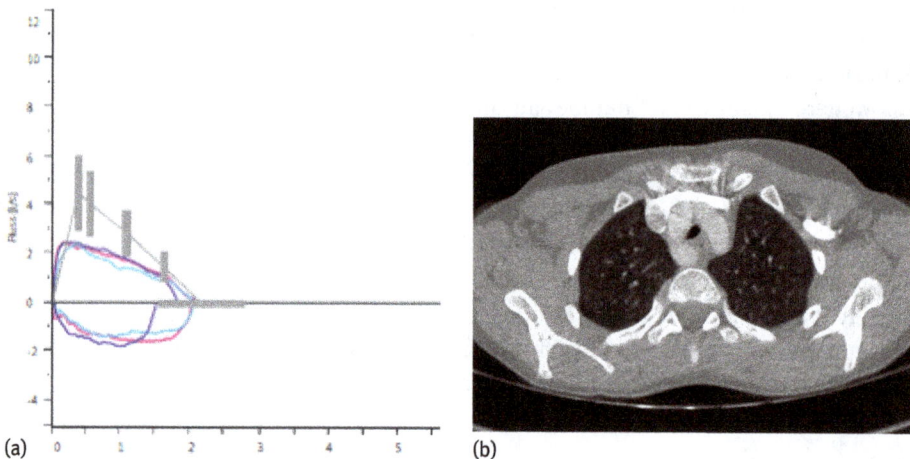

Abb. 9.1: 9-jährige Patientin mit in- und exspiratorischem Stridor in der Säuglingszeit und seitdem „rekurrierendem Kruppsyndrom". Als Kleinkind wurde nur weiche/breiige Kost akzeptiert. (a) Spiro-metrie mit Plateau in der Fluss-Volumen-Kurve, (b) CT Thorax mit doppeltem Aortenbogen. Quelle: In-stitut für Diagnostische und Interventionelle Radiologie der Medizinischen Hochschule Hannover, Prof. Wacker, Kinderradiologie Frau Prof. Renz.

9.1.1.3 Bronchomalazie

Ätiologie: Analog zu Malazie oder Stenose der Trachea können eine Weichheit mit Instabilität bzw. angeborene Stenosen der Bronchien primär oder durch Kompression von außen, insbesondere durch Herz/Gefäße oder andere intrathorakale Raumforderungen (z. B. bronchogene Zysten, Lymphknotentuberkulose) entstehen. Aufgrund des längeren und retrokardialen Verlaufs ist häufig der linke Hauptbronchus betroffen, auch Abgänge zu einzelnen Lappen oder Segmenten können malazisch verformt sein (z. B. mit kongenitalem lobären Emphysem als Folge, s. u.).

Klinik: Exspiratorisch kann es zum Bronchialkollaps mit Ventilmechanismus und nachgeschalteter Überblähung und/oder Begünstigung einer Sekretretention kommen. Ein lokalisiertes Giemen ohne Ansprechen auf inhalative Therapie kann auffallen. Je nach Ausmaß kann eine Tachypnoe und/oder Dyspnoe bestehen.

Diagnostik: Radiologisch können distal von ausgeprägten Malazien Überblähungen oder bei Sekretverlegung rezidivierende Infiltrate oder Atelektasen auffallen. Die Bronchoskopie sichert die Diagnose, Kompressionen durch Gefäße zeigen häufig eine Pulsation. Eine Echokardiographie oder CT bzw. MRT mit Angiographie klären die Lagebeziehungen zu den Gefäßen oder helfen bei der Abgrenzung anderer Raumforderungen.

Differentialdiagnosen: Neu aufgetretene Symptome sollten an eine Fremdkörperaspiration oder Kompression durch Lymphknoten bzw. andere Raumforderungen denken lassen, welche durch Bronchoskopie und Bildgebung ausgeschlossen werden können.

Therapie: Bei geringen Beschwerden ist ein abwartendes Verhalten gerechtfertigt, eine inhalative Therapie mit Betasympathomimetika ist i. d. R. nicht hilfreich (im schlimmsten Fall durch Reduktion des muskulären Tonus kontraproduktiv) und sollte nicht unkritisch dauerhaft eingesetzt werden. Ebenso ist eine inhalative Steroidtherapie nicht aufgrund einer Malazie indiziert. Operative Korrekturen von Herzvitien/Gefäßen führen oft nicht sofort zu einer Kalibernormalisierung, da trotz Entlastung eine Enge bei angeborenen Deformierungen der Knorpel bestehen bleibt. Eine Atemunterstützung kann bei Malazien an mehreren Stellen mit respiratorischer Insuffizienz nötig sein. Individuelle experimentelle Therapieversuche beinhalten je nach Ausmaß und Lokalisation die Einlage von Stents (s. Tracheomalazie) oder die endobronchiale Einbringung von Gefäß-Okkludern in einzelne, malazische Segment- oder Lappenostien, um bei Ventilmechanismus eine massive Überblähung mit Kompression anderer Lungensegmente oder Mediastinalshift zu verhindern.

9.1.1.4 Fehlbildungen der Bronchien

Ätiologie: Varianten der Verzweigung des Tracheobronchialbaums sind häufig, viele davon sind klinisch nicht relevant. Komplexe Anlagestörungen der Lunge mit begleitenden atypischen Gefäßen kommen vor. Sie können mit anderen Fehlbildungen (z. B. bei Herzvitien oder im Rahmen einer VACTERL-Assoziation) oder Grunderkrankungen (z. B. Vorliegen zwei spiegelbildlich anatomisch linker oder rechter Lungen [„Isomerismus"] bei Heterotaxiesyndromen oder Situs inversus (bei Primärer Ziliärer Dyskinesie) assoziiert sein. Die Bronchusatresie kann Segment- oder Subsegmentbronchien betreffen, eine Distension und Sekretretention im Bronchusstumpf zeigen, und nachgeschaltete Parenchymanteile können zystisch verändert oder durch kollaterale Ventilation überbläht sein.

Das Abgehen des gesamten rechten Oberlappens oder eines Oberlappensegments aus der Trachea (Trachealbronchus, „Bronchus suis", „pig bronchus") kann ein bronchoskopischer Zufallsbefund sein oder durch Belüftungsstörungen z. B. nach Intubation mit Tubuslage vor dem Ostium, auffallen. Kinder mit syndromalen Erkrankungen und Herzfehlern sind häufiger betroffen.

Klinik: häufig keine relevanten Symptome, stenotische oder malazische atypische Ostien können jedoch eine Sekretretention bei Infektionen oder bei Ventilmechanismus eine Überblähung begünstigen, s. o.

Diagnostik: Atypische, malazische oder fehlende Bronchialabgänge werden in der Bronchoskopie diagnostiziert, auch im CT können Verzweigungsanomalien auffallen bzw. Bronchusatresien von anderen Fehlbildungen abgegrenzt werden.

Differentialdiagnosen: sekundäre Verlegungen durch Fremdkörper, Sekret, Kompression von außen. Veränderte Segmente distal einer Bronchusatresie können pränatal auffallen und als zystische kongenitale thorakale Malformation (s. u.) imponieren.

Therapie: je nach Ausmaß der Beschwerden keine, ggf. bis hin zu operativer Korrektur bei relevanter Sekretretention trotz konservativer sekretmobilisierender Therapie. Komplexe Fehlbildungen können häufig nicht anatomisch korrigiert werden (Abb. 9.2).

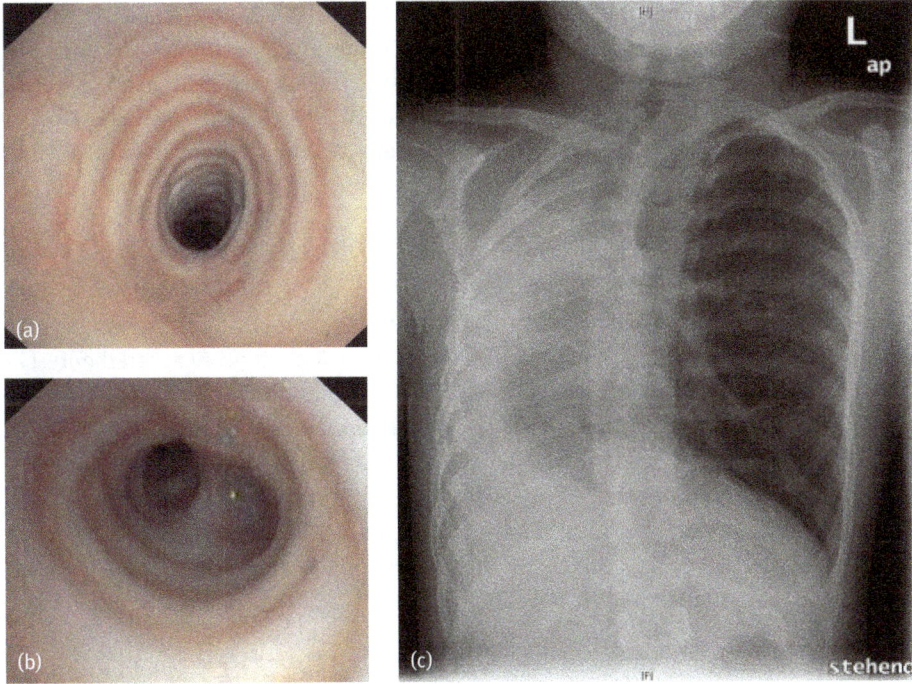

Abb. 9.2: 7-jährige Patientin mit komplexer kardiovaskulärer Fehlbildung und Lungenaplasie rechts: (a) komplette Trachealringe und (b) Aplasie des rechten Hauptbronchus in der Bronchoskopie; (c) Röntgenthorax mit fehlender Belüftung bei rechtsseitiger Lungenaplasie mit Trachealverlagerung und Mediastinalshift bei kompensatorisch überblähter Lunge links. Quelle: Institut für Diagnostische und Interventionelle Radiologie der Medizinischen Hochschule Hannover, Prof. Wacker, Kinderradiologie Frau Prof. Renz.

9.1.2 Parenchymatöse Fehlbildungen

Ätiologie: Die Ätiologie kongenitaler Lungenmalformationen (Oberbegriff in Englisch: congenital lung malformations, CLM) ist ungeklärt. Vermutet werden ein Arrest oder eine Obstruktion während der Embryonalentwicklung, die je nach Zeitpunkt unterschiedlich weit proximal oder distal gelegene Atemwege mit dysplastischer Entwicklung nachgeschalteter Strukturen betreffen. Die Inzidenz wird mit ca. 3,5:10.000 Lebendgeburten anhand von EUROCAT-Daten (European Surveillance of Congenital Anomalies) geschätzt. Zur Nomenklatur der möglichen Formen siehe Tab. 9.3.

Klinik: Mit verbesserten Screening-Programmen fallen diese Läsionen zumeist im pränatalen Ultraschall auf und zeigen ein Größenwachstum während der 20.–26. Gestationswoche mit danach häufig spontaner Größenregredienz. Große Läsionen können intrauterin zu Hypoplasie der verdrängten Anteile und Mediastinalshift bis hin zum Hydrops fetalis führen. Patienten können unmittelbar postnatal mit Atemnot auffallen oder asymptomatisch sein. Im Verlauf sind Infektionen der Läsion, das Auftreten eines Pneumothorax, Herzinsuffizienzzeichen bei großen Gefäßshunts oder maligne Entartung (nicht bei allen Formen, seltene Komplikation) möglich. Weitere Symptome siehe unten.

Diagnostik: Häufig erfolgt die Diagnose im pränatalen Ultraschall, s. o. Hier können solide und/oder flüssigkeitsgefüllte zystische Anteile mit Größenausdehnung und ggf. Mediastinalshift und eine abnorme Gefäßversorgung der Läsionen beschrieben werden. Fetale MRT-Untersuchungen sind möglich. Da auch größenregrediente Läsionen im Verlauf symptomatisch werden können, sollten alle Kinder nach Geburt eine Bildgebung mit Röntgenthorax, Echokardiographie und im Verlauf eine Schnittbildgebung erhalten. Es konnte gezeigt werden, dass nur 61 % der in der Computertomographie persistierenden Veränderungen im Röntgenthoraxbild darstellbar sind. Die Bildgebung per MRT erlaubt bisher i. d. R. keine ausreichend hohe Auflösung zur Parenchymbeurteilung, kann aber zur Darstellung von z. B. bronchogenen Zysten und Gefäßanomalien hilfreich sein.

Differentialdiagnosen: Ohne histologische Sicherung stellen die Fehlbildungen untereinander die häufigsten Differentialdiagnosen dar. Bei postnatal detektierten Läsionen (unabhängig davon, ob Patient symptomatisch oder asymptomatisch ist) sollte immer explizit nach Untersuchungen und Auffälligkeiten in der Schwangerschaft und nach eventuell zu früheren Zeitpunkten durchgeführten Röntgenbildern gefragt werden, um erworbene Läsionen (z. B. (post)infektiös wie Pneumatozele, Aspergillom, Kavernom bei Tuberkulose, Echinokokkose, Pneumothorax, Langerhanszellhistiozytose und viele andere) abgrenzen zu können.

Therapie: Bei kritischen pränatalen Läsionen ist ggf. eine intrauterine Therapie möglich (z. B. thorakoamniotische Shuntanlage, Zystenablation). Es herrscht generelle Einigkeit, dass nach Geburt symptomatische Kinder durch operative Resektion therapiert werden sollen, was häufig thorakoskopisch möglich ist und i. d. R. als Lobektomie durchgeführt wird. Die histologische Sicherung der Diagnose ist nur bei kompletter Resektion möglich, da Hybridläsionen vorkommen und maligne Zellen bei den selten vorkommenden Entartungen in Biopsien übersehen werden können.

Die Beratung von Eltern asymptomatischer Kinder stellt wegen fehlender Daten und großer Ungewissheit bezüglich des Risikos möglicher Komplikationen ein Dilemma dar. Es existieren keine Richtlinien für das Management. Viele Zentren raten generell mit dem Verweis auf das Infektions- und Malignitätsrisiko sowie das erhoffte kompensatorische Wachstum des gesunden Lungengewebes zu einer elektiven Operation im zweiten Lebenshalbjahr. Als Argumente für ein abwartendes Verhalten insbesondere bei kleinen Läsionen werden die Risiken des Eingriffs, Entfernung auch gesunden Lungengewebes und die beschriebene Entstehung maligner Prozesse auch bei Patienten nach Lobektomie genannt. Allerdings können die erforderlichen Kontrolluntersuchungen aufgrund der Strahlenbelastung durch Röntgenthorax- und CT-Untersuchungen oder notwendige Narkosen/Sedierungen bei langer Untersuchungsdauer im MRT ebenfalls belastend sein, und die Frequenz und Dauer für Kontrollen bei einer „watch and wait"-Strategie ist unklar.

Langzeitfolgen nach Operation sind die seltene Entwicklung von Thoraxdeformitäten und Skoliosen, insbesondere bei Entnahme mehrerer Lungenlappen. Studien zur Lungenfunktionsentwicklung ohne Resektion, nach früher oder nach später Operation zeigen keine einheitlichen Ergebnisse. Eine individuelle Beratung und ehrliche Aufklärung über diese Unsicherheiten sind deshalb wichtig, und auch der elterliche Wunsch kann eine Indikation für eine operative Korrektur darstellen.

Die Nomenklatur ist nicht einheitlich. International wird vorgeschlagen, beschreibende und keine histologischen Bezeichnungen mehr für die mittels Ultraschall und Röntgendiagnostik erhobenen Befunde zu verwenden. In der Pränataldiagnostik finden diese dennoch weiterhin oft Anwendung. Studien zeigen jedoch, dass die initial vermutete Diagnose nach Resektion häufig histologisch nicht bestätigt wird. Ein Vorschlag zur Verwendung der neuen Nomenklatur mit den möglichen dahinterstehenden histologischen Entitäten findet sich in Tab. 9.3.

Tab. 9.3: Vorschlag beschreibender Nomenklatur für kongenitale Lungenfehlbildungen (CLM: Congenital lung malformations) (modifiziert nach [2]).

vorgeschlagener Name	mögliche histologische Entität/ frühere Bezeichnung	Hinweis
kongenital hyperluzider Lungenlappen (Congenital large hyperlucent lobe, CLHL)	kongenitales lobäres Emphysem polyalveolärer Lappen	
kongenitale thorakale Malformation (congenital thoracic malformation, CTM) – zystisch – nicht-zystisch	kongenitale pulmonale Atemwegsmalformation Typ 0–4 (congenital pulmonary airway malformation, CPAM) Lungensequester Hybridläsion Bronchogene Zyste Vorderdarmzyste	in CPAM Typ 1 und 4 sowie bronchogenen Zysten sind maligne Entartungen beschrieben (bronchoalveoläres Karzinom, pleuropulmonales Blastom)
kongenital kleine Lunge (congenital small lung, CSL)	Lungenhypoplasie	
fehlende Lunge	Lungenagenesie	

9.1.2.1 Kongenitale pulmonale Atemwegsmalformation (CPAM „congenital pulmonary airway malformation")

Die CPAM ist die häufigste Form der CTM, die Einteilung erfolgt nach Vorhandensein und Größe von Zysten. Die Ätiologie ist unklar, es wird ein Stopp der embryonalen Lungenentwicklung auf unterschiedlichen Ebenen von proximal (Typ 0) bis distal (Typ 4) mit daraus resultierender charakteristischer Histologie angenommen (Tab. 9.4). Ein früherer aber weiterhin synonym verwendeter Name lautet CCAM für „congenital cystic adenomatoid malformation" und umfasste nur die Typen 1–3. Die mögliche maligne Entartung der beiden häufigsten großzystischen Typen 1 (assoziiert mit bronchiolo-alveolärem Karzinom) und 4 (assoziiert mit bzw. radiologisch nicht zu unterscheiden vom zystischen pleuropulmonalen Blastom Typ 1) sind ein häufiges Argument, alle zystischen CTMs operativ zu behandeln, da eine histologische Zuordnung sonst nicht möglich ist. Verschiedene Autoren haben Algorithmen zur Risikoabschätzung anhand klinischer und radiologischer Kriterien vorgeschlagen, über die kein Konsens besteht. Die Entstehung maligner Tumoren sowohl an der Resektionsstelle wie auch in anderen Lungenlappen wurde bei Patienten nach Operation jedoch ebenfalls berichtet. Selten ist mehr als ein Lappen betroffen, was die Therapieentscheidung ebenfalls erschweren kann. Das seltene pleuropulmonale Blastom ist mit anderen familiär auftretenden Krebserkrankungen (z. B. zystisches Nephrom, Tumoren von Ovarien und Schilddrüse) und Mutationen im Gen *DICER1* assoziiert, sodass manche Autoren eine genetische Diagnostik bei großzystischen Veränderungen propagieren. Maligne Entartungen der nicht-großzystischen Typen sind nicht beschrieben.

Tab. 9.4: Einteilung und Besonderheiten kongenitaler pulmonaler Atemwegsmalformationen (CPAM) (vereinfacht nach [3]).

Typ	Zysten	Besonderheiten
0	keine Zysten, azinäre Dysplasie	keine belüftete Lunge, nach Geburt letal
1	großzystisch (1–10 cm)	Entartung als bronchiolo-alveoläres Karzinom beschrieben
2	kleinzystisch (0,5–2 cm)	weitere Fehlbildungen möglich, Hybridläsion mit Sequester möglich
3	keine Zysten, adenomatoide Fehlbildung	
4	großzystisch	Manifestation mit Pneumothorax möglich, Entartung zu/Überlappung mit pleuropulmonalem Blastom Typ 1 beschrieben

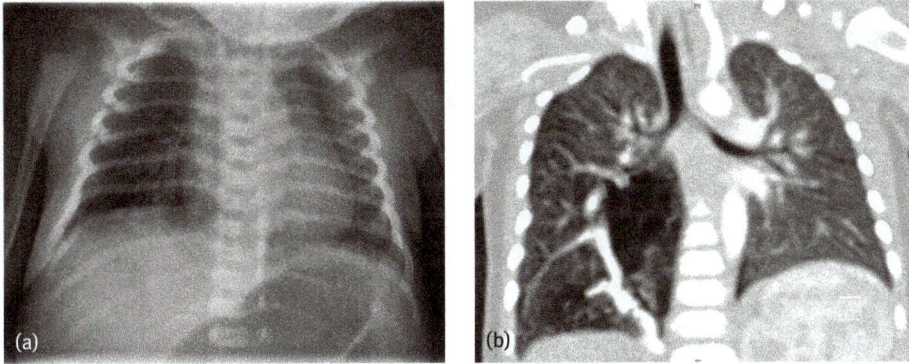

Abb. 9.3: 4 Monate alte Patientin mit pränatal diagnostizierter „kleinzystischer Fehlbildung rechter Unterlappen, V. a. CPAM". Postpartal asymptomatisch, (a) Röntgenthorax am 1. Lebenstag und (b) CT-Angiographie im Alter von 4 Monaten mit V. a. Hybridläsion (kleinzystische Fehlbildung, großes arterielles Shuntgefäß aus dem Truncus coeliacus). Quelle: Institut für Diagnostische und Interventionelle Radiologie der Medizinischen Hochschule Hannover, Prof. Wacker, Kinderradiologie Frau Prof. Renz.

9.1.2.2 Lungensequester

Ein Lungensequester kann intra- oder extralobär, häufig posterobasal liegen (ca. 60 % linksseitig, zumeist innerhalb oder unterhalb der Unterlappen) und wird arteriell aus dem Systemkreislaufs (z. B. Aorta descendens, auch distal des Zwerchfells) versorgt. Ca. 75 % entsprechen intralobären Sequestern, welche im Gegensatz zu den extralobären keine eigene Pleuraumhüllung aufweisen. Selten liegt ein extralobäres Sequester intraabdominell. Je nach Größe des versorgenden Gefäßes kann ein relevantes Shuntvolumen mit Zeichen der Herzinsuffizienz entstehen. Histologische Befunde, die sich mit kleinzystischen CPAM Typ 2-Läsionen überlappen, werden als Hybridläsionen bezeichnet (Abb. 9.3). Postnatal asymptomatische Kinder können im Verlauf rezidivierende Pneumonien in intralobären Sequestern entwickeln, extralobäre Sequester sind mit weiteren Fehlbildungen assoziiert (Zwerchfellhernie, Herzfehler, zusätzliche bronchogene Zyste oder CPAM) und können durch Verdrängung mit Dyspnoe oder Ernährungsschwierigkeiten auffallen. Neben der operativen Resektion kommen Embolisationen des zuführenden Gefäßes in Frage, schützen jedoch nicht vor Infektionen. Maligne Entartungen sind nicht beschrieben.

9.1.2.3 Kongenital hyperluzider Lungenlappen (CLHL, Congenital large hyperlucent lobe)

Die Überblähung eines Lungenlappens führt bei Verdrängung gesunder Lungenanteile bzw. des Mediastinums zu Symptomen (Tachy-/Dyspnoe, Giemen, Zyanose), die häufig rasch nach Geburt beginnen und bis zur Beatmungspflichtigkeit führen können. Die Oberlappen (links mehr als rechts) und der Mittellappen sind am häu-

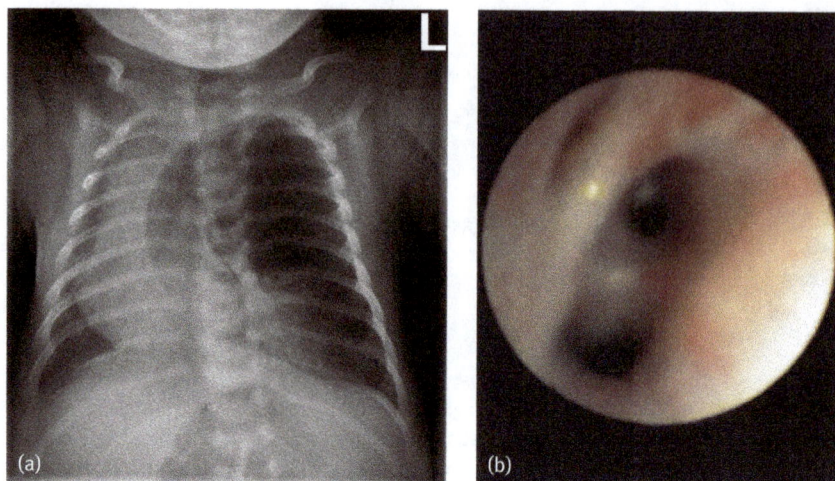

Abb. 9.4: Reifes Neugeborenes mit V. a. „wet lung" nach Sectio mit CPAP- und im Verlauf Beatmungsbedarf, dabei radiologisch wechselnde Überblähung des linken Oberlappens bei kongenital hyperluzidem Lungenlappen (CLHL: congenital large hyperlucent lobe, „alte" Nomenklatur kongenitales lobäres Emphysem). (a) Röntgenbild im Alter von 4 Wochen mit Überblähung des linken Oberlappens, Verdrängung des linken Unterlappens und Mediastinalshift. (b) Bronchoskopie mit schlitzförmig malazischem Ostium des linken Oberlappenbronchus. Quelle für (a): Institut für Diagnostische und Interventionelle Radiologie der Medizinischen Hochschule Hannover, Prof. Wacker, Kinderradiologie Frau Prof. Renz.

figsten betroffen. Bronchoskopisch können malazische Bronchien mit Ventilmechanismus auffallen (Abb. 9.4). Als Standardtherapie symptomatischer Kinder gilt die Lobektomie. Asymptomatische Kinder haben kein erhöhtes Infektionsrisiko in der Läsion, maligne Entartungen sind nicht beschrieben, sodass ein abwartendes Verhalten gerechtfertigt ist.

9.1.2.4 Bronchogene Zyste
Flüssigkeitsgefüllte bronchogene Zysten entstehen als abnormale Ausstülpungen des Vorderdarms mit Knorpelanteilen und respiratorischem Epithel und liegen i. d. R. im Mediastinum, meist im Bereich der Carina. Infektionen sind möglich und bewirken eine rasche Vergrößerung. Durch Kompression umliegender Strukturen können Husten, Atemgeräusche und Schluckstörungen auffallen, bei intratrachealer Lage auch Luftnot. Es existieren Fallberichte maligner Entartungen. Die Therapie ist chirurgisch.

Merke:
- Fehlbildungen können bereits pränatal, unmittelbar nach Geburt oder erst im Verlauf auffallen. Bei wiederkehrenden, persistierenden oder therapierefraktären Symptomen, ungewöhnlich verlaufenden Infektionen oder Auffälligkeiten in der Bildgebung muss das Vorliegen einer Fehlbildung in Betracht gezogen und weitere Diagnostik veranlasst werden.
- Fehlbildungen der Atemwege können kombiniert auftreten und sind häufig mit anderen Fehlbildungen assoziiert, sodass insbesondere Herz, Gefäße und Gastrointestinaltrakt mituntersucht und andersherum Kinder mit Herzvitien großzügig hinsichtlich Atemwegsfehlbildungen evaluiert werden sollten.
- Der Spontanverlauf einiger Fehlbildungen ist günstig. Häufig müssen symptomatische Patienten operativ behandelt werden. Die Beratung von Eltern asymptomatischer Kinder mit kongenitalen thorakalen Malformationen ist insbesondere hinsichtlich des Infektions- und Malignitätsrisikos aufgrund geringer Langzeitdaten erschwert.

Literatur

[1] Wallis C, Alexopoulou E, Antón-Pacheco J, et al. ERS Statement on tracheomalacia and bronchomalacia in children. Eur Respir J. 2019;54(3):1900382.
[2] Wilmott RW, Deterding R, Li A, et al. Kendig's Disorders of the respiratory tract in children, 9th Ed. Elsevier 2019.
[3] von Mutius E, Gappa M, Eber E, Frey U. Pädiatrische Pneumologie, 3. Auflage Springer, Berlin Heidelberg 2013.
[4] Stocker JT. Congenital pulmonary airway malformations – a new name for an expanded classification of congenital cystic adenomatoid malformations of the lung. Histopathology. 2002;41(2):424–31.
[5] Bush A. Prenatal presentation and postnatal management of congenital thoracic malformations. Early Hum Dev. 2009;85:679–84.
[6] Annunziata F, Bush A, Borgia F, et al. Congenital Lung Malformations: Unresolved Issues and Unanswered Questions. Front Pediatr. 2019;7:239.
[7] Davenport M, Eber E. Long term respiratory outomes of congenital thoracic malformations. Semin. Fetal Neonatal Med. 2012;17(2):99–104.
[8] Feinberg A, Hall NJ, Williams GM, et al. Can congenital pulmonary airway malformation be distinguished from Type I pleuropulmonary blastoma based on clinical and radiological features? J Pediatr Surg. 2016;51(1):33–7.

9.2 Erworbene, nichtinfektiöse Erkrankungen der unteren Atemwege

9.2.1 Asthma bronchiale im Kindes- und Jugendalter – das Wichtigste für den klinischen Alltag
Monika Gappa

9.2.1.1 Kasuistik
8-jähriger Junge, Vorstellung im April wegen allergischer Beschwerden an Augen und Nase, sowie mehrfach Atemnot und trockenem Husten bei Belastung. Bekannte atopische Dermatitis seit dem Säuglingsalter, seit 2 Jahren allergische Rhinokonjunktivitis im Frühjahr, in den letzten Wintern mehrfach obstruktive Bronchitis. Beim Schulsport sei aufgefallen, dass er bei Laufaktivitäten oft nicht mithalten könne. Bislang bedarfsorientiert antiallergische Medikamente durch Eltern (Cetirizin), im Herbst/Winter mehrfach einige Wochen Salbutamol inhalativ erhalten.

9.2.1.2 Einleitung
Asthma bronchiale ist eine heterogene, chronisch entzündliche Erkrankung der Atemwege, bei der sowohl erbliche als auch Umweltfaktoren eine Rolle spielen. Die Diagnose basiert im Wesentlichen auf der Anamnese, klinischen Zeichen, sowie der Messung der Lungenfunktion zur Objektivierung der rekurrierenden, aber reversiblen Atemwegsobstruktion und bronchialen Hyperreagibilität. Diagnostik und Therapie des pädiatrischen Asthma orientieren sich an nationalen und internationalen Leitlinien; für Deutschland gibt es eine Nationale Versorgungsleitlinie auf S3-Niveau [1], für alle deutschsprachigen Länder gibt es daneben eine eng an die NVL angelehnte, aber nicht an lokalen bzw. nationalen Versorgungsstrukturen orientierte S2K-Leitlinie der Deutschen Atemwegsliga [2].

9.2.1.3 Epidemiologie
Asthma bronchiale ist die häufigste chronische Erkrankung des Kindes- und Jugendalters, die weltweit 5–20 % der Kinder im Schulalter betrifft. Nach einem Anstieg der Prävalenz über die letzten Jahrzehnte scheint sich dieser Trend jetzt abzuflachen. Die Mortalität durch Asthma ist gering, die Morbidität mit Notfallvorstellungen, Krankenhausaufenthalten, Schulfehltagen und Einschränkung von Alltagsaktivitäten dagegen hoch. Laut Kinder- und Jugendgesundheitssurvey (KIGGS) [3] liegt die Prävalenz in Deutschland bei 3–4 %; anhand anderer Daten ist aber eher von ca. 8 % auszugehen, so dass eine erhebliche Unterdiagnose und -therapie anzunehmen ist.

Jedes Kind und jeder Jugendliche, der wegen akuter Symptome einer Atemwegsobstruktion behandelt wird, hat möglicherweise ein bislang nicht diagnostiziertes Asthma. Mit wenigen Fragen nach Allergien, Belastbarkeit im Alltag und beim Sport, pfeifenden Atemgeräuschen, sowie Husten ohne Erkältungszeichen lässt sich diese

Verdachtsdiagnose rasch klären. Bei der Mehrzahl findet sich eine allergische Komponente. In den wenigsten Fällen lassen sich ausschließlich Allergene als Auslöser identifizieren, fast immer spielen Virusinfekte, andere Umweltfaktoren oder körperliche Aktivität eine Rolle.

Die Pathogenese des Asthmas ist immer noch nicht gut geklärt. Eine komplexe Interaktion zwischen Erbfaktoren, Virusinfekten und frühen Umwelteinflüssen pränatal und in der frühen Kindheit wird angenommen. Zu den eindeutigen Risikofaktoren gehören:
- positive Familienanamnese für Asthma, allergische Erkrankungen bei Verwandten 1. Grades
- atopische Erkrankungen beim Kind selbst (Atopische Dermatitis, Allergische Rhinokonjunktivitis, Nahrungsmittelallergien)
- Rauchen der Mutter während der Schwangerschaft, nachgeburtliche Tabakrauchexposition
- Frühgeburtlichkeit
- Infektionen der unteren Atemwege in den ersten Lebensmonaten vor allem mit Rhinoviren oder RSV.

Die wichtigsten Maßnahmen, die schützend wirken, sind das Vermeiden von Tabakrauchexposition für das Kind, sowie Meiden von Schimmel- und Milbenexposition im häuslichen Umfeld. Während die präventive Gabe passiver Antikörper gegen RSV an Frühgeborene eine Reduktion obstruktiver Episoden im Vorschulalter bewirken kann, ist der präventive Effekt bezüglich eines späteren Asthma unklar [4].

In den letzten Jahren ist zunehmend deutlich geworden, dass Einschränkungen der Lungenfunktion bei Kindern und Jugendlichen mit Asthma auch die Lungenfunktion im Erwachsenenalter und das Risiko für eine COPD bestimmen. Insofern ist eine frühzeitige pädiatrische Intervention entscheidend für die langfristige Prognose und in unserer Verantwortung als Kinder- und Jugendärzte.

9.2.1.4 Pathophysiologie
Asthma ist gekennzeichnet durch eine obstruktive Ventilationsstörung, die durch Konstriktion der glatten Bronchialmuskulatur, Schleimhautödem und Hypersekretion entsteht. Die Bronchokonstriktion ist grundsätzlich reversibel und vor allem durch Betamimetika zu beeinflussen, Ödem und Hypersekretion hingegen durch antientzündliche Medikation. Die Entzündung ist überwiegend eine lymphozytäre T2-dominierte Entzündung mit vermehrtem Influx von Eosinophilen, typischerweise – aber nicht immer – allergisch bedingt. Eine allergische Entzündung entsteht durch eine T-Zellantwort nach Antigenkontakt, die zu einer B-Zell-Produktion von allergenspezifischem IgE führt. Die T-Helfer-Zellantwort ist T2-gewichtet mit Ausschüttung von TH2-Zytokinen wie z. B. Interleukin IL-4, IL-5 und IL-13. Immunologisch besteht dabei ein Zusammenspiel zwischen angeborener und adaptiver Immunität. Toleranz entsteht, wenn re-

gulatorische T-Zellen (TReg) z. B. durch IL-10 die Ausreifung naiver T-Zellen in Richtung TH1 statt TH2 steuern. Allerdings wird auch bei nichtallergischem Asthma eine TH1-dominierte Entzündung beschrieben.

Andere Trigger der Entzündung bzw. Freisetzung ihrer Mediatoren sind Virusinfekte, anstrengungsbedingte Hyperventilation, Tag-Nacht-Rhythmus, psychosoziale Belastungen oder inhalative Schadstoffexposition.

9.2.1.5 Diagnose

Einheitliche Diagnosekriterien, die für alle Altersgruppen gelten, gibt es nicht. Die Diagnose Asthma bronchiale wird in erster Linie klinisch gestellt und durch funktionelle und allergologische Diagnostik gestützt. Klinische Symptome sind
– exspiratorisches Giemen/pfeifende Atemgeräusche/verlängertes Exspirium mit Tachy-/Dyspnoe im Rahmen von Atemwegsinfekten (Obstruktive Bronchitis) oder nach körperlicher Belastung bzw. Allergenkontakt
– trockener anfallsartiger Husten (gelegentlich bis zum Erbrechen) auch ohne Infekt z. B. bei körperlicher Belastung oder in der Nacht.

Wenn Allergene als Auslöser dieser Symptome benannt werden, spricht dies für die Diagnose Asthma. Grundsätzlich muss man aber bedenken, dass Symptome individuell unterschiedlich wahrgenommen werden (in beide Richtungen: „poor perceiver" oder „over perceiver"), manche Familien z. B. eine Einschränkung der körperlichen Belastbarkeit bei ihrem Kind nicht erkennen, oder Jugendliche Symptome herunterspielen („mir geht's gut!"), um z. B. in der Fußballmannschaft nicht ausgegrenzt zu werden. Es ist Aufgabe der Kinder- und Jugendärzte, die richtigen Fragen zu stellen und bei Verdacht auf Asthma diagnostische Schritte und/oder einen gezielten Therapieversuch durchzuführen.

Vorschulalter

Kasuistik: 10 Monate alter Säugling, Notfallvorstellung wegen Atemnot, klinisch exspiratorisches Giemen, eher trockener Husten, Sauerstoffsättigung 93 %. Erste stationäre Behandlung mit Atemwegsinfekt in der 4. Lebenswoche, seitdem mehrfach obstruktive Bronchitis. Jede Erkältung „gehe auf die Bronchien", dazwischen keinerlei Symptome. Die Inhalation mit Salbutamol führte zu einer Verbesserung des Atemmusters, auskultatorisch weiter exspiratorisches Giemen, O_2-Sättigung maximal 98 %. Beide Eltern Allergiker. Der Patient habe seit dem dritten Lebensmonat eine milde atopische Dermatitis.

Je jünger der Patient, desto schwieriger kann eine eindeutige Diagnose gestellt werden. Bis zum Alter von 3 Jahren haben fast ein Drittel der Kinder irgendwann eine obstruktive Atemwegserkrankung durchgemacht. Von diesen werden die meisten im Verlauf beschwerdefrei und entwickeln nie ein Asthma. Man spricht dann von einer transienten obstruktiven Bronchitis, bei der ein Virusinfekt mit damit verbundener Schleimhautschwellung aufgrund der altersbedingt noch sehr kleinen Atemwege eine klinisch relevante Atemwegsobstruktion verursacht hat. Nach einer RSV-bedingten Bronchiolitis ist allerdings von häufigen rezidivierenden Atemwegsobstruktionen bis zum 3.–8. Lebensjahr auszugehen mit zum Teil dann noch nachweisbarer Obstruktion in den kleineren Atemwegen. Zeitgleich hat das nichtatopische Infektasthma, welches nur episodisch infektinduziert zur Atemwegsobstruktion führt (episodic wheezing), seinen Höhepunkt mit spontaner Besserung ab Beginn des Schulalters.

Tritt das Giemen beim Kleinkind in Verbindung mit einem permanent feuchten Husten auf, sollte eine protrahierte bakterielle Bronchitis (PBB) angenommen und eine entsprechende antibiotische Therapie durchgeführt werden (s. Kap. 9.3.3, infektiöse Erkrankungen der unteren Atemwege). Je jünger die Patienten bei den ersten Symptomen sind, umso eher muss auch an anatomische Fehlbildungen wie angeborene Atemwegsstenosen/-malazien oder komprimierende Gefäßanomalien gedacht werden. Auch Auffälligkeiten des knöchernen Thorax bzw. Gedeihstörungen oder rezidivierende Infektionen sollten Anlass geben zu weiterer Diagnostik (Differentialdiagnosen s. Tab. 9.5).

Tab. 9.5: Differentialdiagnosen zu Asthma bronchiale (nach NVL 4. Auflage).

klinischer Hinweis	mögliche Diagnose
Anamnese	
Symptome seit der Geburt, peripartal respiratorische Probleme	Cystische Fibrose (CF), Chronische Lungenerkrankung nach Frühgeburtlichkeit/Bronchopulmonale Dysplasie, Primäre ziliäre Dysfunktion (PCD), angeborene Lungenfehlbildung
Familienanamnese mit pulmonalen Erkrankungen	CF, Neuromuskuläre Erkrankungen, Immundefekt, PCD
akutes Auftreten ohne vorherige Probleme	akute Fremdkörperaspiration
Symptome	
Fieber, obere Atemwegssymptome	akuter respiratorischer Infekt (Bronchitis, Bronchiolitis, Bronchopneumonie)
produktiver Husten	protrahierte bakterielle Bronchitis, CF, PCD, Bronchiektasen, rezidivierende Aspirationen, Immundefekt, chronische Fremdkörperaspiration
nächtliche Symptome, verstärkte Spuckneigung	obere Atemwegsprobleme, pathologischer gastro-ösophagealer Reflux (GÖR) mit rezidivierenden Aspirationen
anfallartiger Husten	Pertussis/postinfektiöse Hyperreagibilität, Dysphagie, Schluckstörung, habitueller Husten
Kurzatmigkeit mit Schwindel, Kribbelparaesthesien	dysfunktionale Atmung, z. B. überwiegend thorakale Atemexkursionen, Hyperventilation

Tab. 9.5: (fortgesetzt)

klinischer Hinweis	mögliche Diagnose
in- und/oder exspiratorischer Stridor	angeborene Fehlbildung (Stenose oder Malazie im Bereich der großen Atemwege), Laryngitis, Tracheitis, laryngeale Obstruktion, VCD
abnorme Stimme, Heiserkeit	Laryngeales Problem, pathologischer GÖR
lokalisierte thorakale Befunde	angeborene Fehlbildung, postinfektiöse Veränderungen, Tuberkulose
Trommelschlegelfinger	CF, Interstitielle Lungenerkrankung, Bronchiolitis obliterans
Gedeihstörung	CF, Immundefekt, pathologischer GÖR, Interstitielle Lungenerkrankung
Untersuchungsbefunde	
lokalisierte radiologische Veränderungen	angeborene Fehlbildung, CF, post-infektiöse Veränderungen, Fremdkörperaspiration, rezidivierende Aspirationen bei Schluckstörung oder GÖR, Bronchiektasen, Tuberkulose

Das Risiko für ein bis ins Schulalter persistierendes allergisches Asthma kann bereits im Säuglingsalter anhand bestimmter Risikofaktoren eingeschätzt werden. Hierzu gehören eine

– Atopie beim Säugling (atopische Dermatitis, Nahrungsmittelallergie), aber auch bereits eine Sensibilisierung (Nachweis spezifischer IgE) ohne klinisch relevante Allergie
– positive Familienanamnese für Asthma, bzw. Allergien
– Eosinophilie im Blut

Finden sich > 250/µL Eosinophile, erhöht dies die Wahrscheinlichkeit, dass eine antiinflammatorische Therapie mit ICS erfolgreich zur Symptomreduktion führt. Da insbesondere bei Kleinkindern mit atopischem Asthma eine Lungenfunktionsverschlechterung bereits in den ersten 3–6 Lebensjahren beobachtet wurde, sollten diese frühzeitig einen antiinflammatorischen Therapieversuch mittels inhalativer Steroide erhalten. Diese Empfehlung bezieht sich jedoch nicht auf Kleinkinder ohne Atopiezeichen und vorwiegend episodischem Asthma nur bei Virusinfekten. Sind die o. g. Kriterien nicht erfüllt, ist die Wahrscheinlichkeit für Asthma sehr gering. Bei diesen Kindern wird die Indikation zu einer längerfristigen ICS-Therapie zurückhaltend gestellt und nur bei wiederholten schweren Episoden oder mit Symptomen im Intervall eingesetzt [5,6]. Bei Nicht-Ansprechen sollte grundsätzlich spätestens nach 6–8 Wochen die Diagnose hinterfragt und die Therapie angepasst werden.

Schulkinder und Jugendliche

Bei älteren Kindern und Jugendlichen liegt einer Atemwegsobstruktion meist ein Asthma bronchiale zugrunde. Alternativ ist an eine post-/infektiöse Hyperreagibilität z. B. nach Influenza-, Mykoplasmen- oder Chlamydia pneumoniae-Infektion zu denken bzw. seltener an CF oder eine postinfektiöse Bronchiolitis obliterans.

Neben der Anamnese und Klinik spielt in diesem Alter die Messung der Lungenfunktion eine wichtige Rolle: Die Darstellung einer forcierten exspiratorischen Fluss-Volumen-Kurve mittels Spirometrie kann den für eine Atemwegsobstruktion charakteristischen konkaven Verlauf aufweisen (siehe Kap. 3.3, Lungenfunktion). Bei Asthma ist die Atemwegsobstruktion im Unterschied zu anderen obstruktiven Atemwegserkrankungen ganz oder teilweise reversibel, d. h. die Kurve „öffnet" sich nach Salbutamol-Inhalation. Allerdings ist bei Kindern und Jugendlichen die Lungenfunktion in einer beschwerdefreien Phase meist im Normbereich; das heißt nicht, dass damit bereits der individuelle = persönliche Bestwert erreicht ist. Ein Bronchodilatationstest sollte deshalb initial immer durchgeführt werden.

Zum Nachweis eines Asthmas kann auch eine Provokationstestung durchgeführt werden, entweder mittels Laufbelastung und/oder Methacholin-Provokation. Die Laufprovokation (am besten auf dem Laufband, da besser zu standardisieren) ist mäßig sensitiv, aber sehr spezifisch (positive Laufbelastung spricht für ein Asthma, negative Laufbelastung schließt ein Asthma nicht aus); eine Methacholin-Provokation ist deutlich sensitiver, aber auch weniger spezifisch (Bedeutung vor allem zum Ausschluss eines Asthmas: eine negative Methacholin-Provokation bei einem nicht therapierten Kind schließt ein Asthma nahezu aus).

Findet sich dagegen eine Einschränkung der Lungenfunktion, die sich nicht nach Salbutamol-Inhalation bessert (irreversible Obstruktion), müssen andere Differentialdiagnosen erwogen werden. Es sei darauf hingewiesen, dass auch anatomische Veränderungen wie Tracheal- oder Bronchusstenosen z. B. durch Gefäßanomalien manchmal erst im Schulalter diagnostiziert werden, z. B. wenn trotz guter Mitarbeit der exspiratorische Spitzenfluss (Peak Expiratory Flow, PEF) niedrig oder der Anfangsteil der Kurve abgeflacht ist (Plateau = Tafelbergphänomen, s. u. Kap. 3.3, Lungenfunktion).

Insbesondere bei Kindern und Jugendlichen ist etwa ab dem 6. LJ die Messung des exhalierten *Stickstoffmonoxids (FeNO)* als Biomarker einer eosinophilen Entzündung hilfreich, um die Diagnose zu sichern und z. B. die Therapie mit ICS zu steuern. Ein erhöhter Wert (> ca. 30 ppb) spricht für eine asthmatische Entzündung, ein normaler Wert schließt allerdings die Diagnose Asthma nicht aus.

Zuhause kann ein *Peak-Flow-Protokoll* über einen begrenzten Zeitraum geführt werden. Eine vermehrte Variabilität des Peak-Flow über 20 % spricht für Asthma, umgekehrt kann ein normales Peak-Flow Protokoll Asthma nicht ausschließen.

Eine allergische Sensibilisierung wird nachgewiesen mit Bestimmung der *spezifischen IgEs* gegen inhalative Allergene und/oder mittels *Hautpricktest*. Hierbei wird als Standard die Untersuchung auf wenige häufige Inhalations-Allergene durchgeführt, wie z. B. Gräser, Birke, Beifuß, Hausstaubmilbe D. pteronyssinus, Hunde- und Katzenepithelien sowie 1–2 Schimmelpilze, z. B. Alternaria alternata und Clado- sporium herbarum. Für die spezifischen IgEs gibt es hierzu einen einfachen Scree- ning-Test mit 8 Inhalationsallergenen (z. B. sx1 der Fa. Thermo Fisher), der im Falle eines positiven Resultats weiter aufgeschlüsselt werden muss. Besteht bei negativem Allergie-Screening-Test weiterhin der Verdacht auf eine allergische Ursache, können sogenannte Paneltests mit z. T. über 100 Allergenen angefordert werden.

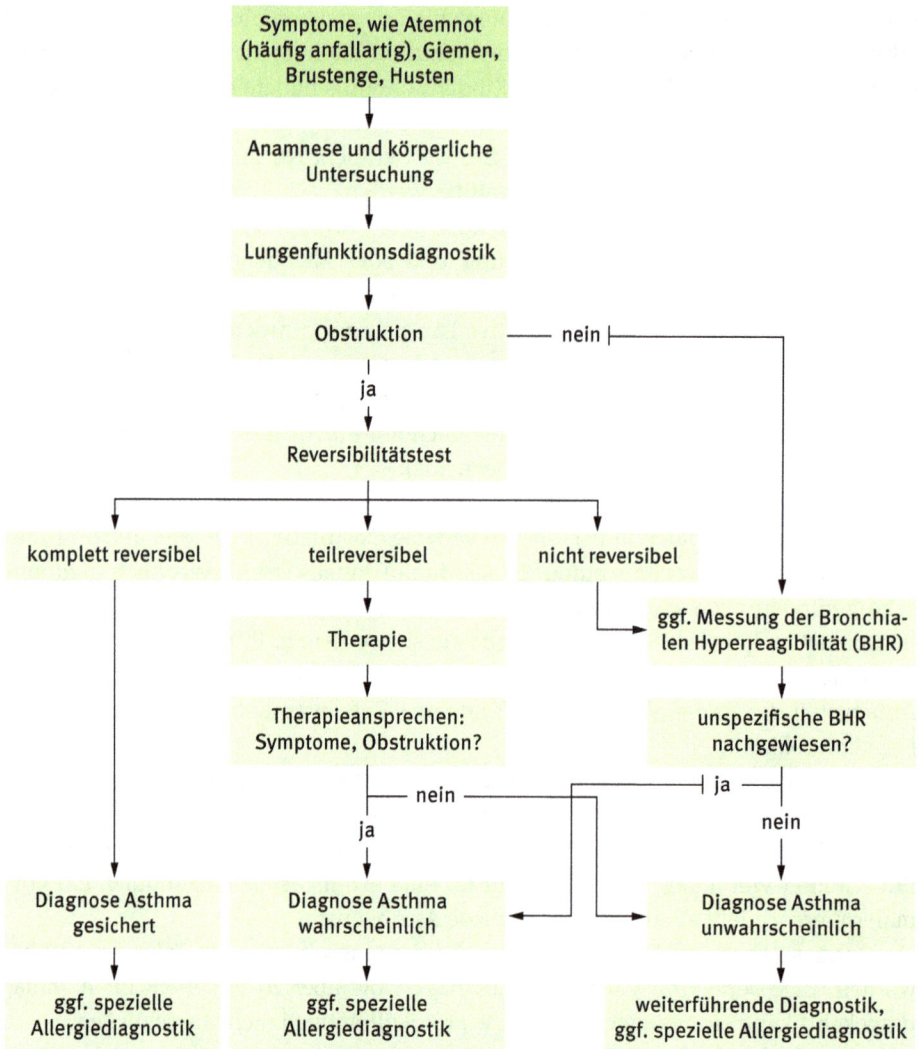

Abb. 9.5: Diagnosealgorithmus. Quelle NVL 4. Auflage 2020.

Ein Blutbild sollte um die Bestimmung der *Eosinophilen* in % und absolut ergänzt werden. Je nach Fragestellung bzw. möglichen Differentialdiagnosen müssen weitere Parameter (z. B. Immunglobuline G, A, M) bestimmt werden. Für die Verlaufsuntersuchung bei gesichertem Asthma sind Laboruntersuchungen selten erforderlich.

Ein Flowsheet zur diagnostischen Abklärung findet sich in Abb. 9.5.

9.2.1.6 Therapie des akuten Asthmaanfalls

Die Einschätzung eines Asthmaanfalles als mild/moderat-schwer/lebensbedrohlich basiert auf Anamnese und klinischem Befund, sowie gegebenenfalls Peak-Flow-Messung. Dabei werden verschiedene klinische Zeichen bewertet (s. Tab. 9.6).

Tab. 9.6: Graduierung des Asthmaanfalls aus NVL Asthma 4. Auflage 2020.

	leichter bis mittel-schwerer Anfall	schwerer Anfall	lebensbedrohlicher Anfall
Symptome	Unvermögen einen längeren Satz während eines Atemzuges zu vollenden		Erschöpfung, Konfusion
Klinische Zeichen			
Atemfrequenz	< 30/min	> 5 Jahre: > 30/min 2–5 Jahre: > 40/min	> 5 Jahre: > 30/min 2–5 Jahre: > 40/min auch Bradypnoe oder Apnoe möglich
Atemmuster	– verlängerte Ausatmung – Zeichen der Dyspnoe: Einziehungen, Nasenflügeln – trockene Rasselgeräusche im Exspirium: Giemen und Brummen		– Zeichen der Dyspnoe: Einziehungen, Nasenflügeln – trockene Rasselgeräusche im Exspirium: Giemen und Brummen – auch fehlendes Atemgeräusch („Stille Lunge") möglich
Apparative Zeichen			
Blutdruck	normoton		hypoton
PEF (wenn am Gerät geschult)	< 80 % und > 50 % des persönlichen Bestwertes	< 50 % des persönlichen Bestwertes	ggf. nicht messbar
Pulsoxymetrie	$SaO_2 \geq 92 \%$	$SaO_2 < 92 \%$ Zyanose	

Das wichtigste Akutmedikament ist Salbutamol per inhalationem (auch bei Kleinkindern!), das hochdosiert und wiederholt sowohl im häuslichen Bereich als auch bei Notfallvorstellung zum Einsatz kommen kann. Die zuverlässigste Applikation ist als Dosieraerosol über Inhalationshilfe, je nach Alter mit Mundstück oder mit Maske. Die Dosis ist unabhängig vom Alter je 2 Hub Salbutamol DA (100 µg/Hub), je nach Effekt kurzfristig (nach 10 bis 20 Minuten) wiederholt; in kritischen Situationen kann es sinnvoll sein, initial 4 Hübe zu geben (viel hilft viel). Nur wenn in der Notfallambulanz gleichzeitig Sauerstoff gegeben werden soll und die Inhalation kontinuierlich erforderlich ist, oder subjektiv die Feuchtinhalation besser toleriert wird, hat eine Vernebelung – dann mit Sauerstoff – Vorrang (10–20 Tropfen á 250 µg/Tropfen in NaCl 0,9 %). Nichtansprechen auf Betamimetika, Sauerstoffbedarf oder ein schwerer Asthmaanfall sollten zu einer Klinikeinweisung führen. Bei einer ersten Episode und Unsicherheit der Familie kann auch ein milder Asthmaanfall eine Indikation zur stationären Behandlung sein. Außer bei milder Exazerbation ist bei gesichertem Asthma frühzeitig die Gabe von Prednisolon/-äquivalent indiziert (0,5–2 mg/kg Körpergewicht, oral oder parenteral für 3–5 Tage, alternativ Dexamethason 0,3–0,5 mg/kg für 1–2 Tage).

Bei schwerem Anfall oder Nichtansprechen auf die initiale Therapie kann zusätzlich Ipratropiumbromid (Atrovent) inhalativ und/oder Magnesium parenteral (40 mg/kg als Kurzinfusion) eingesetzt werden. Nachrängig können Reproterol als Infusion bzw. Terbutalin subkutan eingesetzt werden (Dosierungen s. Kap. 7). Theophyllin, das bis vor wenigen Jahren großzügig eingesetzt wurde, wird aufgrund der assoziierten kardialen und neurologischen Risiken allenfalls als Ultima Ratio verwendet.

9.2.1.7 Langzeittherapie nach Stufenplan

Die Langzeittherapie folgt einem Stufenplan, der sich für Kinder vor dem Schulalter (< 6 Jahre), Schulkinder (6–11 Jahre) und Jugendliche (12–18 Jahre) unterscheidet. (Abb. 9.6)

Hierbei unterscheidet man die Langzeittherapie (s. u.) von der *Bedarfstherapie*, bei der überwiegend „short acting betamimetic agents (SABA)" wie z. B. Salbutamol, oder das „long acting betamimetic agent (LABA)" Formoterol, gelegentlich auch der Muskarinrezeptorantagonist Ipratropiumbromid eingesetzt werden als sogenannte „reliever" von einer akuten Bronchokonstriktion.

Die *Langzeittherapie* enthält als Basismedikament die inhalativen Steroide (ICS), die in verschiedenen Dosierungen allein oder in Kombination mit LABA und/oder Leukotrienrezeptorantagonisten (LTRA) stufenadaptiert eingesetzt werden.

Unzureichend kontrolliertes Asthma (s. Tab. 9.7) führt zu einer „step up"-Therapie, aber erst, nachdem Therapieadhärenz, Inhalationstechnik, sowie anhaltende Exposition mit Allergenen oder anderen Asthmaauslösern erneut überprüft bzw. korrigiert sind. Diese Faktoren sind maßgeblich für ein Nichtansprechen der verordneten Therapie verantwortlich, während ein „therapieresistentes Asthma" trotz Optimierung dieser Faktoren extrem selten ist.

Medikamentöses Stufenschema | Kinder und Jugendliche					Stufe 6
				Stufe 5	zusätzlich zu Stufe 5 Anti-IgE-Antikörper[2] oder Antil-IL-4-R-Antikörper[2] oder Anti-IL-5-Antikörper[2]
			Stufe 4	ICS hochdosiert + LABA oder ICS hochdosiert + LTRA oder ICS hochdosiert + LABA + LTRA oder ICS hochdosiert + LABA + LAMA[2] oder ICS hochdosiert + LABA + LTRA + LAMA[2]	
		Stufe 3	ICS mitteldosiert + LABA oder ICS mitteldosiert + LTRA oder ICS mitteldosiert + LABA + LTRA		*Alternative in begründeten Fällen:* OCS (zusätzlich oder alternativ)
	Stufe 2	ICS mitteldosiert			
Stufe 1	ICS niedrigdosiert (bevorzugt) oder LTRA		*Bei unzureichender Kontrolle:* ICS mitteldosiert + LABA + LTRA + LAMA[2]		
	Alternative in begründeten Fällen: ab 12 Jahren: bedarfsorientierte Anwendung der Fixkombination aus ICS niedrigdosiert + Formoterol[1]				

Langzeittherapie (erste Tabellenhälfte, siehe oben)

Bedarfstherapie:

Stufe 1	Stufe 2	Stufe 3	Stufe 4
SABA oder ab 12 Jahren: Fixkombination aus ICS niedrigdosiert + Formoterol[1]	SABA (wenn Fixkombination aus ICS niedrigdosiert + Formoterol bedarfsorientiert als Langzeittherapie: keine weitere Bedarfstherapie mit SABA notwendig)	SABA	SABA oder ab 12 Jahren: Fixkombination aus ICS + Formoterol, wenn diese auch die Langzeittherapie darstellt

Alternativen in begründeten Fällen: Zusätzlich oder alternativ Ipratropiumbromid

Asthmaschulung, Allergie-/Umweltkontrolle, Beachtung von Komorbiditäten

Spezifische Immuntherapie (bei gegebener Indikation)

Überweisungsindikationen:
Stufe 4: Überweisung zum pädiatrischen Pneumologen (↑)
Stufe 5: Überweisung zum pädiatrischen Pneumologen (↑↑), Vorstellung in kinderpneumologischem Zentrum (↑)
Stufe 6: Vorstellung bei einem in der Vorsorgung von schwerem Asthma erfahrenen pädiatrischen Pneumologen (↑↑), Vorstellung in kinderpneumologischem Zentrum (↑↑)

Im Stufenschema werden zur besseren Übersicht übergeordnete Arzneimittelkategorien und keine einzelnen Präparate genannt. Nicht alle Präparate und Kombinationen sind für die jeweilige Indikation zugelassen (siehe Fachinformationen), teilweise handelt es sich um einen Off-Label-Use (siehe Kapitel 4.2 Hinweise zum Off-Label-Use)
[1] Fixkombination (ICS niedrigdosiert + Formoterol) bedarfsorientiert in Stufe 1 und 2 nicht zugelassen (Stand: August 2020)
[2] aus der Gruppe der LAMA ist Tiotropium und aus der Gruppe der Anti-IgE-Antikörper ist Omalizumab für die Behandlung des Asthmas ab 6 Jahren zugelassen (Stand: August 2020). Aus der Gruppe der Antil-IL-4-R-Antikörper ist ab 12 Jahren Dupilumab und aus der Gruppe der Anti-IL-5-Antikörper ist Mepolizumab für die Behandlung des Asthmas ab 6 Jahren zugelassen (Stand: August 2020)
ICS: Inhalative Corticosteroide, IgE: Immunglobulin E, IL: Interleukin, LABA: Langwirkende Beta-2-Sympathomimetika, LAMA: Langwirkende Anticholinergika, LTRA: Leukotrienrezeptorantagonisten, OCS: Orale Corticosteroide, R: Rezeptor, SABA: Kurzwirkende Beta-2-Sympathomimetika

Abb. 9.6: Medikamentöse Therapie: Stufenschema für Kinder und Jugendliche. Quelle: NVL 4. Auflage.

Tab. 9.7: Asthmakontrolle: Symptome und Risiken. Quelle: NVL 4. Auflage.

Grade der Asthmakontrolle | Kinder und Jugendliche		gut kontrolliert	teilweise kontrolliert	unkontrolliert
Symptomkontrolle	hatte der Patient in den letzten 4 Wochen: – Symptome tagsüber – nächtliches Erwachen durch Asthma – Gebrauch von Bedarfs-medikation[1] – Aktivitätseinschränkung durch Asthma	kein Kriterium erfüllt	1–2 Kriterien erfüllt	3–4 Kriterien erfüllt
Beurteilung des Risikos für eine zukünftige Verschlechterung des Asthmas	Erhebung von: – Lungenfunktion (Vorliegen einer Atemwegsobstruktion) – Anzahl stattgehabter Exazerbationen (keine/ ≥ 1 × im Jahr/in der aktuellen Woche)			

[1] Bei Patienten ab 12 Jahren, die in Stufe 2 ausschließlich die Fixkombination (ICS niedrigdosiert und Formoterol) bedarfsweise anwenden, ist das Kriterium nicht anwendbar: Bei gut kontrolliertem Asthma wird die Fixkombination nicht häufiger als zweimal pro Woche angewandt.

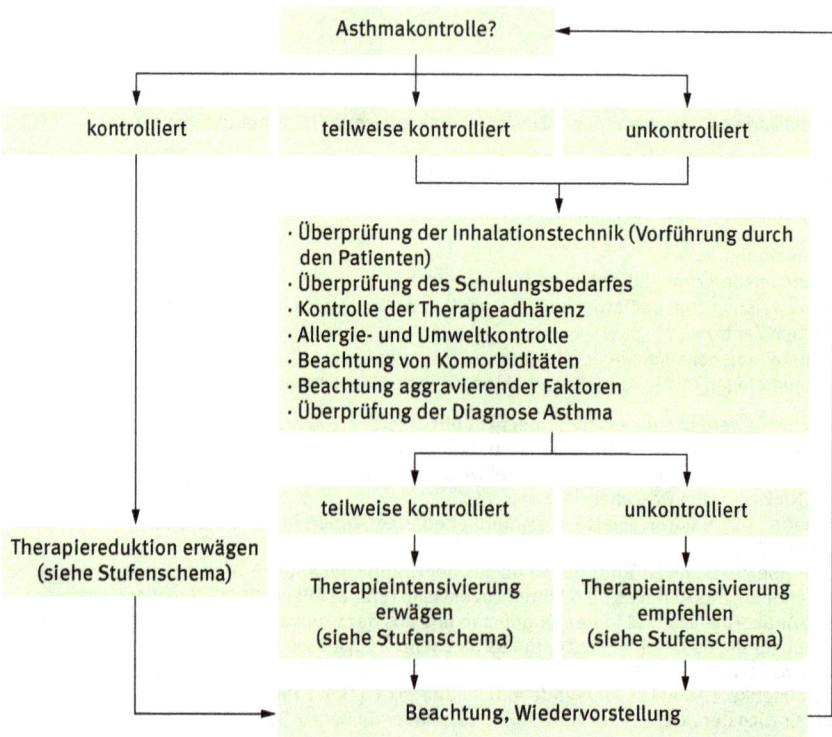

Abb. 9.7: Therapieanpassung: „Assess-adjust-review".

Eine Therapiereduktion („step down") kommt in Frage, wenn ein Patient für mindestens 3 Monate beschwerdefrei und das Asthma gut kontrolliert ist. Ziel der Stufentherapie und der kontinuierlichen Reevaluation („assess-adjust-review") ist es, die niedrigste Therapiestufe zu finden, mit der eine gute Asthmakontrolle (s. Abb. 9.7) zu erhalten ist.

Die Dosierung der ICS in der Langzeittherapie ist altersunabhängig, und wird je nach Krankheitsschwere in niedriger, mittlerer oder hoher Dosis, als Monotherapie oder in Kombination zum Einsatz kommen nach dem Motto „So viel wie nötig, so wenig wie möglich" (siehe Tab. 9.8).

Tab. 9.8: Dosis inhalativer Steroide nach Substanzen und Altersgruppen.

Wirkstoff (ICS); Dosis pro Tag in Mikrogramm	niedrige Dosis		mittlere Dosis		hohe Dosis	
	Kinder < 12 Jahre	Jugendliche 12–18 Jahre	Kinder < 12 Jahre	Jugendliche 12–18 Jahre	Kinder < 12 Jahre	Jugendliche 12–18 Jahre
Beclometasondipropionat (BDP) – Standardpartikelgröße	≤ 200	≤ 200[1]	> 200–400	> 200–400[1]	–[1]	–[1]
Beclometasondipropionat (BDP) – feine Partikelgröße	≤ 100	≤ 100[1]	> 100–200	> 100–200[1]	–[1]	–[1]
Budesonid	≤ 200	≤ 200[1]	> 200–400	> 200–400[1]	–[1]	–[1]
Ciclesonid	–	80	–	160	–	> 160
Fluticasonfuroat	–	–	–	100	–	> 100
Fluticasonpropionat	≤ 100	≤ 100	> 100–200	> 100–250	> 200	> 250
Mometasonfuroat	–	200	–	400	–	> 400

[1] Bei BDP und Budesonid bestehen aus Sicht der Autoren Sicherheitsbedenken im Hinblick auf die Plasmaspiegel. Daher gleichen die Dosisangaben der Jugendlichen denen der Kinder jeweils für den niedrigen und mittleren Dosisbereich. Im hohen Dosisbereich werden die genannten Wirkstoffe von der Leitliniengruppe eher nicht empfohlen (deshalb dort auch keine Dosisangaben).

Der regelmäßige Einsatz von Salbutamol z. B. 1 ×/Woche bei sportlicher Aktivität, jede stationär behandlungspflichtige Exazerbation oder nächtliche Beschwerden, sind Indikationen für eine regelmäßige Therapie mindestens gemäß Stufe 2. Die Schwelle für den Beginn einer antiinflammatorischen Therapie sollte sehr niedrig sein: große Studien der letzten Jahre haben gezeigt, dass auch Patienten mit mildem Asthma schwere Exazerbationen erleiden können und dass diese mit ICS zu vermeiden sind (passend zur Annahme einer persistierenden Inflammation auch im beschwerdefreien Intervall).

Die am häufigsten eingesetzten ICS sind (alphabetisch) Beclomethason, Budesonid und Fluticasonpropionat. Der einzige in Deutschland zugelassene Leukotrienrezeptorantagonist (LTRA) ist Montelukast, das schwächer antiinflammatorisch wirksam ist als eine niedrige ICS Dosis; es kommt in Stufe 2 bei jüngeren Kindern als Monotherapie in Frage, wenn Vorbehalte gegenüber ICS bestehen. In seltenen Fällen sind unter Montelukast Schlafstörungen, Verhaltensauffälligkeiten und Kopfschmerzen zu beobachten.

Bevor in Stufe 4 eine kombinierte Therapie mit ICS und einer „add-on"-Substanz versucht wird, soll die ICS-Dosis auf eine mittlere Dosis gesteigert werden (Stufe 3), damit eine ausreichende antiinflammatorische Wirkung sichergestellt ist. Nebenwirkungen der ICS im höheren Bereich äußern sich am ehesten in Heiserkeit, selten Mundsoor und einer Verlangsamung des Längenwachstums, welches mittels regelmäßigen Eintrags in Wachstumsperzentilen zu überwachen ist.

Ein für Jugendliche bedeutsames, noch recht „junges" Therapiekonzept, das einen Paradigmenwechsel in der Therapie des milden Asthma bedeutet, ist das der Inhalation einer Kombination aus ICS und Formoterol *nur bei Bedarf*; mit dieser Therapie wird sichergestellt, dass auch bei schlechter Therapieadhärenz gerade bei pubertierenden Jugendlichen immer bei Bedarfseinsatz eines Bronchodilatators gleichzeitig auch eine antiinflammatorische Therapiekomponente dabei ist.

Eine Vorhersage für den einzelnen Patienten, welche von den add-on-Optionen ICS plus LABA oder LTRA am besten wirkt, gibt es nicht. Wenn eine Kombination aus ICS/LABA nicht den gewünschten Effekt oder Nebenwirkungen aufzeigt (z. B. Nervosität, Zittrigkeit, Unruhe unter LABAs), kann alternativ die ICS-Dosis verdoppelt oder eine Kombination mit LTRA versucht werden und umgekehrt.

Wenn eine gute Asthmakontrolle mit Therapiestufe 4 nicht erreicht wird, sollte vor weiterer Therapieeskalation immer ein in der Kinderlungenheilkunde spezialisierter Kinder- und Jugendarzt konsultiert werden. Dies gilt auch für Stufe 5 mit Verwendung hochdosierter ICS, in der Regel in Kombination mit LABA und/oder LTRA, sowie Tiotropium als langwirksames Anticholinergikum („long acting muscarinic antagonist" LAMA). Wenn auch eine Stufe-5-Therapie nicht zu einer befriedigenden Asthmakontrolle führt, sollte das Kind auf jeden Fall in einem kinderpneumologischen Zentrum vorgestellt werden, damit dort differenziert die Faktoren eines *schwierigen Asthmas* ausgeschlossen werden. Hierzu gehören:
- unzureichende Umsetzung der Therapieempfehlung (Adhärenz/Technik)
- unbehandelte Komorbiditäten (chronische Rhinosinusitis, dysfunktionelle Atemmuster, Adipositas, gastroösophagealer Reflux)
- persistierende Allergenexposition
- psychosoziale Belastungssituationen
- Medikamente (Betablocker, ACE-Hemmer)

Immer ist das Ziel, eine gute Asthmakontrolle zu erreichen und ein altersgerechtes aktives Leben mit normaler sozialer Teilhabe zu ermöglichen. Erst wenn diese Faktoren ausgeschlossen bzw. ausreichend behandelt sind, kann von dem sehr seltenen (< 1 %) *schweren Asthma* gesprochen und gegebenenfalls eine klare Indikation für den Einsatz von Biologika gestellt werden.

Der Einsatz von Biologika (Stufe 6) hat die Therapie des schweren Asthmas revolutioniert und eine Langzeittherapie mit systemischen Corticosteroiden mit allen unerwünschten Wirkungen (nahezu) obsolet gemacht. Seit mehr als 10 Jahren steht der monoklonale Anti-IgE-Antikörper Omalizumab (Xolair®) für Kinder mit IgE-vermitteltem Asthma ab 6 Lebensjahren zur Verfügung. Voraussetzung für die Anwendung ist eine Sensibilisierung auf ganzjährige Allergene sowie maximale IgE-Serumwerte bis 1500 IU/ml. Trotz rascher Bindung des freien IgEs im Serum binnen 1–2 Tagen ist eine optimale Wirksamkeit von Omalizumab in der Regel erst frühestens nach 12– 16 Wochen zu erwarten. Die Dosis wird je nach Körpergewicht 2–4-wöchentlich subkutan appliziert. Allergische Reaktionen wurden sehr selten und meistens innerhalb der ersten zwei Stunden nach den ersten drei Injektionen beobachtet, daher müssen die ersten drei Anwendungen durch medizinisches Fachpersonal oder unter deren Aufsicht verabreicht werden. Neben allergisch bedingten asthmatischen Beschwerden hat sich auch eine Verbesserung der infektgetriggerten Asthmaattacken im Winter beobachten lassen. Zudem wird Omalizumab erfolgreich begleitend eingesetzt, wenn eine spezifische Immuntherapie wegen starker Nebenwirkungen nicht ausreichend gesteigert werden kann.

Weiterhin, wenn auch noch mit viel weniger Erfahrungswerten bisher in der Pädiatrie, ist ein IL4-/IL13-Rezeptor-Antikörper Dupilumab (Dupixent®) für Kinder mit Asthma ab 12 Jahren verfügbar. Dieser ist ebenfalls bei der Therapie der schweren atopischen Dermatitis (hierfür ab 6 Jahren zugelassen) sehr erfolgreich und mag den oft quälenden Juckreiz deutlich zu reduzieren. Für die häufige Nebenwirkung dieses Biologicals, eine bds. Konjunktivitis, existieren abgestufte Handlungsempfehlungen von künstlicher Tränenflüssigkeit/lokalen Antihistaminika bis zur Anwendung von topischen Steroiden/Tacrolimus/Ciclosporin [7].

Weiterhin zugelassen für Kinder ab 6 Jahren mit eosinophilem Asthma ist der 4-wöchentlich subkutan zu applizierende IL5-Antikörper Mepolizumab (Nucala®). Hier sind unterschiedliche Dosierungsempfehlungen zu beachten mit 40 mg für Kinder ab 6 Jahren, bzw. 100 mg ab 12 Jahren.

9.2.1.8 Langzeittherapie – stufenplanübergreifend
Allergenspezifische Immuntherapie

Wenn eine eindeutige allergische Komponente des Asthmas vorliegt, ist in jeder Therapiestufe die Indikation zu einer spezifischen Allergen-Immuntherapie (AIT) zu prüfen. Dafür sollte der Zusammenhang zwischen Allergenexposition und Asthmasymptomen anamnestisch gesichert und die spezifische Sensibilisierung (IgE) nachgewiesen sein. Bei perennialen Allergenen ohne sichere anamnestische Zuordnung empfiehlt sich zum Beweis der klinischen Relevanz die nasale/konjunktivale Allergenprovokation. Leider stehen aufgrund der Therapieallergeneverordnung (TAV) zurzeit nur eingeschränkt Präparate mit Zulassung ab dem 5. Lebensjahr zur Verfügung.

Inhalationstechnik

Bis zum Grundschulalter ist die Applikationsform der Wahl ein Dosieraerosol mit Inhalationshilfe. Die Inhalationshilfe wird so früh wie möglich mit Mundstück eingesetzt, bis zum Vorschulalter gegebenenfalls mit Maske. Für ältere Kinder und für Jugendliche ist meist eine Inhalation als Pulver aus verschiedenen, jeweils firmenspezifischen Pulverinhalatoren attraktiver, weil zeitlich und apparativ weniger aufwändig und im Design „cooler" (z. B. Diskus®, Turbohaler®, Novolizer®). Die Inhalationstechnik kann in allen Einzelschritten anhand von Videos, die die Deutsche Atemwegsliga zur Verfügung stellt, nachvollzogen und geschult werden (www.atemwegsliga.de/). Bei jeder Wiedervorstellung des Patienten sollte dieser seine Inhalationstechnik selbst demonstrieren, um eingeschlichene Fehler frühzeitig korrigieren zu können. Wenn immer möglich, soll auch die kombinierte Therapie mit einem einzigen Inhalator („fixe" Kombination) erfolgen, um die Therapieadhärenz zu erleichtern und zu verhindern, dass z. B. LABA ohne gleichzeitige ICS genommen werden. Wenn ein ICS als DA inhaliert wird, soll unabhängig vom Alter und der Atemtechnik immer eine Inhalationshilfe zwischengeschaltet sein.

Therapieadhärenz

Die Therapieadhärenz bei Asthma ist wie bei vielen anderen chronischen Erkrankungen oft schwierig und liegt fast nie bei 100 %. Im klinischen Alltag hat es sich bewährt, Kinder bzw. die Jugendlichen selbst zu fragen, wie häufig sie die Therapie regelmäßig vergessen, und ob die Eltern die Inhalation begleiten sollen. Die Eltern sollten nach Hindernissen für die Therapieanwendung befragt werden (Gegenwehr, Ängste vor Nebenwirkungen etc.). Zu den Voraussetzungen für eine gute Therapieadhärenz gehören individualisiert angepasste Hintergrundinformationen und Schulung der Patienten bzw. ihrer Eltern, die konsentierte Auswahl der individuell praktikablen Therapie und die regelmäßige Überprüfung des Therapieerfolges. Ein elektronisches Monitoring der Inhalation kann die Therapieadhärenz verbessern, steht aber bislang im klinischen Alltag nicht zur Verfügung. Praktische Erinnerungshilfen wie z. B. die Alarmfunktion des Smartphones eines Jugendlichen werden lieber angenommen als ständige Ermahnungen der Eltern.

9.2.1.9 Monitoring

Asthma ist eine chronische Erkrankung mit wechselndem Verlauf; deshalb ist eine regelmäßige Wiedervorstellung ca. alle 3–6 Monate erforderlich. Bei jeder Verlaufs-kontrolle sollten folgende Parameter erhoben werden:

- Asthmasymptome tagsüber, insbes. bei körperlicher Belastung
- nächtliches Erwachen aufgrund von Symptomen
- Häufigkeit des Einsatzes von Bedarfsmedikation
- Einschränkungen der Aktivitäten des Alltags (inkl. Schulfehltage)
- Therapieadhärenz (getrennte Befragung Patient und Eltern)
- Inhalationstechnik (demonstrieren lassen)
- Häufigkeit des Auftretens und Auslöser von Exazerbationen (ggf. anhand Peak-Flow-Protokoll)
- Wirksamkeit und Verträglichkeit (inkl. Ängsten vor ...) der medikamentösen Therapie

Zur Beurteilung der Symptomkontrolle können validierte Fragebögen verwendet werden. Dazu stehen z. B. der Asthmakontrolltest (ACT) ab 12 Jahre und für Kinder ab 5 Jahre eine Kinderversion (Childhood-ACT, c-ACT) mit Fragenteil für Eltern und Fragenteil für Kinder zur Verfügung. Zur Objektivierung und Risikobewertung wird eine Spirometrie durchgeführt, ggf. mit Bronchodilatation oder -provokation. Der Peak-Flow ist als einzelner Parameter nicht geeignet, notwendig sind FEV_1 und FEV_1/FVC, besser noch mit Fluss-Volumenkurve und in größeren Abständen die Bodyplethys-mographie. Es sollte nie vergessen werden, dass die Spirometrie bei den meisten Kindern und Jugendlichen mit Asthma außerhalb von Exazerbationen normal ist! Dies darf nicht automatisch zu einer Therapiereduktion führen – und schließt selbst ein schweres Asthma nicht aus. Findet sich eine Obstruktion, soll die Reversibilität über-prüft, bei fehlender Reversibilität die Diagnose Asthma hinterfragt werden. Nach Erstdiagnose sollte nach 3 Monaten eine Kontrolle des Verlaufes erfolgen, danach bei gutem Verlauf ca. alle 6–12 Monate. Es ist denkbar, dass das Monitoring durch digitale Applikationen erleichtert und verbessert wird (häufiger Überprüfung der Asthmakontrolle ohne physische Präsenz der Familie, Absprache der Therapie über digitale Medien).

9.2.1.10 Asthma-Schulungen

Für das langfristige Management bei höhergradigem Asthma sind außerdem Schu-lungen wichtig, in denen nicht nur die Inhalationstechnik besprochen und geübt wird, sondern altersentsprechend den Eltern und ab dem Schulalter auch den betrof-fenen Kindern und Jugendlichen umfassendes Wissen vermittelt wird, das sowohl Einsicht in die Pathophysiologie des Asthmas als chronisch entzündliche Erkran-kung vermittelt als auch Ängste vor Nebenwirkungen der Medikamente nimmt. Bei-des trägt zu einer besseren Therapieadhärenz bei. Schulung sollte aber nicht nur einmalig in einem formalen Setting erfolgen, sondern Teil jeder Patientenvorstellung sein.

Bei schwierigen Verläufen oder entsprechender Fragestellung (z. B. unklare häusliche Allergenexposition, problematisches Familiensystem) sollte eine stationäre Rehabilitationsmaßnahme in einer spezialisierten Einrichtung erwogen werden.

9.2.1.11 Sport bei Asthma

Gute Asthmakontrolle bedeutet, dass Kinder und Jugendliche ohne Einschränkung altersentsprechend aktiv sein können. Sportliche Aktivitäten – ggf. einschließlich Leistungssport – sollten grundsätzlich gefördert und unterstützt werden. Eine Aufklärung der Betreuer in Schulen und Sporteinrichtungen ist dafür notwendig. Jeder Patient sollte einen Behandlungsplan erhalten, der zum einen die Diagnose und die empfohlene aktuelle Therapie aufführt, zum anderen Anweisungen für das Verhalten in Akutsituationen enthält. Kinder und Jugendliche mit Asthma, die regelmäßig körperlich (sportlich) aktiv sind, haben meist eine bessere Asthmakontrolle und eine bessere Lungenfunktion. Wenn Asthmasymptome die körperliche Belastbarkeit einschränken, sollen alle Faktoren (Inhalationstechnik, Adhärenz, aggravierende Faktoren, Komorbiditäten) überprüft und gegebenenfalls eine Anpassung der Therapie vorgenommen werden. Die Evaluation von belastungsabhängigen Symptomen sollte explizit die Frage nach Atemnot bei der Ein- oder Ausatmung beinhalten, sowie eine Demonstration des Atemmusters bei vertiefter Atmung. Nur so kann eine dysfunktionelle Atmung bei Belastung erkannt und durch u. a. eine physiotherapeutische Instruktion der Atemtechnik gebessert werden, nicht aber durch eine Steigerung der ICS-Dosis!

9.2.1.12 Prognose

Grundsätzlich ist Asthma eine chronische Erkrankung, allerdings kann es mehrzeitig im Verlauf des Lebens zu Symptomfreiheit kommen. Betrachtet man die Entwicklung vom Kleinkind bis zum Erwachsenen, ist der erste Zeitpunkt, zu dem häufig eine Besserung zu sehen ist, das frühe Schulalter (ggf. durch weniger virale Infekte als Auslöser); der zweite Zeitpunkt ist der Eintritt der Pubertät. Je schwerer das Asthma im jungen Kindesalter ist, desto höher ist das Risiko der Betroffenen, zu den Menschen mit persistierenden Beschwerden zu gehören. Ein schweres, therapierefraktäres Asthma heilt selten aus. Wichtig ist zudem zu unterscheiden, ob nur eine klinische (symptomatische) Remission vorliegt, oder tatsächlich eine vollständige Remission besteht (keine BHR mehr). Die ICS-Therapie kann den natürlichen Verlauf bzgl. der Remission wahrscheinlich nicht beeinflussen; allerdings sind Exazerbationen und eine schlechte Asthmakontrolle mit Exazerbationen und persistierender Hyperreagibilität Risikofaktoren für einen Verlust an Lungenfunktion und die spätere Entwicklung einer COPD. Damit ist die konsequente, fachgerechte Therapie von Kindern und Jugendlichen mit Asthma immer auch als Prävention zu verstehen. In der Beratung kann man nicht oft genug sagen, dass mit einer guten Therapie der Alltag nicht mehr durch Asthma beeinträchtigt ist; dass die verfügbaren Therapien bei richtiger und konsequenter Anwendung sicher sind und langfristig auf jeden Fall besser, als ein unkontrolliertes Asthma mit allen kurz- und langfristigen Risiken.

Literatur

[1] https://www.awmf.org/leitlinien/detail/ll/nvl-002.html, letzter Aufruf: Januar 2022.
[2] https://www.awmf.org/leitlinien/detail/ll/020-009.html, letzter Aufruf: Januar 2022.
[3] Thamm R, Poethko-Müller C, Hüther A, Thamm M. Allergische Erkrankungen bei Kindern und Jugendlichen in Deutschland – Querschnittergebnisse aus KiGGS Welle 2 und Trends. J Health Monitoring 2018;3(3).
[4] https://www.awmf.org/uploads/tx_szleitlinien/048-012l_S2k_Prophylaxe-von-schweren_RSV-Erkrankungen-Risikokindern-Palivizumab_2018-11.pdf, letzter Aufruf: 11.02.2022.
[5] Baraldi E, Bisgaard H, et al. Definition, assessment and treatment of wheezing disorders in preschool children: an evidence-based approach. Eur Respir J. 2008;32:1096–1110.
[6] Brand PLP, Caudri D, Eber E, et al. Classification and pharmacological treatment of preschool wheezing: changes since 2008. Eur Respir J. 2014;43:1172–1177.
[7] Agnihotri G, Shi K, Lio PA. A Clinician's Guide to the Recognition and Management of Dupilumab-Associated Conjunctivitis. Drugs R D. 2019;19:311–318.

9.2.2 Interstitielle Lungenerkrankungen im Kindesalter (Children's Interstitial Lung Disease, ChILD)

Nicolaus Schwerk

9.2.2.1 Definition

Der Begriff „interstitielle Lungenerkrankung im Kindesalter bzw. *Children's Interstitial Lung Disease* (ChILD)" steht für eine heterogene Gruppe seltener schwerer Lungenerkrankungen [1]. Die Bezeichnung ChILD ist etwas irreführend, da häufig neben dem Interstitium auch andere Kompartimente wie Atemwege, Alveolarraum, pulmonales Gefäßsystem und Pleura mitbeteiligt sind. Bei manchen Erkrankungen wie der neuroendokrinen Zellhyperplasie (NEHI) oder der Bronchiolitis obliterans (BO) ist das Interstitium sogar gar nicht betroffen. Aus diesem Grund wird von manchen Autoren der Begriff „Diffuse parenchymatöse Lungenerkrankung" favorisiert. Aktuell werden mehr als 200 unterschiedliche Krankheitsentitäten unter dem Begriff ChILD subsumiert [2]. Sie unterscheiden sich zwar hinsichtlich Ursache, Histopathologie, Krankheitsverlauf und Prognose zum Teil erheblich, haben aber eine gemeinsame pathophysiologische Endstrecke, nämlich eine Störung des alveolären Gasaustausches. Die international am häufigsten verwendete Klassifikation unterscheidet Krankheiten, die sich mehrheitlich im Säuglings- und Kleinkindesalter manifestieren von Krankheiten, die in jedem Lebensalter auftreten können (Tab. 9.9 und 9.10) [1–4].

Tab. 9.9: ChILD mit Manifestation im Säuglings- und Kleinkindesalter.

Gruppe	Beispiele	Bemerkungen
A1 diffuse Entwicklungsstörungen	– Azinäre Dysplasie – ACDMPV	Manifestation direkt postnatal. Fast immer letaler Verlauf.
A2 Wachstumsanomalien	– assoziiert mit Chromosomenanomalien – assoziiert mit angeborenen Herzfehlern	Manifestation meist unmittelbar postnatal. Klinische Ausprägung variabel.
A3 spezifische Krankheitsbilder unklarer Ätiologie	– NEHI – PIG	Manifestation in den ersten 5 Lebensmonaten. NEHI mit sehr guter Prognose.
A4 Surfactant Dysfunktionen	– SPB-Mutationen – ABCA3-Mutationen – SPC-Mutationen – NKX2-1 Mutation	SPB- und ABCA3-Mutationen fast immer mit Manifestation postnatal, schwerem Verlauf und schlechter Prognose. Manifestation und Verlauf bei SPC-und NKX2-1-Mutationen variabel.

Abkürzungen: ACDMPV: Alveolokapilläre Dysplasie mit Misalignement der Pulmonalvenen; NEHI: Neuroendokrine Zellhyperplasie; PIG: Pulmonale interstitielle Glykogenose; SPB: Surfactant Protein B; SPC: Surfactant Protein C; ABCA3: ATP-binding cassette sub-family A member 3; NKX2-1: NK2 homeobox 1 Gen.

Tab. 9.10: ChILD mit Manifestation in allen Altersgruppen.

Gruppe	Beispiele	Bemerkungen
B1 pulmonale Beteiligung bei Systemerkrankungen	– Immundysregulationen – Kollagenosen/Rheuma – Speicherkrankheiten – Sarkoidose – Langerhans-Zell-Histiozytose	Manifestationszeitpunkt in Abhängigkeit von der Grunderkrankung. Klinische Ausprägung variabel in Abhängigkeit von der Ursache und dem Zeitpunkt der Diagnose.
B2 Erkrankungen des sonst gesunden Kindes bzw. durch exogene Faktoren	– Infektiös/postinfektiös – exogen allergische Alveolitis – toxische Schäden – Aspirationen	Manifestation in jedem Lebensalter möglich. Klinische Ausprägung variabel in Abhängigkeit von der Ursache und dem Zeitpunkt der Diagnose.
B3 Erkrankungen bei primärer bzw. sekundärer Immundefizienz	– Opportunische Infektionen – Abstoßung nach Lungentransplantation – GvHD der Lunge nach Knochenmarkstransplantation	Manifestation in jedem Lebensalter möglich. Klinische Ausprägung variabel in Abhängigkeit von der Ursache und dem Zeitpunkt der Diagnose.

Tab. 9.10: (fortgesetzt)

Gruppe	Beispiele	Bemerkungen
B4 Krankheiten, die eine interstitielle Lungenerkrankung „vortäuschen" können	– pulmonale Hypertonie – pulmonale venookklusive Erkrankung – hepatopulmonales Syndrom – Lymphangiomatosen	Manifestation in jedem Lebensalter möglich. Klinische Ausprägung variabel in Abhängigkeit von der Ursache und dem Zeitpunkt der Diagnose.

9.2.2.2 Epidemiologie

Es existieren nur wenige Studien, die sich mit der Häufigkeit von ChILD befasst haben [5–8]. Schätzungen zur Prävalenz liegen zwischen 3–5/1 Millionen Kinder [5]. Es ist aber von einer hohen Dunkelziffer auszugehen. Bei gleicher Geschlechtsverteilung wird die Diagnose überwiegend in den ersten zwei Lebensjahren gestellt.

9.2.2.3 Symptome

Unabhängig von der Ätiologie führt ChILD zu einem gestörten alveolären Gasaustausch. Davon lassen sich typische Befunde wie Tachypnoe, Hypoxämie und Zeichen der vermehrten Atemarbeit mit jugulären und interkostalen Einziehungen ableiten [9]. Oft liegt auch ein trockener Husten und eine Gedeihstörung vor. Das Vorhandensein von Uhrglasnägeln und Trommelschlegelfingern deutet auf einen schweren und länger andauernden Krankheitsprozess hin. In schweren Fällen kann außerdem eine prognostisch ungünstige pulmonale Hypertonie vorliegen, weshalb bei allen Kindern mit ChILD eine Echokardiographie erfolgen sollte. Beginn und Ausprägung der Symptome hängen wesentlich von der zu Grunde liegenden Erkrankung ab. Auch wenn die Symptome nicht spezifisch sind, so ist das Vorliegen von ChILD sehr wahrscheinlich, wenn bei einem Kind nach Ausschluss häufigerer Ursachen unabhängig von der Krankheitsdauer mindestens drei der vier folgenden dargestellten Kriterien erfüllt sind [4,10].

Kriterien für das ChILD-Syndrom; modifiziert nach [4]: Ausschluss häufigerer Erkrankungen wie Infektionen, CF, PCD, non-CF-Bronchiektasen, Fehlbildungen
– Kriterium 1: Respiratorische Symptome
  – Husten
  – erschwerte Atmung
  – eingeschränkte Belastbarkeit
– Kriterium 2: Respiratorische Befunde
  – Tachypnoe in Ruhe
  – Atemgeräusche
  – Einziehungen
  – Trommelschlegelfinger
  – respiratorische Insuffizienz
  – Gedeihstörung

- Kriterium 3: Sauerstoffsättigung
  - Hypoxämie
- Kriterium 4: Bildgebung
  - diffuse Veränderungen im Röntgen Thorax und/oder Computertomographie

Es ist also möglich, aufgrund weniger klinischer Symptome und Befunde ein Kind mit ChILD zu identifizieren, wenn man daran denkt.

9.2.2.4 Diagnostik

Neben einer ausführlichen Anamnese sowie der genauen Erfassung und Dokumentation der Atemfrequenz, der Sauerstoffsättigung in Ruhe, dem Vorhandensein von Dyspnoezeichen und der Auskultation von ventral und dorsal ist eine ausführliche körperliche Untersuchung unabdingbar. Hier sollte auch auf extrapulmonale Auffälligkeiten geachtet werden, weil sie diagnostisch wegweisend sein können. So fallen Kinder mit ChILD auf dem Boden einer TBX4-Mutation durch einen großen Abstand zwischen erster und zweiter Zehe sowie hypoplastischen, teils subluxierten Kniescheiben auf [11]. Bei schwerer Hypoxämie und unauffälliger Lungenfunktion muss an ein hepatopulmonales Syndrom oder an einen intrapulmonalen Rechts-Links-Shunt bei hereditärer hämorrhagischer Teleangiektasie (M. Osler) gedacht werden. Wie ausgestanzt imponierende Hautdefekte bzw. Nekrosen und/oder Hämoptysen und/oder Epistaxis sind hinweisend auf eine systemische Vaskulitis wie z. B. die granulomatöse Polyangiitis (GPA, Wegener-Granulomatose). Bei gleicher Konstellation und vorbekanntem Asthma bronchiale muss an eine eosinophile Granulomatose mit Polyangiitis (EGPA, Churg-Strauss-Syndrom) gedacht werden. Bei Konsanguinität und familiärer Häufung chronischer Lungenerkrankungen ist das Vorliegen einer hereditären ChILD-Form sehr wahrscheinlich und eine genetische Diagnostik oft zielführend.

Wenn möglich sollten Lungenfunktionsuntersuchungen einschließlich der Bestimmung der Diffusionskapazität erfolgen. Auch wenn eine restriktive Ventilationsstörung mit Einschränkung der Diffusionskapazität typisch für interstitielle Lungenerkrankungen ist, so gibt es auch ChILD-Formen, bei denen eine Obstruktion (oft mit Pseudorestriktion bei Airtrapping) im Vordergrund stehen [12]. Beispiele hierfür sind die NEHI, die Bronchiolitis obliterans oder die Lungenbeteiligung bei Filamin-A-Mutation. Die konventionelle Röntgen-Thorax-Aufnahme ist zwar weder sensitiv noch spezifisch, sollte aber als Basisdiagnostik bzw. Ausgangsbefund immer durchgeführt werden. Eine arterielle oder kapilläre Blutgasanalyse, ein Differentialblutbild, Immunglobuline inklusive Subklassen, Entzündungsparameter, Leber- Nieren- und Schilddrüsenwerte, Elektrolyte, sowie ein Gerinnungsstatus sollten immer bestimmt werden. Bei Hinweisen für eine Autoimmunerkrankung, einen Immundefekt oder eine Immundysregulation sollten entsprechende immunologische Untersuchungen veranlasst werden. Bei anamnestischen Hinweisen auf eine exogen allergische Alve-

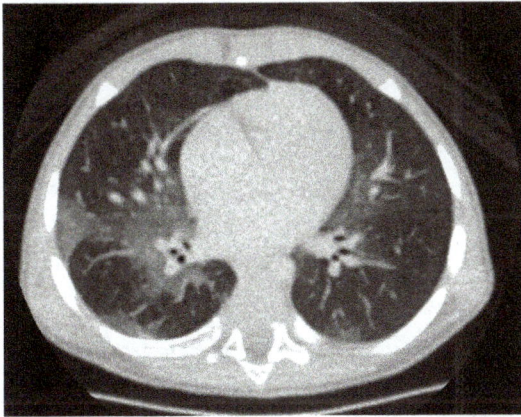

Abb. 9.8: CT-Thorax in Inspiration ohne Kontrastmittel eines drei Monate alten Säuglings mit chronischer Tachypnoe, Hypoxämie und Gedeihstörung mit Beginn der Symptome im 2. Lebensmonat. Auffallend ist eine zentral betonte flächige milchglasartige Trübung insbesondere im Mittellappen und der Lingula. Aufgrund der typischen Anamnese, der Klinik und insbesondere des radiologischen Befundes wurde die Diagnose einer Neuroendokrinen Zellhyperplasie gestellt. Auf weiterführende Untersuchungen wie Genetik, Bronchoskopie oder Lungenbiopsie wurde verzichtet. Das Kind wurde mit Sauerstoff versorgt. Darunter zeigte sich eine regelrechte Gewichtszunahme sowie eine Abnahme der Dyspnoe. Im Alter von 3 Jahren benötigte es nur noch Sauerstoff zur Nacht, um im Alter von 5 Jahren ganz ohne Sauerstoff auszukommen.

olitis müssen die spezifischen IgG- (präzipitierende) Antikörper gegen das vermutete Antigen bestimmt werden. Die hochauflösende Computertomographie mit dünnen Schichtdicken in Inspiration gilt als Goldstandard der Bildgebung. Bei konkreten Hinweisen auf Gefäßmalformationen oder auf eine pulmonale Hypertonie sollte diese mit Kontrastmittel erfolgen, sonst aber nicht [3,4,13]. In seltenen Fällen kann bereits anhand typischer Veränderungen im CT eine spezifische ChILD-Diagnose gestellt werden, so dass weitere Untersuchungen wie Genetik oder Lungenbiopsie nicht erforderlich sind (Abb. 9.8).

Eine Magnetresonanztomographie wird bei ChILD-Verdacht aufgrund der schlechten Auflösung und der dadurch bedingten eingeschränkten Beurteilbarkeit des Lungenparenchyms nicht empfohlen. Bei kleinen bzw. nicht kooperativen Kindern sollte die CT in kontrollierter Beatmung erfolgen, da atmungsbedingte Artefakte die Aussagekraft erheblich einschränken können. So kann eine Computertomographie in Exspiration (oft zu erkennen an der in das Lumen vorgewölbten Pars Membranacea) eine bipulmonale diffuse Milchglastrübung vortäuschen. Eine Bronchoskopie hilft, strukturelle oder funktionelle Pathologien der Atemwege sowie Infektionen zu detektieren bzw. auszuschließen. In manchen Fällen kann sie sogar diagnostisch hilfreich bzw. wegweisend sein (Tab. 9.11).

Tab. 9.11: Hilfreiche Biomarker in der Bronchoalveolären Lavage bei ChILD-Verdacht.

Krankheitsbild	Biomarker	Bemerkung
Chronische Aspirationen	Fettfärbung (z. B. Sudan)	Nachweis von lipidbeladenen Makrophagen. Geringe Spezifität. Häufig bei unterschiedlichen ChILD-Formen ohne Aspiration nachweisbar.
Diffuse alveoläre Hämorrhagie	Eisen- bzw. Hämosiderin Färbung	Oft schon makroskopisch durch zunehmend blutig tangierte Fraktionen erkennbar. Der Nachweis vieler hämosiderinbeladener Makrophagen spricht für chronische Blutungen.
Alveolarproteinose	Periodic acid-Schiff-staining (PAS)	Oft schon makroskopisch durch zunehmend trübere, milchig schaumige Fraktionen erkennbar. Ein diffuser, PAS-positiver (nicht-zellulärer) Hintergrund ist suggestiv, aber nicht beweisend für eine Proteinose oder Speichererkrankung wie z. B. M. Niemann-Pick.
Langerhans-Zell-Histiozytose	CD1a	Der Nachweis von 5 % CD1a-positiven Zellen ist diagnostisch beweisend für eine LCH.
Exogen allergische Alveolitis (Hypersensitivitäts-Pneumonitis)	CD4/CD8 Ratio	Bei Erwachsenen ist eine CD4/CD8-Ratio < 0,8 suggestiv für eine EAA. Bei Kindern ist dieser Befund aber weder spezifisch noch sensitiv.

Einige ChILD-Formen können genetisch diagnostiziert werden (Tab. 9.12). Dadurch kann manchen Kindern eine invasive, schmerzhafte und potenziell gefährliche Lungenbiopsie erspart werden. Bei zusätzlicher oder im Vordergrund stehender pulmonaler Hypertonie sollten noch einige weitere Gene untersucht werden, die aus Platzgründen hier jedoch nicht aufgeführt werden können. Hier sei auf die entsprechenden Leitlinien zur Diagnostik und Therapie von Kindern mit pulmonaler Hypertonie verwiesen [14].

Tab. 9.12: Genetisch determinierte Krankheitsbilder (modifiziert nach [15]).

betroffenes Gen	Krankheitsbild	Erbgang	Histologie Lungenbiopsie
ABCA3	Surfactantdefekt	autosomal rezessiv	PAP, DIP, NSIP, CPI
ACVRL1 (syn. ALK1)	Hereditäre hämorrhagische Teleangiektasie (M. Osler)	autosomal dominant	Arteriovenöse Malformationen

Tab. 9.12: (fortgesetzt)

betroffenes Gen	Krankheitsbild	Erbgang	Histologie Lungen-biopsie
COPA	COPA-Syndrom	autosomal dominant	Pneumonitis, Kapillaritis, alveoläre Hämorrhagie
CSF2RA	Pulmonale Alveolarproteinose	x-assoziiert	PAP
CSF2RB	Pulmonale Alveolarproteinose	x-assoziiert	PAP
ENG	Hereditäre hämorrhagische Tele-angiektasie (M. Osler)	autosomal dominant	Arteriovenöse Malforma-tionen
Filamin A	FA Syndrom	x rezessiv	Alveoläre Simplifikation, Emphysem
FOXF1	Alveolokapilläre Dysplasie mit Misalignement	autosomal dominant	ACD
GATA2	Pulmonale Alveolarproteinose	autosomal dominant	PAP
MARS	Pulmonale Alveolarproteinose, Interstitielle Lungen- Leber-erkrankung	autosomal rezessiv	PAP
NKX2-1	Hirn-Lungen-Schilddrüsen Syn-drom	autosomal dominant	DIP, CPI, PAP, alveoläre Simplifikation
NSMCE3	Chromosomenbruchsyndrom	autosomal rezessiv	Infektionen (z. B. CMV)
OAS1	Infantile Onset PAP	autosomal dominant	PAP
SFTB	Surfactantdefekt	autosomal rezessiv	PAP, CPI
SFTC	Surfactantdefekt	autosomal dominant	CPI, DIP, NSIP
SLCA7	Lysinurische Proteinintoleranz	autosomal rezessiv	PAP, Infektionen, in we-nigen Fällen Fibrose, dann infauste Prognose
SMAD4	Hereditäre hämorrhagische Tele-angiektasie (M. Osler)	autosomal dominant	Arteriovenöse Malforma-tionen
TBX4	Azinäre Dysplasie, pulmonale interstitielle Glykogenose, NSIP, pulmonale Hypertonie	autosomal dominant	AD, NSIP, PIG
TMEM173	STING-assoziierte Vaskulopathie	autosomal dominant	CPI, follikuläre Bronchitis
SCL34A2	Familiäre pulmonale alveoläre Mikrolithiasis	autosomal rezessiv	Pulmonale und alveoläre Mikrolithiasis

PAP: Pulmonale Alveolarproteinose; DIP: Desquamative Interstitielle Pneumonie; NSIP: Nichtspezifische Interstitielle Pneumonie; CPI: Chronic Pneumonitis of Infancy; ACD: Alveolokapilläre Dysplasie; AD: Azinäre Dysplasie; PIG: Pulmonale Interstitielle Glykogenose.

In vielen Fällen kann die Diagnose trotz genetischer Untersuchungen nicht gesichert werden oder es ist eine schnelle Diagnosestellung erforderlich, um bei kritisch krankem Kind das weitere Vorgehen zu planen. In diesen Fällen kann eine Lungenbiopsie, nach Möglichkeit in Form einer videoassistierten thorakoskopischen Lungenbiopsie, diagnostisch hilfreich sein [3,10,16–18]. Aufgrund der Komplexität und der Vielzahl unterschiedlicher ChILD-Formen stellt eine rationale und zielgerichtete Diagnostik eine große Herausforderung dar. Für die Praxis sind hierzu publizierte Empfehlungen sicher hilfreich [3,4,10]. Des Weiteren erhält man über das europäische Kinderlungenregister (http://www.klinikum.uni-muenchen.de/Child-EU/en/child-eu-register/) neben konkreten schriftlichen Handlungsempfehlungen für unterschiedliche diagnostische Maßnahmen auf Anfrage auch direkte Hilfestellung von Experten auf diesem Gebiet [7].

9.2.2.5 Therapie

Bis heute existiert keine medikamentöse Therapieform, welche in kontrollierten Studien hinsichtlich ihrer Sicherheit und Wirksamkeit zur Behandlung von ChILD untersucht wurde. Bei pulmonaler Beteiligung im Rahmen von Systemerkrankungen wie z. B. Kollagenosen, Vaskulitiden oder Infektionen sollten diese nach Möglichkeit gezielt behandelt werden. Bei der exogen allergischen Alveolitis ist die Beseitigung des auslösenden Allergens die wichtigste therapeutische Maßnahme. Die am häufigsten eingesetzten Medikamente bei ChILD sind Glukokortikosteroide, Hydroxychloroquin und Azithromycin [3,10,19,20]. Das bedeutet aber nicht, dass ihr Einsatz bei jeder Erkrankung hilfreich bzw. sinnvoll ist. Bei zusätzlich vorliegender pulmonaler Hypertonie sollte diese dringend medikamentös behandelt und der Therapieerfolg mittels Herzkatheteruntersuchung vor und nach Einleitung der Therapie objektiviert werden. Häufig ist hier der Einsatz von Medikamenten erforderlich, die nicht für Kinder zugelassen sind. Daher ist eine enge Kooperation mit spezialisierten Kinderkardiologen erforderlich. Aufgrund der Schwere und Chronizität vieler ChILD-Formen sowie zum Teil sehr komplexer und unterschiedlicher Therapieansätze, sollte jedes Kind in einem spezialisierten Zentrum multiprofessionell betreut werden. Dazu gehört neben der medizinischen Betreuung auch die psychosoziale Betreuung. Wichtig ist außerdem, die Patienten vor einer „Übertherapie" mit dadurch hervorgerufenen potenziell schweren gesundheitlichen Schäden zu bewahren. So werden z. B. auch heute noch Kinder mit einer neuroendokrinen Zellhyperplasie oder einer postinfektiösen Bronchiolitis obliterans (BO) unkritisch über einen langen Zeitraum mit hochdosierten Steroiden, Azithromycin oder anderen Medikamenten behandelt, obwohl sie in den meisten Fällen nicht davon profitieren. Bei der postinfektiösen BO kann in der Frühphase, also vor irreversibler Vernarbung der Bronchiolen, eine systemische Steroidtherapie den Krankheitsverlauf möglicherweise positiv beeinflussen. Häufig wird das in Form einer hochdosierten Methylprednisolon-Stoßtherapie (10–20 mg/kgKG an 3 aufeinander folgenden Tagen) in vierwöchentlichen Abständen durchgeführt. Spätestens nach 3 Zyklen sollte der Therapie-Effekt jedoch kritisch evaluiert und bei fehlenden (möglichst objektivierbaren) Hinweisen auf einen Nutzen wieder beendet werden. Es existieren keine Studien, welche den Nutzen einer systemischen Steroidtherapie bei postinfektiöser BO untersucht haben. Bei der BO nach Knochenmarktransplantation oder nach Lungentransplantation haben systemische Steroide keinen Effekt auf den Krankheitsverlauf. Das ist insofern dramatisch, da im Gegensatz zu der postinfektiösen BO sich bei diesen Formen häufig ein kontinuierlicher Progress bis hin zum terminalen respiratorischen Versagen mit der Lungentransplantation bzw. Re-Transplantation als einzige Therapieoption zeigt. Aufgrund der zusätzlich vorliegenden Bronchiektasen zeigt sich bei der postinfektiösen BO auch ohne begleitende Infektion oft eine persistierende neutrophile Inflammation in der BAL. Hier könnte Azithromycin (10 mg/kgKG, maximal 500 mg an 3 Tagen in der Woche) als immunmodulatorische Therapie möglicherweise einen Nutzen haben bzw. hat diesen bei Erwachsenen mit Bronchiektasen und neutrophiler Inflammation bereits gezeigt [21]. Hier sollte nach 12 Wochen der Therapieerfolg kritisch evaluiert und bei ausbleibendem Effekt die Behandlung wieder beendet werden. Jedes eingesetzte Medikament sollte regelmäßig hinsichtlich seiner erhofften Wirkung, aber auch seiner Nebenwirkungen kritisch überprüft werden. Bei schwerkranken Kindern mit progredientem Krankheitsverlauf stellt die Lungentransplantation eine mögliche Therapieoption dar, weshalb sie möglichst frühzeitig in einem Transplantationszentrum vorgestellt werden sollten.

9.2.2.6 Krankheitsverlauf und Prognose

Auch wenn sich der klinische Verlauf und die Prognose selbst bei identischen Krankheitsentitäten erheblich unterscheiden, so geht ChILD mit einer erheblichen Morbidität und Mortalität einher [20]. In einem systematischen Review von publizierten Fallserien mit Angaben zum klinischen Verlauf von Kindern mit ChILD lag die Mortalität insgesamt zwischen 6–30 % und bei bestimmten Krankheitsgruppen wie z. B. Surfactant Dysfunktionen sogar bei 42–100 % [22]. Viele Kinder werden bereits postnatal mit einer respiratorischen Insuffizienz symptomatisch, und einige von ihnen benötigen neben der Gabe von Sauerstoff zusätzlich eine Form der nichtinvasiven oder invasiven Beatmung. Während manche Krankheitsverläufe chronisch progredient sind, kommt es bei bestimmten Krankheitsbildern zu einer spontanen, kontinuierlichen Verbesserung des klinischen Zustandes. Ein Beispiel dafür ist die NEHI. Hier sind fast alle betroffenen Patienten mit Erreichen des Schulalters beschwerdefrei [23].

Literatur

[1]   Deutsch GH, Young LR, Deterding RR, et al. Diffuse lung disease in young children: application of a novel classification scheme. Am J Respir Crit Care Med. 2007;176(11):1120–8.

[2] Griese M, Irnstetter A, Hengst M, et al. Categorizing diffuse parenchymal lung disease in children. Orphanet J Rare Dis. 2015;10:122,015–0339–1.

[3] Bush A, Cunningham S, de Blic J, et al. European protocols for the diagnosis and initial treatment of interstitial lung disease in children. Thorax. 2015;70(11):1078–84.

[4] Deterding R. Evaluating infants and children with interstitial lung disease. Semin Respir Crit Care Med. 2007;28(3):333–41.

[5] Griese M, Haug M, Brasch F, et al. Incidence and classification of pediatric diffuse parenchymal lung diseases in Germany. Orphanet J Rare Dis. 2009;4:26,1172–4–26.

[6] Dinwiddie R, Sharief N, Crawford O. Idiopathic interstitial pneumonitis in children: a national survey in the United Kingdom and Ireland. Pediatr Pulmonol. 2002;34(1):23–9.

[7] Griese M, Seidl E, Hengst M, et al. International management platform for children's interstitial lung disease (chILD-EU). Thorax. 2018;73(3):231–9.

[8] Kornum JB, Christensen S, Grijota M, et al. The incidence of interstitial lung disease 1995–2005: a Danish nationwide population-based study. BMC Pulm Med. 2008;8:24,2466–8–24.

[9] Das S, Langston C, Fan LL. Interstitial lung disease in children. Curr Opin Pediatr. 2011;23 (3):325–31.

[10] Kurland G, Deterding RR, Hagood JS, et al. An official American Thoracic Society clinical practice guideline: classification, evaluation, and management of childhood interstitial lung disease in infancy. Am J Respir Crit Care Med. 2013;188(3):376–94.

[11] Galambos C, Mullen MP, Shieh JT, et al. Phenotype characterisation of TBX4 mutation and deletion carriers with neonatal and paediatric pulmonary hypertension. Eur Respir J. 2019;54 (2):10.1183/13993003.01965,2018. Print 2019 Aug.

[12] Ring AM, Carlens J, Bush A, et al. Pulmonary function testing in children's interstitial lung disease. Eur Respir Rev. 2020;29(157):10.1183/16000617.0019,2020. Print 2020 Sep 30.

[13] Guillerman RP. Imaging of Childhood Interstitial Lung Disease. Pediatr Allergy Immunol Pulmonol. 2010;23(1):43–68.

[14] Rosenzweig EB, Abman SH, Adatia I, et al. Paediatric pulmonary arterial hypertension: updates on definition, classification, diagnostics and management. Eur Respir J. 201924;53(1):10.1183/13993003.01916,2018. Print 2019 Jan.

[15] Langer F, Werlein C, Soudah B, Schwerk N, Jonigk D. Interstitial lung disease in infancy and early childhood. Pathologe. 2021;42(1):25–34. doi: 10.1007/s00292-020-00884-8. Epub 2020 Dec 23.

[16] Fortmann C, Schwerk N, Wetzke M, et al. Diagnostic accuracy and therapeutic relevance of thoracoscopic lung biopsies in children. Pediatr Pulmonol. 2018;53(7):948–53.

[17] Fan LL, Dishop MK, Galambos C, et al. Diffuse Lung Disease in Biopsied Children 2 to 18 Years of Age. Application of the chILD Classification Scheme. Ann Am Thorac Soc. 2015;12(10):1498–505.

[18] Greenhalgh RM, Yardley IE, Child F, Bruce J, Humphrey GM. Lung biopsy for chronic pulmonary disease in children. J Pediatr Surg. 2014;49(7):1075–7.

[19] Braun S, Ferner M, Kronfeld K, Griese M. Hydroxychloroquine in children with interstitial (diffuse parenchymal) lung diseases. Pediatr Pulmonol. 2015;50(4):410–9.

[20] Cunningham S, Graham C, MacLean M, et al. One-year outcomes in a multicentre cohort study of incident rare diffuse parenchymal lung disease in children (ChILD). Thorax. 2020;75(2):172–5.

[21] Kelly C, Chalmers JD, Crossingham I, et al. Macrolide antibiotics for bronchiectasis. Cochrane Database Syst Rev. 2018 Mar 15;3:CD012406.

[22] Hime NJ, Zurynski Y, Fitzgerald D, et al. Childhood interstitial lung disease: A systematic review. Pediatr Pulmonol. 2015;50(12):1383–92.

[23] Seidl E, Carlens J, Schwerk N, et al. Persistent tachypnea of infancy: Follow up at school age. Pediatr Pulmonol. 2020;55(11):3119–25.

9.2.3 Thorakale Tumore
Nicolaus Schwerk

9.2.3.1 Einleitung
Thorakale Tumore stellen eine heterogene Gruppe unterschiedlicher Krankheitsbilder dar, welche primär die Thoraxwand, das Mediastinum oder die Lunge betreffen können. Sie können gut- oder bösartig sein, Primärtumore oder Metastasen darstellen und sich hinsichtlich ihrer Häufigkeit, ihrer Behandlungsmöglichkeiten und somit auch ihrer Prognose ganz erheblich unterscheiden. Dennoch ist es in den meisten Fällen möglich, durch ein systematisches diagnostisches Vorgehen die korrekte Diagnose zu stellen und eine adäquate Therapie einzuleiten. Ziel dieses Kapitels ist, eine kurze systematische Übersicht dieser unterschiedlichen Krankheitsentitäten und deren wesentlichen Charakteristika zu geben. Auf die sehr große und heterogene Gruppe der Neurogenen Tumore sowie auf Lymphome, vaskuläre Tumore, Lipome und Lipoblastome wird aus Umfangsgründen nicht eingegangen und auf entsprechende Fachliteratur verwiesen.

9.2.3.2 Epidemiologie
Primäre Tumore der Lunge sind extrem selten. Konkrete Angaben zur Häufigkeit existieren nicht. Bösartige Tumore der Lunge treten deutlich seltener auf als gutartige Raumforderungen. Die Übergänge sind jedoch fließend, da manche Tumore zwar nicht metastasieren, aber lokal infiltrativ ohne Einhaltung anatomischer Grenzen wachsen [1]. Primäre Tumore der Thoraxwand machen etwa 1,8 % aller soliden Raumforderungen bei Kindern aus und sind in 60 % der Fälle bösartig [2]. Am häufigsten sind thorakale Tumore im Mediastinum lokalisiert. Zur ätiologischen Zuordnung hat es sich bewährt, sie hinsichtlich ihrer Lokalisation im vorderen, mittleren oder hinteren Mediastinum zu unterteilen. Etwa 40 % aller mediastinalen Raumforderungen manifestieren sich in den ersten 2 Lebensjahren. Davon sind etwa 30 % im vorderen, 30 % im mittleren und 40 % im hinteren Mediastinum lokalisiert [3].

9.2.3.3 Symptomatik
Die klinischen Symptome sind unspezifisch und hängen u. a. von der Lokalisation, der Größe, der Wachstumsgeschwindigkeit, der Perfusion und eventuell zusätzlich bestehender Superinfektionen ab [4]. So kann ein Plasmazellgranulom, welches in der Regel sehr langsam wächst, als Zufallsbefund im Röntgenbild bei sonst asymptomatischen Patienten gefunden werden. Auf der anderen Seite können schnell wachsende Tumore durch Kompression der Atemwege zu rasch progredienter, teils akuter Luftnot und Tachypnoe bis hin zum respiratorischen Versagen führen. Bei Kompressionen der großen Atemwege ist oft auch ein Stridor zu hören, der rein inspiratorisch (dann hinweisend auf eine extrathorakale Stenose), exspiratorisch (dann hinweisend auf eine intrathorakale Stenose) oder biphasisch (dann hinweisend auf eine schwer-

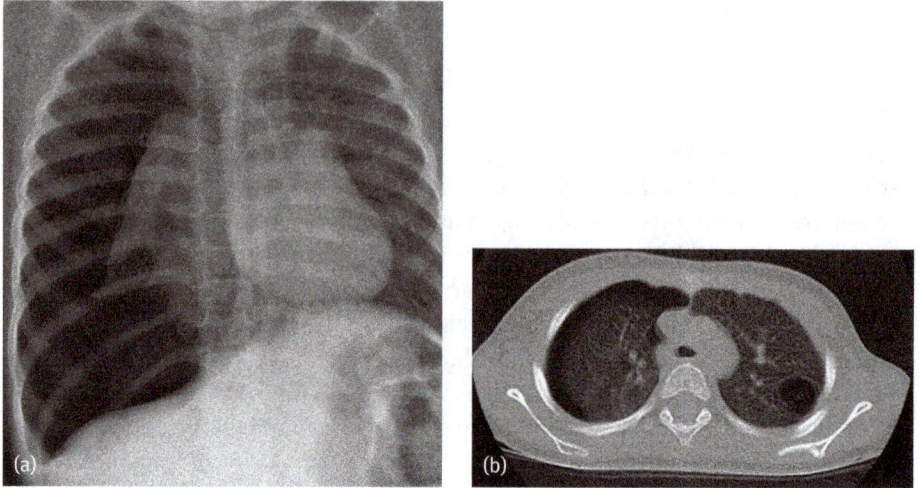

Abb. 9.9: (a) Röntgen-Thorax eines zuvor gesunden 3-jährigen Mädchens mit rechtsseitigem Spannungspneumothorax. (b) CT-Thorax nach neu aufgetretenem Pneumothorax auf der kontralateralen Seite. Neben dem rechtsseitigen Pneumothorax zeigt sich eine zystisch konfigurierte Läsion mit soliden Anteilen. Die histopathologische Begutachtung dieser Läsion erbrachte den Befund eines Pleuropulmonalen Blastoms Typ I.

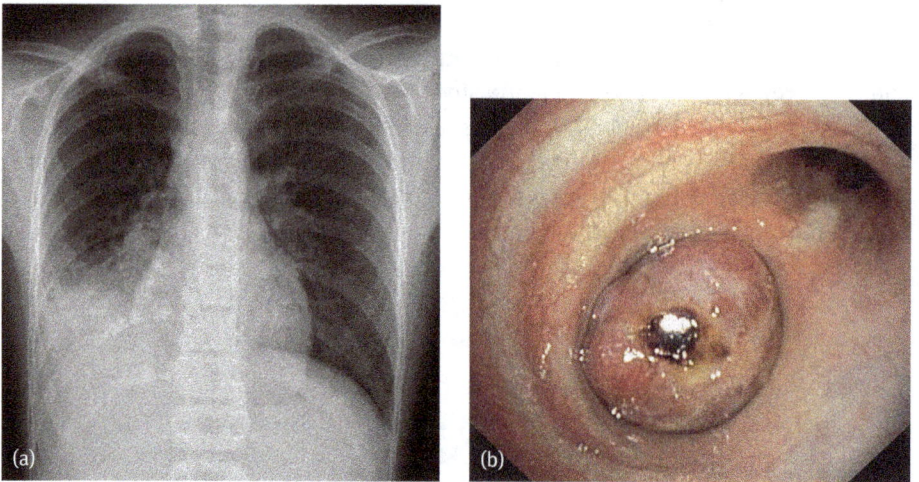

Abb. 9.10: (a) Röntgen Thorax eines 16-jährigen, zuvor gesunden Jungen mit Husten seit 4 Wochen und erstmaligen Hämoptysen am Tag der Röntgenaufnahme ohne weitere Beschwerden. Hier zeigt sich ein flächenhaftes Infiltrat im rechten Unterlappen. (b) Bronchoskopischer Befund mit glattwandigem, rundlich konfiguriertem Tumor im Bronchus intermedius, der schon bei leichtem Kontakt mit dem Bronchoskop blutet. Die histopathologische Begutachtung des Tumors erbrachte den Befund eines gut differenzierten submukösen neuroendokrinen Tumors (Synonym Karzinoid).

gradige und/oder langstreckige Stenose) sein kann. In manchen Fällen manifestiert sich ein Tumor auch primär mit einem Pneumothorax, insbesondere bei der pulmonalen Langerhans-Zell-Histiozytose [5] (siehe Kap. 9.2.4, Abb. 9.12 und Abb. 9.14) oder dem Pulmoblastom (Abb. 9.9).

Bronchiale Adenome (Abb. 9.10) manifestieren sich oft mit einem chronischen Husten, der später in Hämoptysen übergehen kann [6].

Peripher gelegene Lungentumore können durch Kompression der kleinen Atemwege ein Asthma bronchiale mit obstruktiver Ventilationsstörung vortäuschen. Im Gegensatz zum Asthma bronchiale ist diese aber fixiert und nicht reversibel [7]. Außerdem kann eine Atemwegskompression durch eine dadurch bedingte eingeschränkte muköziliäre Clearance zu chronischen bzw. rezidivierenden akuten Infektionen führen [8]. Tumore, die im hinteren oberen Mediastinum lokalisiert sind, können ein Horner-Syndrom oder, bei Kompression der sympathischen Grenzstränge, ein Harlequin-Syndrom hervorrufen (Abb. 9.11).

Tumore der Thoraxwand können durch Irritation der Interkostalnerven zu atemabhängigen, teils stechenden Schmerzen führen [9]. Aufgrund der oft unspezifischen und initial häufig nur geringgradig ausgeprägten Beschwerden kommt es nicht sel-

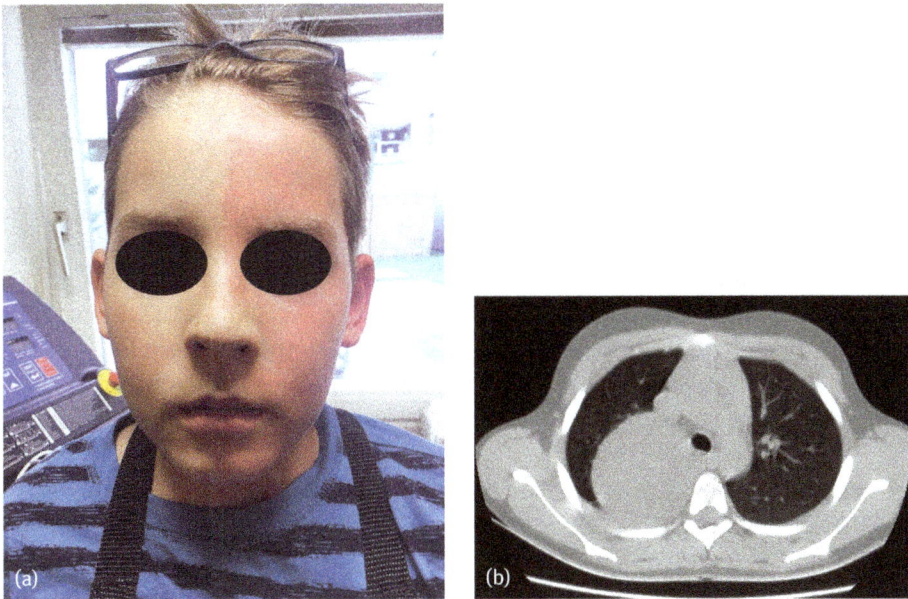

Abb. 9.11: (a) Foto eines sonst beschwerdefreien 12-jährigen Jungens nach Laufbandbelastung. Während die linke Gesichtshälfte deutlich gerötet und verschwitzt ist, stellt sich die rechte blass und trocken dar. Bemerkenswert die scharfe Trennung in der Mittellinie. Dieses als Harlequin- Syndrom beschriebene Phänomen war Anlass der Vorstellung. Ein zuvor durchgeführtes MRT des Schädels war unauffällig. (b) CT-Thorax des gleichen Patienten mit ausgedehnter Raumforderung rechts dorsokranial, ausgehend vom sympathischen Grenzstrang (hier nicht dargestellt). Die histopathologische Begutachtung des vollständig entfernten Tumors erbrachte den Befund eines reifen Ganglioneuroms.

ten zu einer deutlichen Verzögerung der Diagnosestellung mit teils fatalen Folgen. Daher ist ein hohes Maß an Aufmerksamkeit bei chronischen respiratorischen Beschwerden, auch wenn diese nicht stark ausgeprägt oder unspezifisch sind, geboten. Die Indikation für eine konventionelle Röntgen-Thorax-Aufnahme sollte daher auch bei unspezifischen Symptomen großzügig gestellt werden, wenn diese persistieren.

9.2.3.4 Diagnostik

Immer wenn der Verdacht auf einen Tumor vorliegt, muss sowohl das diagnostische als auch das therapeutische Vorgehen in enger Zusammenarbeit mit Onkologen, Radiologen und Kinderchirurgen erfolgen. Für viele Tumore existieren spezifische Diagnostik- und Therapie-Protokolle, die dringend eingehalten werden müssen. Neben einer ausführlichen Anamnese und körperlichen Untersuchung sind bildgebende Verfahren ein essenzieller Bestandteil der Diagnostik, um u. a. die Lokalisation, Ausdehnung, Beschaffenheit und Perfusion zu beurteilen. Auch wenn durch die Bildgebung keine Diagnose gesichert werden kann, so gibt sie oft schon wichtige Hinweise auf die Art des Tumors und hilft, die weiterführende Diagnostik zu planen. Häufig verwendete bildgebende Verfahren sind die Magnetresonanztomographie und die hochauflösende Computertomographie (dann in der Regel mit Kontrastmittel), welche oft durch eine Positronen-Emissions-Tomographie (PET-CT) ergänzt wird [10]. Bei manchen Fragestellungen werden außerdem Tumormarker im Blut bestimmt, die aber bei primären Lungentumoren selten wegweisend sind. Die genaue Entität eines Tumors lässt sich letztendlich nur durch eine histologische Untersuchung klären. Daher ist die Biopsie die zentrale diagnostische Maßnahme. In Abhängigkeit von der Lokalisation kommen neben chirurgischen Biopsien Stanz- und Feinnadelbiopsien zum Einsatz [11]. Es ist jedoch zu beachten, dass Feinnadelbiopsien oft von so schlechter Qualität sind, dass sie diagnostisch nicht verwertet werden können und Stanzbiopsien daher bevorzugt werden sollten. Die endobronchiale ultraschallgestützte Biopsie (EBUS) paratrachealer oder parabronchialer Raumforderungen oder suspekter Lymphknoten kommt außerdem nur bei Jugendlichen zum Einsatz, da die dafür benötigten Bronchoskope einen sehr großen Außendurchmesser haben. Bei vermuteten endobronchialen Tumoren wie z. B. dem Karzinoid ist die bronchoskopische Visualisierung und Biopsie eine wichtige diagnostische Maßnahme. Biopsien der oft stark durchbluteten Tumoren sollten jedoch nur durch sehr erfahrene Ärzte in enger Kooperation mit Anästhesie, Kinderchirurgie und Intensivmedizin erfolgen, da es in seltenen Fällen zu lebensbedrohlichen Blutungen kommen kann. Bei der Langerhans-Zell-Histiozytose kann neben der typischen Bildgebung die Diagnose durch Nachweis von CD1a-positiven Langerhanszellen aus der bronchoalveolären Lavage gesichert werden und den Patienten dadurch eine sehr riskante Lungenbiopsie mit häufig nachfolgenden persistierenden pulmopleuralen Fisteln erspart werden [12]. Durch zusätzliche virologische und mikrobiologische Untersuchungen können Infektionen ausgeschlossen bzw. nachgewiesen und dann gezielt behandelt werden.

Tab. 9.13: Tabellarische Auflistung gutartiger und maligner thorakaler Tumore unterteilt nach ihrem primären Entstehungsort.

	Häufigkeit, Besonderheiten	Lokalisation/Aussehen in der Bildgebung	Klinik	Therapie	Prognose
Gutartige Tumore der Lunge					
Plasmazellgranulom Synonyme: inflammatorischer Pseudotumor, inflammatorischer myofibroblastischer Tumor, Histiozytom, Fibrohistiozytom	Häufigster gutartiger Tumor der Lunge (> 50 % aller gutartigen Läsionen)	Meist peripher gelegener Nodulus/rundliche solide Raumforderung. Lokal invasiv wachsend	Variabel. Oft Zufallsbefund. Fieber, Husten, Hämoptysen (bei sekundären Infektionen), selten Dyspnoe (bei Kompression von Atemwegen)	Möglichst vollständige chirurgische Resektion. Bei ALK-positiven Tumoren und unvollständiger Resektion ggf. Tyrosin-Kinase-Inhibitoren wie z. B. Crizotinib	Bei vollständiger Resektion geheilt. Bei Resttumor Rezidive möglich und Kontrollen erforderlich
Hamartom	Zweithäufigster gutartiger Tumor der Lunge (ca. 20 % aller gutartigen Läsionen)	Meist peripher gelegen, selten auch zentral oder in der Thoraxwand. Popkornartige Verkalkungen pathognomonisch	Bei älteren Patienten oft asymptomatisch. Bei sehr großen Tumoren Dyspnoe, Husten, bronchiale Obstruktion	Möglichst vollständige chirurgische Resektion	Bei vollständiger Resektion geheilt. Bei Resttumor Rezidive möglich und Kontrollen erforderlich
Maligne Tumore der Lunge					
Bronchiale Adenome					
Karzinoid	80–85 % aller bronchialen Adenome. Jungen deutlich häufiger betroffen als Mädchen	Im konventionellen Röntgenbild oft nicht sichtbar. Sekundäre Belüftungsstörungen und/oder Infiltrate bei Sekundärinfektionen möglich. Typischerweise im rechten Hauptbronchus oder Bronchus intermedius lokalisiert. Sehr gut vaskularisiert. Meistens nicht metastasierendes „typisches Karzinoid"	Husten, Hämoptysen, Retentionspneumonien, Fieber, Thoraxschmerzen, bronchiale Obstruktion (oft als Asthma verkannt). Karzinoid-Syndrom mit Flush	Möglichst vollständige chirurgische Resektion	Bei vollständiger Resektion geheilt. Bei Resttumor Rezidive möglich und Kontrollen erforderlich

Tab. 9.13: (fortgesetzt)

	Häufigkeit, Besonderheiten	Lokalisation/Aussehen in der Bildgebung	Klinik	Therapie	Prognose
Zylindrom	10–15 % aller bronchialen Adenome. Jungen deutlich häufiger betroffen als Mädchen. Langsam wachsend, aber von allen Adenomen aufgrund von möglichen Metastasierungen die maligneste Form der bronchialen Adenome	Im konventionellen Röntgenbild oft nicht sichtbar. Sekundäre Belüftungsstörungen und/oder Infiltrate bei Sekundärinfektionen möglich. Typischerweise im rechten Hauptbronchus oder Bronchus intermedius lokalisiert	Wie bei Karzinoid	Möglichst vollständige chirurgische Resektion	Bei vollständiger Resektion geheilt. Bei Resttumor Rezidive möglich und Kontrollen erforderlich
Mukoepidermoidtumor	1–5 % aller bronchialen Adenome. Jungen deutlich häufiger betroffen als Mädchen	Wie bei Zylindrom	Wie bei Karzinoid	Möglichst vollständige chirurgische Resektion	Bei vollständiger Resektion geheilt. Bei Resttumor Rezidive möglich und Kontrollen erforderlich
Bronchogenes Karzinom	Bisher weniger als 100 Fälle beschrieben, überwiegend bei Adoleszenten	Meistens zentral lokalisiert mit Einbruch in das Bronchialsystem	Häufig erst sehr spät symptomatisch mit unspezifischen Symptomen wie Husten, Hämoptysen, Gewichtsverlust. Durch häufige Verzögerung der Diagnose sehr schlechte Prognose.	Möglichst vollständige chirurgische Resektion mit nachfolgender Chemotherapie	90 % Mortalität. Medianes Überleben nach Diagnosestellung 7 Monate

Tab. 9.13: (fortgesetzt)

	Häufigkeit, Besonderheiten	Lokalisation/Aussehen in der Bildgebung	Klinik	Therapie	Prognose
Pleuropulmonales Blastom	Seltene Tumore. Manifestation typischerweise bei Kindern unter 6 Jahren. In ca. 25 % familiäre Häufung. Assoziation mit Mutationen im DICER-1-Gen	Häufigste Lokalisation rechts thorakal. Metastasierungen häufig in Leber, Gehirn, Rückenmark. Typ I: Großzystische Läsionen. Radiologisch nicht von einer CPAM Typ I oder IV zu unterscheiden Typ II: Sowohl zystische als auch solide Anteile Typ III: Solide, aggressive Tumoren mit hohem Metastasierungspotential	Variabel in Abhängigkeit von der Größe. Bei Säuglingen mit großzystischem Typ I schwere Atemnot bis hin zum respiratorischen Versagen. Pneumothorax häufige Komplikation beim großzystischen Typ. Gelegentlich rezidivierende kavernöse Pneumonien mit Spiegelbildung bei Typ I.	Vollständige chirurgische Resektion, meistens mit nachfolgender Chemotherapie	5-Jahres-Überleben Typ I: > 90 % Typ II: 71 % Typ III: 53 %
Pulmonale Langerhans-Zell-Histiozytose (LCH)	Etwa 15 % aller LCH (Inzidenz: etwa 4,6/ 1 Mio. Kinder unter 15 Jahre) häufig in Kombination mit LCH der Neurohypophyse (CAVE: Diabetes insipidus). Keine klare Altershäufung oder Geschlechtswendigkeit	Bei Kindern und Jugendlichen typischerweise bipulmonale, diffuse zystische Läsionen unterschiedlicher Größe. Teils auch kleinnodulär solide. Große zystische Läsionen können einen Pneumothorax vortäuschen!	Variabel in Abhängigkeit von der Ausbreitung und Ausprägung. Husten, Dyspnoe, respiratorisches Versagen. Seltener Hämoptysen. Teilweise Spannungspneumothorax als initiales Symptom. Bei Polyurie und Polydipsie immer an Mitbeteiligung der Hypophyse denken	Chemotherapie. Ggf. supportive Therapie bei chronischen Pneumothoraces. Bei isolierter schwerstgradiger pulmonaler LCH Lungentransplantation	Variabel in Abhängigkeit von Ausdehnung und Beteiligung anderer Organsysteme. Insgesamt aber schlechte Prognose. Bei den Überlebenden ohne Lungentransplantation erstaunliche Regenerationsfähigkeit der Lunge

Tab. 9.13: (fortgesetzt)

	Häufigkeit, Besonderheiten	Lokalisation/Aussehen in der Bildgebung	Klinik	Therapie	Prognose
Lungenmetastasen	Jedes Alter, in Abhängigkeit vom Primärtumor. Häufige Primärtumore: Osteosarkom, Ewing-Sarkom, Nephroblastom, Hepatoblastom	Diffuse, meist kleine Rundherde	Meist asymptomatisch. Detektion üblicherweise im Rahmen der Staging-Untersuchungen der Primärtumore	Primär Chemotherapie des Primärtumors. Ggf. chirurgische Resektion bei Größenprogredienz unter Chemotherapie	Abhängig von der Prognose des Primärtumors
Gutartige Tumore der Thoraxwand					
Mesenchymales Harmatom	Sehr selten. Keine genauen Zahlenangaben. Neugeborene am häufigsten betroffen	Oft große, deformierende Tumore. Selten Zufallsbefund im Röntgen-Thorax. Typischerweise von den Rippen ausgehende, ausgedehnte Kalzifikationen	Variabel in Abhängigkeit von der Ausdehnung von Zufallsbefund bei asymptomatischem Kind bis hin zum respiratorischen Versagen	Fast immer Spontanremissionen. Chirurgische Resektion (häufig mit dadurch bedingten Kollateralschäden) nur bei relevanten respiratorischen Symptomen	Gut. Keine maligne Entartung, keine Rezidive, keine Metastasen beschrieben
Osteochondrom	Mit etwa 50 % der häufigste gutartige, von den Rippen ausgehende Tumor der Thoraxwand. Männliche Adoleszente am häufigsten betroffen	Knöchern-kartilaginäre Raumforderung. In der Regel im distalen Bereich der Rippen.	Häufig auffallende, tastbare Schwellung bei sonst asymptomatischen Patienten. Durch nervale Irritation gelegentlich Schmerzen. Seltener pathologische Rippenfrakturen und/oder Thoraxasymmetrie	Bei Größenprogredienz und/oder relevanten Beschwerden chirurgische Resektion	Gut. Keine maligne Entartung, keine Rezidive, keine Metastasen beschrieben

Tab. 9.13: (fortgesetzt)

	Häufigkeit, Besonderheiten	Lokalisation/Aussehen in der Bildgebung	Klinik	Therapie	Prognose
Chondrom	Sehr selten. Keine genauen Zahlenangaben	Ursprung von knorpeligen Rippenanteilen, typischerweise im Bereich eines Sternokostalgelenkes	Typischerweise nicht schmerzhafte, von außen meist palpable, langsam wachsende Raumforderung	Trotz der Gutartigkeit in der Regel lokale Resektion mit großem Sicherheitsabstand, da klinisch und radiologisch nicht von Chondrosarkomen zu unterscheiden	Gut. Keine maligne Entartung, keine Rezidive, keine Metastasen beschrieben
Maligne Tumore der Thoraxwand					
Chondrosarkom	Bei Kindern und Jugendlichen extrem selten. Typisches Manifestationsalter im dritten Lebensjahrzehnt	Radiologisch von Chondromen nicht eindeutig zu unterscheiden. Typischerweise langsam nach intrathorakal wachsend, was einen primär pleuralen, pulmonalen oder mediastinalen Tumor vortäuschen kann	Typischerweise nicht schmerzhafte, von außen meist palpable, langsam wachsende Raumforderung	Chemotherapie und Bestrahlung ohne Effekt. Daher großzügige chirurgische Exzision	Sehr schlecht. Häufig Rezidive und pulmonale Metastasen (bis zu 90 %). 5-Jahres-Überleben < 20 %

Tab. 9.13: (fortgesetzt)

	Häufigkeit, Besonderheiten	Lokalisation/Aussehen in der Bildgebung	Klinik	Therapie	Prognose
Primitiver neuroektodermaler Tumor (PNET); Synonym: Ewing Sarkom; Askin's Tumor	Häufigste maligne Thoraxwandtumore im Kindesalter. Sehr aggressives Wachstum. Häufig Mikrometastasen zum Zeitpunkt der Diagnose. Adoleszenztypisches Manifestationsalter. Männliche Patienten doppelt so häufig betroffen. Typischerweise balancierte Translokation (t11:22 [q24:q21])	Oft multiple Osteolysen mit Begleiterguss neben soliden Tumoranteilen. Selten Kalzifikationen. CT und/oder MRT des Thorax zur Detektion von Lungenmetastasen (bis zu 25 %) obligat	Schmerzhafte thorakale Schwellung, Dyspnoe, Gewichtsverlust, gelegentlich Horner Syndrom	Chemotherapie, chirurgische Resektion und Bestrahlung	Hohe Rezidivrate. Schlechte Prognose. 2/6-Jahres-Überleben 38/14 %

Tab. 9.13: (fortgesetzt)

	Häufigkeit, Besonderheiten	Lokalisation/Aussehen in der Bildgebung	Klinik	Therapie	Prognose
Gutartige mediastinale Tumore					
Thymushyperplasie	Häufigste Ursache eines vergrößerten Thymus. Sehr häufig bei Säuglingen und Kleinkindern. Ursache unklar. Spontane Involution bei Infekten. Iatrogene Involution durch Steroide, Bestrahlung	Vorderes Mediastinum. Radiologisch, aber insbesondere sonographisch gut von anderen Raumforderungen, pulmonalen Infiltraten oder Belüftungsstörungen zu unterscheiden. Fast alle Kinder im ersten Lebensjahr haben eine physiologische Thymushyperplasie. Im Alter von 4 Jahren ist nur noch bei 2 % der Kinder ein Thymus im Röntgenbild sichtbar	In den allermeisten Fällen sind die Kinder asymptomatisch. Selten bei starker Ausdehnung und Kompression der Trachea Dyspnoe mit/ohne Stridor	In den allermeisten Fällen nicht erforderlich. Bei relevanter Dyspnoe ggf. systemische Steroide (Involution innerhalb von 5–7 Tagen). CAVE: möglicherweise Rebound nach absetzen. Bestrahlung obsolet. Chirurgische Resektion nur in Ausnahmefällen	Sehr gut
Thymom	Sehr selten. Etwa 1–2 % aller mediastinalen Raumforderungen. Etwa 1/3 wächst lokal infiltrierend	Vorderes Mediastinum. Meist gut abgrenzbare Raumforderung	Oft asymptomatisch. Stridor und Dyspnoe bei großen Tumoren	In der Regel chirurgische Exzision	Gut. Gelegentlich Rezidive bei lokal infiltrierenden Tumoren und nicht vollständiger Resektion
Thymuszyste	Große Zysten sehr selten. Residuum des Ductus thymopharyngealis	Meistens vorderes Mediastinum. Seltener supratrorakal (Sinus piriformis). Zystische Raumforderung unterschiedlicher Größe	Meistens asymptomatisch. Bei Neugeborenen und großer Ausdehnung selten Dyspnoe, Stridor, akutes respiratorisches Versagen	In der Regel chirurgische Exzision	Gut

Tab. 9.13: (fortgesetzt)

	Häufigkeit, Besonderheiten	Lokalisation/Aussehen in der Bildgebung	Klinik	Therapie	Prognose
Gutartiges zystisches Teratom; Synonym: Mediastinale Dermoidzyste	Sehr selten. Keine genauen Zahlenangaben. Enthalten Strukturen aller Keimblätter, insbesondere ektodermalen Ursprungs wie Haare, Schweißdrüsen, Zähne. Mädchen häufiger betroffen als Jungen. Selten maligne Entartung	Typischerweise im vorderen Mediastinum, nicht selten mit Ausdehnung in den rechten Hemithorax. Scharf abgegrenzte zystische Strukturen mit teils soliden Anteilen. Nicht selten Verkalkungen	Typischerweise durch Kompression oder Infiltration benachbarter Organe symptomatisch. Intrathorakales Druckgefühl, Husten, Dyspnoe, Pneumonitis. Superinfektionen möglich. Bei Einbruch in das Bronchialsystem Abhusten von Haaren, Zähnen etc. Auch Einbrüche in das Perikard und die Pleura möglich	Vollständige chirurgische Resektion	Bei vollständiger Resektion sehr gut. Sonst lokale Rezidive mit/ oder Superinfektion möglich

Tab. 9.13: (fortgesetzt)

	Häufigkeit, Besonderheiten	Lokalisation/Aussehen in der Bildgebung	Klinik	Therapie	Prognose
Solides Teratom	Häufigster solider Tumor im vorderen Mediastinum bei Säuglingen und Kindern. Häufig schon im Rahmen des Pränatal-Schalls detektierbar. Höheres Entartungsrisiko als zystische Teratome (in bis zu 25 %). Zur Differenzierung und Verlaufskontrolle sollten Tumormarker wie α-Fetoprotein, Karzinoembryonales Antigen und β-HCG bestimmt werden	Vorderes Mediastinum. Im Gegensatz zum malignen Teratomen ist das benigne besser differenziert mit Bestandteilen aller drei Keimblätter wie Nervengewebe, Haut, Talkdrüsen, Knorpel, Knochen, Muskelgewebe oder Zähne. Selten Pankreasgewebe, respiratorisches Gewebe oder Magen-Darm-bestandteile	Thoraxschmerzen, Husten, Dyspnoe, selten Hämoptysen	Sichere Unterscheidung zwischen gut- oder bösartig nur durch histologische Begutachtung des möglichst vollständig entfernten Tumors möglich	Bei vollständiger Resektion gut. Sonst lokale Rezidive mit/oder Superinfektion möglich. Bösartige Teratome können metastasieren

Literatur

[1]   Dishop MK, Kuruvilla S. Primary and metastatic lung tumors in the pediatric population: a review and 25-year experience at a large children's hospital. Arch Pathol Lab Med. 2008;132 (7):1079–1103.

[2]   Cohen MC, Kaschula RO. Primary pulmonary tumors in childhood: a review of 31 years' experience and the literature. Pediatr Pulmonol. 1992;14(4):222–232.

[3]   Gun F, Erginel B, Unuvar A, et al. Mediastinal masses in children: experience with 120 cases. Pediatr Hematol Oncol. 2012;29(2):141–147.

[4]   Yu DC, Grabowski MJ, Kozakewich HP, et al. Primary lung tumors in children and adolescents: a 90-year experience. J Pediatr Surg. 2010;45(6):1090–1095.

[5]   Le Louet S, Barkaoui MA, Miron J, et al. Childhood Langerhans cell histiocytosis with severe lung involvement: a nationwide cohort study. Orphanet J Rare Dis. 2020;15(1):241–020–01495-5.

[6]   Curtis JM, Lacey D, Smyth R, Carty H. Endobronchial tumours in childhood. Eur J Radiol. 1998;29 (1):11–20.

[7]   Paraskakis E, Froudarakis M, Tsalkidou EA, et al. An eight-year-old girl with tracheal mass treated as a difficult asthma case. J Asthma. 2020;29:1–5.

[8]   Dasgupta K, Weber Z, Boesch RP, Schoolmeester JK, Veloira W. Endoscopic Resection of a Pediatric Carcinoid Lung Tumor Presenting as Persistent Pneumonia. S D Med. 2020;73(2):54–58.

[9]   Pawel BR, Crombleholme TM. Mesenchymal hamartoma of the chest wall. Pediatr Surg Int. 2006;22(4):398–400.

[10] Della Valle V, Donadieu J, Sileo C, et al. Chest computed tomography findings for a cohort of children with pulmonary Langerhans cell histiocytosis. Pediatr Blood Cancer. 2020;67(10): e28496. doi: 10.1002/pbc.28496. Epub 2020 Jul 25.

[11] Cahill AM, Baskin KM, Kaye RD, Fitz CR, Towbin RB. CT-guided percutaneous lung biopsy in children. J Vasc Interv Radiol. 2004;15(9):955–960.

[12] Barclay M, Devaney R, Bhatt JM. Paediatric pulmonary Langerhans cell histiocytosis. Breathe (Sheff). 2020;16(2):200003–2020.

9.2.4 Pneumothorax

Nicolaus Schwerk

9.2.4.1 Definition

Der Pneumothorax ist als eine Ansammlung von Luft im Pleuraspalt definiert. Er wird in einen primären Spontanpneumothorax (PSP), einen sekundären Spontanpneumothorax (SSP) und einen traumatischen bzw. iatrogenen Pneumothorax unterteilt. Während beim PSP lungengesunde Menschen betroffen sind, stellt der SSP eine Komplikation einer vorbestehenden pulmonalen Erkrankung dar.

Mögliche Ursachen eines sekundären Spontanpneumothorax:
–   Asthma bronchiale
–   Bindegewebserkrankungen wie z. B. Marfan-Syndrom, Ehlers-Danlos Syndrom
–   Birt-Hogg-Dubé Syndrom
–   Bronchiolitis obliterans
–   Zystische Fibrose
–   Fremdkörperaspiration

– Infektionen (z. B. Tuberkulose, nekrotisierende Pneumonie, parasitäre Infektionen, Bronchiolitis)
– Interstitielle Lungenerkrankungen
– Kongenitale pulmonale Malformationen (z. B. CPAM, kongenitales lobäres Emphysem)
– Lungentumore
– Pulmonale Beteiligung bei Autoimmunerkrankungen (z. B. systemischer Lupus erythematodes)
– Pulmonale Langerhans-Zell-Histiozytose
– Sarkoidose

9.2.4.2 Epidemiologie

Das männliche Geschlecht ist mit einer Inzidenz von 18–28:100.000/Jahr deutlich häufiger betroffen als das weibliche mit 1–6:100.000/Jahr [1]. Großgewachsene, schlanke Jugendliche zwischen 14–16 Jahren sind am häufigsten betroffen. Ein Pneumothorax kann jedoch in jedem Lebensalter auftreten. Rauchen ist ein Risikofaktor, auch für das Auftreten von Rezidiven [1].

9.2.4.3 Pathogenese

Durch einen von kaudal nach kranial zunehmenden intrapleuralen negativen Druck sind die Alveolen in den apikalen Lungenbereichen einem höheren Distensionsdruck ausgesetzt als in den basalen Lungenanteilen. Das kann zur Ausbildung von apikalen Blebs (Durchmesser ≤ 2 cm) oder Bullae (Durchmesser ≥ 2 cm) führen, die in bis zu 90 % der Patienten mit einem PSP nachweisbar sind [2]. Eine Ruptur dieser Blebs bzw. Bullae ist die häufigste Ursache für einen PSP [3]. Bei Vorliegen von basal lokalisierten Bullae und familiärer Häufung von Pneumothoraces muss differentialdiagnostisch ein Birt-Hogg-Dubé Syndrom in Erwägung gezogen werden. Hierbei handelt es sich um eine autosomal dominant vererbte Erkrankung, welche durch eine Mutation im Folliculin-Gen hervorgerufen wird. Der SSP stellt eine Komplikation einer vor-

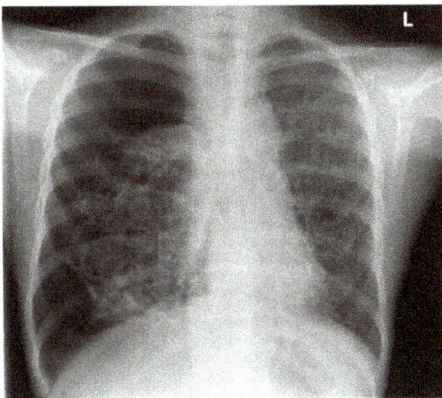

Abb. 9.12: Rechtsseitiger Pneumothorax bei einem Jugendlichen mit pulmonaler Langerhans-Zell-Histiozytose.

bestehenden Lungenerkrankung dar (Abb. 9.12). Das Auftreten eines SSP ist oft mit einer erhöhten Morbidität und Mortalität im Rahmen der Grunderkrankung assoziiert. Patienten mit SSP sollten daher immer zeitnah in ein Zentrum mit der Möglichkeit für chirurgische und nicht-chirurgische Interventionen und Erfahrung in der Behandlung der zugrundeliegenden Erkrankung verlegt werden [1,4].

9.2.4.4 Symptome

Typische Symptome sind plötzlich auftretende stechende Thoraxschmerzen und Luftnot. Bei der körperlichen Untersuchung weisen ein abgeschwächtes oder aufgehobenes Atemgeräusch, ein abgeschwächter Stimmfremitus und ein hypersonorer Klopfschall auf der betroffenen Seite auf einen Pneumothorax hin. Beim PSP sind die Beschwerden häufig nur gering ausgeprägt und können innerhalb von 24 Stunden ganz sistieren. Die Ausprägung der Symptome korreliert nicht immer mit der Ausdehnung des Pneumothorax. Unabhängig vom Lebensalter sollte jedoch immer bei akut aufgetretenen, schweren kardiorespiratorischen Symptomen mit Dyspnoe, Tachykardie, Hypotension und Zyanose ein Spannungspneumothorax (Abb. 9.13) in Betracht gezogen und entsprechende Diagnostik eingeleitet werden, da es sich hierbei um einen lebensbedrohlichen Notfall handelt [1,4].

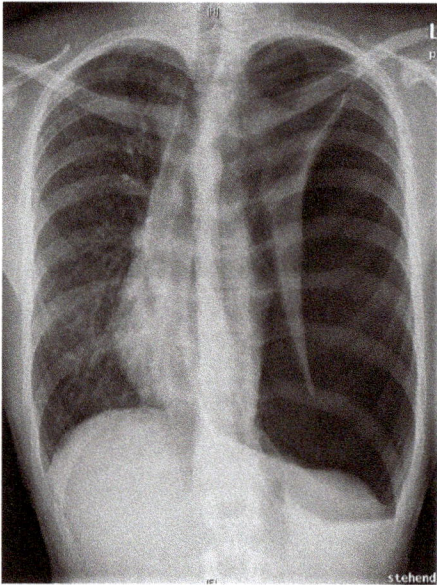

Abb. 9.13: Linksseitiger Spannungspneumothorax mit Mediastinalshift zur Gegenseite.

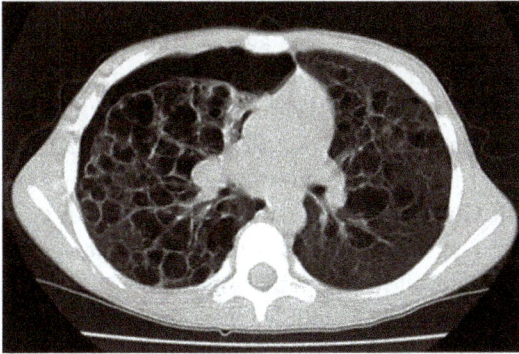

Abb. 9.14: CT Thorax des gleichen Patienten wie in Abb. 9.13 mit typischem Befund einer schweren pulmonalen Langerhans-Zell-Histiozytose.

9.2.4.5 Bildgebung

Die konventionelle Röntgen-Thorax-Aufnahme im Stehen stellt das bildgebende Verfahren der Wahl dar [1,4]. Typische Befunde sind eine partielle oder vollständige Dehiszenz der Lunge von der Thoraxwand. In manchen Fällen kann zusätzlich ein Luft-Flüssigkeitsspiegel im kostophrenischen Winkel gesehen werden. Bei bettlägerigen Patienten kann eine zusätzliche Aufnahme im seitlichen Strahlengang hilfreich sein. In seltenen Fällen, insbesondere bei Patienten mit SSP, ist eine Computertomographie (CT) des Thorax indiziert. Indikationen hierfür sind z. B. eine persistierende bronchopleurale Fistel und/oder zusätzliche Befunde im Röntgen-Thorax, die auf eine zusätzliche diffuse Lungenerkrankung hinweisen. Die Indikation und der Zeitpunkt der Durchführung müssen immer individuell und interdisziplinär in Abhängigkeit von der Fragestellung und dem Zustand des Patienten getroffen werden (Abb. 9.14) [5].

Zusätzlich hat sich die transthorakale Sonographie als bildgebendes Verfahren insbesondere in der Traumatologie sowie der Intensivmedizin etabliert [6].

Es gibt unterschiedliche radiologische Kriterien für die Einschätzung der Ausdehnung eines Pneumothorax. So spricht eine Dehiszenz der Lunge von > 2 cm von der lateralen Thoraxwand auf Höhe der Mamillen und/oder ein Abstand der Lungenspitze von > 3 von der apikalen Thoraxwand für einen großen Pneumothorax [4,7]. Diese Kriterien beziehen sich jedoch auf Jugendliche bzw. Erwachsene und sind daher nicht auf Kinder übertragbar.

9.2.4.6 Therapie

Die Entscheidung für oder gegen eine bestimmte Therapie sollte beim PSP primär von dem klinischen Zustand des Patienten und nicht von der Ausdehnung eines Pneumothorax in der Bildgebung gefällt werden [1,4,7]. Der SSP ist in den meisten Fällen therapiebedürftig. Diese beinhaltet neben der Akutbehandlung des Pneumothorax auch die Therapie der zugrundeliegenden Erkrankung. Bei kleiner Ausdehnung und geringen oder fehlenden Beschwerden bildet sich ein PSP in den meisten

Fällen ohne weitere Maßnahmen spontan zurück. Komplikationen oder Rezidive treten nicht häufiger als nach Punktion oder Drainageanlage auf [8]. Allerdings ist die Zeitspanne bis zur vollständigen Entfaltung der Lunge deutlich länger. Durch die Gabe von Sauerstoff wird ein Stickstoff-Konzentrationsgradient zwischen der Luft im Alveolarraum und dem Pleuraraum geschaffen, so dass Stickstoff dem Konzentrationsgradienten folgend aus dem Pleuraraum in die Alveolen diffundiert. Es konnte gezeigt werden, dass bei einer Sauerstoff-Flussrate von 16 L/Min die Zeit bis zur vollständigen Resorption der freien Luft im Pleuraraum um das 4-fache verkürzt werden kann [9]. Bei niedrigeren Flussraten, wie es oft in der täglichen Routine praktiziert wird, ist jedoch kein relevanter Effekt zu erwarten. Es gibt keine systematischen prospektiven Untersuchungen, welche die Effektivität einer Sauerstoff-Flussrate von 16 l/min in unterschiedlichen Altersgruppen oder im Vergleich zu geringeren Flussraten untersucht haben. Zusätzlich muss bedacht werden, dass durch die Applikation von reinem Sauerstoff in hohen Flussraten, z. B. durch Austrocknung der Atemwege und/oder der Bildung freier Radikaler mit dadurch begünstigter persistierender Inflammation, relevante Komplikationen hervorgerufen werden können. Insofern sollte bei symptomatischen Patienten eine Punktion oder Drainageanlage klar favorisiert werden. Die Einmalpunktion eines PSP ist genauso effektiv wie eine Drainageanlage und zeigt keine höhere Rezidivrate. Sie ist zudem weniger invasiv, weniger schmerzhaft, mit einem kürzeren Klinikaufenthalt assoziiert und somit kostengünstiger [1,4,5,7–10]. Eine geeignete Punktionsstelle stellt der 2.–3. ICR in der Medioklavikularlinie dar. Zuvor sollte das Punktionsgebiet mit einem Lokalanästhetikum örtlich betäubt werden. Anstatt einer Nadel können auch großlumige Venenverweilkanülen (17 oder 18 G) verwendet werden, um das Risiko einer Verletzung der Pleura und/oder der Lunge zu reduzieren. Es sollten nicht mehr als 2,5 L abpunktiert werden, um die Entwicklung eines Reexpansionsödems zu verhindern. Nach 24 Stunden sollte eine Röntgenkontrolle erfolgen, um eine erneute Größenprogredienz des Pneumothorax nicht zu übersehen. Mögliche Indikationen für eine Thoraxdrainage-Anlage sind nachfolgend aufgeführt.

Indikationen für eine Thoraxdrainage:
- Alter < 12 Monate
- bilateraler Pneumothorax
- Spannungspneumothorax
- klinischer Hinweis auf eine pulmopleurale Fistel
- Pneumothorax-Rezidiv nach erfolgter Einmalpunktion
- zusätzlicher relevanter Pleuraerguss oder Hämatothorax
- traumatischer oder iatrogener Pneumothorax
- sekundärer Spontanpneumothorax
- zusätzliches Vorliegen eines Pneumomediastinums

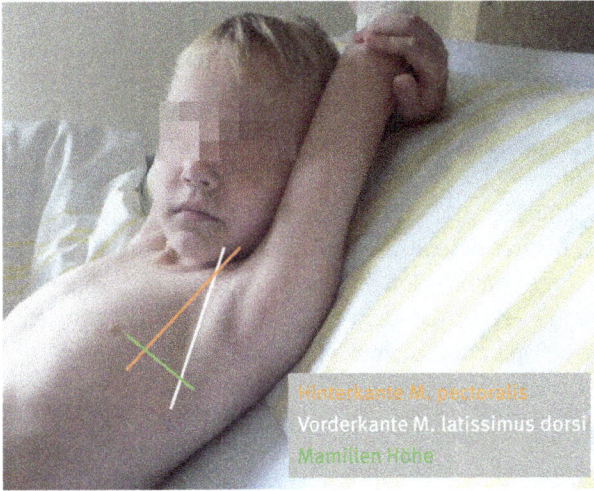

Abb. 9.15: Sicheres Dreieck. Foto: Prof. Dr. Christian Vogelberg.

Kleinlumige Drainagen sind in den meisten Fällen genauso effektiv wie großlumige und sollten daher bevorzugt verwendet werden [1,4,5,7–10]. Eine geeignete Punktionsstelle stellt das „Sichere Dreieck" dar, welches zwischen
- dem lateralen Rand des M. pectoralis major (ventrale Begrenzung)
- dem vorderen Rand des M. latissimus dorsi (dorsale Begrenzung)
- dem vierten bis fünften Intercostalraum (also auf Höhe der Mamillen) (kaudale Begrenzung)
- und dem Unterrand der Axilla (kraniale Begrenzung)

liegt (s. Abb. 9.15).

Auf eine ausreichende Analgosedierung und Lokalanästhesie muss immer geachtet werden. Nach Anlage der Thoraxdrainage sollte diese an ein Einwegventil (Heimlichventil) oder an ein Drainagesystem mit Wasserschloss angeschlossen werden. Durch neue digitale Drainagesysteme mit kontinuierlicher Messung eines evtl. bestehenden Fistelflusses kann die Verweildauer der Drainagen und somit auch die stationäre Liegezeit verkürzt werden. Der Nutzen eines zusätzlichen Soges (–10 bis –20 cm H_2O) ist unklar, birgt bei großen Pneumothoraces die Gefahr eines Reexpansionsödems und wird daher nur dann empfohlen, wenn sich die Lunge nicht innerhalb von 48 Stunden der Thoraxwand angelegt hat oder eine persistierende bronchopleurale Fistel vorliegt [1,4].

Das primäre Ziel einer chirurgischen Intervention ist die Verhinderung eines Rezidivs.

Indikationen für eine chirurgische Intervention:
- erstes Rezidiv eines ipsilateralen Pneumothorax
- Auftreten eines kontralateralen Pneumothorax
- bilateraler Pneumothorax

- persistierende Fistel
- Vorliegen eines zusätzlichen Hämatothorax
- Personen mit beruflich bedingtem erhöhten Rezidivrisiko (z. B. Piloten, Taucher)

Mögliche chirurgische Techniken beinhalten die Resektion vorhandener Blebs oder Bullae sowie die Lungenspitzenresektion mit oder ohne mechanische oder chemische Pleurodese. Die chemische Pleurodese, insbesondere mit Talkum, wird bei Kindern aufgrund möglicher relevanter Komplikationen nur selten durchgeführt. Die geringste Rezidivrate wird mit einer Kombination aus Blebektomie/Lungenspitzenresektion und parietaler Pleurektomie erzielt [11]. Der offenen Thorakotomie sollte eine videoassistierte, thorakoskopische Operationstechnik vorgezogen werden [1,4].

9.2.4.7 Prognose

Der PSP heilt in der Regel folgenlos aus. Allerdings ist die Rezidivrate relativ hoch und liegt nach erstem PSP bei 20–50 %. Die Rezidivrate nach chirurgischer Intervention ist deutlich geringer und liegt zwischen 0,5–15 % [1,4]. Piloten dürfen daher nach erstem PSP erst dann wieder fliegen, wenn sie sich einer operativen Pleurodese mit oder ohne Lungenspitzenresektion unterzogen haben. Die Prognose des SSP hängt im Wesentlichen von der zugrundeliegenden Erkrankung ab.

Häufig werden Maßnahmen zur Verringerung eines Rezidivrisikos empfohlen. So wird oft von Flügen sowie Aktivitäten, die zu einem erhöhten intrapulmonalen Druck führen (z. B. Kraftsport, Spielen von Blasinstrumenten, Tauchen mit Gasflaschen) für einen gewissen Zeitraum (variabel, meist 4–12 Wochen) abgeraten. Ob diese Maßnahmen tatsächlich das Risiko eines Rezidivs reduzieren, wurde bisher nie untersucht. Daher ist auch der Zeitraum dieser Restriktionen willkürlich gesetzt. Da Rauchen das Rezidivrisiko nachweislich erhöht, sollte dieses (spätestens) nach erstem Pneumothorax dauerhaft eingestellt werden.

Literatur

[1] Schnell J, Beer M, Eggeling S, et al. Management of spontaneous Pneumothorax and post-interventional pneumothorax: German S3 Guideline. Respiration. 2019;97:370–402.

[2] Guimaraes CV, Donnely LF, Warner BW. CT findings for blebs and bullae in children with spontaneous pneumothorax and comparison with findings in normal age-matched controls. Pediatr Radiol. 2007;37:879–884.

[3] Ohata M, Suzuki H. Pathogenesis of spontaneous pneumothorax. With special reference to the ultrastructure of emphysematous bullae. Chest. 1980;77:771–776.

[4] MacDuff A, Arnold A, Harvey J. Management of spontaneous pneumothorax: British Thoracic Society pleural disease guideline. Thorax. 2010;65(2):ii18–ii31.

[5] Robinson PD, Cooper P, Ranganathan SC. Evidence-based management of paediatric primary spontaneous pneumothorax. Ped Respir Rev. 2009;10:110–117.

[6] Alrajab S, Youssef AM, Akkus NI, et al. Pleural ultrasonography versus chest radiography for the diagnosis of pneumothorax: review of the literature and meta-analysis. Crit Care. 2013;17:R208.

[7] Baumann MH, Strange C, Heffner JE. Management of spontaneous pneumothorax: an American College of Chest Physicians Delphi consensus statement Chest. 2001;119:590–602.

[8] O'Lone E, Elphick HE, Robinson PJ. Spontaneous pneumothorax in children: when is invasive treatment indicated? Pediatr Pulmonol. 2008;43:41–46.

[9] Robinson PD, Cooper P, Ranganathan SC. Evidence-based management of paediatric primary spontaneous pneumothorax. Paediatr Respir Rev. 2009;10:110–117.

[10] Chan SS. The role of simple aspiration in the management of primary spontaneous pneumothorax. J Emerg Med. 2008;34:131–138.

[11] Chiu CY, Chen TP, Wang CJ, et al. Factors associated with proceeding to surgical intervention and recurrence of primary spontaneous pneumothorax in adolescent patients. Eur J Pediatr. 2014;173:1483–90.

9.2.5 Bronchopulmonale Dysplasie

Christian Vogelberg

9.2.5.1 Epidemiologie

Die Bronchopulmonale Dysplasie (BPD) des Frühgeborenen wurde 1967 von Northway et al. erstmalig beschrieben [1] und ist als Sauerstoffbedarf über mindestens 28 Tage definiert. Der Schweregrad orientiert sich am Sauerstoffbedarf im Alter von 36 Wochen postmenstrual oder zum Entlassungszeitpunkt. Diese Definition wird aber konträr diskutiert, die Relevanz für die spätere Morbidität scheint eher durch den Beatmungsbedarf unabhängig vom supplementären Sauerstoff im postmenstrualen Alter von 36 Wochen bestimmt zu sein [2]. Wenngleich sich die Behandlungsoptionen der neonatalen Intensivmedizin in den letzten Jahrzehnten dramatisch verbessert haben, so ist die BPD unverändert die häufigste schwere chronische Lungenerkrankung frühgeborener Kinder. Sie tritt in 15–35 % der Frühgeborenen < 32 Schwangerschaftswochen auf.

Zur Klinik, Diagnostik und Therapie in der Neonatalzeit sei auf entsprechende Literatur verwiesen, der Schwerpunkt in diesem Kapitel liegt auf der Erkrankung jenseits des Säuglingsalters.

9.2.5.2 Pathophysiologie der BPD

Die BPD ist streng mit der Frühgeburtlichkeit assoziiert, und das Risiko steigt im umgekehrten Verhältnis zur Schwangerschaftswoche bei Geburt. Die Entstehung der BPD wird aber durch eine Vielzahl an weiteren Faktoren beeinflusst. Dazu gehören Risikofaktoren wie intrauterine Wachstumsretardierung, Präeklampsie, mütterliches Rauchen, auch eine genetische Prädisposition wird diskutiert [3]. Die postnatalen Maßnahmen wie Sauerstoffgabe und Beatmung tragen ebenso bei wie eine Sepsis, Veränderung des Mikrobioms der Lunge sowie inflammatorische Prozesse. Jungen sind häufiger betroffen als Mädchen.

Zum Geburtszeitpunkt befinden sich die Lungen der meisten Frühgeborenen mit einer späteren BPD in der sakkularen und kanalikularen Entwicklungsphase. Die

Lungen von Kindern mit einer BPD weisen eine geringere Septierung und Alveolen-zahl auf mit einem emphysematösen Umbau, einer gestörten Angiogenese mit dys-morphen Gefäßen und verdickter Arteriolenmuskulatur. Das Interstitium ist durch Anhäufung fibrotischen Gewebes verdickt [4]. Von dieser Form der „neuen" BPD ist die der „alten" zu unterscheiden, die aus der Zeit vor der Einführung von Surfactant stammt, und deren pathophysiologische Veränderungen im Wesentlichen durch die Sauerstofftoxizität und die mechanische Belastung der invasiven Beatmung gekenn-zeichnet sind.

9.2.5.3 Symptomatik

Jenseits der Neonatalzeit und des frühen Säuglingsalters kommt es häufig zu einer raschen Stabilisierung der betroffenen Kinder, so dass die initial noch intensive The-rapie meistens reduziert und beendet werden kann (u. a. Diuretika, Inhalationen, Sauerstoff). Im Rahmen von respiratorischen Infekten kann es im Verlauf aber durch-aus zu vorübergehendem erneuten Sauerstoffbedarf kommen, die Rate an stationär behandlungspflichtigen Episoden aufgrund von respiratorischen Infekten geht aber während des Kleinkindalters ebenso deutlich zurück. Bestehen bleibt eine erhöhte Prävalenz von Giemen und Husten im Kleinkind- und Schulkindalter, die sich – in abnehmender Intensität – bis ins Erwachsenenalter fortziehen kann, so dass gehäuft bronchienerweiternde inhalative Therapien notwendig sind. Die Frage der Behand-lungspflichtigkeit stellt sich vor allem im Schulkindalter erneut, wenn eine vermin-derte Belastungsfähigkeit z. B. im Schulsport beobachtet wird und eine unmittelbare Vergleichsmöglichkeit zu altersentsprechenden Kindern besteht. Zu diesem Zeit-punkt bemerken Eltern häufig die vergleichsweise geringere Belastbarkeit ihrer Kin-der, während dies im Kindergartenalter weniger offensichtlich ist. Die Entscheidung zu einer Therapie sollte v. a. durch die klinischen Symptome, weniger durch die Lun-genfunktion beeinflusst werden. Weitere Symptome beinhalten bei schweren Verläu-fen die pulmonale Hypertonie.

Kinder mit einer BPD weisen frühzeitig eine gestörte Lungenfunktion auf, die sich in der Adoleszenz häufig weiter verschlechtert. Während ältere Patienten, die ihre BPD noch in der prä-Surfactant Ära erwarben, v. a. obstruktive Ventilationsstö-rungen haben, entspricht das Bild der Kinder mit der neuen Form der BPD häufig einer gemischt restriktiv-obstruktiven Ventilationsstörung unterschiedlicher Ausprä-gung, verbunden mit einer bronchialen Hyperreagibilität, die zum Teil auf Betaa-gonisten anspricht. Es existieren z. T. kontroverse Einschätzungen über den Lang-zeitverlauf der Lungenfunktionsveränderung, einige Studien zeigen eine tendenzielle Verbesserung der Lungenfunktion, doch die meisten weisen auf eine Verschlechte-rung hin [5]. Auch die Konsequenzen für die Belastungsfähigkeit der frühgeborenen Kinder werden unterschiedlich eingeschätzt. Eine Prädisposition für eine COPD wird diskutiert.

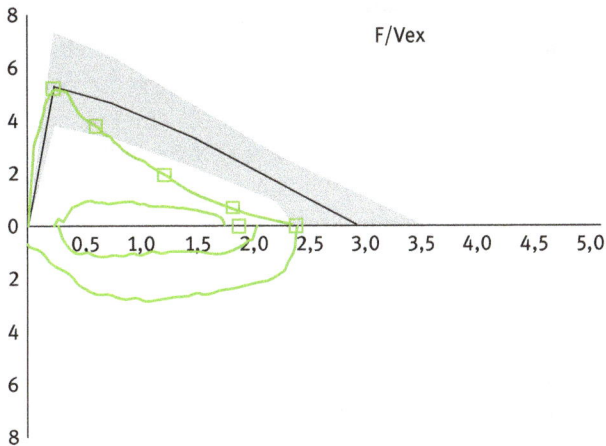

Abb. 9.16: Fluss/Volumen-diagramm eines 14-jährigen Mädchens mit BPD.

9.2.5.4 Diagnostik

Die Diagnose wird primär über den Sauerstoffbedarf über mindestens 28 Tage post natum definiert, der Schweregrad bei einem Gestationsalter < 32 Schwangerschafts-wochen über den supplementären Sauerstoff im postmenstrualen Alter von 36 Wochen (milde BPD-FiO$_2$ 21 %, moderate BPD-FiO$_2$ < 30 %, schwere BPD-FiO$_2$ ≥ 30 %). Röntgen-Thoraxaufnahmen der „alten" Verlaufsform der BPD imponieren durch vermehrte Fibrose, fleckige Atelektasen und Emphysem, wohingegen die „neue" BPD mit geringeren radiologischen Veränderungen einhergeht. Eine CT der Lunge gehört nicht zur Basisdiagnostik, wenn durchgeführt, so zeigt sie multifokale emphysematö-se Veränderungen, Bronchialwandverdickungen und strangförmige Verdichtungen. Die Lungenfunktion zeigt das Bild der exspiratorischen Flusslimitierung sowie optional der Restriktion mit Überblähung, zum Teil mit partieller Reversibilität (Abb. 9.16).

9.2.5.5 Therapie

Bislang gibt es für Kinder jenseits der neonatalen Versorgungszeit keine standardi-sierten Behandlungsempfehlungen. Im frühen Säuglingsalter kann im Rahmen von Infekten eine erneute und vorübergehende Sauerstoffgabe notwendig werden. Sup-plementärer Sauerstoff sollte bei einer Sauerstoffsättigung < 90 % gegeben werden. Insbesondere bei mangelndem Gedeihen und bestehendem supplementärem Sauer-stoffbedarf sollte die nächtliche Sauerstoffsättigung pulsoximetrisch gemessen und die O$_2$-Konzentration ggf. angepasst werden. Bei pulmonaler Hypertonie ist neben der medikamentösen Therapie eine O$_2$-Gabe bei Sauerstoffsättigungen < 93 % not-wendig. Eine aus der Neonatalzeit noch bestehende Diuretikatherapie kann in der Regel im Verlauf des ersten Lebenshalbjahres beendet werden. Insbesondere Kinder mit einer schweren BPD oder mit asthmaähnlichen Symptomen, Einschränkungen der körperlichen Belastbarkeit oder häufigen Hospitalisationen sowie Kinder mit einer (teil-)reversiblen bronchialen Obstruktion profitieren am ehesten von Bronchodilatatoren [6]. Inwieweit Tiotropium als langwirksames Anticholinergikum für die Behandlung geeignet ist, wird aktuell noch geprüft. Inhalative Steroide gehören hingegen nicht zur Routinetherapie, ihr Einsatz kann im Sinne eines Therapieversuchs bei ausgewählten Patienten (z. B. schwere BPD) in Erwägung gezogen werden und bedarf dann aber der strengen Erfolgskontrolle. Auf die Bedeutung der Impfungen gemäß STIKO-Empfehlungen müssen die Eltern hingewiesen werden.

9.2.5.6 Differentialdiagnosen

Gelegentlich, insbesondere ohne Beachtung der Perinatalanamnese, wird die BPD mit einem Asthma bronchiale verwechselt. Ein koexistentes Asthma kann natürlich im Verlauf auftreten, hier sind insbesondere Symptome und Befunde aus dem atopischen Formenkreis (allergische Sensibilisierung, erhöhte FeNO-Konzentration) hinweisgebend.

9.2.5.7 Prognose

Bislang existieren nur wenige Langzeitstudien, die den Verlauf der Lungenfunktionsveränderung abbilden. Grundsätzlich zeigt sich keine Verbesserung der Lungenfunktion mit zunehmendem Körperwachstum der betroffenen Kinder, in schweren Fällen scheint es sogar zum Teil eher zu einer weiteren Verschlechterung zu kommen, die aber nicht mit zunehmenden klinischen Symptomen einhergeht. Der natürliche Verlust an Lungenfunktion jenseits des 25. Lebensjahres ist bei Patienten mit einer BPD also zeitlich vorgezogen, und wird durch externe Faktoren wie z. B. Zigarettenrauchexposition annehmbar noch beschleunigt. Dieser Fakt macht deutlich, dass BPD-Patienten auch jenseits der Adoleszenz in regelmäßige pneumologische Betreuung gehören.

Literatur

[1] Northway WH, Rosan RC, Porter DY. Pulmonary disease following respirator therapy of hyaline-membrane disease. N Engl J Med. 1967;276:357–368.
[2] Jensen EA, Dysart K, Gantz MG, et al. The diagnosis of bronchopulmonary dysplasia in very preterm infants an evidence-based approach. Am J Respir Crit Care Med. 2019;200:751–759.
[3] Bonadies L, Zaramella P, Porzionato A, et al. Present and future of bronchopulmonary dysplasia. J Clin Med. 2020;9:1539.
[4] Coalson JJ. Pathology of bronchopulmonary dysplasia. Semin Perinatol. 2006;30:179–184.
[5] Jain D, Feldman A, Sangam S. Predicting long-term respiratory outcomes in premature infants: is it time to move beyond Bronchopulmonary Dysplasia? Children. 2020;7:283.
[6] Duijts L, van Meel ER, Moschino L. European Respiratory Society guideline on long-term management of children with bronchopulmonary dysplasia. Eur Respir J. 2020;55:1900788.

9.3 Erworbene infektiöse Erkrankungen der unteren Atemwege

9.3.1 Bakterielle Tracheitis

Martin Wetzke

9.3.1.1 Epidemiologie

Die bakterielle Tracheitis ist eine seltene Erkrankung, deren Inzidenz auf < 1:100.000 Kinder/Jahr geschätzt wird. Dennoch gehört die bakterielle Tracheitis zu den wichtigen Differentialdiagnosen des Krupp-Syndroms, denn sie ist eine der häufigen pädiatrischen Atemwegsnotfälle, die eine intensivmedizinische Behandlung notwendig machen. Das typische Erkrankungsalter liegt in den ersten sechs Lebensjahren, in den Wintermonaten lässt sich ein gehäuftes Auftreten beobachten [1].

9.3.1.2 Pathophysiologie

Die bakterielle Tracheitis stellt eine invasive Infektion des trachealen Bindegewebes, häufig unter Beteiligung der Subglottis und des Bronchialbaums („bakterielle Laryngotracheobronchitis") dar. Bei immunkompetenten Kindern tritt die bakterielle Tracheitis fast immer nach vorangegangener Schädigung der Atemwegsschleimhaut durch eine virale Infektion, z. B. Parainfluenzavirus oder saisonale Influenza, auf. Durch bakterielle Superinfektion bilden sich zähe muko-purulente Exsudationen. Diese verfestigen sich zu Pseudomembranen, welche trotz massiver Hustenanstrengungen nicht angemessen mobilisiert werden können. Gemeinsam mit einem lokalen Schleimhautödem können die Pseudomembranen zu einer Verlegung des Atemwegs mit der Gefahr der Erstickung führen. Überwiegend wird *Staph. aureus* nachgewiesen, seltener auch *Moraxella catarrhalis, Streptococcus pneumoniae* und *Haemophilus influenza* [2].

9.3.1.3 Symptomatik

Bei den meisten Kindern treten über ein bis drei Tage Prodromalsymptome einer viralen Infektion der unteren Atemwege auf, bevor sich ein schweres, teils auch septisches Krankheitsbild mit in- und ggf. auch exspiratorischem Stridor, schwerer Dyspnoe, bellendem oder rauem Husten und hohem Fieber entwickelt. Speichelfluss und Schluckbeschwerden werden in der Regel nicht beobachtet. Eine akute Verschlechterung von zunächst milden Symptomen eines Krupp-Syndroms mit fehlendem Ansprechen auf die typische Behandlung eines viralen Krupp (Steroide, inhalatives Epinephrin) ist suggestiv für eine bakterielle Tracheitis.

9.3.1.4 Diagnostik und Therapie

Die Sicherung der Diagnose setzt die direkte Visualisierung der Atemwege mittels Tracheobronchoskopie sowie den Nachweis eines bakteriellen Pathogens voraus. Charakteristische Befunde bei der Bronchoskopie sind subglottische Verengungen

(Ödem, Erythem), zäh-putrides Sekret und Pseudomembranen, die sich über die gesamte Trachea bis zur Ebene der Segmentbronchien ausdehnen können. Nicht bei allen betroffenen Kindern ist eine Bronchoskopie erforderlich, die Entscheidung hängt von der Schwere der Präsentation ab. Die Indikation besteht immer bei Vorliegen einer respiratorischen Insuffizienz, da die Endoskopie ein therapeutisches Débridement der Pseudomembranen ermöglicht. Dies kann im Verlauf auch wiederholt erforderlich sein. Vor allem jüngere Patienten müssen hierzu intubiert und in der Regel für 3 bis 7 Tage beatmet werden. Zur antibiotischen Behandlung werden primär Aminopenicilline (+ Betalaktamaseinhibitor) eingesetzt, bei Nachweis eines Pathogens sollte diese entsprechend dem Resistogramm über 10–14 Tage fortgesetzt werden. Vor der Extubation können systemische Kortikosteroide verabreicht werden. Eine Tracheostomie ist nur selten erforderlich.

9.3.1.5 Differentialdiagnosen

Die Differentialdiagnosen der bakteriellen Tracheitis sind andere Erkrankungen mit Symptomen eines Krupp-Syndroms (schwer verlaufender viraler Krupp, Diphterie, Epiglottitis).

9.3.1.6 Prognose

Bei angemessener intensivmedizinischer Behandlung ist die Prognose der bakteriellen Tracheitis gut, die Letalität wird auf < 3 % geschätzt [1].

Literatur

[1]   Tebruegge M, Pantazidou A, Thorburn K, et al. Bacterial tracheitis: a multi-centre perspective. Scand J Infect Dis. 2009;41:548–557.
[2]   Casazza G, Graham ME, Nelson D, et al. Pediatric bacterial tracheitis-a variable entity: Case series with literature review. Otolaryngol Head Neck Surg. 2019;160:546–549.

9.3.2 Virusinduzierte obstruktive Atemwegsbeschwerden im Säuglingsalter und Kleinkindalter

Martin Wetzke

9.3.2.1 Bronchiolitis und obstruktive Bronchitis

Bronchiolitis und *obstruktive Bronchitis* sind Infektionserkrankungen der unteren Atemwege mit obstruktiven Atembeschwerden im Säuglings- und Kleinkindalter. Sie stellen die häufigste respiratorische Erkrankung in dieser Altersgruppe dar. Im Rahmen von Virusinfektionen vermittelt eine lokale entzündliche Reaktion mit Ödem, Hypersekretion und teils Bronchospasmus eine partielle oder totale Obstruktion der distalen Atemwege. In Abhängigkeit von Lokalisation der Obstruktion sind klinisch endinspiratorisches Knisterrasseln für die *Bronchiolitis (deutscher Sprachgebrauch)* oder exspiratorisches Giemen für die *obstruktive Bronchiti*s charakteristisch. Bisher gibt es keine international etablierte Definition der beiden Krankheitsbilder. Während sich im deutschen Sprachgebrauch die Abgrenzung entsprechend der klinischen Präsentation erfolgt, wird der Begriff *Bronchiolitis* im anglosächsischen Sprachraum weitergehend für alle viralen Infektionen der unteren Atemwege mit Obstruktion (auch mit exspiratorischem Giemen) in den ersten 12–24 Lebensmonaten verwendet. Diese Heterogenität der Definition erschwert die Auswertung und den Vergleich von klinischen Studien. Es kann unterstellt werden, dass es sich bei einer *Bronchiolitis* und sporadisch auftretenden *obstruktiven Bronchitis* um *ein* Erkrankungsbild unterschiedlicher Präsentation handelt. Eine strengere Abgrenzung sollte vielmehr zu Erkrankungen mit *rezidivierenden* obstruktiven Episoden (> 2/Jahr) oder einem frühkindlichen Asthma bronchiale erfolgen.

Bronchiolitis

Das typische klinische Bild: Ein 8 Monate alter Säugling (ehemaliges Frühgeborenes aus der 34. SSW) fällt den Eltern mit seröser Rhinitis, nächtlichem Husten und Trinkschwäche auf. Beim Kinderarzt präsentiert er sich mit jugulären, interkostalen und subkostalen Einziehungen, einem paradoxen Atemmuster sowie einer ausgeprägten Tachypnoe (70/min). Auskultatorisch fällt bds. basal ein Entfaltungsknistern sowie ein verlängertes Exspirium auf. Es erfolgt die Einweisung in die stationäre Behandlung, hier beträgt die transkutan bestimmte Sauerstoffsättigung unter Raumluft 88 %. Ein Antigen-Schnelltest erbringt den Nachweis von RSV aus dem nasopharyngealen Abstrich. In der Röntgen-Thorax-Aufnahme zeigt sich ein Mischbild aus Überblähung und Dystelektasen. Trotz Normokapnie (pCO$_2$ 44 mmHg aus kapillärer BGA) wird aufgrund der Tachydyspnoe eine nicht-invasive Atemhilfe mittels High Flow begonnen (10 l/min, 45 % O$_2$). Bei unzureichender oraler Flüssigkeitszufuhr erfolgt die Anlage einer nasogastralen Sonde. Am 3. Behandlungstag kann die High-Flow-Therapie beendet werden, es persistiert eine nächtliche Hypoxämie (Ziel-Sättigung 90 %) über zwei weitere Nächte. Hiernach kann das Kind in einem guten Allgemeinzustand und mit angemessenem Trinkverhalten entlassen werden.

Epidemiologie: Die Bronchiolitis ist die häufigste Erkrankung der unteren Atemwege im ersten Lebensjahr, der Altersgipfel liegt zwischen dem 3. und 6. Lebensmonat. Die Erkrankung tritt in gemäßigten Regionen saisonal gehäuft im Winterhalbjahr auf. Rund 30 % eines Geburtsjahrgangs benötigt im ersten Lebensjahr eine medizinische Behandlung aufgrund einer Bronchiolitis. Bis zu 3 % aller Kinder müssen stationär behandelt werden, damit ist die Erkrankung eine der häufigsten Ursachen für eine Hospitalisierung [1]. Säuglinge in den ersten 12 Lebenswochen zeigen – am ehesten durch einen kleineren Atemwegsdurchmesser – das größte Risiko für einen schweren Verlauf. Zu den weiteren wichtigen Risikofaktoren zählen Frühgeburtlichkeit (< 37 SSW), chronische Lungenerkrankung (BPD/CLD) oder Tabakrauchexposition. Letale Verläufe sind in ressourcenreichen Regionen sehr selten, weltweit besteht jedoch eine signifikante Mortalität (> 66.000 Todesfälle/Jahr) besonders in weniger entwickelten Ländern [1].

Risikofaktoren für einen schweren Verlauf einer Bronchiolitis:
- Frühgeburtlichkeit
- hämodynamisch relevante Herzfehler
- Chronische Lungenerkrankung (CLD/BPD)
- Immundefizienz
- neurologische Grunderkrankung
- männliches Geschlecht
- Tabakkonsum der Mutter während der Schwangerschaft
- Tabakrauchexposition postnatal
- Vorhandensein älterer Geschwister

Pathophysiologie: Die Bronchiolitis ist eine virusinduzierte Erkrankung. Der häufigste Erreger ist das humane respiratorische Synzytialvirus (RSV), welches in 50–80 % der hospitalisierten Patienten nachgewiesen wird. Auch andere Viren wie Rhinoviren und Parainfluenzaviren, seltener auch humane Metapneumoviren, Coronaviren, Adenoviren, Influenzaviren oder Enteroviren verursachen das klinische Bild der Bronchiolitis. Mittels molekularer Diagnostik kann aus dem Nasenrachenraum bei > 95 % der Kinder mindestens ein virales Pathogen isoliert werden. Mitunter werden Co-Infektionen (je nach Studie in 6–30 %) beobachtet, dies führt jedoch nicht gesichert zu einem schwereren Krankheitsverlauf.

Die virale Infektion der distalen Atemwege bis auf die Ebene der terminalen Bronchiolen verursacht eine Nekrose der respiratorischen Epithelzellen mit einer entzündlichen Begleitreaktion und submukösem Ödem, peribronchialem lymphozytären Infiltrat sowie einer verstärkten Mukusproduktion. Dies vermittelt eine Obstruktion des Atemwegs mit Überblähung (partielle Verlegung mit Ventilmechanismus) oder Atelektasen (totale Atemwegsverlegung). Hieraus resultierten meist eine Hypoxämie und die Notwendigkeit einer vermehrten Atemarbeit bis hin zur respiratorischen Erschöpfung. Bei Frühgeborenen und jungen Säuglingen (< 8 Lebenswochen) können im Rahmen einer Bronchiolitis zentrale Apnoen mit Bradykardie auftreten [2]. Es wird angenommen, dass dies als Folge einer direkten viralen Affektion des Atemzentrums auftritt. Das Phänomen scheint nicht – wie lange angenommen – RSV spezifisch zu sein [2].

Symptomatik: Zu Beginn der Erkrankung steht ein Prodromalstadium mit Symptomen einer teils fieberhaften (30 %) Infektion der oberen Atemwege (Rhinitis, Pharyngitis oder Otitis). Mit Absteigen der Infektion in den unteren Respirationstrakt kommt es innerhalb von 24–72 Stunden zu zunehmendem Husten und Zeichen der Atemnot mit Tachypnoe, Nasenflügeln, Einziehungen (interkostal, subkostal, jugulär) und Einsatz der Atemhilfsmuskulatur (inkl. Einsatz der Bauchpresse). Das klinische Erscheinungsbild ist besonders zu Beginn in der Ausprägung variabel, so dass eine Einschätzung des Schweregrads der Erkrankung schwierig sein kann. Der charakteristische Auskultationsbefund der Bronchiolitis ist ein bilaterales end-inspiratorisches Entfaltungsknistern, während giemende Atemgeräusche nur in manchen Fällen vorhanden sind. Zudem können Zeichen einer pulmonalen Überblähung mit hypersonorem Klopfschall, leisen Atemgeräuschen („stille Obstruktion") und tief stehender Leber bestehen. Im Verlauf kann es besonders bei schweren Verläufen zu einer Trinkschwäche mit verringerter Flüssigkeitsaufnahme bis zur Exsikkose kommen. Bei jungen Säuglingen in den ersten zwei Lebensmonaten treten zentrale Apnoen – mitunter als einzige Manifestation der Erkrankung – auf.

Die Symptome einer akuten Bronchiolitis sistieren in der Regel nach 14 Tagen, 10 % der Kinder mit akuter Bronchiolitis weisen nach 3 Wochen noch Husten auf.

Diagnostik: Die Diagnose der Bronchiolitis basiert auf anamnestischen Angaben und der typischen klinischen Präsentation. Wenn möglich, sollte eine transkutane Messung der Sauerstoffsättigung unter Raumluft und die Bestimmung der Atemfrequenz erfolgen. In Zusammenschau mit Zeichen einer Dyspnoe und der aktuellen Ernährungssituation erlaubt dies eine Einschätzung des Schweregrads der Erkrankung (siehe Tab. 9.14).

Tab. 9.14: Bestimmung des Schweregrads einer Bronchiolitis nach Frey et al. [10].

Befund	leicht	mittel	schwer
Atemfrequenz (/min)	< 40/min	40–70/min	> 70/min
O_2-Sättigung (unter Raumluft)	> 92 %	88–92 %	< 88 %
Einziehungen	-	+	++
Ernährung	problemlos	erschwert	nicht möglich

Bei klinisch sicherer Diagnose, leichtem Verlauf und Fehlen von Risikofaktoren sind keine weiteren Untersuchungen notwendig. Es konnte gezeigt werden, dass weitere Diagnostik nicht nur keinen Einfluss auf den Verlauf der Erkrankung hatte (z. B. schnellere Rekonvaleszenz), sondern vielmehr zu unnötigen therapeutischen Maßnahmen führte, z. B. im Fall einer Röntgenaufnahme des Thorax zu einer vermehrten Applikation von Antibiotika. Auch kann auf eine Erregerdiagnostik bei ambulanter Versorgung verzichtet werden.

Anders stellt sich die Situation bei Kindern dar, die im Rahmen der Erkrankung hospitalisiert werden müssen. Auch wenn die Kenntnis des verursachenden Pathogens keine spezifische therapeutische Konsequenz und keine Vorhersagekraft über den Krankheitsverlauf hat, ermöglicht eine virologische Diagnostik die Kohortierung von Kindern in der Klinik. Zudem zeigen klinische Studien, dass die Kenntnis des verursachenden Pathogens mittels Virusnachweis die Anzahl von Röntgenbildern und die Häufigkeit einer antibiotischen Therapie reduzierte.

Zur Erregerdiagnostik eignet sich Nasopharyngealsekret aus Nasenrachenspülwasser oder -abstrichen. In der klinischen Praxis werden in der Regel Antigen-Schnellteste (Befund innerhalb weniger Minuten verfügbar) oder PCR-basierte Nachweissysteme angewandt. Letztere haben zwar eine längere Umlaufzeit und sind kostenintensiver, sind aber sensitiver und ermöglichen die gleichzeitige Erfassung eines breiten Erregerpanels.

Die Bestimmung eines Blutbildes oder von laborchemischen Infektionsmarkern wird nur im Rahmen einer Fieberabklärung bei jungen Säuglingen empfohlen. Kapilläre Blutgasanalysen und die Bestimmung der Serumelektrolyte sind bei schweren Verläufen hilfreich, um eine respiratorische und/oder metabolische Entgleisung quantifizieren zu können.

Therapie: Die überwiegende Zahl der Kinder mit Bronchiolitis zeigt einen milden klinischen Verlauf und kann ambulant behandelt werden. In die Entscheidung der Notwendigkeit einer Hospitalisierung geht die Erkrankungsschwere sowie das Vorliegen von Risikofaktoren ein. Zudem sollten soziale (angemessene Versorgung des Kindes gesichert?) und geografische Aspekte (Erreichbarkeit von medizinischer Hilfe?) beachtet werden. Entsprechend den britischen Leitlinien (NICE) qualifizieren sich Kinder für eine stationäre Behandlung immer dann, wenn eines der folgenden Kriterien zutrifft: Verdacht auf das Auftreten von Apnoen, unzureichende Flüssigkeitszufuhr (insbesondere bei zusätzlich Flüssigkeitsverlust durch Tachypnoe), persistierende schwere Atemnot (mit deutlichen Einziehungen bzw. Atemfrequenzen über 70/min) oder Hypoxämie (transkutane Sauerstoffsättigung unter 92 % bei Raumluft) [3]. Aufgrund des variablen klinischen Bilds sollte bei Kindern in ambulanter Behandlung insbesondere in der Frühphase der Erkrankung eine engmaschige medizinische Reevaluation erfolgen und die Eltern mit genauen Instruktionen z. B. Merkblatt mit Kriterien zur sofortigen Wiedervorstellung ausgestattet werden.

Da bisher keine wirksame spezifische (z. B. antivirale) Therapie der Infektion verfügbar ist, besteht die Behandlung in den meisten Fällen ausschließlich aus supportiven Maßnahmen. In zahlreichen internationalen Leitlinien hat sich mittlerweile die Auffassung durchgesetzt, dass minimales Handling, die Sicherung einer angemessenen Flüssigkeitszufuhr und einer ausreichenden Oxygenierung (Sauerstoffapplikation, ggf. Atemunterstützung) die Pfeiler der Behandlung der selbstlimitierenden Erkrankung sein sollten („to do less, is to do more").

– Ausreichende Flüssigkeitszufuhr: Es ist auf eine ausreichende Flüssigkeitszufuhr zu achten, die enterale (ggf. auch über eine naso-/orogastrale Sonde) ist einer parenteralen Flüssigkeitsgabe vorzuziehen.
– Reduktion des Atemwegswiderstands: Säuglinge sind obligate Nasenatmer. Daher wird das Absaugen von nasalem Sekret bei verlegter Nasenatmung als ne-

benwirkungsarme Maßnahme zur Reduktion des Atemwegswiderstandes empfohlen, auch wenn die Effektivität nicht durch klinische Studien belegt wurde [3]. Die klinische Erfahrung zeigt, dass der kurzzeitige Einsatz von abschwellenden Nasentropfen (z. B. Xylometazolin) insbesondere vor dem Trinken zusätzlich hilfreich sein kann. Hierzu liegen bisher ebenfalls keine kontrollierten Studien vor.

– Sauerstoffsupplementation: Bei nachgewiesener Hypoxämie sollte Sauerstoff über eine Nasenbrille appliziert werden. Unklar ist, ab welcher Sättigungsgrenze das erfolgen soll. In einer prospektiven, randomisierten Studie aus Großbritannien zeigte sich eine Anwendung von Sauerstoff ab einer Sättigungsgrenze von 90 % (im Vergleich zu 94 %) als sicher und resultierte in einer verkürzten Hospitalisierungsdauer der Kinder [4]. Die aktuellen Empfehlungen liegen je nach Leitlinie zwischen 90 % und 92 % als Sauerstoffsättigungsgrenze für eine O_2-Supplementation.

– Nasale „High Flow" Therapie: Die Anwendung einer nicht invasiven Atemunterstützung mittels nasaler High Flow Therapie kann bei Kindern mit relevanter Tachydyspnoe die Atemarbeit erleichtern und die Notwendigkeit einer invasiven Beatmung verhindern. Der Einsatz ist auch außerhalb der Intensivstation als sicher anzusehen [5]. Eine Behandlung mit CPAP oder eine invasive Beatmung ist Patienten mit fortschreitendem Atemversagen und Hyperkapnie vorbehalten.

– Inhalation einer hypertonen Kochsalzlösung: Die Inhalation von hypertoner Kochsalzlösung verbessert die mukoziliäre Clearance. Die Datenlage zur Anwendung von 3 %-Kochsalzlösung im Rahmen einer RSV-Bronchiolitis ist jedoch widersprüchlich. Eine systematische Metaanalyse von 26 Studien weist nur geringe Effekte nach (Verkürzung des stationären Aufenthaltes, Verbesserung von klinischen Symptom-Scores). Daher empfiehlt nur die amerikanische AAP Leitlinie die Anwendung von 3 %-NaCl-Lösung als optionale Therapie bei hospitalisierten Kindern mit einem erwarteten Krankenhausaufenthalt von mehr als 72 Stunden [6]. Andere Leitlinien empfehlen, keine hypertone Kochsalzlösung anzuwenden.

– Inhalativ oder systemisch verabreichte Kortikosteroide sind weder in der akuten Erkrankungsphase noch zur Prävention der bronchialen Hyperreagibilität wirksam. Auch ergibt sich für die Anwendung von inhalativen Bronchodilatatoren keine Evidenz (β_2-Sympathomimetika, z. B. Salbutamol bzw. Anticholinergika, z. B. Ipratropriumbromid). Die Anwendung von Bronchodilatatoren in der Therapie der akuten Bronchiolitis wird daher nicht empfohlen. Die Daten zu dem alpha-mimetisch wirkenden vasokonstriktiven Epinephrin sind widersprüchlich.

– Eine antibiotische Therapie beeinflusst weder den klinischen Verlauf der RSV-Infektion noch die Dauer der Ansteckungsfähigkeit und ist nur indiziert, wenn der konkrete Verdacht für das Vorliegen einer bakteriellen Koinfektion vorliegt.

– Passive Immunisierung gegenüber RS Viren: Palivizumab ist ein humanisierter monoklonaler Antikörper, der gegen das Fusions-(F-)Protein des RSV Viruskapsids gerichtet ist. Das Präparat verfügt über eine Zulassung zur passiven Immunisierung und damit zur Prophylaxe von schweren RSV-Infektionen bei Risiko-kindern in den ersten zwei Lebensjahren. Palivizumab reduziert in Studien die RSV-assoziierte Hospitalisierungsrate von Frühgeborenen ≤ 35 Schwanger-schaftswochen bis zu einem Alter von sechs Monaten, bei Frühgeborenen mit chronischer Lungenerkrankung (CLD) und Kinder mit hämodynamisch relevan-tem Herzfehler auch noch bis in das zweite Lebensjahr. Aufgrund der aufwendi-gen Applikation (hohe Kosten, bis zu 5 intramuskuläre Applikationen/Saison) soll die Anwendung nur bei Hochrisikokindern erfolgen. Die Empfehlungen zur Indikationsstellung variieren zwischen den einzelnen nationalen Leitlinien, für Deutschland existiert hierzu eine AWMF-Leitlinie [7].

Es befinden sich derzeit neue Antikörper mit längerer Halbwertszeit und höherer Rezeptoraffinität in klinischer Evaluation (z. B. Nirsevimab, derzeit Phase-III-Studie beendet). Diese müssen im Gegensatz zu Palivizumab nur einmal in der Saison verabreicht werden. Eine Zulassung durch die EMA ist in den nächsten Jahren zu erwarten.

Prognose: Als Langzeitkomplikation sind wiederkehrende Obstruktionen und eine anhaltende Hyperreagibilität des Bronchialsystems als Folge einer akuten RSV-indu-zierten Bronchiolitis beschrieben. Zahlreiche longitudinale Kohortenstudien zeigen eine Assoziation zwischen früher RS-Virusinfektion und einer erhöhten Prävalenz von Asthma bzw. rekurrierendem Giemen bei den betroffenen Kindern bis weit in das Erwachsenenalter. Unklar ist jedoch, ob die frühe Infektion eine anhaltende Pa-thologie induziert oder Kinder mit einem erhöhten Risiko für ein Asthma bronchiale eine erhöhte Suszeptibilität für einen schweren Verlauf einer RSV-Infektion haben. Die Vermeidung einer frühen RSV-Infektion durch präventive Applikation des mono-klonalen Antikörpers Palivizumab bei späten Frühgeborenen (33.–35. SSW) führte in einer niederländischen Interventionsstudie zu einer signifikanten Reduktion der Häufigkeit von Giemen und Häufigkeit von Asthma (im Alter von 5 Jahren) zuguns-ten der Interventionsgruppe [8]. Die Langzeitfolgen scheinen jedoch nicht RSV spezi-fisch zu sein: auch Kinder mit frühen Rhinovirusinfektionen zeigen ein erhöhtes Risi-ko für die Entwicklung eines Asthmas im späteren Leben, insbesondere bei Vorliegen einer Sensibilisierung gegen Aeroallergene.

Obstruktive Bronchitis
Epidemiologie und Pathophysiologie: Die obstruktive Bronchitis ist eine in der Re-gel virale Infektion der unteren Atemwege mit Schleimhautschwellung, vermehrter Sekretproduktion und Epithelnekrose. Dies allein führt aufgrund der kleinen Atem-wegsdurchmesser zu einer Obstruktion der mittleren und größeren Bronchien und verursacht das Leitsymptom des exspiratorischen Giemens („wheeze"). Ein Spasmus der Bronchialmuskulatur bzw. eine atopische Konstellation gehört im Gegensatz zum frühkindlichen Asthma nicht generell dazu. Eine passagere infektassoziierte

bronchiale Hyperreagibilität kann jedoch vorkommen. Eine klinische Abgrenzung zur Bronchiolitis ist wegen überlappender Symptome nicht immer möglich. Die häufigsten Erreger der obstruktiven Bronchitis sind RSV und Rhinoviren, außerdem können humane Metapneumoviren, Coronaviren, Adenoviren und Influenzaviren nachgewiesen werden.

Rund 30 % aller Kinder erfahren mindestens eine Episode einer obstruktiven Bronchitis bis zum Ende des 3. Lebensjahrs. Obstruktive Bronchitiden bei älteren Kleinkindern zwischen dem 3. und 5. Lebensjahr sind untypisch und eher auf infektionsassoziierte Exazerbationen eines Asthmas bronchiale zurückzuführen. Ebenso sind rekurrierende Episoden (> 2 Episoden/Jahr), das Vorliegen von Atopie sowie Symptome auch in infektfreien Intervallen hinweisend auf ein frühkindliches Asthma bronchiale, welches bereits im 1.–3. Lebensjahr sich manifestieren kann.

Symptomatik: Die obstruktive Bronchitis manifestiert sich nach einer kurzen Prodromalphase (mit seröser Rhinitis und ggf. Fieber) mit einem trockenen Husten und vermehrter Atemarbeit, bei schwereren Verläufen auch Sauerstoffsättigungsabfällen und Atemnot. Ein exspiratorisch pfeifendes Atemgeräusch ist charakteristisch für die obstruktive Bronchitis. Die Symptomatik persistiert in der Regel für 7 bis maximal 14 Tage.

Diagnostik: Die Diagnose der obstruktiven Bronchitis kann anhand von Anamnese und klinischer Präsentation gestellt werden. Wie bei der Bronchiolitis (siehe oben) sind weiterführende Untersuchungen (Röntgenbild, Virusdiagnostik, Labor) nur bei schweren Verläufen oder zur Differentialdiagnostik notwendig. Zur Differenzierung von sporadisch auftretenden Episoden zu einem sich früh manifestierenden Asthma bronchiale hat sich der modifizierte „Asthma Prediction Index" (mAPI) bewährt [9], der bei Kleinkindern bis zum Alter von 3 Lebensjahren angewandt werden kann (Tab. 9.15). Kleinkinder mit positivem Test zeigen ein hohes Risiko für das Vorliegen eines Asthma bronchiale im Schulalter (bis zu 90 %). Die Therapie dieser Kinder sollte sich an den Asthma-Leitlinien orientieren.

Tab. 9.15: Modifizierter Asthma Prediction Index. Für einen positiven Test müssen die Kriterien der Gruppe 1 und 2 erfüllt sein [9].

1.	≥ 4 obstruktive Episoden mit Giemen/Jahr		
2.	**Majorkriterien** *mindestens eines*	oder	**Minorkriterien** *mindestens zwei*
	Atopische Dermatitis		Episoden mit Giemen in infektionsfreien Intervallen
	Sensibilisierung ggü. ≥ 1 Aeroallergen		Blutbild mit Eosinophilie > 4 %
	Asthma bronchiale bei einem oder beiden Eltern		Sensibilisierung gegen Milch, Ei oder Erdnuss

Therapie: In Metaanalysen konnte bisher keine klare Evidenz für einen Effekt von kurz wirksamen β2-Sympathikomimetika (z. B. Salbutamol) bei Kleinkindern mit „wheeze" erhoben werden. Dies ist am ehesten einer heterogenen Falldefinition in den Studien geschuldet (sowohl obstruktive Bronchitis als auch Kleinkindasthma). Es besteht ein Expertenkonsensus, dass inhalatives Salbutamol zumindest im Rahmen eines Therapieversuchs zur Behandlung der Atemwegsobstruktion bei Kleinkindern angewandt werden kann (zur Therapie eines eventuell schon früh manifesten Asthmas). Der individuelle Therapieerfolg sollte z. B. anhand des Auskultationsbefundes oder der Atemfrequenz evaluiert und bei Ansprechen regelmäßige Inhalationen über die Dauer der Erkrankung empfohlen werden. Die Kombination mit einem Anticholinergikum kann einen synergistischen Effekt haben. Die inhalative Therapie im Säuglings- und Kleinkindalter sollte bevorzugt mittels Dosieraerosol über eine Vorschaltkammer appliziert und die Familie in der korrekten Anwendung geschult werden.

Der Nutzen einer antiinflammatorischen Dauertherapie mit inhalativen Kortikosteroiden bei rezidivierenden obstruktiven Bronchitiden ist im Gegensatz zum frühkindlichen atopischen Asthma bisher nicht belegt. Dennoch kann bei wiederholten oder schwer verlaufenden Episoden ein Therapieversuch zur Symptomkontrolle erfolgen. Diese muss nach einem angemessenen Therapieintervall (z. B. 12 Wochen) kritisch reevaluiert werden. Ein positives Therapieansprechen wäre z. B. die Vermeidung von hospitalisierungspflichtigen Episoden. Bei Therapieversagen muss die Dauertherapie konsequenterweise wieder abgesetzt werden.

Die Anwendung von systemischen Kortikosteroiden ist Kindern mit hospitalisierungspflichtigen Verläufen und Verdacht auf das Vorliegen eines Asthmas bronchiale vorbehalten.

Differentialdiagnosen: Das Leitsymptom der obstruktiven Bronchitis mit exspiratorischem Giemen sollte immer bei ungewöhnlicher Präsentation (z. B. rezidivierendes Auftreten, Fehlen von beschwerdefreien Intervallen) an entsprechende Differentialdiagnosen denken lassen (siehe Tab. 9.16).

Tab. 9.16: Differentialdiagnosen der obstruktiven Bronchitis (modifiziert nach Schorlemer et al. [10]).

Klinische Charakteristika	Differenzialdiagnosen
Symptome ab Geburt	Tracheobronchomalazie, primäre ziliäre Dyskinesie (PCD), zystische Fibrose (CF), „chronic lung disease" (CLD/BPD)
feuchter produktiver Husten	CF, PCD, Protrahierte bakterielle Bronchitis, Tuberkulose
plötzliches Auftreten ohne Infektionshinweis	Fremdkörperaspiration
inspiratorischer Stridor	Laryngitis, schwere Tracheitis
vorwiegend nächtliche Beschwerden	Gastroösophagealer Reflux, schleimige Entzündung der oberen Atemwege („postnasal drip")
Gedeihstörung	CF, Immundefizienz
rezid. Episoden, Atopie, Symptome in infektionsfreien Intervallen	(frühkindliches) Asthma bronchiale
persistierende Beschwerden ohne asymptomatische Intervalle	mittlere bis schwere Tracheobronchomalazie/Stenose, CLD, Malformationen (z. B. Gefäßring)

Prognose: Bei den meisten Kindern kommt es auch bei zuvor 2–3 obstruktiven Bronchitiden mit Eintritt in das Vorschulalter zu einer spontanen Remission der Beschwerden (> 90 %). Bei einem kleineren Anteil liegt ein nicht-atopisches Infektasthma (episodic wheezing) mit ebenfalls hoher Remissionsrate ab dem Schulalter vor. Hiervon abzugrenzen sind Kinder mit einem sich früh manifestierenden (atopischen) Asthma bronchiale mit Persistenz bis in die Adoleszenz. Für diese Form des frühkindlichen Asthmas können Scores bereits ab dem ersten Lebensjahr angewandt werden (mAPI, Tab. 9.15), um das Risiko für das Vorliegen dieser Erkrankung klinisch abzuschätzen. Klar definierte Biomarker zur frühzeitigen Identifikation dieser Kinder konnten bisher nicht charakterisiert werden und sind weiterhin Gegenstand aktueller Forschung.

Literatur

[1]   Meissner HC. Viral Bronchiolitis in Children. N Engl J Med. 2016;374(1):62–72.
[2]   Schroeder AR, et al. Apnea in children hospitalized with bronchiolitis. Pediatrics. 2013;132(5): e1194-201.
[3]   NICE guideline (2015) Bronchiolitis in children: diagnosis and management. www.nice.org.uk/ guidance/ng9. Zugegriffen: 18. April 2021

[4] Cunningham S, et al. Bronchiolitis of Infancy Discharge Study (BIDS) group. Oxygen saturation targets in infants with bronchiolitis (BIDS): a double-blind, randomised, equivalence trial. Lancet. 2015;386(9998):1041–8.

[5] Moreel L, et al. High flow nasal cannula as respiratory support in treating infant bronchiolitis: a systematic review. Eur J Pediatr. 2020;179(5):711–718.:

[6] Ralston SL, et al. American Academy of Pediatrics. Clinical practice guideline: the diagnosis, management, and prevention of bronchiolitis. Pediatrics. 2014;134(5):e1474-502.

[7] Prophylaxe von schweren Erkrankungen durch Respiratory Syncytial Virus (RSV) bei Risikokindern, AWMF 2018, Registernummer 048 – 012.

[8] Scheltema NM, et al. Respiratory syncytial virus prevention and asthma in healthy preterm infants: a randomised controlled trial. Lancet Respir Med. 2018;6(4):257–264.

[9] Chang TS, et al. Evaluation of the Modified Asthma Predictive Index in High-Risk Preschool Children. J Allergy Clin Immunol Pract. 2013;1(2):10.1016.

[10] Schorlemer, et al. Akute virale Bronchiolitis und obstruktive Bronchitis bei Kindern. Monatsschr Kinderheilkd. 2020;168:1147–1157.

9.3.3 Protrahierte bakterielle Bronchitis (PBB)

Martin Wetzke

9.3.3.1 Das typische klinisches Bild

Die 3-jährige Freya stellt sich zur Mitbeurteilung eines anhaltenden Hustens in Ihrer Ambulanz vor. Zuvor war das Kind vollständig gesund. Durch den Kinderarzt sind unter der Annahme eines Asthmas unterschiedliche Therapiestrategien wie Feuchtinhalationen mit isotoner Kochsalzlösung, Salbutamol, inhalative Steroide und Leukotrienrezeptorantagonisten angewandt worden, ohne dass dies einen Einfluss auf die Symptomatik gehabt habe. Im Rahmen der Anamneseerhebung ergibt sich, dass der Husten *durchgehend, ohne hustenfreie Tage* seit mehreren Monaten besteht, einen *feuchten Klangcharakter* hat und das Kind auch *nachts* hustet. Schweißtest, basisimmunologische Untersuchungen und Röntgenbild sind unauffällig. Unter dem klinischen Bild einer protrahierten bakteriellen Bronchitis wird eine antibiotische Therapie mit Amoxicillin über vier Wochen sowie Inhalationen mit hypertoner Kochsalzlösung initiiert. In der Wiedervorstellung nach sechs Wochen treffen Sie auf eine begeisterte Mutter, die, auch nach Absetzen der antibiotischen Therapie, von einem anhaltend beschwerdefreiem Kind berichtet.

9.3.3.2 Epidemiologie

Die Diagnose der protrahierten bakteriellen Bronchitis (PBB) ist erst in den letzten 15 Jahren in den Kanon der pädiatrisch pneumologischen Erkrankungen aufgenommen worden. Die Erkrankung zählt zu den häufigen Ursachen für chronischen Husten bei Kindern (je nach Kohorte bis zu 40 %). Dennoch unterstellen viele Autoren, dass die PBB unterdiagnostiziert und die tatsächliche Morbidität unterschätzt werde. Systematische Daten zur Prävalenz der Erkrankung fehlen bisher. Typischerweise sind Kinder in den ersten fünf Lebensjahren betroffen, es können aber auch Fälle bis in das Jugendalter beobachtet werden.

9.3.3.3 Pathophysiologie

Die PBB kann als frühe, noch reversible Variante einer chronisch-suppurativen Lungenkrankheit („chronic suppurative lung disease", CSLD) und Non-CF-Bronchiektasienerkrankung eingeordnet werden, deren gemeinsame pathophysiologische Grundlage eine chronische bakterielle Infektion mit folgender neutrophiler Inflammation der unteren Atemwege darstellt. Im Falle der PBB ist meist eine Infektion mit *Haemophilus influenzae, Moraxella catarrhalis, Staph. aureus* oder *Streptococcus pneumoniae* verantwortlich, die trotz Immunaktivierung nicht ausreichend geheilt werden kann. In Folge tritt eine Hypersekretion mit anhaltendem feuchtem Husten auf. Begünstigend scheint eine zumindest passagere Störung der mukoziliären Clearance vorzuliegen. Diese kann durch eine transiente Infektion mit viralen Atemwegspathogenen zu Beginn der Erkrankung vermittelt werden. Bei einem relevanten Teil der Kinder mit PPB findet sich zudem eine Tracheo- und/oder Bronchomalazie, welche ebenfalls mit einer gestörten Atemwegs-Clearance assoziiert ist. Die Untersuchung der BAL bei Kindern mit PBB zeigt typischerweise eine deutliche Neutrophilie und eine Erhöhung von proinflammatorischen Zytokinen (z. B. Il-1β), welche mit dem klinischen Schweregrad korrelieren. Eine spezifische Form der Immundefizienz als Ursache für die PBB wurde bisher nicht beschrieben.

9.3.3.4 Symptomatik

Klinisch führendes Symptom der PBB ist ein seit mehr als vier Wochen kontinuierlich bestehender, feuchter Husten bei einem sonst unbeeinträchtigten Kind. Der Husten tritt verstärkt bei körperlicher Belastung und teils auch nachts auf. Wenn retrospektive Angaben zu Dauer und Kontinuität der Symptomatik nicht aussagekräftig erhoben werden können, ermöglicht mitunter ein Beschwerdetagebuch den Ausschluss von hustenfreien Intervallen in der Abgrenzung von PBB zu rezidivierenden Infektionen. Häufig kann der feuchte Husten bei der klinischen Untersuchung nachvollzogen werden, Ton- oder Videodokumentation der Beschwerden durch die Eltern sind aber bei der Erhebung des Klangcharakters ebenso hilfreich. In den meisten Fällen besteht keine Häufung anderer Infektionen wie rezidivierende Otitiden oder einer chronischen Rhinitis. Bei der Auskultation fehlen spezifische Symptome, persistierende, vom Husten unabhängige, obstruktive Atemgeräusche liegen in der Regel nicht vor. Allerdings berichten Eltern häufiger von obstruktiven Atemgeräuschen, so dass das Kind entsprechend mit einer nicht angezeigten antiasthmatischen Therapie versorgt wird.

9.3.3.5 Diagnostik

Die genaue Anamnese ist meist Schlüssel zur Diagnose einer PPB. Wenn folgende Kriterien vorliegen, kann von einer *klinisch gesicherten PBB* ausgegangen werden [1]:
1. Feuchter, über mehr als 4 Wochen persistierender Husten bei einem Kind im typischen Alter (meist < 5 Jahre, stets < 14 Jahre).

2. Fehlen von spezifischen Warnhinweisen auf das Vorliegen einer Grunderkrankung (z. B. CF, PCD, Fremdkörperaspiration, Immundefekt, Kontakt zu Patienten mit TB).
3. Sistieren der Beschwerden nach 2- (bis 4-) wöchiger, dem lokalen Resistenzspektrum angepasster, oraler Antibiotikatherapie.

Da also der Therapierfolg einer antibiotischen Behandlung Teil der Diagnosekriterien ist, kann im Fall einer klinisch gesicherten Erkrankung die Diagnose erst *ex juvantibus* nach Initiierung der Therapie gesichert werden.

Hiervon wird die *mikrobiologisch gesicherte PBB* unterschieden [1]: Deren Diagnose ergibt sich aus den oben genannten Kriterien sowie dem Nachweis einer Infektion der unteren Atemwege aus bronchoalveolärer Lavage (BAL) oder Sputum. Beweisend ist der mikrobiologische Nachweis eines bakteriellen Atemwegspathogen in relevanter Keimzahl ($\geq 10^4$ Keime/ml).

Die meisten Kinder mit einer PBB können kein Sputum expektorieren, so dass die mikrobiologische Bestätigung der Erkrankung in der Regel auf eine invasive Bronchoskopie zur Gewinnung der BAL angewiesen ist. Da zahlreiche Aspekte in der Behandlung der Erkrankung (Resistenzen, Art und Einsatz von Wirkstoffen, Veränderungen des Mikrobioms und Rezidivrisiko) ungeklärt sind, streben derzeit einige Zentren im deutschsprachigen Raum zumeist die mikrobiologische Sicherung an, auch wenn hierfür eine Narkoseuntersuchung notwendig ist. Der unmittelbare Vorteil für den Patienten ist die genaue Dokumentation des Atemwegspathogens mit Resistenzspektrum bzw. von begünstigenden Komorbiditäten wie z. B. einer Malazie der unteren Atemwege. Die meisten Zentren und auch die aktuelle Leitlinie von ATS und ERS empfehlen dagegen eine invasive Diagnostik erst bei einem Versagen einer kalkulierten antibiotischen Therapie über einen Zeitraum von 4 Wochen. Für das letztere Vorgehen spricht die große Anzahl an Patienten mit V. a. PBB.

Unabhängig hiervon sollte stets eine Röntgen-Thorax-Aufnahme und wenn möglich eine Lungenfunktion angefertigt werden. Erstere zeigt bei Kindern mit PBB in der Regel nur geringe Veränderungen (Bronchialwandverdickung), dient aber auch dem Ausschluss anderer struktureller Lungenerkrankungen. Auch die Lungenfunktion ist in der Regel ohne Auffälligkeiten. Bei Therapieversagen oder Rezidiv der Erkrankung ist diese Diagnostik auszuweiten (Basisimmunologie mit Immunglobulinspiegel und Differentialblutbild, Impfantikörper, Zilienfunktionsdiagnostik, thorakale Schnittbildgebung, Schweißtest).

9.3.3.6 Therapie

Die Therapie der PBB besteht aus einer antibiotischen Behandlung über mindestens zwei (bis vier) Wochen. Die notwendige Dauer dieser Therapie ist allerdings noch Gegenstand der wissenschaftlichen Diskussion. Daten aus klinischen Studien favorisieren ein Therapieintervall von zwei Wochen, unter dem bei einem Großteil der Kinder

der Husten sistiert. Bei Ausbleiben einer vollständigen Remission des Hustens sollte das Therapieintervall auf vier Wochen ausgedehnt werden. Die Rezidivrate liegt allerdings in einer australischen Studie [2] nach 2-wöchiger Therapie (74 %) höher als nach einem 4-wöchigem (53 %) Therapieintervall, so dass berechtigte Argumente für den längeren Behandlungszeitraum vorliegen.

Bei klinisch gesicherter PBB wird zurzeit aufgrund der bisherigen Keimbefunde inkl. seltener amoxicillinresistenter Keime der kalkulierte Einsatz eines Aminopenicillin mit Betalaktamaseinhibitor (Amoxicillin + Clavulansäure) empfohlen. Aufgrund der damit verbundenen häufigen gastrointestinalen Nebenwirkungen, insbesondere bei Säuglingen, wird vieler Orts zunächst mit Amoxicillin über 14 Tage begonnen und erst bei fehlender Besserung eine mikrobiologische Sicherung des Pathogens mit nachfolgender resistenzgerechter Therapie durchgeführt. Häufig werden zudem additiv Maßnahmen zur Unterstützung der mukoziliären Clearance mit Inhalationen von hypertoner Kochsalzlösung (NaCl 6 %, off-label) und Atemphysiotherapie angewandt. Klinische Untersuchungen zur Evaluation dieser pathophysiologisch nachvollziehbaren Therapieansätze zur Sekretmobilisation sind jedoch nicht verfügbar, so dass eine gesicherte Evidenz fehlt. Eine Azithromycin-Dauertherapie, deren antientzündliche Wirkung bei Non-CF-Bronchiektasenerkrankungen belegt ist, ist als Rezidivprophylaxe den Fällen mit rekurrierender PPB (> 3 Episoden/Jahr) vorenthalten.

9.3.3.7 Differentialdiagnosen

Die Differentialdiagnosen des chronisch produktiven Hustens sind vielfältig und umfassen das gesamte Spektrum von Erkrankungen mit chronischer Infektion der unteren Atemwege. Hierzu zählen insbesondere die CF, PCD, Non-CF-Bronchiektasenerkrankung, chronische Aspirationssyndrome, Immundefekte und eine gestörte Clearance in Folge von neuromuskulären Vorerkrankungen.

9.3.3.8 Prognose

In Abhängigkeit der Dauer der angewandten antibiotischen Therapie treten häufig Rezidive der PBB auf (bis zu ca. 75 %), dennoch ist in eigener Erfahrung die mittelfristige Prognose bei Kindern mit isolierter PBB als gut anzusehen. Rund 10 % der Patienten entwickeln eine Bronchiektasenerkrankung, insbesondere die Kinder mit einem Rezidiv der PBB im ersten Jahr sowie einer Infektion durch Haemophilus influenza [3]. Daher sollten Kinder mit einer PBB gründlich nachuntersucht und ggf. umfassender diagnostisch evaluiert werden. Dies dient auch dazu, Differentialdiagnosen zu erkennen und begünstigende Vorerkrankungen entsprechend therapeutisch adressieren zu können. Wichtiges Ziel der Behandlung dieser Patienten ist, einen Progress zur chronisch suppurativen Lungenerkrankung oder Bronchiektasenerkrankung zu vermeiden.

Literatur

[1]   Kantar A, et al. ERS statement on protracted bacterial bronchitis in children. Eur Respir J. 2017;50:1602139.

[2]   Ruffles TJC, et al. Duration of amoxicillin-clavulanate for protracted bacterial bronchitis in children (DACS): a multi-centre, double blind, randomised controlled trial. Lancet Respir Med. 2021;S2213-2600(21)00104–1.

[3]   Ruffles TJC, et al. Outcomes of protracted bacterial bronchitis in children: A 5-year prospective cohort study. Respirology. 2021;26:241–248.

9.3.4 Pneumonie

Tobias Ankermann

9.3.4.1 Einleitung und Definitionen

Unter einer Pneumonie wird eine Entzündung des am Gasaustausch beteiligten Lungenparenchyms, ausgelöst durch ein infektiöses Agens, verstanden. Begrifflich hiervon abzugrenzen sind die Pneumonitis als Inflammation durch chemische und/oder toxische Noxen und die Alveolitis aufgrund von allergisch oder toxisch verursachten Lungenveränderungen. Unter pathologisch-anatomischen Gesichtspunkten wird die „primäre Pneumonie", die bei Patienten ohne Lungenvorschädigung auftritt, von der „sekundären Pneumonie" abgegrenzt, die bei Patienten mit Lungenvorschädigung auftritt.

Unterschieden werden die „ambulant erworbene Pneumonie" (engl. community-acquired pneumonia [CAP] oder pediatric community-acquired pneumonia [pCAP]), die durch einen Erreger, der außerhalb eines Krankenhauses aufgenommen wurde, hervorgerufen wird, von der „nosokomialen Pneumonie" (im Krankenhaus erworbene Pneumonie), bei der definitionsgemäß die Symptomatik im Krankenhaus ab dem 3. Behandlungstag bis zu einer Woche nach Entlassung auftritt [1]. Eine Pneumonie in der Neugeborenenphase (erste vier Lebenswochen) wird als „neonatale Pneumonie" bzw. „Neugeborenenpneumonie" begrifflich von der pCAP abgegrenzt; von einer pCAP wird daher erst ab dem Alter von vier Wochen gesprochen.

Pathologisch-anatomisch werden Bronchopneumonie, Lobärpneumonie und Herdpneumonie unterschieden. Unter einer Bronchopneumonie wird eine uni- oder auch multifokale Entzündung des Lungenparenchyms verstanden, die nach aerogener Infektion von den Bronchien auf das umgebende Interstitium und die Alveolen (peribronchial) übergeht, sich aber nicht streng an die Begrenzung der Lungenlappen hält. Die Lobärpneumonie entsteht durch aerogene Infektion und Ausbreitung der Entzündung in alle Alveolen eines (oder seltener mehrerer) Lungenlappen. Sie hält sich aber an die Grenzen des jeweiligen Lungenlappens. Bei der Lobärpneumonie durch S. pneumoniae wird pathologisch-anatomisch der klassische stadienhafte Ablauf, der über Wochen dauern kann, beschrieben: Anschoppung (seröse Exsudation intraalveolär), dann rote Hepatisation (Abscheidung von Fibrin und Austritt von Erythrozyten), darauf folgend graue Hepatisation (Leukozyten Einwanderung) und abschließend gelbe Hepatisation (proteolytische Verflüssigung des Exsudates). Bei ausbleibender Resorption kann es unter Umständen zur sogenannten Karnifikation (Organisation des Exsudates) kommen. Bei der Herdpneumonie kommt es durch aerogene oder hämatogene Infektion zu einer auf Lobuli eines oder mehrerer Lungenlappen begrenzten Entzündung. Bei hämatogener Infektion spricht man auch von einer septikopyämischen Verlaufsform.

Historisch werden die Begriffe „typische Pneumonie" und „atypische Pneumonie" unterschieden. Die „typische Pneumonie" wird im klassischen Verständnis durch S. pneumoniae und/oder Staphylokokken verursacht, aber auch andere meist bakterielle Erreger können das klassische klinische Bild mit Husten, Fieber, Zeichen erhöhter Atemarbeit, feinblasigen Rasselgeräuschen und Allgemeinsymptomen sowie im Röntgenbild des Thorax nachweisbaren Infiltraten zeigen. Abgegrenzt wird davon die „atypische Pneumonie" mit eher trockenem Husten, häufig fehlenden feinblasigen Rasselgeräuschen bei der Auskultation, oftmals nicht hohem Fieber (< 39° C), dafür mit Kopf-, Bauch- und Gelenkschmerzen, makulopapulösem Exanthem mit protrahiertem Verlauf und eher interstitiellem Muster statt Infiltraten im Röntgenbild. Die atypische Pneumonie wird durch Viren, Pilze, Chlamydien und Mykoplasmen verursacht. Diese Unterscheidung ist im klinischen Alltag jedoch nur wenig hilfreich, da sowohl klinisch als auch radiologisch eine Zuordnung zum Erreger nicht sicher möglich ist (s. u.). Treten ausgehend von einer primären Entzündung des Lungenparenchyms systemische und/oder lokale Komplikationen auf, spricht man von einer komplizierten Pneumonie. Unterschieden werden systemische und lokale Komplikationen von Pneumonien.

Komplikationen von Pneumonien bei Kindern („Komplizierte Pneumonie"):
    „Systemische" Komplikationen
– Respiratorische Insuffizienz
– Dehydratation
– inadäquate ADH-Sekretion
– Hyponatriämie

„Lokale"-Komplikationen
– Pleuraerguss (Parapneumonischer Erguss – PPE/ Pleuraempyem [PE])
– Lungenabszess
– nekrotisierende Pneumonie/Pneumatozele
– Bronchopulmonale Fistel
– Atelektase
– Pneumothorax/Pneumatozele

9.3.4.2 Epidemiologie

Die pCAP ist weltweit eine der am häufigsten zur Hospitalisierung führenden Erkrankungen und mit rund 900.000 Todesfällen pro Jahr die häufigste Todesursache bei Kindern jenseits der Neonatalperiode. Auch in Europa war die Pneumonie vor Einführung der Pneumokokkenimpfungen die häufigste infektiöse Ursache für Todesfälle bei Kindern. In Deutschland wird eine Inzidenz der Pneumonie von 19,3:10.000 im ersten Lebensjahr bzw. 16,9:10.000 in den ersten 5 Lebensjahren berichtet. Die Jahresprävalenz von Pneumonien betrug in der KIGGS-Studie (2003–2006) in Deutschland insgesamt 1,5 %, bei den 3–6-Jährigen 3 % und bei den 14–17-Jährigen 0,5 %. In den USA, Großbritannien, Deutschland und auch anderen Ländern konnte nach Einführung von Pneumokokken-Impfprogrammen (sowohl 7- als auch 10- und 13-valent) ein Rückgang der Inzidenz insbesondere bei Kindern vor dem 5. Lebensjahr beobachtet werden (Übersicht bei [1] und [2]).

9.3.4.3 Pathophysiologie

Eine Pneumonie entsteht durch Infektion mit einem infektiösen Agens und der darauffolgenden immunologischen Reaktion. Das Erregerspektrum variiert in Abhängigkeit vom Lebensalter. In der Neugeborenenphase sind die häufigsten Erreger B-Streptokokken und gramnegative Darmbakterien, wobei B-Streptokokken als „late-onset"-Sepsis bzw. Pneumonie auch noch bis zur 6.– 8. Lebenswoche und später auftreten. Bei Säuglingen und Kleinkindern finden sich häufiger virale Infektionen. In allen Altersgruppen findet sich ein hoher Anteil (um 30 %) von Mischinfektionen aus Viren und Bakterien. Häufigster bakterieller Erreger unabhängig von Population und Untersuchungsmethode ist ab dem Alter von 2 Monaten Streptococcus pneumoniae. Atypische Erreger wie Mykoplasmen und Chlamydien werden deutlich seltener und eher bei Kindern im Schulalter nachgewiesen. Tab. 9.17 zeigt einen Überblick über die Erregerverteilung bei der pCAP in den verschiedenen Altersgruppen.

Bei lokalen Komplikationen werden (in absteigender Häufigkeit) z. B. Streptococcus pneumoniae, Streptococcus pyogenes, Staphylococcus aureus, Haemophilus influenzae Typ B, Mycoplasma pneumoniae, Pseudomonas aeruginosa, Streptococcus species nachgewiesen. Das Erregerspektrum nosokomialer Pneumonien ist abhängig von der Kolonisation in der jeweiligen Einrichtung.

Tab. 9.17: Erregerspektrum bei ambulant erworbener Pneumonie nach Lebensalter. Cave: Vor dem 5. Lebensjahr werden sehr viel häufiger Viren als bakterielle Erreger nachgewiesen (*: hMPV = humanes Metapneumovirus) (modifiziert nach [3], Daten ergänzt aus [4] und [5]).

	≤ 2 Monate	2–12 Monate	1–5 Jahre	> 5 Jahre
Bakterien	B-Streptokokken Gramnegative Darmbakterien Klebsiella pneumoniae Listeria mono- cytogenes S. aureus Ureapl. urealytikum C. trachomatis	S. pneumoniae S. aureus B. pertussis (C. trachomatis)	S. pneumoniae M. pneumoniae (H. influenzae) (C. trachomatis/ pneumoniae) A-Streptokokken	S. pneumoniae M. pneumoniae C. pneumoniae
Viren	RSV Parainfluenza- viren Rhinovirus (CMV)	RSV Rhinoviren Parainfluenza- viren Influenzaviren Adenoviren hMPV*	Rhinoviren RSV Parainfluenzaviren Influenzaviren Adenoviren hMPV*	Rhinoviren Influenzaviren Parainfluenzaviren hMPV*
Pilze	Pneumocystis jirovecii Candida	–	–	–

9.3.4.4 Symptomatik

Klinische Symptome und Zeichen von Kindern mit Pneumonie sind Husten, Atemnot (Tachypnoe, thorakale Einziehungen, Nasenflügeln), Thoraxschmerzen, aber auch Allgemeinsymptome wie Fieber, Nahrungsverweigerung, Bauchschmerzen, Aktivitäts- und Vigilanzveränderungen, Apathie, Agitiertheit. Kein einzelnes klinisches Zeichen oder Symptom ist allein geeignet, eine Pneumonie von anderen unteren Atemwegsinfektionen zu unterscheiden. Auch in Abhängigkeit vom Alter ist das klinische Bild einer Pneumonie bei Kindern sehr variabel. Auskultationsbefunde sind insbesondere bei Kindern weder sensitiv noch spezifisch für die Diagnose Pneumonie. Tab. 9.18 gibt einen Überblick über mögliche Symptome einer Pneumonie in Abhängigkeit vom Lebensalter.

Tab. 9.18: Mögliche Symptome einer Pneumonie in Abhängigkeit vom Lebensalter (modifiziert nach [3], Daten ergänzt aus [6] und [7]).

	≤ 2 Monate	2–12 Monate	1–5 Jahre	> 5 Jahre
Atemfrequenz (WHO)	≥ 60/min	≥ 50/min	≥ 40/min	≥ 20/min
Symptome und Zeichen	Trinkschwäche Hypothermie Blässe Rekapillarisierungszeit ≥ 2 s Berührungsempfindlichkeit Apnoen Knorksen/Stöhnen Einziehungen Nasenflügeln (Nackensteifigkeit) (Husten) (Fieber)	Husten Fieber (> 38.5°) Einziehungen Rekapillarisierungszeit ≥ 2 s Nasenflügeln Apnoen Übelkeit/Erbrechen (Nackensteifigkeit)	Husten Fieber (> 38,5°) Einziehungen Rekapillarisierungszeit ≥ 2 s Nasenflügeln Thoraxschmerzen Bauchschmerzen (Nackensteifigkeit) (Arthralgien)	Husten Fieber (> 38,5°) Thoraxschmerzen Rekapillarisierungszeit ≥ 2 s Bauchschmerzen Kopfschmerzen Einziehungen Nasenflügeln (Arthralgien)
Auskultation	Rasselgeräusche Atemgeräusch ↓ (Giemen)	Rasselgeräusche Atemgeräusch ↓ (Giemen)	Rasselgeräusche Atemgeräusch ↓ (Giemen) (ggf. keine Rasselgeräusche)	Rasselgeräusche (Giemen) (ggf. keine Rasselgeräusche)

Klinische Hinweise auf lokale Komplikationen sind Fieber > 38,5° C über 3 Tage trotz adäquater antibiotischer Therapie, Thoraxschmerzen (evtl. atemabhängig), seitendifferentes Atemgeräusch, Klopfschalldämpfung, Atemnot (Tachypnoe, thorakale Einziehungen), evtl. respiratorische Insuffizienz, persistierender Husten, Übelkeit, deutliches Krankheitsgefühl und Gewichtsverlust. Es ist sinnvoll, die Abschätzung des Schweregrades einer Pneumonie anhand mehrerer klinischer Kriterien durchzuführen. Tab. 9.19 gibt einen Überblick über Kriterien zur Schweregradeinteilung von Pneumonien bei Kindern und Jugendlichen.

Tab. 9.19: Kriterien zur Schweregradeinteilung von Pneumonien (Cave: die Kriterien gelten nicht für Neugeborene und Kinder unter 3 Monaten) (aus [3], modifiziert nach [8]).

Alter	Schweregrad leicht-mittelschwer	Schweregrad schwer
3. LM – ≤ 2 Jahre	Temperatur < 38,5° C AF > 50/min keine oder sehr geringe thorakale Einziehungen orale Ernährung möglich	Temperatur > 38,5° C AF > 70/min thorakale Einziehungen Nasenflügeln Zyanose Hypoxämie (pSaO$_2$ ≤ 92 %) Apnoen Rekapillarisierungszeit ≥ 2 s Dehydratation Vigilanz herabgesetzt orale Ernährung nicht möglich
> 2 Jahre	Temperatur < 38,5° C AF > 50/min keine oder sehr geringe thorakale Einziehungen orale Ernährung möglich	Temperatur > 38,5° C AF > 50/min thorakale Einziehungen Nasenflügeln Zyanose Hypoxämie (pSaO$_2$ < 92 %) Apnoen Rekapillarisierungszeit ≥ 2 s Dehydratation Vigilanz herabgesetzt orale Ernährung nicht möglich

9.3.4.5 Diagnostik

Bei Patienten mit nicht-schwerer pCAP steht die klinische, ambulante Diagnostik im Vordergrund. Erregerdiagnostik und die Bestimmung von Entzündungsparametern sind verzichtbar. Kinder mit schwerer pCAP oder mit Komplikationen sollten stationär aufgenommen werden und eine Blutentnahme mit Bestimmung von Blutbild, CRP, Serumelektrolyten und Blutgasanalyse erhalten. Bei Neugeborenen und sehr jungen Säuglingen soll zusätzlich ein Differentialblutbild und IL-6 bestimmt werden. Zusätzlich sollte eine intensive molekularbiologische (PCR) und kulturelle Erregerdiagnostik erfolgen (aus Blutkultur, Nasopharyngealsekret, Pleurapunktat, Serologie und ggf. auch durch bronchoalveoläre Lavage).

Bei Patienten mit nicht-schwerer Pneumonie und ambulanter Betreuung sollte auf eine Thorax-Röntgenuntersuchung verzichtet werden. Sie sollte aber bei Kindern mit schwerem Verlauf, Rezidiv, Komplikationen oder fehlendem Therapieansprechen durchgeführt werden. Zur radiologischen Befunderhebung reicht in der Regel eine Aufnahme in sagittalem p.a.-Strahlengang aus. Eine Sonographie des Thorax ist zur Darstellung von pleuranahen und parapneumonischen Prozessen sinnvoll und zeigt eine gute Sensitivität und Spezifität.

Bei Hinweisen oder Verdacht auf eine lokale Komplikation sind Röntgen-Thorax, eine Sonographie des Thorax, Inflammationsparameter (Blutbild und Differential-blutbild, CRP, BSG) und die Bestimmung von Serumelektrolyten, Harnstoff, Serum LDH, Erregerdiagnostik mit mikrobiologischer Analyse von Sputum/Nasopharyn-gealsekret (Kultur, Multiplex-PCR) notwendig. Bei einem parapneumonischen Pro-zess (Pleuraerguss, Pleuraempyem, Abszess) sollte die Analyse von Pleuraflüssig-keit/Flüssigkeit der Abszesshöhle (Mikrobiologie [mit Mykoplasmen-PCR]), Zytologie (mit Ziehl-Neelsen Färbung), LDH, pH, Glukose, Protein angestrebt werden. Bei anti-biotisch behandelten Patienten mit komplizierter Pneumonie sollte aus Punktaten der Versuch eines Erregernachweises mittels erregerspezifischer PCR und/oder Nach-weis bakterieller 16 s rDNA erfolgen (Tab. 9.20).

Tab. 9.20: Diagnostik bei Pneumonie bei Kindern (modifiziert aus [1]).

in Praxis und Notfallambulanz	im Krankenhaus
immer:	**immer:**
komplette körperliche Unter-suchung	komplette körperliche Untersuchung
Zeichen der Atemnot?	Zeichen der Atemnot?
Messen der Körpertemperatur	Messen der Körpertemperatur
Pulsoxymetrie	Pulsoxymetrie
	Virus-Schnellteste (RSV, Influenza, Corona)
	Mikrobiologische Diagnostik
	Serumelektrolyte
	Sonographie des Thorax
	(evtl. Röntgen-Thorax-Aufnahme)
eventuell:	**schwerer Verlauf/Diagnose unklar/spezifische Hinweise:**
Sonographie des Thorax	Blutgasanalyse
Virus-Schnelltest (RSV, Influenza, Corona)	Urinstatus
	Virusdiagnostik
	Mikrobiologische Diagnostik
	Inflammationsparameter
	Röntgen-Thorax-Aufnahme, ggf. CT oder MRT
	Echokardiographie
	Komplizierte Pneumonie (PE, PPE):
	Inflammationsparameter (Blutbild und Differentialblutbild, CRP, BSG)
	Bestimmung von Serumelektrolyten, Harnstoff, Serum LDH
	Röntgen Thorax, ggf. CT oder MRT
	Sonographie des Thorax,
	Echokardiographie
	Erregerdiagnostik (mikrobiologische Analyse von Sputum/Na-sopharyngealsekret)
	Analyse der Pleuraflüssigkeit mit Kultur, Zytologie, Bestimmung von LDH, pH, Glukose, Protein (evtl. Erregernachweis mittels erregerspezifischer PCR und/oder Nachweis bakterieller 16 s rDNA)

9.3.4.6 Therapie

Generelle Therapieprinzipien, die bei einer Pneumonie sinnvoll sind, sind körperliche Ruhe, Antipyretika/Analgetika, Flüssigkeitszufuhr (mindestens 75 % des altersentsprechenden Bedarfs) und bei pulsoxymetrisch gemessenen Sauerstoffsättigungswerten ≤ 94 % die Gabe von Sauerstoff. Mukolytika, Inhalationen mit physiologischer Kochsalzlösung sowie Physiotherapie haben in wissenschaftlichen Untersuchungen keinen Effekt auf Hospitalisierungsdauer, Krankheitsdauer und Langzeit-Outcome gezeigt und sollten daher nicht routinemäßig angewendet werden. Bei sehr zähem Sekret kann die Inhalation mit hypertoner Kochsalzlösung in Analogie zur erfolgreichen Behandlung dieser Problematik bei der Mukoviszidose in Erwägung gezogen werden. Inhalationen mit Beta-2-Mimetika sind nur bei obstruktiver Ventilationsstörung und nachgewiesenem Effekt sinnvoll, sollten aber bei Pneumonie ohne obstruktive Ventilationsstörung nicht eingesetzt werden. Bei ambulanter Betreuung sollten Eltern/Betreuer über Warnsymptome einer klinischen Verschlechterung aufgeklärt werden (Lethargie, persistierendes Fieber, Atemnotzeichen).

Kinder aller Altersgruppen mit klinischen Zeichen einer Pneumonie sollten eine antibiotische Therapie erhalten, da eine klinische Differenzierung zwischen viraler und bakterieller Ätiologie nicht möglich ist. Bei Kindern unter zwei Jahren mit vollständiger Pneumokokkenimpfung und leichtem Verlauf, einer obstruktiven Ventilationsstörung und der Möglichkeit täglicher klinischer Kontrollen kann auf die primäre Gabe von Antibiotika verzichtet werden. Bei einem zweigipfligen Fieberverlauf ist an eine sekundäre bakterielle Pneumonie zu denken. Bei Neugeborenen und sehr jungen Säuglingen sind bei klinischen Hinweisen auf eine Pneumonie bzw. auf eine bakterielle Infektion oder ein septisches Geschehen unmittelbar nach Blutentnahme (zur Bestimmung von CRP, IL-6, Leukozytenzahl, Differentialblutbild und Abnahme einer Blutkultur) sehr schnell Antibiotika zu geben. In dieser Altersgruppe sollte die Therapie i. v. erfolgen. Eine Verzögerung der Therapie kann in dieser Altersgruppe durch die fehlende Begrenzung der Infektion auf ein Organsystem und die schnelle Ausbreitung der Erreger z. B. zu einer meningealen Beteiligung bzw. Meningitis oder Sepsis führen. Mittel der ersten Wahl ist die Kombination aus einem Aminopenicillin und einem Aminoglykosid. Bei nicht-schwerer Pneumonie sollte die Therapie für mindestens 5 und für 3–5 Tage nach Entfieberung durchgeführt werden. Bei ambulanter Betreuung und leichtem Verlauf kann eine kürzere Therapiedauer von fünf oder sogar drei Tagen ausreichend sein. Bei schwerem Verlauf einer Pneumonie soll die antibiotische Therapie für mindestens 7 Tage durchgeführt werden, bei lokalen Komplikationen für 2–4 Wochen. Tab. 9.21 gibt einen Überblick über die kalkulierte antibiotische Therapie von Pneumonien in Abhängigkeit vom Lebensalter.

Tab. 9.21: Antibiotische Therapie von Pneumonien in Abhängigkeit vom Lebensalter.

	≤ 2 Monate	2–12 Monate	1–5 Jahre	> 5 Jahre
Mittel der Wahl	Neugeborene (1.–28. Lt): Aminopenicillin + Aminoglykosid (evtl. bei Hinweis auf Staphylokokken Cephalosporin oder Aminopenicillin + Betalaktamasehemmstoff)	Amoxicillin (evtl. + Makrolid*) (evtl. bei Hinweis auf Staphylokokken Cephalosporin oder Aminopenicillin + Betalaktamasehemmstoff)	Amoxicillin (evtl. + Makrolid*)	Amoxicillin (evtl. + Makrolid*)
Alternative	Cephalosporin + Aminoglykosid, Piperacillin	Aminopenicillin + Betalaktamasehemmstoff Cephalosporine Makrolid	Aminopenicillin + Betalaktamasehemmstoff Cephalosporine Makrolid	Aminopenicillin + Betalaktamasehemmstoff Cephalosporine Doxycyclin (ab 9. Lj) Makrolid

* Bei Verdacht auf oder Nachweis von makrolidempfindlichen Erregern, fehlender Entfieberung unter Amoxicillin und Ausschluss lokaler Komplikationen

Lt.: Lebenstag; Lj.: Lebensjahr

Auch bei lokalen Komplikationen ist die Grundlage der Therapie eine kalkulierte Antibiotikatherapie (mit Wirksamkeit gegen Staphylokokken z. B. mit Kombination aus Cephalosporin und Clindamycin), die idealerweise mittels direktem oder indirektem Erregernachweis und antibiotischer Resistenzprüfung korrigiert wird. Bei Pleuraergüssen und Pleuraempyemen sollte eine antibiotische Therapie allein nur durchgeführt werden, wenn klinisch Ventilation und Diffusion nicht wesentlich eingeschränkt sind, unter antibiotischer Therapie die Inflammationsparameter sinken, und keine wesentliche Mediastinalverschiebung zu verzeichnen ist. Abb. 9.17 gibt einen Überblick zum Vorgehen bei Pleuraerguss und Pleuraempyem. Bei nekrotisierender Pneumonie und Lungenabszessen ist die Antibiotikatherapie Mittel der ersten Wahl. Interventionelle Verfahren (z. B. CT-gesteuerte Punktion) haben eine Bedeutung beim Lungenabszess. Chirurgische Verfahren haben einen Stellenwert bei Versagen der konservativen oder interventionellen Therapie.

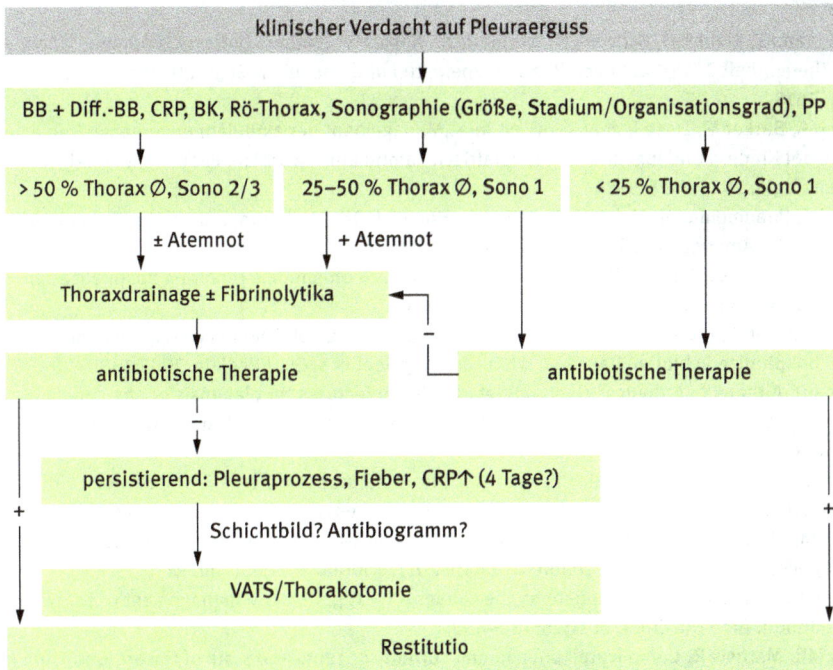

Abb. 9.17: Vorgehen bei Pleuraerguss und Pleuraempyem (modifiziert nach [9] und [10]) BB: Blutbild; Diff.-BB: Differentialblutbild; CRP: C-reaktives Protein; BK: Blutkultur; PP: Pleurapunktat; Sonographie: Sonographisches Stadium des Ergusses/Empyems; VATS: Video Assistierte Thorakoskopie.

9.3.4.7 Differentialdiagnosen

Wesentliche Differentialdiagnosen von Pneumonien sind bei Kindern andere untere Atemwegsinfektionen (Bronchitis, Bronchiolitis, Tracheitis) und systemische schwere Infektionen sowie Erkrankungen, die eine Störung des Atemgastransportes (Störung von Ventilation, Perfusion und Diffusion) hervorrufen.

9.3.4.8 Prognose

Die Prognose von Pneumonien bei Kindern ist unter Behandlung in der überwiegenden Zahl der Fälle gut, auch ist eine Röntgenkontrollaufnahme meist nicht erforderlich. Auch lokale Komplikationen von Pneumonien heilen unter adäquater Therapie ohne wesentliche funktionelle Einschränkungen. Bei rezidivierenden Pneumonien ist an zugrundeliegende Erkrankungen und auch seltene Ursachen zu denken (z. B. Cystische Fibrose, Immundefekte, Fremdkörperaspiration, Primäre Ziliäre Dyskinesie, Asthma bronchiale, Mikroaspirationen, neurologische Grunderkrankungen, Tabakrauchbelastung, chronische Lungenerkrankung des Frühgeborenen, Z. n. schweren unteren Atemwegsinfektionen (z. B. RSV-Bronchiolitis) und angeborene Fehlbildungen der Gefäße/Lunge/Atemwege).

Literatur

[1]   Ankermann T, Klein MO, Schwerk N, Dahlheim M, Kopp MV. Pneumonien im Kindesalter. Consi-
      lium Themenheft 2018/04, InfectoPharm Arzneimittel und Consilium GmbH, Heppenheim, ISSN
      2365–7618

[2]   Rose MA, Barker M, Liese J, et al. S2k-Leitlinie „Management der ambulant erworbenen Pneu-
      monie bei Kindern und Jugendlichen (pädiatrische ambulant erworbene Pneumonie, pCAP)".
      Pneumologie. 2020;74: 515–544.

[3]   Light MJ. Pneumonia. In: Light MJ, Blaisdell CJ, Homnick DN, et al. (Hrsg.). Pediatric Pulmonolo-
      gy. 391–421; American Academy of Pediatrics 2011.

[4]   Jain S, Williams DJ, Arnold SR, et al. Community-acquired pneumonia requiring hospitalization
      among U. S. children. N Engl J Med. 2015;372:835–45.

[5]   Cevey-Macherel M, Galetto-Lacour A, Gervaix A, et al. Etiology of community-acquired pneumo-
      nia in hospitalized children based on WHO clinical guidelines. Eur J Pediatr. 2009;168:1429–36.

[6]   Rambaud-Althaus C, Althaus F, Genton B, et al. Clinical features for diagnosis of pneumonia in
      children younger than 5 years: a systematic review and meta-analysis. Lancet Infect Dis.
      2015;15:439–50.

[7]   Korppi M, Don M, Valent F, et al. The value of clinical features in differentiating between viral,
      pneumococcal and atypical bacterial pneumonia in children. Acta Paediatr. 2008;97:943–7.

[8]   Harris M, Clark J, Coote N, et al. British Thoracic Society guidelines for the management of com-
      munity acquired pneumonia in children: update 2011. Thorax. 2011;66(2):ii1–23.

[9]   Walker W, Wheeler R, Legg J. Update on the causes, investigation and management of empyema
      in childhood. Arch Dis Child. 2011;96:482–488.

[10] Tracy MC, Mathew R. Complicated pneumonia: current concepts and state of the art. Curr Opin
      Pediatr. 2018;30:384–392.

9.3.5 Bronchiektasen

Ulrich Baumann

Fallbeispiel (Teil 1): Andrea litt bereits im Kleinkindalter an hartnäckigem schleimigem Husten und an eitriger Rhinitis. Der Husten dauerte länger als bei den anderen Kindern und endete erst nach mehreren Wochen. Nach den ersten beiden Wintern verschwand der Husten erst nach Antibiotikatherapien, deren Dauer von 1 Woche schrittweise auf 4 Wochen verlängert wurden. Schließlich reichte auch dieses nicht. Als Andrea eingeschult wurde, waren Antibiotika durchgängig über das Winterhalbjahr erforderlich, damit sie am Unterricht teilnehmen konnte. Inzwischen trat der schleimige Husten auch in den Sommermonaten auf. Eine hustenfreie Zeit von mehr als 6 Wochen war ein großes Geschenk.

Eine langzeitig durchgeführte Asthmatherapie hatte nie eine überzeugende Besserung des Hustens erbracht. Dagegen war der Einsatz von Antibiotika dazu geeignet, den Husten zu kontrollieren. Nach Absetzen der Antibiotika kam es aber innerhalb von 1 bis 2 Wochen zu neuem hartnäckigem Husten. Mit 8 Jahren zeigten sich im CT ausgeprägte irreguläre Bronchiektasen mit Bronchialwandverdickungen, Belüftungsstörungen durch Schleimpfröpfe und milchglasartigen Verdichtungen (Abb. 9.18a). In der Bronchoskopie fiel eine ausgeprägte lymphatische Hyperplasie der Schleimhaut auf (Abb. 9.18b). Die Zellen in der bronchoalveolären Lavage (BAL) waren zu 70 % Neutrophile Granulozyten. Kulturell wuchs *H. influenzae*. Schweißtest, Ziliendiagnostik, pH-Metrie und Immunglobulin-Isotypen blieben ohne hinweisgebenden Befund. In der immunologischen Diagnostik fanden eine leichte Verminderung der klassengewechselten B-Gedächtniszellen und eine nicht sehr gute Impfantwort auf den 23-valenten Pneumokokken-Polysaccharidimpfstoff. Diese Befunde waren nicht geeignet, das fortgeschrittene Krankheitsbild zu erklären.

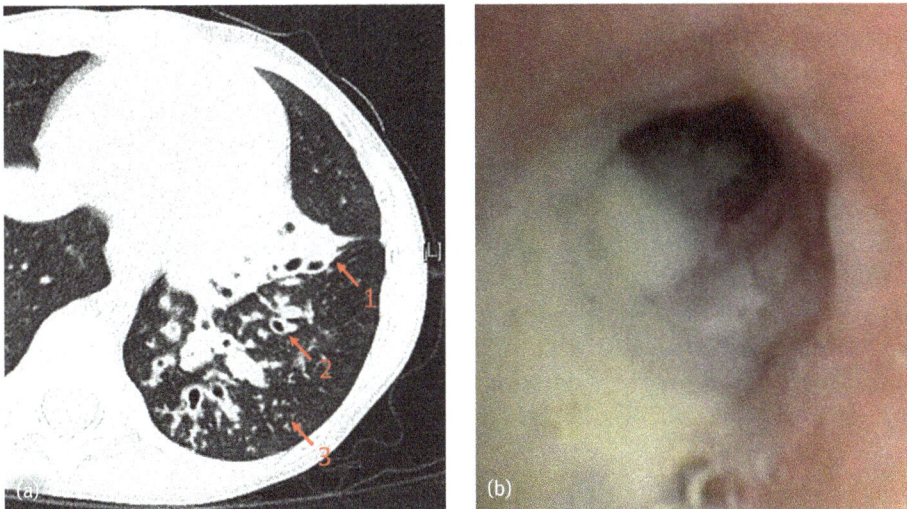

Abb. 9.18: (a) Transversaler CT-Schnitt des linken Unterlappens. (1) Konsolidierter Teil des anteriomedialen linken Unterlappens, von Bronchiektasen durchsetzt. (2) Bronchiektase mit Bronchialwandverdickung. (3) Schleimpfröpfe und Belüftungsstörung. (b) Bronchoskopie: rechter Hauptbronchus mit putridem Schleim und lymphatischer Hyperplasie. Quellen: Diagnostische Radiologie (a) und Pädiatrische Pneumologie (b), Medizinische Hochschule Hannover.

„Bronchiektasie" ist ein morphologischer Begriff und bezeichnet irreversible Aussackungen der Bronchialwand unabhängig von ihrer Ursache. Bronchiektasen sind damit kein eigenständiges Krankheitsbild, sondern die gemeinsame strukturelle Endstrecke verschiedener Erkrankungen.

9.3.5.1 Epidemiologie

Bronchiektasen sind im Kindesalter selten. Erhebungen in Europa berichten von einer Prävalenz in der Größenordnung von 1 unter 100.000 Kindern und Jugendlichen. Die tatsächliche Zahl dürfte allerdings deutlich höher liegen [1]. Allein die Prävalenz von Kindern und Jugendlichen mit Bronchiektasen bei Zystischer Fibrose liegt bei mindestens 20. Da Bronchiektasen irreversible Veränderungen sind, nimmt die Prävalenz mit dem Alter zu. Im Alter von über 65 Jahren liegt die Prävalenz bei mehr als 150. Vorsichtig geschätzt, sind in Deutschland mehr als 5.000 Kinder und Jugendliche von Bronchiektasen betroffen. Auch wenn diese Bronchialpathologie selten ist, so ist durch die Chronizität das Leben der Betroffenen dauerhaft von der Bronchiektasie geprägt.

9.3.5.2 Pathophysiologie

Bronchiektasen sind kein eigenständiges Krankheitsbild, sondern die gemeinsame Endstrecke von Erkrankungen, die meist mit einer langgehenden bakteriellen Infektion und einer damit verbundenen dauerhaften bronchialen Entzündung einhergehen. Bronchiektasen entstehen immer dann, wenn eine Entzündung zu einer so starken Schädigung der Bronchialschleimhaut führt, dass nur noch eine Defektheilung (Vernarbung) erfolgen kann. Mit Aussackungen der Bronchien und einer Unterbrechung des zilientragenden Atemwegsepithels ist der mukoziliäre Transport so beeinträchtigt, dass es zu einer verlängerten oder dauerhaften Anwesenheit von Bakterien im Bronchiallumen kommen kann. Die dadurch unterhaltene Entzündungsreaktion erhöht das Risiko einer weiteren Schädigung der Integrität der Bronchialschleimhaut, so dass sich ein *Circulus vitiosus* entwickelt (Abb. 9.19). Bronchiektasen haben also die Tendenz, sich auszubreiten.

Bronchiektasen entstehen bei sehr unterschiedlichen Erkrankungen. Da sie eine typische Komplikation der Zystischen Fibrose sind und diese Krankheit schon seit Mitte des letzten Jahrhunderts durch den Schweißtest eindeutig nachzuweisen war, wurde bei der differentialdiagnostischen Untersuchung von Patienten mit Bronchiektasen schon sehr früh der Schweißtest eingesetzt. Wenn der Schweißtest normal ausfiel, wurde das Krankheitsbild im angelsächsischen Schrifttum dann als „Non-CF-Bronchiektasie" eingeordnet. In diese Gruppe fällt eine immer größer werdende Anzahl genetisch definierter Krankheitsbilder, insbesondere von Varianten der Primären Ziliendyskinesie (PCD) und von Immundefekten. Weitere Erkrankungen, die mit chronischer und strukturschädigender Entzündung in den Atemwegen assoziiert sein können, sind chronische Rhinosinusitis, Asthma bronchiale, Bronchiolitis obliterans

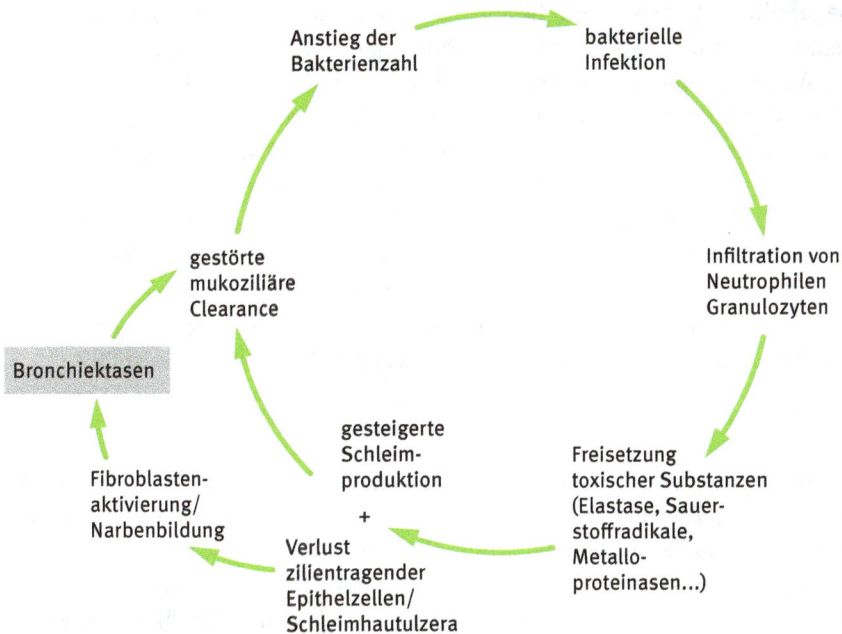

Abb. 9.19: Circulus vitiosus der Bildung von Bronchiektasen. (Modifiziert nach Baumann U. Pulmonary Pathology in Agammaglobulinemia: Diagnosis and Treatment. In: Plebani A, Lougaris V (Hrsg.): Agammaglobulinemia. Heidelberg, Springer 2015,35–60).

und bronchiale Fehlbildungen. Auch die protrahierte bakterielle Bronchitis (PBB), ein seit einigen Jahren eingeführter Begriff für eine länger gehende bakterielle Bronchitis unklarer Genese, die nur unter Antibiotikatherapie innerhalb von 2–4 Wochen abklingt, ist ein Risikofaktor für die Entwicklung von Bronchiektasen. Entzündungen durch chemische Schäden der Bronchialschleimhaut können bei chronischer Aspiration durch gastro-ösophagealen Reflux oder Schluckstörungen entstehen. Schließlich kann auch ein nicht entdeckter bronchialer Fremdkörper durch Störung der mukoziliären Clearance eine langgehende pathologisch verlaufende Entzündung auslösen. In ressourcenarmen Ländern sind Bronchiektasen häufiger als in den Industrieländern. Hier sind sie häufig Folge von schweren oder unzureichend behandelten Pneumonien, insbesondere durch Pneumokokken, Pertussis und Masern [2].

Nicht immer lässt sich eine Ursache für die Bronchiektasen finden. Manche Krankheitsbilder sind schwierig zu diagnostizieren und noch schwieriger auszuschließen. So ist die Diagnosestellung einer PCD anspruchsvoll, weil die Struktur und Motilität der Zilien auch durch eine aus anderen Ursachen herrührende Entzündung geschädigt sein können (sekundäre CD), und die weitere genetische Diagnostik nur bekannte Varianten der PCD identifizieren kann.

Eine ähnliche Konstellation besteht bei Untersuchung von Immundefekten. Längst sind nicht nur die klassischen Antikörpermangelsyndrome, darunter die X-gebundene Agammaglobulinämie Bruton und der Variable Immundefekt (CVID) mit dieser Form der Lungenerkrankung assoziiert. In den letzten Jahren wurden immer mehr immunologische Krankheitsbilder beschrieben, bei denen neben defekter Funktion auch gesteigerte Aktivität des Immunsystems beschrieben werden. Ob eine ausgeprägte, zu Bronchiektasen führende Entzündung durch eine Immundysregulation ausgelöst wurde, oder die Immunantwort auf eine Infektion ist, lässt sich anhand des klinischen Bildes kaum entscheiden. Eine lymphatische Hyperplasie allerdings, wie wir sie bei Andrea angetroffen hatten, ist zumindest kein regelmäßiger Teil des Bildes, den die Bronchialschleimhaut bei Bronchiektasie aufweist [3].

9.3.5.3 Symptomatik

Bronchiektasen sind fast durchweg mit produktivem Husten verbunden. Diese Symptomatik teilen sie mit vielen anderen bronchialen Erkrankungen. Bei Bronchiektasen ist er aber besonders hartnäckig und erfüllt die Definition chronischen Hustens: mindesten 3 Episoden produktiven Hustens pro Jahr, die – im Unterschied zur PBB – auch unter Antibiotikatherapie länger als 4 Wochen anhalten. In vielen Fällen besteht auch eine chronisch eitrige Rhinitis, zumindest aber eine dauerhaft verlegte Nasenatmung. Tatsächlich nimmt der Husten mit Ausprägung der Bronchiektasen zu und kann zu einem dauerhaften Beschwerdebild führen. Dieser chronische produktive Husten ist nicht mehr durch akute Atemwegsinfektionen ausgelöst und tritt entsprechend auch während der Sommermonate auf. Charakteristisch ist auch die Tagesperiodik. Im Gegensatz zum nächtlichen Husten bei obstruktiven Ventilationsstörungen klagen Patienten mit Bronchiektasen morgens beim Aufstehen über den stärksten Husten: der über Nacht angesammelte Schleim muss expektoriert werden.

Bronchiektasen lösen kein besonderes Auskultationsgeräusch aus. Exspiratorische Rasselgeräusche und gelegentliches Juchzen und Giemen können auch bei eitriger Bronchitis ohne Bronchialwanderweiterung auftreten. Typisch ist auch die Variabilität der Geräusche. Jeder Hustenstoß kann zur Verlagerung des reichlich vorhandenen Schleims führen und die Qualität, aber auch die Lokalisation der Auskultationsbefunde verändern.

Bei fortgeschrittener Lungenerkrankung entwickelt sich ein klinisches Bild, wie es von Patienten mit fortgeschrittener Zystischer Fibrose oder PCD vertraut ist: vergrößerter Thorax-Tiefendurchmesser, eingeschränkte Atemtiefe, Dyspnoe und verminderte körperliche Belastbarkeit, Trommelschlegelfinger und Uhrglasnägel und Gedeihstörung. Die Lungenerkrankung schreitet meist über Jahre langsam fort. Entsprechend adaptieren sich die Patienten und fühlen sich auch bei fortgeschrittener Lungenerkrankung in ihrer körperlichen Belastbarkeit kaum eingeschränkt. Deshalb ist es sinnvoll, nach objektivierbaren Angaben zu fragen, z. B. der Anzahl der ohne Pause bewältigten Stockwerke beim Treppensteigen. Der 6-Minuten Gehtest ist dann ein verlässlicher Parameter, um den Verlauf der Lungenerkrankung zu dokumentieren.

9.3.5.4 Diagnostik

Bei auffälligem Husten, der nicht mehr als PBB eingeordnet werden kann, ist eine thorakale Bildgebung erforderlich. Eine Übersichtsaufnahme des Thorax ist zwar einfach durchzuführen, hat aber den Nachteil, dass nur 30 % der Bronchiektasen entdeckt werden. Liegt also ein therapierefraktärer (4 Wochen Antibiotikatherapie!) rekurrierender oder chronischer Husten vor, ist eine Computertomografie des Thorax gerechtfertigt (praktische Durchführung s. Kap. 4).

Radiologisch definiert sind Bronchiektasen als ein bronchiales Lumen, welches größer ist als der Querschnitt der begleitenden Bronchialarterie. Weiter werden sie nach ihrer Form in tubulär, sakkulär, zylindrisch, varikös u. a. eingeteilt. Die Form lässt aber kaum Rückschlüsse auf ihre Ätiologie zu, weshalb der praktische Nutzen dieser Klassifikation gering ist. Wichtig dagegen sind Ausmaß und Verbreitung der Bronchiektasen in der Lunge. Bronchiektasen, die nur einen Lappen betreffen und ohne Entzündungszeichen sind, könnten Zeugen einer länger zurückliegenden Schädigung, z. B. einer Lobärpneumonie, sein. Dagegen sprechen Bronchiektasen, die auf beiden Seiten symmetrisch auftreten, für eine die ganze Lunge betreffende Grunderkrankung. In den meisten Fällen sind die Bronchiektasen in den Unterlappen ausgeprägter als in den oberen Lungenabschnitten. Dies erklärt sich aus der aufrechten Haltung der Patienten, durch die der mit aktivierten Granulozyten und Bakterien beladene Schleim in die unteren Lungenabschnitte fließt und dort den Teufelskreis der Entstehung der Bronchiektasen am längsten unterhält. Aus dem gleichen Grund sind durch die nächtliche liegende Körperposition eher die dorsalen Lungenabschnitte betroffen. Aspirationen führen zu Bronchiektasen vornehmlich im Mittellappen und rechten Unterlappen. Dies gilt nicht für schwerbehinderte, hauptsächlich liegende Patienten.

Es lohnt sich, die CT-Bilder noch weiter zu analysieren. Sind die Bronchialwände verdickt? Dies ist dann der Fall, wenn eine Bronchialwand dicker als ein Drittel des Durchmessers der begleitenden Arterie ist. Bronchialwandverdickung bedeutet eine aktive Entzündung. Bei nicht mehr bestehender Entzündung sind die Bronchialwände der Bronchiektasen trotz ihrer Vernarbungen meist zart. Verdickte Bronchialwände sind häufig mit einer vermehrten Schleimbildung verbunden. Der Schleim kann das Lumen der Bronchen ganz ausfüllen: der Bronchus ist dann röntgendicht und hat die charakteristische Doppelkontur mit seinem schwarzen Lumen verloren. Wenn das nachgeordnete Lungengewebe nicht belüftet ist, spricht man von Schleimpfröpfen („*mucus plugging*").

Die Spirometrie ist ähnlich wie ein Röntgen-Übersichtsbild nicht geeignet, Bronchiektasen auszuschließen. Wir fanden bei Patienten mit Variablem Immundefekt (CVID) und mit normaler FEV_1 (> 80 % pred.) in 59 % der Patienten dennoch Bronchiektasen. Erst bei fortgeschrittener Lungenerkrankung kommt es regelmäßig zu einer messbaren obstruktiven oder gemischt obstruktiv-restriktiven Ventilationsstörung.

9.3.5.5 Differentialdiagnosen (nach Relevanz geordnet)

Sind Bronchiektasen nachgewiesen, sollte besondere Sorgfalt aufgewandt werden, deren Ätiologie zu finden, da bei vielen Krankheitsbildern eine gezielte Therapie möglich wird.

Die Tab. 9.22 listet die wichtigsten Differentialdiagnosen bei Bronchiektasen auf und gibt Vorschläge für eine Anfangsdiagnostik. Auch bei umfassender Diagnostik bleibt bei nicht wenigen Patienten die Grunderkrankung unklar. In der Literatur liegt die Aufklärungsrate bei Patienten mit Nicht-CF-Bronchiektasen zwischen 50 und 80 %.

Tab. 9.22: Auswahl möglicher Ursachen von Bronchiektasen und Hinweise zur Diagnostik.

Diagnose	Anfangsdiagnostik	erweiterte Diagnostik	Anmerkung
Zystische Fibrose (CF)	Schweißtest, Pankreas-Elastase im Stuhl	Genetik, Potenzialdifferenzen der Nasen- oder Darmschleimhaut	
Immundefekte	IgG, IgA, IgM, IgE, Impfantikörper gegen Tetanus und Pneumokokken	Lymphozyten-Phänotypisierung, Genetik, zahlreiche spezialisierte Teste	komplexe Fragestellung, Zusammenarbeit mit Immunologen sinnvoll
Primäre Ziliendyskinesie (PCD)	Anamnese, Nasal exhaliertes NO < 108 ppb	Videomikroskopie und Elektronenmikroskopie, Genetik, Immunfluoreszenz	Cave: Struktur der Zilien kann auch sekundär durch chron. Entzündung gestört sein
Gastroösophagealer Reflux	pH-Metrie, Anamnese		
Aspiration	Rö-Breischluck		
Angeborene pulmonale Fehlbildungen	CT, Bronchoskopie		
Asthma bronchiale	Spirometrie und Bodyplethysmographie	Provokationstestung, positive Bronchospasmolyse, oral exhaliertes NO > 25 ppb	Asthma bronchiale ist eine häufige Fehldiagnose bei Bronchiektasen. Umgekehrt können Bronchiektasen bei Asthma bronchiale trotz sachgerechter Asthmatherapie den Husten refraktär machen

Tab. 9.22: (fortgesetzt)

Diagnose	Anfangsdiagnostik	erweiterte Diagnostik	Anmerkung
Bronchiolitis obliterans	Spirometrie und Body-plethysmographie	negative Bronchospas-molyse, CT in Expiration	
Allergische bron-chopulmonale Aspergillose	spezif. IgG- und IgE-Antikörper gegen *Aspergillus sp.*		
Chron. Rhinosinu-sitis	Anamnese, Bildgebung der Nasennebenhöhlen (relevant erst ab Schulkindalter)		mögl. Ursachen der chron. Sinusitis suchen
zurückliegende Pneumonie	Anamnese, Vertei-lungsmuster der Bronchiektasen im CT	Pertussis, Masern, In-fluenza, Tuberkulose, Adenovirus-Pneumonie in Vorgeschichte?	unilaterale Verteilung der Bronchiektasen typisch
Fremdkörper	Anamnese, Broncho-skopie, Rö-Thorax	CT	
Autoimmune Sys-temerkrankungen	chronisch entzündliche Darmerkrankungen, Kollagenosen, Idiopathische Arthriti-den	Calprotectin im Stuhl, erhöhte systemische Entzündungszeichen, Autoantikörper	oft Gelenkbeteiligung
Alpha1-Antitrypsin-Mangel	Serumspiegel	Genetik	im Kindesalter selten rele-vant
Syndromale Ursachen	Trisomie 21	Chromosomenanalyse	
	Ataxia teleangiectasia	AFP, AT-Gen	
	Marfan-Syndrom	Phänotyp, FBN-1 Gen	
	Yellow Nail-Syndrom	Trias Lymphödem, Pleuraerguss, gelbe verdickte Nägel	
	Polyzystische und an-dere Nierenerkrankun-gen	Sonographie, Genetik	

Zum Fallbeispiel

Bei Andrea, dem eingangs skizzierten Fall, führte erst eine genetische Diagnostik zur Diagnose. Mit einer Sequenzierung des (nahezu) gesamten Exoms wurden die Gene des CFTR, der PCD-Varianten, die mit interstitiellen Lungenerkrankungen assoziierten Gene und sämtliche heute bekannten mit Immundefekten verbundenen Gene (über 354) beurteilt. Die Patientin trug eine pathogene Variante im PIK3CD-Gen. Diese Variante führt zu einer gesteigerten Aktivität (*gain of function*, GOF) der Phosphoinositid 3-Kinase δ. Das Molekül ist an der Signaltransduktion des T- und B-Zell-Rezeptors beteiligt. Pathogene GOF-Varianten führen zu einer gesteigerten Proliferation und Aktivität dieser Zellen, aber auch gleichzeitig zu ihrer beschleunigten Apoptose. Die Auswirkungen auf die Effektorfunktionen der T- und B-Zellen sind dabei sehr variabel, was zu einer vielgestaltigen Mischung aus infektiösen, autoimmunen und malignen Komplikationen führen kann. Auf der Basis des genetischen Befundes wird dieses Krankheitsbild als „Aktivierte PI3Kδ-Syndrom" (APDS) bezeichnet. Die Mehrzahl der Betroffenen leidet wie Andrea unter chronischen Atemwegsinfektionen. Bei einem Drittel der APDS-Patienten wurden Bronchiektasen gefunden. Damit war bei Andrea die Atemwegserkrankung erklärt, aber auch die ungewöhnliche lymphatische Hyperplasie der Bronchialschleimhaut.

9.3.5.6 Therapie

Es ist naheliegend, dass eine gezielte Therapie ohne Kenntnis der Grunderkrankung wesentliche Lücken aufweisen muss. Ionenkanal-Modulatoren bei Zystischer Fibrose oder Immunglobulin-Substitution bei Antikörpermangel-Syndromen können von erheblichem Nutzen für die Patienten sein und dazu beitragen, dass die durch Bronchiektasen ausgelöste Symptomatik gebessert und die Progression der Bronchiektasen gebremst wird. In den meisten Fällen ist aber die klinische Problematik damit nicht behoben. Patienten mit Bronchiektasen haben ungeachtet ihrer Grunderkrankung und deren angemessenen Behandlung ein hohes Risiko, dass in den Bronchiektasen Bakterien verbleiben. Diese unterhalten eine lokale Entzündungsreaktion, welche u. a. zu übermäßiger Schleimproduktion führt. Chronischer produktiver Husten, Exacerbationen bei (viralen) Atemwegsinfektionen und ein Fortschreiten der Bronchiektasenbildung sind die Folge. Krankheitsübergreifend wurden deshalb zahlreiche Therapieansätze entwickelt, die in den beschriebenen Circulus vitiosus zwischen Infektion, Inflammation und beeinträchtigter mukoziliärer Clearance eingreifen: antibakteriell, antientzündlich oder die Sputum-Expektoration fördernd [4]. Viele Ansätze sind dabei der Therapie der Zystischen Fibrose entlehnt, da bei diesem Krankheitsbild die mit Abstand meisten kontrollierten Therapiestudien durchgeführt wurden. Demgegenüber gibt es bei pädiatrischen Patienten mit Nicht-CF Bronchiektasen keine kontrollierte Studie zur Therapie – mit einer Ausnahme zur Antibiotikatherapie.

Infektionskontrolle und antimikrobielle Therapie: Bekapselte Erreger, *Haemophilus influenzae*, *Streptococcus pneumoniae* und *Moraxella catarrhalis* sind die häufigsten Erreger bei Bronchiektasen. Häufig liegen sie auch in einer Mischinfektion vor. Es liegt nahe, die Erreger resistenzgerecht mit einer verlängerten Antibiotikatherapie zu behandeln. Die genannten Erreger sind häufig gegen Betalactam-Antibiotika sensibel, die damit die erste Wahl darstellen. Auch Cotrimoxazol oder Doxycyclin (bei Kindern > 8 Jahren) werden häufig eingesetzt. Fluorchinolone, die in der Erwachsenenmedizin großzügig verordnet werden, sind nicht nur wegen ihrer fehlenden Zulassung, sondern vor allem wegen des Risikos der Resistenzbildung bei längerer Behandlungsdauer, nur ein Reservewirkstoff. Die Praxis der Antibiotikabehandlung bei Bronchiektasen ist sehr unterschiedlich, was das Fehlen von Leitlinien reflektiert. Sie reicht von gar keiner Antibiotika-Therapie über eine Indikationstherapie bei Exacerbationen zur Dauertherapie. Eine zweiwöchige Einnahme von Amoxicillin/Clavulansäure oder Azithromycin anlässlich einer Exacerbation erhöht die Wahrscheinlichkeit eines Abklingens der Beschwerden.

Bei ausgedehnten Bronchiektasen ist der produktive Husten nach 2 Wochen allerdings selten beendet. Der Autor dieses Kapitels behandelt seine Patienten mit Bronchiektasen bei angeborenen Immundefekten so lange antibiotisch, bis der produktive Husten kontrolliert ist. Viele Patienten führen damit eine Dauertherapie über das Winterhalbjahr, manche auch ganzjährig durch. Eine entsprechende Aufklärung über das Risiko einer Infektion durch *Clostridium difficile* gehört zum Therapiekonzept.

Vor etwa 25 Jahren wurde eine Dauertherapie durch niedrigdosiertes Azithromycin (250 mg, bei Gewicht > 40 kg 500 mg, 3 x/Woche) bei Patienten mit Zystischer Fibrose populär. Hintergrund waren spektakuläre Behandlungserfolge bei Patienten mit diffuser Panbronchiolitis, die an einer chronischen bronchialen *Pseudomonas aeruginosa*-Infektion mit der Bildung von Biofilmen litten. Azithromycin wurde nicht nur eine antibakterielle, sondern auch eine strukturzerstörende Wirkung auf den Biofilm sowie eine immunmodulatorische Wirkung zugesprochen. Bei Patienten mit Zystischer Fibrose verbesserte eine niedrigdosierte Azithromycin-Dauertherapie über 3 Monate die FEV_1. Eine ebenso dosierte Azithromycin-Dauertherapie über 2 Jahre verminderte bei erwachsenen Patienten mit Variablem Immundefekt die Zahl der Exacerbationen. Ähnlich wirksam waren Makrolide auch in mehreren klinischen Studien bei erwachsenen Patienten mit Nicht-CF-Bronchiektasen mit einer Therapiedauer von 6–12 Monaten.

Während die Inhalationstherapie bei Patienten mit Zystischer Fibrose und chronischer Pseudomonas-Infektion seit langem etabliert ist, sind die Ergebnisse von Studien zur Inhalation bei (erwachsenen) Patienten mit Tobramycin, Aztreonam, Ciprofloxazin und anderen Antibiotika widersprüchlich. Am ehesten scheint die Inhalation von Aztreonam eine günstige Wirkung zu haben.

Mukolytische Therapie: Die langzeitige Inhalation mit hypertoner Kochsalzlösung (6 %) verbesserte in kontrollierten Studien sowohl bei Patienten mit CF wie bei Erwachsenen mit Nicht-CF-Bronchiektasen Lungenfunktionsparameter und Lebensqualität. Diese Therapie ist damit besser begründet als der in Deutschland weitverbreitete Einsatz des „Schleimlösers" N-Acetylcystein, für den es keinen Nutzenbeleg in der Behandlung von Bronchiektasen gibt. Die Inhalation eines anderen rheologisch aktiven Wirkstoffes, Mannitol, führte bei erwachsenen Patienten zwar zu einer Besserung ihrer Atemwegsbeschwerden, aber nicht zu einer Verminderung der Anzahl der Exacerbationen unter einer einjährigen Therapie. Mannitol zur Inhalation ist in Deutschland nur für die Behandlung der CF zugelassen. Nicht immer sind bei CF wirksame Therapieverfahren auch bei Nicht-CF-Bronchiektasen sinnvoll. Dies wurde bei einer Studie mit Dornase alpha-Inhalation deutlich. Erwachsene Patienten mit Nicht-CF-Bronchiektasen hatten unter einer 6-monatigen Dornase-alpha-Therapie häufigere Exacerbationen, Krankenhausaufenthalte und Antibiotikatherapien. Diese Studie zeigte eindrucksvoll, dass Analogieschlüsse bei der Übernahme von Therapien problematisch sein können.

Atemtherapie: Zur Verbesserung der Sputumexpektoration bei Patienten mit CF wurde eine Fülle physiotherapeutischer Verfahren entwickelt, darunter die Autogene Drainage, oszillatorisch wirksame Hilfsmittel oder Brustwand-Vibratoren. Mit fast allen Therapieverfahren, aber auch durch regelmäßige sportliche Aktivität, konnten messbare Verbesserungen von Lungenfunktion, Exacerbationen oder Lebensqualität gezeigt werden, ohne dass dabei die Überlegenheit einzelner Verfahren deutlich wurde. In dieser Therapiesparte scheint die Übertragung auf Nicht-CF-Bronchiektasen statthaft, wie ein Cochrane-Review zeigt. Die fehlende Überlegenheit einzelner Verfahren ist dabei ein Vorteil: Die Wahl des Therapieverfahrens kann damit auch nach den Präferenzen der Patienten getroffen werden, ohne dass damit auf eine optimale Therapie verzichtet werden muss. Ohnehin ist eine ja im Alltag der Patienten zu verankernde Therapie nur dann wirksam, wenn sie überhaupt durchgeführt wird.

Zum Fallbeispiel: Vor der Diagnosestellung des APDS wurden mehrere länger gehende orale Antibiotikatherapien ohne erkennbaren Erfolg durchgeführt. Nach der Diagnosestellung des Immundefektes nahmen wir eine Immunglobulin-Substitution auf. Zuvor hatten wir wegen der normalen Impfantikörperantwort gegen Proteinantigene und der nur mäßigen Einschränkung der Antwort auf Polysaccharide auf eine Substitution verzichtet. Allein, der Husten besserte sich auch unter der Kombination von Immunglobulin-Substitution und kontinuierlicher, resistenzgerechter Antibiotikatherapie nicht. Erst unter einer immunsuppressiven Therapie mit Sirolimus, welches im Signaltransduktionsweg nachgeordnet der Phosphoinositid 3-Kinase δ inhibierend wirkt, kam es zu einer erkennbaren Verminderung der Sputumexpektoration, nicht aber zum vollständigen Abklingen des Hustens.

Gegenwärtig befinden sich mehrere Inhibitoren der Phosphoinositid 3-Kinase δ in der klinischen Prüfung. Möglicherweise kann mit diesen noch zielgenauer wirkenden Stoffen ein besserer Therapieerfolg erzielt werden.

9.3.5.7 Prognose

Bronchiektasen begleiten den Patienten für den Rest seines Lebens und erfordern in vielen Fällen eine lebenslange Therapie. Die beste Entwicklung ist erreicht, wenn die Bronchiektasen asymptomatisch werden (Hustenfreiheit) und keinen Progress zeigen. Am anderen Ende des Spektrums stehen terminale Lungenerkrankung und Lungentransplantation.

Literatur

[1] Chang AB, Bush A, Grimwood K. Bronchiectasis in children: diagnosis and treatment. Lancet. 2018;392:866–79.

[2] Imam JS, Duarte AG. Non-CF bronchiectasis: Orphan disease no longer. Respiratory Medicine. 2020;166:105940.

[3] Baumann U, Routes JM, Soler-Palacín P, Jolles S. The Lung in Primary Immunodeficiencies: New Concepts in Infection and Inflammation. Front Immunol. 2018;9:1837.

[4] Polverino E, Goeminne PC, McDonnell MJ, et al. European Respiratory Society guidelines for the management of adult bronchiectasis. Eur Respir J. 2017;50:1700629.

9.3.6 Seltene Infektionen

Ulrich Baumann

Pulmonale Infektionen werden fast durchweg von Viren oder Bakterien ausgelöst. Andere Erreger können seltene, aber charakteristische Bilder hervorrufen. Zwei Infektionen werden exemplarisch vorgestellt.

9.3.6.1 Echinokokkose

Infektionen durch den Hundebandwurm (Echinococcus granulosus) führen zu einzelnen Zysten (Hydatiden) meist in der Leber, in etwa einem Drittel der Fälle in der Lunge. Fast immer entsteht nur eine einzelne Hydatide (zystische Echinokokkose), im Unterschied zu den multiplen Hydatiden, die Folge der Infektion durch den Fuchsbandwurm (Echinococcus multilocularis) sind (alveoläre Echinokokkose) und fast nie pulmonale Absiedlungen verursachen.

Kinder mit einer zystischen pulmonalen Echinokokkose sind Einzelfälle. Bei bestehender Meldepflicht werden in Deutschland jährlich weniger als 10 Fälle registriert. Fast alle Infektionen sind im Ausland erworben und über Migration nach Deutschland gelangt.

Pulmonale Hydatiden sind in den meisten Fällen symptomlos und ein Zufallsbefund. Sie erreichen bis 10 cm Durchmesser, gelegentlich auch mehr. Um die Diagnose einer Echinokokkose zu stellen, werden serologische Untersuchungen eingesetzt. Bei alveolärer Echinokokkose ist der IgG-ELISA anderen serologischen Verfahren überlegen. Aber auch er erreicht nur eine Sensitivität von 60–85 %. Die Diagnose sollte dann mit Bestätigungstests, z. B durch einen Immunoblot, gesichert werden.

Auch Bildgebung kann hilfreich bei der Diagnosestellung sein. Die in der Hydatiden-flüssigkeit freischwebenden Bandwurmköpfe (Protoskolizes) sedimentieren zum sog. Hydatidensand. Im Ultraschall kann die Verlagerung des Sedimentes durch Positionswechsel des Patienten nachvollzogen werden.

Nur selten kommt es zu einer bakteriellen Superinfektion. Gefürchtet ist das Platzen der Hydatiden. Einmal kann es zur metastatischen Streuung von in der Hydatide schwimmenden lebensfähigen Protoskolizes kommen. Zum anderen kann es durch die plötzliche Antigenlast anaphylaktische Reaktionen auslösen.

Zur Behandlung der zystischen Echinokokkose hat die WHO eine Stadieneinteilung vorgeschlagen, nach der sich das Management entscheidet. Patienten mit aktiven, d. h. frischen (nicht verkalkten oder geschrumpften) Hydatiden, die damit mutmaßlich mit vermehrungsfähigen Protoskolizes befüllt sind, werden mit Albendazol vorbehandelt. Während früher die Hydatidenwand chirurgisch im gesunden Gewebe vollständig reseziert wurde, empfiehlt die WHO inzwischen größere (> 5 cm durchmessende) Hydatiden mit perkutaner Punktion zu drainieren und mit einer die Protoskolizes abtötenden Flüssigkeit wieder zu füllen, bevor sie endgültig leer gesogen wird. Meist wird hierfür eine hochprozentige Kochsalzlösung eingesetzt. Die Punktion kann unter Ultraschall- oder CT-Steuerung gesetzt werden. Die behandelten Hydatiden müssen über Jahre durch Bildgebung und serologisch nachbeobachtet werden.

9.3.6.2 Aktinomykose und Nokardien

Pulmonale Infektionen durch Actinomyceten oder Nokardien beschränken sich im Kindesalter auf Einzelfälle. Weil sie das klinische und histologische Bild anderer Erkrankungen imitieren können, und weil sich die Erreger der mikrobiologischen Standarddiagnostik entziehen, ist eine Erwähnung an dieser Stelle gerechtfertigt. Actinomyceten und Nokardien sind Gattungen der Ordnung Actinomyceteales, die früher wegen ihres mycelartigen Wachstums auch Strahlenpilze genannt wurden. In der mikrobiologischen Diagnostik muss gezielt nach ihnen gesucht werden, da sie besonders lange (bis 14 Tage) und z. T. auf Spezialmedien bebrütet werden müssen. Als Erreger von Lungenentzündungen kommen vor allem Nokardien in Betracht. Diese verlaufen meist schleichend. Fulminante Verläufe sind aber ebenfalls beschrieben. Radiologisch finden sich flächige Infiltrate und Kavernen. Auch im histologischen Bild erinnern sie mit Granulomen und zentraler Nekrose an Tuberkulose oder Sarkoidose. Hinzu kommt, dass Nokardien auch säurefest sind und selbst dadurch einen Verdacht auf Tuberkulose weiter unterstützen können.

Wenn es zu einer pulmonalen Infektion mit Actinomyceten kommt, überschreiten die Entzündungen oft die Gewebsgrenzen und infiltrieren z. B. die Thoraxwand.

Patienten mit Immundefekten oder Immunsuppression, aber auch mit Diabetes mellitus gelten als gefährdet. Bei Septischer Granulomatose gehören Nokardien zu den wichtigsten Erregern. Besonders tückisch ist der Umstand, dass Nokardien durch eine Steroidtherapie begünstigt werden und dann Krankheitsbilder imitieren können, welche mit Steroiden behandelt werden, wie z. B. eine Sarkoidose. Deshalb ist es sinnvoll, bei der Diagnostik von granulomatösen Lungenerkrankungen und Verdacht auf Tuberkulose, Sarkoidose oder Septischer Granulomatose stets auch die Mikrobiologen zu bitten, ihre Diagnostik der bronchoalveolären Lavage-Flüssigkeit auf Actinomyceten und Nokardien auszuweiten. Eine unbehandelte, weil übersehene Infektion durch Nokardien birgt ein hohes Risiko intrakranieller Metastasierung mit lebensbedrohlichen Verläufen. Die aktuell in Deutschland besten Therapieerfolge werden mit einer Kombination aus Amikacin und Imipenem erreicht.

9.3.7 Tuberkulose im Kindesalter

Folke Brinkmann

Ein drei Monate altes, in Deutschland geborenes Mädchen einer Familie aus Serbien wird in der Notaufnahme mit Fieber und Husten seit fünf Tagen vorgestellt. Sie ist tachydyspnoeisch, hypoxämisch (SpO_2 88 % unter Raumluft) ohne spezifischen Auskultationsbefund und dystroph (4040 g, Geburtsgewicht 2860 g). Laborchemisch fallen eine mikrozytäre Anämie (Hb 7,8 g/dl) und Erhöhung der Entzündungsparameter auf (CRP 41 mg/l, Leukozyten 17.500/µl mit lymphozytärer Differenzierung). Radiologisch zeigt sich (Abb. 9.20) eine rechtsseitige hiläre Lymphadenopathie, Transparenzminderung des Lungenparenchyms und eine Atelektase. Bei unzureichendem Ansprechen auf empirische antibiotische Therapie einer Pneumonie mit Ampicillin/ Clavulansäure wird in der weiteren Abklärung auch ein Tuberkulinhauttest angelegt, der nach drei Tagen keine Induration zeigt. Ein Interferon Gamma Release Assay (Quantiferon® -TB Gold In-Tube) ist nicht auswertbar (inkonklusiv). Im dreimalig entnommenen Nüchternmagensaft kann in einer Probe mit der PCR M. tuberculosis nachgewiesen werden, ebenso kulturell in zwei Proben. Bronchoskopisch zeigt sich eine subtotale Verlegung des Bronchus intermedius durch einen Lymphknotenein-

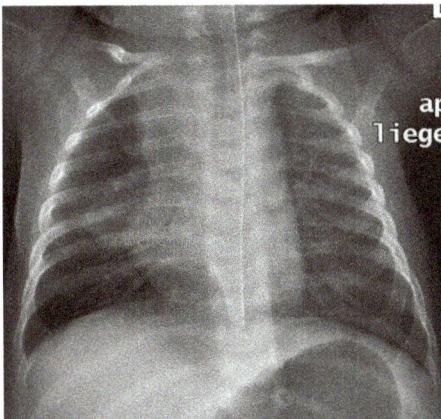

Abb. 9.20: Röntgen-Thorax bei komplizierter pulmonaler Tuberkulose eines Säuglings.

bruch. Bei nun bestätigter komplizierter pulmonaler Tuberkulose erfolgt der Therapiebeginn mit Isoniazid, Rifampicin, Pyrazinamid und Ethambutol sowie begleitender Kortikosteroidtherapie. Über die kommenden 6 Wochen kommt es zu einer raschen Besserung der Symptomatik. Als Indexpatient wird eine Nachbarin identifiziert. Die Therapie kann nach insgesamt neun Monaten bei klinisch gesundem Kind und normalem Röntgenbild beendet werden.

9.3.7.1 Epidemiologie

Tuberkulose (TB) ist im Kindesalter ein seltenes Krankheitsbild. Die Zahl der Erkrankungen ist in den vergangenen Jahrzehnten deutlich rückläufig und liegt 2019 bei 1,7:100.000 (bei den Erwachsenen bei 6,9:100.000) nach Angaben des Robert-Koch-Instituts.

Kinder infizieren sich zumeist durch Kontakt mit einem an infektiöser TB erkrankten Erwachsenen und sind vor allem im Säuglings- und Kleinkindalter auch gefährdeter, nach einer Infektion zu erkranken. Die Umgebungsuntersuchungen führten in ca. 50 % zur Diagnose TB im Kindesalter. Besonders bei Haushaltskontakten mit einem an infektiöser TB erkrankten Erwachsenen infizieren sich 60–80 % der exponierten Säuglinge und Kleinkinder. Enger Kontakt mit Erwachsenen aus Risikogruppen (z. B. bei Migration aus Ländern mit hoher Inzidenz) erhöht damit auch das Risiko der Kinder, sich zu infizieren, um ein Vielfaches. Die Suche nach dem Indexpatienten ist daher im Kindesalter bei oft pauzibazillärer Erkrankung und damit fehlendem Erregernachweis für die adäquate Therapie des Kindes besonders wichtig.

9.3.7.2 Pathophysiologie

Die Infektion mit *Mycobacterium tuberculosis (M. tb)* wird in den allermeisten Fällen durch Husten oder Niesen von Mensch zu Mensch aerogen durch kleinste erregerhaltige Tröpfchen, sogenannte „droplet nuclei", übertragen. Diese „droplet nuclei" können als Aerosol mehrere Stunden in der Luft schweben und so eingeatmet werden. In den Alveolen der Lunge angekommen, werden die Mykobakterien durch Alveolarmakrophagen phagozytiert und mit Hilfe des Immunsystems durch eine T-Zell-vermittelte Reaktion in den Lymphknoten entweder erfolgreich eliminiert oder meist zumindest in ihrer Ausbreitung kontrolliert. Die Mykobakterien persistieren in letzterem Fall in einem kleinen granulomatösen Herd, in dem eine Balance zwischen Replikation des Erregers und spezifischer immunologischer Antwort entsteht. Bei einem Teil der Infizierten entwickelt sich daraus eine TB.

Innerhalb der ersten 1(–2) Jahre nach Infektion besteht das höchste Risiko für die Progression einer (latenten) Tuberkuloseinfektion (LTBI) zu einer Tuberkulose. Dieses ist aufgrund der altersbedingt noch eingeschränkten T-Zell-vermittelten immunologischen Abwehrmechanismen in den ersten Lebensjahren deutlich erhöht.

Darüber hinaus besteht für Säuglinge und Kleinkinder ein größeres Risiko disseminierter Infektionen und einer starken inflammatorischen Komponente, z. B. mit ausgeprägter reaktiver Lymphadenopathie (Tab. 9.23).

Tab. 9.23: Altersabhängiges Risiko der Progression zu einer aktiven Tuberkulose nach Tuberkuloseinfektion.

Alter (in Jahren) bei Infektion	Erkrankungsrisiko
< 1	Intrathorakale Tuberkulose 40 % Meningitis tuberculosa oder Miliartuberkulose 10–20 %
1–5	Intrathorakale Tuberkulose 6–24 % Meningitis tuberculosa oder Miliartuberkulose 0,5–5 %
6–15	Intrathorakale Tuberkulose 6–12 % Meningitis tuberculosa oder Miliartuberkulose < 0,5 %

Im Erwachsenenalter kann die Latenz zwischen Primärinfektion und TB mehrere Jahre dauern und das Risiko einer Reaktivierung liegt bei 5–10 %. Abgesehen vom Alter können bei Kindern und Jugendlichen zusätzliche Faktoren den Prozess einer Progression von TB Infektion zu einer TB begünstigen: u. a. Untergewicht, HIV-Infektion oder andere Immundefekte, Rauchen oder Diabetes mellitus.

9.3.7.3 Symptomatik

Die Symptomatik einer TB variiert sehr nach Altersgruppe (siehe Tab. 9.24).

Mit ca. 80 % ist die pulmonale TB die häufigste Verlaufsform, gefolgt von der tuberkulösen Lymphadenitis als häufigste Form der extrapulmonalen TB. Seltene, aber mit einer hohen Morbidität und Mortalität verbundene Manifestationen sind die miliare TB, die tuberkulöse Meningitis und auch die kongenitale TB.

Wichtig ist zu bedenken, dass gerade bei Säuglingen und Kleinkindern die typischen Symptome wie Husten, Fieber und Nachtschweiß bei weniger als der Hälfte der Erkrankten auftreten (siehe Abb. 9.21).

Generell sollte man bei inflammatorischen Erkrankungen ohne Erregernachweis und fehlendem Ansprechen auf empirische antibiotische Therapie auch immer an eine TB denken.

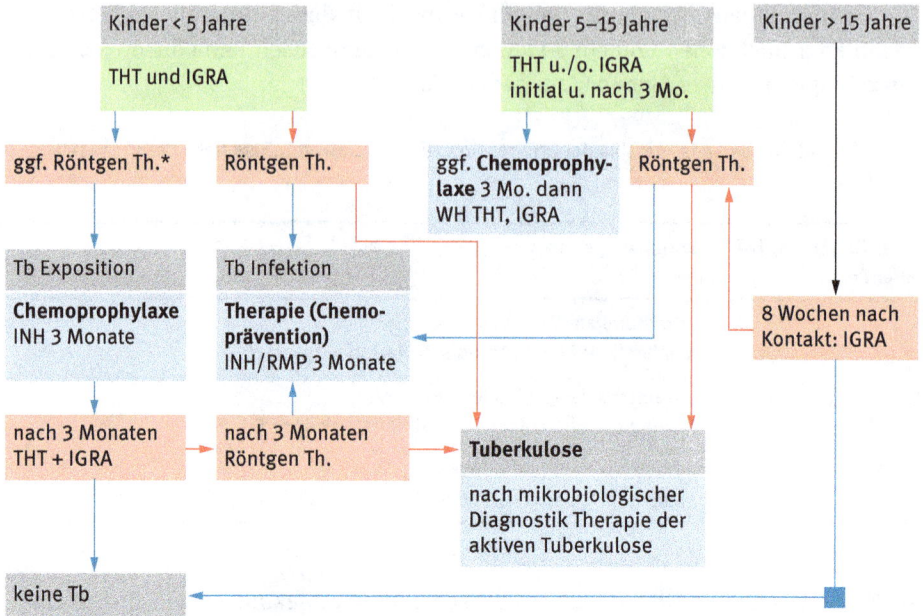

Abb. 9.21: Diagnostik der TB im Kindesalter, rote Pfeile = pathologisches Testergebnis, blaue Pfeile: unauffälliges Testergebnis (mod. nach [2]). *immer bei klinischer Symptomatik, bei pathologischem Röntgenbild TB auch bei negativem IGRA/THT möglich; weitere Diagnostik empfohlen.

Tab. 9.24: Altersabhängige Symptomatik bei TB (nach [1]).

Altersgruppe	Symptome
Neugeborene/Säuglinge	Pneumonie
	unerklärter Gewichtsverlust (> 5 %) oder Gedeihstörung (Perzentilen-abweichung > 2 SD oder Körpergewicht < P 3)
	persistierendes (> 1 Woche) und unerklärtes Fieber > 38° C
	unklare Hepatosplenomegalie
	sepsisartige Erkrankung ohne Ansprechen auf eine adäquate Therapie Meningitis (Krampfanfälle, Vigilanzminderung)
Kinder und Jugendliche	persistierender Husten > 2 Wochen, Hämoptysen, Nachtschweiß
	unerklärter Gewichtsverlust (> 5 %) oder Gedeihstörung (Perzentilen-abweichung > 2 SD oder Gewicht < P 3) im Verlauf der letzten 3 Monate
	persistierendes (> 1 Woche) und unerklärtes Fieber > 38° C
	Abgeschlagenheit, Spielunlust, Appetitverlust
	Erythema nodosum

9.3.7.4 Diagnostik

Aufgrund der oft unspezifischen Symptomatik ist eine Abgrenzung zwischen einer TB und anderen Erkrankungen im Kindesalter schwierig. Daher sollten Risikofaktoren (Kontakt zu an TB erkrankter Person oder Populationen mit erhöhtem TB Risiko, Immundefizienz) erfragt werden. Bei klinischem Verdacht sollte auch bei fehlenden anamnestischen Hinweisen eine weitere Diagnostik erfolgen.

Eine mögliche Abfolge dieser weiteren Diagnostik ist in Abb. 9.21 dargestellt.

Zur immunologischen Diagnostik der TB Infektion im Kindesalter sind zwei Testverfahren in Verwendung, die jeweils 4–6 Wochen nach Kontakt mit *M. tuberculosis* erregerspezifische Immunantwort nachweisen.

Der Tuberkulinhauttest (THT) wird vor allem bei Kindern unter fünf Jahren als primärer Test empfohlen. Dafür werden 0,1 ml (entsprechend 2 Tuberkulin-Einheiten) streng intrakutan an der volaren Seite des Unterarms injiziert und nach 72 Stunden abgelesen. Dabei ist der Durchmesser der Induration, nicht der umgebenden Hautrötung ausschlaggebend (Abb. 9.22). Bei ungeimpften Kindern mit Kontakt zu infektiöser TB wird eine Induration von > 5 mm als pathologisch gewertet.

Die intrakutane Injektionstechnik und das Ablesen der Induration sind untersucherabhängig und erfordern eine gewisse Übung. Das kann sowohl die Sensitivität als auch Spezifität der Testergebnisse einschränken. Außerdem ist zu beachten, dass der THT z. B. auch nach einer BCG-Impfung oder nach Kontakt mit atypischen Mykobakterien falsch positiv werden kann (niedrige Spezifität).

Bei den aktuell verfügbaren Interferon Gamma Release Assays IGRAs (QuantiFERON-TB Gold In-Tube plus® und T-SPOT.TB®) wird im Blut nach Inkubation mit 2–3 mykobakteriellen Antigenen die resultierende IFN-γ Produktion der Gedächtnis T-Zellen gemessen. Diese Testergebnisse sind meist vergleichbar mit denen des THT. Für die Abnahme kann in Rücksprache mit dem beauftragen Labor ggf. ein Lithium Heparin Röhrchen mit einem Volumen von ca. 4 ml gefüllt und dann im Labor in die Teströhrchen pipettiert werden. Insbesondere jüngere Kinder haben deutlich häufiger negative oder nicht verwertbare Tests, was auf eine Beeinflussung durch die altersabhängige IFN-γ-Ausschüttung hinweist. Daher ist es nach aktuellem Wissen

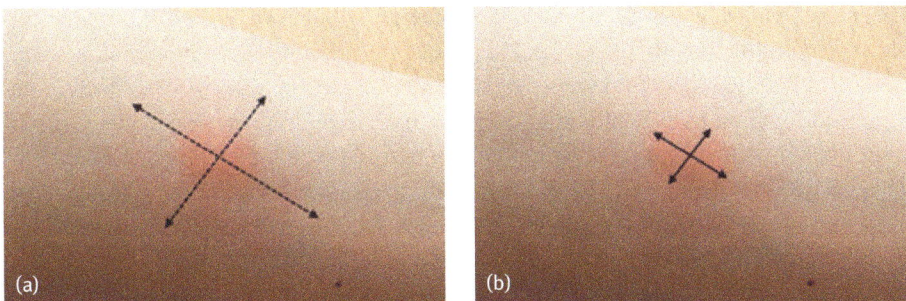

Abb. 9.22: Richtige Auswertung des Tuberkulinhauttest. (a) Falsch: Erythem; (b) Richtig: Induration.

sinnvoll, wenn möglich bei Kindern unter 5 Jahren zeitgleich IGRA und THT durchzuführen. Besonders wichtig ist dies bei Kindern mit einem erhöhten Risiko für eine Progression (Alter unter 2 Jahre, Immundefizienz) oder aufgrund der hohen Relevanz für weitere Diagnostik und Therapie (Kontakt zu resistenter TB). Bei diskrepanten Ergebnissen sollte man den positiven Test als richtig werten.

CAVE: Sowohl die IGRAs als auch der THT können bei Kindern in der akuten Erkrankungsphase (bis zu 50 % bei Miliar Tb und tuberkulöser Meningitis), bei primären oder sekundären Immundefekten, unter immunsuppressiver Therapie, nach schweren oder akuten Virusinfekten und 4–6 Wochen nach Lebendimpfungen (z. B. Masern) falsch negativ ausfallen.

Bei gesicherter TB Exposition sollte bei Kindern unter 5 Jahren immer eine Röntgenaufnahme des Thorax durchgeführt werden. Eine seitliche Aufnahme ist nur selten erforderlich. Die häufigsten Veränderungen sind hiläre Lymphadenopathien und Belüftungsstörungen. Diese sind jedoch unspezifisch und treten im Rahmen pulmonaler Infekte vor allem bei Kleinkindern häufig auf.

Allerdings werden bei 40–70 % der Kleinkinder mit kulturell gesicherter TB keine radiologischen Auffälligkeiten gesehen. Größere Infiltrate und nachfolgende Kavernenbildung v. a. in den Oberlappen spielen erst im Jugendalter eine Rolle. In Einzelfällen kann eine Computertomografie (CT) der Lunge weiterhelfen. Zur Verlaufskontrolle kann die Thoraxsonographie sinnvoll sein.

Der kulturelle Nachweis von *M. tuberculosis* ist nach wie vor der Goldstandard der Diagnostik und sollte unbedingt angestrebt werden. Bei Kleinkindern und Säuglingen wird zur Gewinnung des Magensaftes abends eine Magensonde gelegt. Dann erfolgt jeweils morgens nüchtern die Probenentnahme an drei Tagen mit Transport in einem gepufferten Transportmedium. Bei Kindern ab dem Schulalter können nach Inhalation von Salbutamol und nachfolgend hypertoner Kochsalzlösung (3 %– 6 %) an drei Tagen induziertes Sputum gewonnen werden. Im Ausnahmefall (z. B. bei Vorliegen einer komplizierten TB) kommt eine bronchoalveoläre Lavage zusätzlich in Betracht, die in der Sensitivität den anderen Diagnostika aber nicht überlegen ist.

Aufgrund der bei Kindern unter 10 Jahren oft pauzibazillären Form der TB ist ein Erregernachweis nur bei ca. 10–15 % der Kinder mit pulmonaler TB im Direktpräparat, in der Kultur bei 10–60 % der Fälle möglich. Nukleinsäureamplifikationstechniken (NAT, PCRs) sind zum sensitiveren Nachweis aus Magensaft und Sputum geeignet und sollten in der Initialdiagnostik immer angefordert werden. Aus der PCR kann und sollte auch vor allem bei unbekanntem Indexpatienten eine molekularbiologische Resistenztestung für RMP und INH erfolgen, damit die Therapie resistenzgerecht begonnen oder umgestellt werden kann [3]. Diese ist meist innerhalb von 24 Stunden verfügbar und erspart einen Zeitverlust durch das Warten auf eine phänotypische Resistenztestung aus der Kultur (mind. 6–8 Wochen).

Darüber hinaus sollte auf jeden Fall die Resistenztestung des Indexpatienten erfragt und die Behandlung ggf. angepasst werden.

9.3.7.5 Infektiosität und Isolierung

Die Infektiosität eines Kindes und Jugendlichen ist abhängig von Erregerlast und Aerosolbildung und nimmt mit steigendem Alter zu. Säuglinge und Kleinkinder sind für ihre Umgebung fast nie infektiös. Ein kultureller Nachweis von *M. tuberculosis*, vor allem aus dem Magensaft, sollte daher keine Isolierung des Kleinkindes nach sich ziehen. Auch eine Umgebungsuntersuchung, z. B. im Kindergarten, ist nur erforderlich, wenn dort ein erwachsener Indexpatient vermutet wird. Im Grundschulalter sind die meisten Kinder für ihre Umgebung ebenfalls nur selten infektiös, v. a., wenn sie nicht husten. Bis zur Entisolierung sollte die Untersuchung von drei Sputumproben mit negativem Direktpräparat ohne den Nachweis säurefester Stäbchen abgewartet werden. Bei Jugendlichen gleichen sich sowohl Aerosolproduktion als auch pulmonale Manifestationsmuster z. B. mit Kavernenbildung immer mehr den Erwachsenen an. Die Infektiosität ist dann ähnlich wie bei diesen einzuschätzen.

Bei initialem Nachweis von säurefesten Stäbchen im Direktpräparat aus dem Sputum sind bis zur Entisolierung drei negative Befunde im Abstand von mindestens 24 Stunden gefordert. Bei alleinigem Nachweis von *M. tub*erculosis aus PCR oder Kultur geht man nach ca. zwei Wochen suffizienter Therapie (klinisches Ansprechen, kein Hinweis auf resistenten Erreger) von einer ausreichenden Reduktion der Erregerlast aus, so dass der Patient entisoliert werden kann.

Bei Säuglingen bzw. Kleinkindern bis 5 Jahren kann aufgrund der geringen Infektiosität auf eine Kontrolle des Magensafts verzichtet werden.

Bei extrapulmonalen TB Formen sind nur diejenigen, bei dem der Erreger in relevanter Menge in Kontakt mit anderen Menschen kommen kann (nicht abgedeckte, fistelnde Wunde etc.) mit einem Infektionsrisiko behaftet. Eine solitäre Lymphknotentuberkulose oder tuberkulöse Meningitis ist nicht als infektiös zu betrachten.

9.3.7.6 Therapie

Nach Exposition zu infektiöser TB wird bei Kindern vom Neugeborenenalter bis zum Alter von fünf Jahren nach Ausschluss einer Infektion umgehend eine Expositionsprophylaxe (Chemoprophylaxe) mit Isoniazid (+ Vitamin B6) begonnen, um eine Infektion zu verhindern (siehe Abb. 9.23). Diese wird über die Inkubationszeit (mind. 8, bei unklarem Kontaktzeitpunkt 12 Wochen) durchgeführt und dann erneut immunologisch getestet. Bei Konversion liegt eine TB Infektion vor und es muss zusätzlich z. B. mit einer Röntgen-Thorax-Aufnahme eine TB ausgeschlossen werden.

Bei Nachweis nur einer TB Infektion (LTBI) wird eine präventive Therapie zur Verhinderung einer Progression zur TB durch Elimination von *M. tuberculosis* in den granulomatösen Herden für alle Altersgruppen empfohlen. Sie bietet bei guter Compliance einen exzellenten Schutz vor einer TB (bis zu 94 % im ersten Jahr, 70 % nach

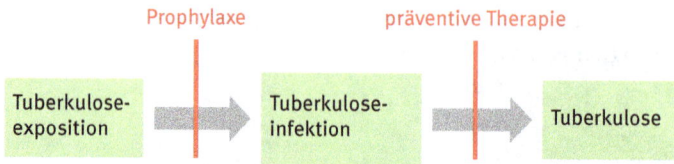

Abb. 9.23: Therapeutisches Vorgehen bei Tuberkuloseexposition und -infektion.

neun Jahren) und ist im Kindesalter sehr gut verträglich (0,14–0,17 % Hepatopathie). Die Therapie kann mit Isoniazid über neun Monate oder Isoniazid und Rifampicin über drei Monate durchgeführt werden. Am Ende der Therapie sollte erneut radiologisch und klinisch eine Progression ausgeschlossen werden.

Die Therapie der TB sollte auch bei sensiblem Erreger immer als Kombinationstherapie durchgeführt werden [4]. Je nach Ausdehnung des Befundes wird bei Kindern mindestens eine Dreifachtherapie, bei komplizierter TB mit meist höherer Erregerzahl oder bei Infektion an einem Indexpatienten, bei dem eine Resistenz zu vermuten ist, eine Vierfachtherapie empfohlen.

Bei einer unkomplizierten Primär-TB (Lymphadenopathie mit pulmonalem Primärherd) wird eine sechsmonatige Behandlung mit INH und RMP sowie zusätzlich Pyrazinamid (PZA) in den ersten zwei Behandlungsmonaten empfohlen. Die Effektivität dieses Regimes beträgt bei einer zweijährigen Nachbeobachtungszeit über 95 % bei sehr geringen Nebenwirkungen (< 2 %).

Bei der komplizierten pulmonalen TB mit Atemwegsobstruktion durch ausgedehnte mediastinale Lymphadenopathie oder große Pleuraergüsse ist eine initiale Therapie mit vier Therapeutika und/oder eine Verlängerung der Kontinuitätsphase der Therapie auf sieben, d. h. insgesamt neun Monate sinnvoll. Neben der mechanischen Dekompression der Atemwege durch bronchoskopische Intervention kann die zusätzliche Kortikosteroidgabe (z. B. Prednisolon 1–2 mg/kg KG/Tag) den Krankheitsverlauf vor allem in der Akutphase positiv beeinflussen. Die Dauer der Kortikosteroidgabe beträgt mindestens vier bis sechs Wochen, nach 14 Tagen kann die Dosis schrittweise reduziert werden. Die Effektivität der additiven Therapie im Langzeitergebnis ist jedoch nicht sehr gut belegt. Immer indiziert ist eine Therapie mit Dexamethason bei tuberkulöser Meningitis.

Unter Therapie mit INH kann selten ein symptomatischer Vitamin B6-Mangel auftreten. Dieser kann sich mit peripherer Neuropathie, Ataxie und Parästhesien manifestieren. Daher sollte Pyridoxin vor allem bei Säuglingen und dystrophen Kindern substituiert werden.

Aufgrund der altersabhängig variablen Medikamenten-Clearance benötigen Kinder zum Erreichen adäquater Serumspiegel häufig höhere Dosen der Antituberkulotika bezogen auf das Körpergewicht als Erwachsene (Tab. 9.25).

Tab. 9.25: Dosierung und Nebenwirkungen der Standardantituberkulotika im Kindesalter (adaptiert nach [1], Kap. 8, Tab. 8.6).

Isoniazid	10 mg/kg/d (7–15 mg/kg/d) Maximum 300 mg	Tbl. a. 50, 100, 200 mg Tbl. mit zus. Py- ridoxin 100, 200, 300 mg	– asymptomatische, transiente Leber- werterhöhung – schwere Hepatitiden sehr sel- ten < 0,1 % – periphere Neuropathie, Ataxie und Pa- rästhesien – Haarausfall (reversibel)
Rifampicin	15 mg/kg/d (10–20 mg/kg/d) Maximum 600 mg	Filmtbl. a 150, 300, 450, 600 mg Saft 100 mg/5 ml	– Verfärbung von Körperflüssigkeiten (cave Kontaktlinsen) – Leberenzymanstieg – Gastrointestinale Nebenwirkungen – Pruritus – Hypersensitivität – Medikamenteninteraktionen
Pyrazinamid	35 mg/kg (30–40 mg/kg/d) Maximum 2000 mg	Filmtbl./Tbl. a 500 mg	– Hepatotoxizität – Anstieg der Harnsäure (meist asympto- matisch) – Arthralgien – Exanthem, Photosensitivität – Pruritus
Ethambutol	20 mg/kg/d (15–25 mg/kg/d)	Tbl. a 100 mg, Filmtbl. a 400 und 500 mg	– Optikusneuritis (dosisabhängig, sel- ten) – Exanthem – Schwindel, Verwirrung (selten)

Alle Medikamente sollen einmal am Tag in einer Einzeldosis verabreicht werden, damit eine möglichst hohe Wirksamkeit erreicht werden kann. Dies kann durch die Eltern, bei unsicherer Compliance sinnvollerweise als beaufsichtige Therapie (directly observed therapy – DOT) erfolgen. Die beste Resorption der Medikamente wird bei nüchterner Einnahme ca. 30 Minuten vor der Morgenmahlzeit erreicht. Wichtig ist die gleichzeitige Gabe aller Medikamente, da der kombinierte Spitzenspiegel die beste bakterizide Wirkung auf Mykobakterien hat. Leider sind außer RMP alle Medikamente in Deutschland nur in Tablettenform verfügbar. Sie müssen zerkleinert und bei Kleinkindern z. B. mit dem RMP-Saft, anderer Flüssigkeit oder Nahrung verabreicht werden. Dies verringert zwar ggf. die Resorption etwas, wird jedoch durch die empfohlene höhere Dosierung im Säuglings- und Kleinkindalter weitgehend ausgeglichen.

Relevante Nebenwirkungen der antituberkulösen Medikamente sind bei Kindern selten. Unter Rifampicin kommt es zu einer orange-rötlichen Färbung aller Körperflüssigkeiten und z. B. auch der Tränen, die harmlos ist und zur Kontrolle der Therapieadhärenz dienen kann. Hepatotoxische Nebenwirkungen sind am häufigsten und werden unter Therapie mit INH, RMP oder PZA beobachtet. Daher sollten vor Beginn der Therapie bei Symptomen und nach zwei, vier und acht Wochen die Leberwerte und ein Differentialblutbild bestimmt werden. Vor allem bei Rifampicin muss auf Wechselwirkungen mit anderen Medikamenten (Antikonvulsiva, Kontrazeptiva, Paracetamol etc.) und Alkohol geachtet werden. Lässt sich bei asymptomatischem Kind ein Anstieg der Transaminasen über das 3–4-fache der Norm verzeichnen, müssen INH, RMP und PZA bis zur Normalisierung der Leberfunktion abgesetzt werden. Im Anschluss ist ein sukzessives Einschleichen der Medikamente, z. B. im wöchentlichen Abstand möglich.

Die Harnsäure ist bei ca. 90 % der Kinder- und Jugendlichen unter Pyrazinamidtherapie erhöht. Da Arthralgien im Gegensatz zum Erwachsenenalter sehr selten auftreten, kann die Harnsäurebestimmung nur in diesem Fall oder zur Überprüfung der Compliance durchgeführt werden. Unter Ethambutol müssen zum Ausschluss einer Optikusneuritis zumindest monatliche Kontrollen des Farbsehens und des Visus durchgeführt werden. Dazu können ab dem Vorschulalter z. B. die Farbsehtafeln nach Ishihara oder Verhagen verwendet werden.

9.3.7.7 Differentialdiagnosen
Aufgrund der vielfältigen klinischen Manifestationsformen der TB sind je nach Organbeteiligung unterschiedliche Differentialdiagnosen denkbar.

Eine Auswahl findet sich in Tab. 9.26.

Generell sollte man bei inflammatorischen Erkrankungen ohne Erregernachweis und fehlendem Ansprechen auf empirische antibiotische Therapie auch immer an eine TB denken.

Tab. 9.26: Differentialdiagnosen der Tuberkulose (mod. nach [1]).

Leitsymptome	mögliche Differential-diagnosen	hilfreiche Diagnostik	hinweisend für TB
Lymphknoten-Schwellung	– Lymphom (Hodgkin, Non-Hodgkin) – Infektion durch nicht-tuberkulöse Myko-bakterien (NTM) – Kawasaki-Syndrom – Infektion mit *Toxoplasma gondii* – Infektion mit *Bartonella henselae* – Infektion mit Epstein-Barr Virus – Suppurative Lympha-denitis	– Erregerdiagnostik – Hämatologische Diagnostik – THT – IGRA – Sonographie – NAT[1] für *M. tb.*-Komplex/NTM – Biopsie oder Exstirpation	– mittelgroß, meist einseitig, nicht ver-schiebbar, ggf. Hauteinziehungen
Husten	– protrahierte bakterielle Bronchitis – Fremdkörperaspiration – Bronchiektasen – Cystische Fibrose (CF) oder primäre ziliäre Dyskinesie (PCD) – Asthma bronchiale – Sarkoidose	– Sputumdiagnostik – Bronchoskopie und BAL – Röntgen Thorax/CT – Iontophorese – Ziliendiagnostik – ACE	– Mehr als 2 Wochen persistierend
Nachtschweiß/Gewichtsverlust	– maligne Erkrankungen – Stoffwechselstörung	– Onkologische Diag-nostik – Stoffwechseldiagnos-tik	
TB-Meningitis	– Meningitis anderer Genese – Neuroborreliose	– typischer Liquorbe-fund (niedrige Gluko-se, Lymphozytose) – NAT – Kultur – THT/ IGRA – MRT (basale Meningi-tis)	– (basale) Hirn-nervenbeteiligung, z. B. Abducens-parese – Beginn schlei-chend mit unspezi-fischen Symp-tomen

Tab. 9.26: (fortgesetzt)

Leitsymptome	mögliche Differential-diagnosen	hilfreiche Diagnostik	hinweisend für TB
Miliar-TB	– (Neugeborenen-) Sepsis – Lymphozytäre interstitielle Pneumonie (LIP) und *Pneumocystis jirovecii*-Pneumonie bei HIV-Infektion	– radiologische Veränderungen (miliares oder retikuläres Muster) – THT/ IGRA unsicher! – Blutkulturen	

[1] NAT = Nukleinsäureamplifikationstechniken

9.3.7.8 Prognose

Die Prognose der adäquat behandelten TB bei Kindern und Jugendlichen ist gut. Bei > 95 % der Erkrankten kann die TB erfolgreich behandelt werden und heilt nach 6–12 Monaten folgenlos aus. Seltene pulmonale Spätfolgen sind z. B. Bronchiektasenbildungen mit Risiko nachfolgender Infektionen. Bei der tuberkulösen Meningitis ist die Prognose leider auch in Europa immer noch eingeschränkt. Die Mortalität liegt bei 5–10 % und fast 50 % der Kinder behalten motorische oder neurokognitive Defizite zurück [5].

Literatur

[1] Feiterna-Sperling C, Brinkmann FC, Ahrens F, et al. Consensus-Based Guidelines for Diagnosis, Prevention and Treatment of Tuberculosis in Children and Adolescents – A Guideline on Behalf of the German Society for Pediatric Infectious Diseases (DGPI)]. Pneumologie. 2017;71:629–680.

[2] Brinkmann F, Thee S, Magdorf K. Update zur Tuberkulose im Kindesalter. Alte Krankheit-neue Herausforderungen. Kinder- und Jugendmedizin. 2012;12:87–94.

[3] The Sentinel Project for Pediatric Drug-Resistant Tuberculosis. Management of Drug-Resistant Tuberculosis in Children: A Field Guide. 4th edition, Boston, USA, 2018.

[4] World Health Organization. Guidelines for national tuberculosis programmes on the management of tuberculosis in children. 2nd edition. Geneva, 2014.

[5] Thee S, Basu Roy R, Blázquez-Gamero D, et al. ptbnet TB Meningitis Study Group. Treatment and outcome in children with tuberculous meningitis – a multi-centre Paediatric Tuberculosis Network European Trials Group study. Clin Infect Dis. 2021;27:ciab982.

10 Systemerkrankungen mit Beteiligung der Lunge

10.1 Mukoviszidose

Jutta Hammermann

10.1.1 Einleitung

Die Mukoviszidose, synonym Cystische Fibrose (CF) ist die häufigste autosomal-rezessiv vererbte Multisystemerkrankung der kaukasischen Rasse. Seit ihrer Erstbeschreibung in den 30er Jahren des 20. Jahrhunderts hat sich die Lebenserwartung der Patienten dramatisch verbessert. Verstarben die Patienten früher meist in den ersten Lebensjahren, so liegt die mittlere Lebenserwartung in Deutschland derzeit bei etwa 53 Jahren [1].

10.1.2 Epidemiologie

Die Inzidenz der Mukoviszidose ist abhängig von der ethnischen Herkunft, sie liegt weltweit bei ca. 1:3300. Am häufigsten ist die Mukoviszidose in Nordeuropa, Australien und Amerika.

In Deutschland wird die Inzidenz auf 1:3500–1:4500 geschätzt (150–200 Neudiagnosen pro Jahr) mit gleicher Geschlechterverteilung.

10.1.3 Genetik

Der Erbgang ist autosomal rezessiv. Verantwortlich sind Mutationen im CFTR-Gen auf dem langen Arm von Chromosom 7 in der Position 7q31. Das CFTR-Gen umfasst 250.000 Basenpaare, die ein 1480 Aminosäuren enthaltendes Protein codieren, welches als Chloridkanal in den Zellwänden eingebaut wird. Mittlerweile sind über 2000 verschieden Mutationen auf dem CFTR-Gen bekannt, die in unterschiedliche Mutationsklassen eingeteilt werden (siehe Tab. 10.1). Die häufigste Mutation weltweit ist die Klasse-II-Mutation F508del, welche bei 85,9 % der Patienten in Deutschland vorkommt, 46,4 % der Patienten in Deutschland sind homozygot F508del [1]. Die Mutationsklasse hat neben anderen Faktoren eine Auswirkung auf den Schweregrad der Erkrankung. Es gibt auch Mutationen auf dem CFTR-Gen, die nur milde Symptome, Symptome nur an einem einzelnen Organ oder sogar gar keine klinischen Symptome hervorrufen. Eine komplette Sequenzierung des CFTR-Gens ist möglich.

https://doi.org/10.1515/9783110693454-010

Tab. 10.1: Mutationsklassen, ihre molekularen Defekte und deren Konsequenzen.

Mutations-klasse	molekularer Defekt	Konsequenz des molekularen Defektes	Beispiele
I	keine Produktion	keine Proteinbildung	G542X, W1282X, R553X
II	Blockade der Prozessierung	intrazellulärer Abbau des Proteins	F508del, N1303K
III	Blockade der Regulation	reduzierte Öffnung des Chloridkanals	G551D, G551S, R792G
IV	verminderte Leitfähigkeit	unzureichender Chlorid-strom	R117H, R334W, R347P
V	verminderte Synthese	verminderte Synthese des Proteins	2789 + 5 G > A, 3849 + 10kbC > T
VI	instabiles Protein	verminderte Halbwerts-zeit des Proteins	4279insA

10.1.4 Pathophysiologie

Pathophysiologisch führt der Gendefektes zum Mangel an funktionstüchtigem CFTR-Protein. Dieses Protein ist ein cAMP-abhängiges Membranprotein. Die Folgen sind eine Hyposekretion von Chlorid und Bicarbonat. Epitheliale Natriumkanäle (ENAC) werden aktiviert, mit Natriumeinstrom in die Zellen. Die Folgen der Funktionsstörung des CFTR-Proteins sind ein verminderter pH-Wert, Hyperviskosität und Volumenminderung von Körpersekreten.

Dies hat eine Störung der Zilien-Motilität und eine verminderte mukoziliäre Clearance zur Folge, durch den verminderten pH-Wert entstehen Funktionsdefizite in der bakteriellen Abwehr.

In den Zellen der Schweißdrüsen dienen die CFTR-Kanäle der Aufnahme von Chlorid, um Salzverlust bei starkem Schwitzen vorzubeugen. Bei der Mukoviszidose-bedingten CFTR-Funktionsstörung wird dementsprechend der Schweiß „salziger", was zur Diagnosestellung genutzt wird.

10.1.5 Diagnosestellung

Zur Diagnosestellung Mukoviszidose müssen folgende Kriterien erfüllt sein: das Vorliegen mindestens eines diagnostischen Hinweises und der Nachweis einer CFTR-Funktionsstörung. Diagnostische Hinweise sind ein Geschwisterkind mit Mukoviszidose, ein positives Neugeborenen-Screening (CF-NGS) auf Mukoviszidose oder mindestens ein klinischer Hinweis.

Der Nachweis einer CFTR-Funktionsstörung kann durch einen positiven Schweißtest in mindestens zwei unabhängig voneinander erfolgten Messungen, den Nachweis von zwei Mukoviszidose-hervorrufenden Mutationen auf dem CFTR-Gen in Trans-Stellung oder den Nachweis einer charakteristischen Anomalität in der Messung der nasalen Potenzialdifferenz (nPD) oder intestinalen Kurzschlussstrommessung (ICM) erfolgen [2].

10.1.5.1 Neugeborenen-Screening (CF-NGS)

In Deutschland wird seit 2016 flächendeckend ein CF-NGS durchgeführt. Das Screening erfolgt nach ärztlicher Aufklärung gemeinsam mit dem allgemeinen Neugeborenen-Screening aus dem Trockenblut, welches in den ersten Lebenstagen (in Deutschland 36.–72. Lebensstunde) abgenommen wird.

Als erster Schritt wird eine Untersuchung auf das Immunreaktive Trypsinogen (IRT) durchgeführt. Nach auffälligem IRT-Befund folgt eine Untersuchung auf das Pankreatitis-assoziierte-Protein (PAP), danach ein DNA-Screening (siehe Abb. 10.1). In der genetischen Diagnostik werden die 31 in Deutschland häufigsten Mutationen untersucht, bei Nachweis mindestens einer CFTR-Mutation erfolgt die Benachrichtigung der Eltern und Vermittlung an eine Mukoviszidose-Ambulanz, welche einen leitliniengerechten Schweißtest zur Konfirmationsdiagnostik durchführen und die Familien entsprechend beraten sowie bei Diagnosesicherung eine weitere Betreuung einleiten kann. Eine Untersuchung der Elastase im Stuhl kann im Rahmen der Konfirmationsdiagnostik als zusätzlicher Parameter hilfreich sein.

Neben diesem 3-stufigen Weg IRT-PAP-DNA wurde in das deutsche CF-NGS ein sogenanntes Sicherheitsnetz eingebaut. Allen Kindern mit einem initialen IRT über der 99,9. Perzentile werden ohne weitere Schritte (PAP, Genetik) zur Konfirmationsdiagnostik geschickt.

Nur etwa 20 % der Kinder mit positivem CF-NGS haben eine Mukoviszidose, in ca. 80 % der Fälle ist das Screening falsch-positiv. Um deshalb die psychische Belastung der Familien bis zur Konfirmationsdiagnostik zu minimieren, sollte zwischen Äußerung des Diagnoseverdachtes und der Konfirmationsuntersuchung möglichst kein Wochenende liegen. Zwischen der Kontaktaufnahme der Eltern mit einer Einrichtung zur Schweißtestdiagnostik und der Durchführung des Schweißtestes sollten nicht mehr als 2 Tage vergehen.

Falsch-negative Befunde im CF-NGS, wie auch in der nachfolgenden Konfirmationsdiagnostik sind selten, aber möglich. Bei späterem klinischem Verdacht auf eine Mukoviszidose sollte die Diagnostik daher immer wiederholt werden.

10.1.5.2 CFSPID

CFSPID steht für „Cystic fibrosis screening positive inconclusive diagnosis". Diese Konstellation liegt vor, wenn keine sicheren klinischen Symptome einer Mukoviszidose bestehen und entweder der Schweißtest negativ ist, trotzdem zwei CFTR-Muta-

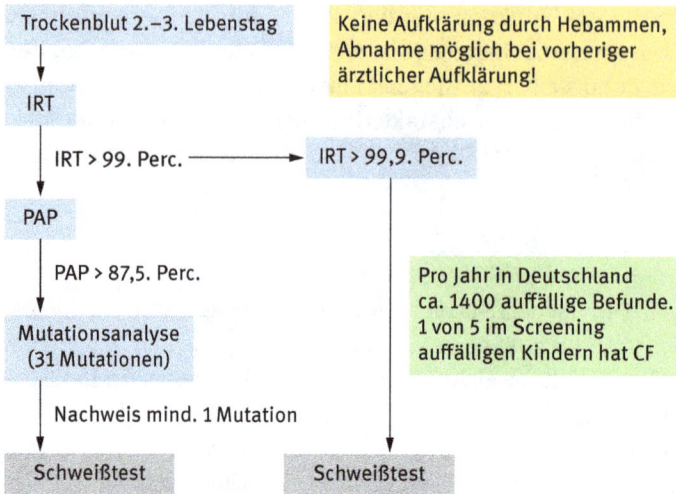

Abb. 10.1: CF-NGS-Algorithmus in Deutschland.

tionen nachgewiesen wurden (davon mindestens eine mit unklarem Phänotyp) oder der Schweißtest bei Nachweis nur einer oder keiner CFTR-Mutation im Graubereich (30–60 mmol/l Chlorid) liegt [3].

Diese Kinder müssen über spezialisierte Mukoviszidose-Ambulanzen weiterbetreut werden. Bei Kindern ohne CF-NGS wird bei dieser Befundkonstellation auch von CFTR-RD (CFTR-related disorder) oder CRMS (CFTR-related metabolic syndrome) gesprochen.

10.1.5.3 Schweißtest

Der Schweißtest stellt den Goldstandard zur Diagnosestellung der CF dar. Mittels Pilocarpin-Iontophorese wird die Schweißsekretion der Haut stimuliert, anschließend der Schweiß für maximal 30 Minuten gesammelt und das Chlorid bestimmt. Messungen der Leitfähigkeit sind allenfalls als Screening-Untersuchungen zu gebrauchen, mit Natrium- und Osmolaritätsmessungen sind obsolet. Die Referenzwerte für alle drei Methoden unterscheiden sich (Tab. 10.2). Eine valide Messung des Chlorids im Schweiß ist grundsätzlich ab dem dritten Lebenstag möglich, zu diesem Zeitpunkt ist die Gewinnung einer ausreichenden Schweiß-Menge (20 µl) meist schwierig, dementsprechend kann empfohlen werden, die Messung ab dem 10. Lebenstag und einem Gewicht von mindestens 3000 g durchzuführen. Zwei Messungen an unterschiedlichen Tagen sind erforderlich.

Tab. 10.2: Schweißtest-Referenzwerte.

Methode	Normal	Graubereich	Pathologisch
Chlorid	< 30 mmol/l	30–60 mmol/l	> 60 mmol/l
Leitfähigkeit	< 60 mmol/l	60–80 mmol/l	> 80 mmol/l
Natrium	< 39 mmol/l	–	> 39 mmol/l
Osmolarität	< 180 mmol/kg	180–200 mmol/kg	> 200 mmol/kg

Zwischen 30 mmol/l und 60 mmol/l Chlorid im Schweiß besteht ein Graubereich, in welchem die Diagnose nicht sicher auszuschließen ist (CFSPID, CRMS, CFTR-RD). Von einigen CFTR-Mutationen ist auch bekannt, dass der Schweißtest nicht sicher positiv sein muss, es sollte bei wiederholten Messungen im Graubereich dementsprechend eine genetische Diagnostik erfolgen.

Ein falsch positiver Schweißtest kann bedingt sein durch eine ausgeprägte Dystrophie, sowie verschiedene gastrointestinale und metabolische Erkrankungen. Ein negativer Schweißtest schließt eine Mukoviszidose nicht aus [2].

10.1.5.4 Genetik
Eine genetische Diagnostik ist wegen möglicher therapeutischer Konsequenzen indiziert (siehe Kap. 10.1.10.3, Modulatortherapie). Bei Nachweis einer Homozygotie für eine CFTR-Mutation (z. B. F508del/F508del) ist die Diagnose genetisch gesichert. Bei einer Compound-Heterozygotie (z. B. F506del/G551D) müssen auch die Eltern genetisch untersucht werden, um sicherzustellen, dass die Mutationen in Trans – also auf zwei unterschiedlichen Genen – und nicht hintereinander auf demselben Gen liegen.

10.1.5.5 Nasale Potenzialdifferenzmessung (nPD)
Wenn die Diagnosesicherung nicht möglich ist, kann die nPD mittels medikamentöser Blockade von Natrium- und Chloridkanälen zwischen Gesunden und Mukoviszidose-Patienten unterscheiden.

10.1.5.6 Intestinale Kurzschlussstrommessung (ICM)
Die ICM-Messung erfolgt an Rektumschleimhaut-Biopsien in einer Ussing-Kammer. Die Chlorid-Sekretion an der Schleimhaut wird angeregt und die Ionenströme werden gemessen.

10.1.6 Anamnestische, klinische und diagnostische Hinweise auf Mukoviszidose (CF), Differentialdiagnosen und die Indikation zum Schweißtest

Häufige diagnostischen Hinweise und Differentialdiagnosen zu einer Mukoviszidose-erkrankung sind im Folgenden dargestellt (Tab. 10.3).

Tab. 10.3: Differentialdiagnosen.

Symptom	Differentialdiagnose	Diagnostik
Anamnestische Auffälligkeiten		
Geschwisterkind mit CF	–	Schweißtest immer
Ein Elternteil mit CF	–	Genetische Anamnese (Mutationsstatus 2. Elternteil = > falls gesichert kein Genträger, keine CF)
CF in der weiteren Familienanamnese	–	Schweißtest nur bei klinischen Auffälligkeiten
unklare Atemwegserkrankungen in der Familie	jegliche Atemwegserkrankung	Schweißtest nur bei klinischen Auffälligkeiten
hyperechogene, weitgestellte Darmschlingen/peritoneale Verkalkungen im pränatalen Ultraschall	Darmfehlbildungen, Neuropädiatrische Erkrankungen	Schweißtest großzügig
Neugeborene		
Mekoniumileus	Darmfehlbildungen, neurologische Erkrankungen, Tumore, Blutungen, Infektion, Invagination, Volvulus, exokrine Pankreasinsuffizienz anderer Ätiologie	Schweißtest immer (in 90 % d. F. CF ursächlich)
Mekoniumpfropfsyndrom	s. o.	Schweißtest immer (in 14 % d. F. CF ursächlich)
Ikterus prolongatus, Hepatopathie	Blutgruppen-Inkompatibilität, Muttermilch-Ikterus, parenterale Ernährung, Infektion, Cholestase, Alpha-1-Antitrypsin-Mangel, Galaktosämie, Tyrosinose	Schweißtest erst nach Ausschluss häufigerer Differentialdiagnosen
Elektrolytstörungen	Infusion, Erbrechen, Diarrhö, Malnutrition, Infektion, Stoffwechsel-, Magen-, Darm- und Nierenerkrankungen	Schweißtest erst nach Ausschluss häufigerer Differentialdiagnosen

Tab. 10.3: (fortgesetzt)

Symptom	Differentialdiagnose	Diagnostik
Atemwegserkrankungen	unreife, Atemnotsyndrom, Bronchopulmonale Dysplasie, Beatmungsfolgen, Pneumonie, Malazie, Fehlbildungen, Immundefekte, interstitielle Lungenerkrankungen, Ziliendyskinesie, Immundefekte	Schweißtest erst nach Ausschluss häufigerer Differentialdiagnosen
Säuglinge		
Rektumprolaps	Obstipation, chronische Diarrhö, neuromuskuläre Erkrankung, Tumore, Malnutrition, erhöhter intraabdomineller Druck	Schweißtest immer (20 % der nicht behandelten Kinder mit CF < 5Jahre, 4 % der pankreassuffizienten Kinder mit CF
Gedeihstörung	gesamtes Spektrum der Pädiatrie	Schweißtest erst nach Ausschluss häufigerer Differentialdiagnosen
Chronische Diarrhö	Gastroenterologische Erkrankungen, Malnutrition, Nahrungsmittelunverträglichkeiten/-allergien, Stoffwechselerkrankungen, Infektionen	Schweißtest erst nach Ausschluss häufigerer Differentialdiagnosen
Mangel an fettlöslichen Vitaminen	Gastroenterologische Erkrankungen, Malnutrition,	Schweißtest erst nach Ausschluss häufigerer Differentialdiagnosen
Elektrolytstörungen (Pseudo-Bartter-Syndrom	Fieber, Hitze, Infektionen, Stoffwechselerkrankungen	Schweißtest erst nach Ausschluss häufigerer Differentialdiagnosen
Hypoproteinämie, Anämie, Akrodermatitis enteropatica	Gastroenterologische Erkrankungen, Malnutrition, Infektionen, Nierenerkrankungen, hereditärer Zinkmangel	Schweißtest erst nach Ausschluss häufigerer Differentialdiagnosen
Atemwegserkrankungen	Obstruktive Bronchitis, Gastroösophagealer Reflux, Fehlbildung, Immundefekte, interstitielle Lungenerkrankungen, Ziliendyskinesie	Schweißtest erst nach Ausschluss häufigerer Differentialdiagnosen
Klein- und Schulkinder		
Hepatopathie, Leberzirrhose, Cholelithiasis	Stoffwechselerkrankungen, Infektionen, Fehlbildungen, Intoxikationen, Mb. Wilson, α1-AT-Mangel	Schweißtest immer (1 % der Säuglinge und 24 % der Erwachsenen mit CF haben eine biliäre Zirrhose)

Tab. 10.3: (fortgesetzt)

Symptom	Differentialdiagnose	Diagnostik
Chronische Pankreatitis	Familiäre Pankreatitis, Stoffwechselerkrankungen	Schweißtest immer
Distales intestinales Obstruktions-Syndrom (DIOS)	Gastroenterologische Erkrankungen, Tumore, Neuropathien, Infektionen, Fehlbildungen, chronische Obstipation	Schweißtest immer
Diabetes mellitus, Endokrinopathien		Schweißtest erst nach Ausschluss häufigerer Differentialdiagnosen
Polyposis nasi	Chronische Sinusitis, Samter-Trias, PCD, Atopie	Schweißtest immer (75 % der CF-Patienten intermittierende Sinusitis)
Atemwegserkrankungen	s. o.	s. o.
Jugendliche / Erwachsene		
Infertilität	Fehlbildungen, Azoospermie, CBAVD, CFRMD	häufig genetische Diagnostik über Gynäkologen und Urologen, CBAVD bei Männern mit CF Prävalenz 98 %, Schweißtest und ev. NPD/ICM nach Klinik
Arthropathien, Osteoporose	Rheumatologische Erkrankungen, Verletzungen, Fehlbildungen	nicht als Erstsymptom beschrieben, aber erhöhte Prävalenz bei CF, Schweißtest bei weiteren Symptomen
Atemwegserkrankungen	s. o.	s. o.

10.1.7 Klinisches Bild

Nach der Geburt dominiert meist die Erkrankung des Magen-Darm-Traktes und die exokrine Pankreasinsuffizienz, Symptome der Atemwegserkrankung bestehen oft noch nicht, oder sie sind zu diesem Zeitpunkt nur mild ausgeprägt. Die Ausprägung der Beteiligung dieser und weiterer Organe ist individuell sehr unterschiedlich und nicht allein von der Mutationskonstellation abhängig.

10.1.7.1 Obere Atemwege

Durch das hypervisköse Sekret kommt es zu chronischer Rhinitis, Rhinosinusitis und im Verlauf ggf. zu einer Polyposis nasi, die häufig auch nach chirurgischer Sanierung rezidiviert. Eine bakterielle Infektion mit pathogenen Erregern wie Pseudomonas aeruginosa, S. aureus, u. a. betrifft häufig nicht nur die unteren, sondern auch die oberen Atemwege, so dass diese in Diagnostik (mikrobiologische Untersuchung Nasenspülwasser) und Therapiekonzepte (typische oder systematische Antibiotikatherapie) mit eingebunden werden müssen. Ein Verlust des Geruchs- und Geschmackssinnes ist eine häufige Folge der chronisch behinderten Nasenatmung und chronischen Inflammation der oberen Atemwege. Aufgrund wiederholter antibiotischer Therapien mit Aminoglykosiden sind auch Hochton-Schwerhörigkeit und Tinnitus nicht selten. Die Erkrankungen der oberen Atemwege sollten immer aktiv abgefragt und berücksichtigt werden.

10.1.7.2 Untere Atemwege

Die Lungenerkrankung entsteht durch hypervisköses Atemwegssekret, gestörte mukoziliäre Clearance, pulmonale Obstruktion, Inflammation und Infektion, die eine irreversible Veränderung des Lungengewebes zur Folge haben mit Bildung von Atelektasen, Bronchiektasen und Bullae. Es entsteht eine restriktive Ventilationsstörung, häufig mit deutlich erhöhtem Atemwegswiderstand und Überblähung. Die respiratorische Insuffizienz ist die häufigste Todesursache bei Mukoviszidose.

Bei der Auskultation findet man ein buntes Bild an Rasselgeräuschen: fein- bis mittelblasig bei pneumonischen Infiltrationen, grobblasig durch Sekretverhalt und durch Bronchiektasen. Bei obstruktiver Symptomatik finden sich Giemen und Brummen wie beim Asthma bronchiale. Im Zuge der fortschreitenden Obstruktion und Überblähung können die Patienten einen Fassthorax entwickeln. Als Ausdruck der chronischen Hypoxämie finden sich Uhrglasnägel und Trommelschlegelfinger.

Klassische Zeichen der pulmonalen Exazerbation (modifizierte Fuchs-Kriterien nach Bilton [4]) sind:
–   Veränderungen der Sputummenge oder -farbe
–   vermehrter Husten
–   zunehmende Abgeschlagenheit und Krankheitsgefühl
–   signifikanter Gewichtsverlust
–   Abfall der Lungenfunktion um mehr als 10 % und/oder Zunahme der radiologischen Veränderungen
–   zunehmende Atemnot

Sind mindestens 2 Kriterien erfüllt, ist dieses als Exazerbation zu werten.

Bei jeder pulmonalen Verschlechterung muss vor der Therapie eine mikrobiologische Diagnostik (Sputum/Rachenabstrich) erfolgen.

10.1.7.3 Pankreas

80 % der Patienten haben eine exokrine Pankreasinsuffizienz als Folge von Sekretverlegungen der Pankreasausführungsgänge. Meist lässt sich diese bereits kurz nach der Geburt durch eine erniedrigte Elastase im Stuhl nachweisen. Die Amylase im Se-

rum ist erniedrigt, die Lipase kann vor allem initial noch erhöht sein. Sonographisch zeigt sich ein hyperechogenes Pankreas. Klinische Symptome sind neben der Gedeih-störung das Auftreten von sogenannten „Fettstühlen" (voluminös, zäh, schleimig, ölig-schimmernd), eine hohe Stuhlfrequenz, Bauchschmerzen und Meteorismus. Patienten, die pankreassuffizient sind, zeigen häufig Symptome der Pankreatitis mit kolikartigen Bauchschmerzen und entsprechend veränderten Laborparametern. CF-Patienten haben häufig bereits früh eine gestörte Glukosetoleranz und ein deutlich erhöhtes und mit dem Lebensalter ansteigendes Risiko für einen CF-assoziierten Diabetes mellitus. Ab dem 10. Lebensjahr ist daher eine jährliche Kontrolle der Glukosetoleranz empfohlen.

10.1.7.4 Gastrointestinaltrakt

Darmmotilitätsstörungen mit verzögerter Magen-Darm-Passage und sonographisch hyperechogenen Darmschlingen können schon im Mutterleib auftreten, bereits vor oder kurz nach der Geburt kann ein Mekoniumileus das erste Symptom einer CF sein. Etwa 20 % der CF-Patienten haben einen Mekoniumileus, in über 90 % der Fälle ist die Ursache eines Mekoniumileus eine Mukoviszidose. Bei Mekoniumileus muss dementsprechend immer eine Mukoviszidose als Ursache vermutet und eine Schweißtest-Diagnostik durchgeführt werden!

Auch im späteren Verlauf besteht ein erhöhtes Risiko für einen Ileus, dass sogenannte Distale Intestinale Obstruktionssyndrom (DIOS) als akute lebensbedrohliche Komplikation.

Neben der gestörten Darmmotilität sind die exokrine Pankreasinsuffizienz, geringe Trinkmengen, und mangelnde körperliche Aktivität Kofaktoren, welche eine Obstipation bei Mukoviszidose begünstigen. Hinzu kommen häufig Bauchschmerzen, Appetitlosigkeit und Meteorismus.

10.1.7.5 Leberbeteiligung

Die Intensität der Beteiligung von Leber und Gallenwegen ist sehr unterschiedlich. Bei vielen Patienten ist bereits im Säuglingsalter sonographisch eine Mikrogallenblase darstellbar, viele entwickeln ausgeprägte Leberstrukturveränderungen, auch mit portaler Hypertension und Ausbildung von Ösophagusvarizen, bei häufig lange nicht oder nur leicht veränderten Transaminasen. Gallensludge/-steine bei häufig deutlich erhöhten Gallensäuren im Serum sind sonographisch nicht selten darstellbar. Regelmäßige sonographische und laborchemische Kontrollen sind empfohlen. Bei V. a. Ösophagusvarizen als Folge einer portalen Hypertension, kann eine Gastroskopie erwogen werden.

10.1.8 Komplikationen

10.1.8.1 Allergische bronchopulmonale Aspergillose (ABPA)

Bei akuter oder subakuter pulmonaler Exazerbation und fehlendem Ansprechen auf Antibiotika oder intensivierte Physiotherapie muss an eine ABPA gedacht werden. Weitere Symptome der ABPA sind Müdigkeit, erschwerte Atmung, Thoraxschmerz, obstruktiver Auskultationsbefund oder subjektives Engegefühl, Husten, bräunliche Punkte im Sputum, Gewichtsabnahme oder Temperaturerhöhung. Radiologisch können flaue rundliche, pulmonale Infiltrate sichtbar sein, im Sputum oder Rachenabstrich Nachweis von Aspergillus fumigatus. Laborchemisch ist die kombinierte Typ I-Sensibilisierung, charakteristischerweise für die rekombinanten Aspergillus-Antikörper rAspf4 und f6 mit einem Gesamt-IgE über 1000 IU/ml und spezifischen IgG-Antikörper gegen A. fumigatus typisch. Die Diagnosekriterien für die ABPA wurden initial für Patienten mit schwerem Asthma bronchiale aufgestellt und für Mukoviszidose modifiziert (siehe Tab. 10.4) [5].

Tab. 10.4: Diagnose-Kriterien für die ABPA bei Mukoviszidose nach Stevens [5].

Vollkriterien (klassische ABPA)	akute oder subakute klinische Verschlechterung (Husten, Giemen, verringerte körperliche Belastbarkeit, Abnahme der Lungenfunktionsparameter, zunehmende Sputummenge) ohne andere erkennbare Ätiologie
	Gesamt-IgE > 1000 kU/ml
	positive Sofortreaktion im Hauttest oder spezifisches IgE auf *A. fumigatus*
	präzipitierende oder IgG-Antikörper gegen *A. fumigatus*
	neue Veränderungen im CT oder Thorax-Röntgen
Minimalkriterien	akute oder subakute klinische Verschlechterung (Husten, Giemen, verringerte körperliche Belastbarkeit, Abnahme der Lungenfunktionsparameter, zunehmende Sputummenge) ohne andere erkennbare Ätiologie
	Gesamt-IgE > 500 kU/ml
	positive Sofortreaktion im Hauttest oder spezifisches IgE auf *A. fumigatus*
	Entweder a) präzipitierende oder IgG-Antikörper gegen *A. fumigatus* oder b) neue Veränderungen im CT oder Thorax-Röntgen

Initial werden hochdosiert orale Kortikosteroide gegeben (0,5–2 mg/kg KG/Tag Prednisolon), die je nach Therapieansprechen nach 14 Tagen reduziert und wenn möglich nach 2–3 Monaten wieder beendet werden sollten. Zur Therapiesteuerung dient neben der Klinik die Höhe des Gesamt-IgE im Verlauf. Eine Kombination mit Itraconazol (cave Resistenzen) ist empfohlen. Häufig sind deutlich längere Therapie-Intervalle notwendig und Rezidive sind nicht selten.

10.1.8.2 Hämoptysen

Hämoptysen können im fortgeschrittenen Krankheitsstadium aufgrund der Vulnerabilität der Bronchialschleimhaut und Bronchiektasie im Rahmen von Hustenattacken auftreten. Dann empfiehlt es sich, reizende Inhalationen (hypertone Kochsalzlösung, Pulmozyme®, Antibiotika) zunächst zu pausieren. Bei rezidivierenden Hämoptysen oder größeren Blutmengen sollte mit Tranexamsäure oral oder intravenös behandelt werden. Je nach Ausmaß der Blutung kann eine Endoskopie und eine Angiographie notwendig werden, mit dem Ziel, ggf. dilatierte Gefäße zu veröden.

10.1.8.3 Pneumothorax

Bei Mukoviszidose besteht bei fortgeschrittener Lungenerkrankung durch zunehmende Rigidität des Lungengewebes, Bronchiektasen, Bullae und Überblähung ein erhöhtes Risiko für Pneumothoraces. Die Therapie unterscheidet sich nicht von der anderer Patienten, je nach Ausmaß der Lungengerüstveränderung besteht auch hier häufig ein deutlich langwieriger Rezidiv-belasteter Verlauf.

10.1.8.4 Salzverlust-Syndrom

Durch vermehrten Salz-Verlust über den Schweiß haben Kinder mit Mukoviszidose einen erhöhten Salzbedarf. Besonders in den Sommermonaten bei heißem Wetter kann es zu schweren Hyponatriämien mit Bewusstseinsstörungen, Schwindel, Muskelkrämpfen, Schwäche und Übelkeit kommen. Um dies zu vermeiden, wird eine vermehrte Salzzufuhr über die Sommermonate und bei vermehrtem Schwitzen empfohlen.

10.1.8.5 Distales intestinales Obstruktionssyndrom (DIOS)

Das DIOS stellt letztendlich einen mechanischen Ileus und eine akut lebensbedrohliche Komplikation dar. Der stuhlbedingte Darmverschluss liegt meist im ileocoecalen Übergang und kann gut sonographisch diagnostiziert werden. Eine chirurgische Intervention sollte, wenn möglich, vermieden werden, nichtsdestotrotz sollten die Chirurgen frühzeitig konsultatorisch hinzugezogen werden. Therapie der Wahl sind 1–2 hohe lytische Einläufe/Tag mit Macrogol 100 g ED (z. B. 1 Beutel Darmspüllösung Bernburg®) und ggf. zusätzlich Acetylcysteineinläufe bis 2 × tgl. (5 g + 20 ml NaCl 0,9 %/kg KG ED). Außerdem sollte oral auch bei bestehendem Ileus hochdosiert Macrogol (z. B. 1–2 Beutel Darmspüllösung Bernburg®) und Acetylcystein (altersabhängig 3 × 600 mg – 3 × 3600 mg) ggf. auch über eine Magensonde gegeben werden. Eine hohe orale Flüssigkeitsmenge (3–5 l/Tag) sollte angestrebt werden.

Um ein DIOS zu vermeiden, müssen die Patienten über diese Komplikation aufgeklärt und angehalten werden, sich bei Stuhlverhalt sofort in der betreuenden Einrichtung zu melden. Bei jeder Visite müssen Stuhlfrequenz und Bauchschmerzen abgefragt werden. Bei Auffälligkeiten kann eine Dauertherapie mit Macrogol erwogen werden.

10.1.9 Verlaufsdiagnostik

Kinder mit Mukoviszidose sollen in den ersten beiden Lebensjahren alle 2 Monate, dann vierteljährlich und zusätzlich bei klinischen Verschlechterungen in einer spezialisierten Mukoviszidose-Einrichtung vorgestellt werden [6,7].

Bei jeder Vorstellung sind durchzuführen:
– Anamnese
– Größe, Gewicht, Blutdruck, Puls
– klinischer Status
– mikrobiologische Untersuchung aus dem Rachenabstrich, bzw. falls möglich aus expektoriertem (Reiz-)Sputum
– Lungenfunktionsmessungen altersentsprechend mittels Spirometrie und Bodyplethysmographie, ggf. zusätzlich eine Messung des Lung Clearance Index (LCI)
– Pulsoxymetrie
– ggf. Blutgasanalyse, kapilläre Elektrolyte, Blutzucker

Jährliche Verlaufsdiagnostik (zusätzlich immer nach Bedarf):
– Labor (Blutbild, Leukozytendifferenzierung, CrP, IgG, IgE, Gesamteiweiß, Albumin, ALAT, ASAT, GGT, LDH, AP, Harnstoff, Harnsäure, Kreatinin, Cystatin C, Natrium, Kalium, Calcium, Magnesium, Chlorid, Phosphat, Eisen, Transferrin, Ferritin, Triglyceride, Cholesterol, β-Cholinesterase, Amylase, Lipase, Selen, Zink, Vitamin A, D, E, Quick, PTT, Blutzucker)
    – Pseudomonas-Antikörper bei Pseudomonas-negativen Patienten (zusätzlich 3 Monate nach Eradikationstherapie)
    – Bei pankreassuffizienten Patienten Elastase im Stuhl (im ersten Lebensjahr 2 ×)
    – HbA1c spätestens ab dem 10. Lebensjahr
– Röntgen-Thorax (mittlerweile alternativ präferiert MRT-Untersuchungen oder in größeren Abständen Low Dose-CT je nach radiologischer Expertise und gerätetechnischer Ausstattung)
– Abdomensonographie, wenn möglich mit Leber-Doppler-Sonographie und Elastographie
– pulmonale Belastungsdiagnostik (EOT, Spiroergometrie, Bruce-Test)
– Ernährungsprotokollen für 3–7 Tage (ggf. Stuhlfettsammlung) und Ernährungsberatung
– psychologische Konsultation, Angst- und Depressionsscreening
– Sozialberatung
– HNO-Konsultation, Audiometrie bei Aminoglykosid-Therapie

10.1.10 Therapie

10.1.10.1 Medikamentöse Basistherapie (Dosierungen s. u.)
Lungenerkrankung:
- Sekretolyse
    - Inhalation mit hypertoner Kochsalzlösung, DNAse, Mannitol
- bronchospasmolytische Therapie kann individuell durchgeführt werden
- je nach mikrobiologischen Befunden inhalative, orale und intravenöse Antibiotika

Obere Atemwege:
- Nasenspülungen mit isotoner Kochsalzlösung
- topische nasale Steroide bei starker Obstruktion oder Polyposis

Exokrine Pankreasinsuffizienz und gastrointestinale Beteiligung:
- Lipase, Rhizolipase, über die Mahlzeiten nach Fettgehalt dosiert verteilt (angepasst an die Stuhlfettausscheidung). Die Wirksamkeit kann im Einzelfall durch die Gabe von Antazida verbessert werden.
- bei Darmmotilitätsstörungen ausreichende Trinkmenge, körperliche Aktivität, ggf. Macrogol, Acetylcystein, Dimeticon (zum Entblähen)
- ggf. Omeprazol bei GÖR (begünstigt durch erhöhte intrathorakale Druckschwankungen beim Husten)
- Fettlösliche Vitamine (A, D, E, K)

Hepatopathie:
- Desoxyursocholsäure

10.1.10.2 Spezielle antibiotische Therapie je nach mikrobiologischem Befund
Ziel ist die frühe Eradikation bzw. Suppression insbesondere der Erreger, die zu einer chronischen Infektion und signifikanten Verschlechterungen des Krankheitsverlaufes führen (z. B. Pseudomonas aeruginosa, Burkholderia cepacia, Achromobacter xylosoxidans, Stenotrophomonas maltophilia). Aber auch Bakterien wie Staph. aureus, H. influenzae, atypische Mykobakterien, etc. und Pilze wie Aspergillus fumigatus oder Exophiala dermatiditis haben therapeutische Relevanz.

Pseudomonas-Erstnachweis
Eine chronische Infektion mit Pseudomonas aeruginosa führt bei Mukoviszidose zu einer signifikanten Verschlechterung der Lungenfunktion und erhöhten Morbidität, bereits ca. 20 % der Kinder sind chronisch infiziert, im Erwachsenenalter sind es über 50 %.

Bei Erstnachweis von Pseudomonas aeroginosa sollte immer eine Eradikation versucht werden. Die deutsche Leitlinie empfiehlt eine Therapie mit inhalativem Tobramycin (2 × 300 mg/Tag) über 4 Wochen, alternativ kann mit inhalativem Colistin (2 × 1 Mio. IE/die) und Ciprofloxacin p. o. in 2 ED über 3 Wochen behandelt werden [8]. Bei mangelndem Erfolg gibt es Rescue-Schemata zur wiederholten Therapie und Intensivierung.

Der zusätzliche Nutzen einer oralen oder intravenösen Therapie ist in Studien nicht belegt und sollte abhängig vom Alter (Säuglinge und Kleinkinder unter 2 Jahren mit mangelnder Inhalations-Effektivität), der Compliance, und der klinischen Symptomatik (pulmonale Exazerbation) entschieden werden. Eine Eradikation war erfolgreich, wenn 3 konsekutive respiratorische Proben in einem Gesamtzeitraum von 6 Monaten negativ sind, dies gelingt bei ca. 80 % der Patienten zumindest intermittierend.

Chronische Pseudomonas-Infektion

Bei chronischer Pseudomonas-Infektion unterscheidet man zwischen Exazerbationstherapie und Suppressionstherapie [9].

Ziel der Exazerbationstherapie ist die Wiederherstellung des klinischen Zustandes vor Exazerbation. Sie sollte intravenös immer als Kombinationstherapie erfolgen. Erste Wahl zur intravenösen Exazerbationstherapie ist die Kombination von Ceftazidim und Tobramycin. Bei der Wahl der Antibiotika kann, muss aber keine Orientierung am Resistogramm erfolgen. Nach 7 Tagen muss eine Reevaluation des klinischen Zustandes des Patienten erfolgen und bei mangelndem Ansprechen eine Änderung der Medikamente überlegt werden. Die Dauer der Therapie sollte mindestens 10, eher 14 Tage betragen.

Eine dauerhafte oder repetitive Suppressionstherapie dient der Reduktion der Erregerlast, um die Inflammation und somit Schädigung der Atemwege zu reduzieren und eine Stabilisierung der Lungenfunktion herbeizuführen. In Deutschland ist die Langzeitinhalation mit Antibiotika hierzu empfohlen, entweder dauerhaft als Monotherapie, im 28 on/off-Wechsel oder im Wechsel der inhalativen Antibiotika. Azithromycin kann ebenfalls antiinflammatorisch wirksam sein.

MRSA-Nachweis

Die Infektion mit MRSA ist mit einer klinischen Verschlechterung assoziiert. Es sollte immer eine Eradikation versucht werden [10]. Es sollten topische Maßnahmen (Mupirocin-Nasensalbe, Octenisept-Körperwaschungen) und eine Umgebungs- und Kontaktpersonen-Sanierung mit einer systematischen Antibiotika-Therapie kombiniert werden, z. B. Rifampicin + Cotrimoxazol für 3 Wochen, alternativ Rifampicin + Fusidinsäure, bei Zeichen der pulmonalen Exazerbation auch Linezolid. Ebenfalls erfolgreich beschrieben ist die Inhalation mit Vancomycin.

Atypische Mykobakterien

Atypische Mykobakterien können bei 5–20 % der CF-Patienten im Sputum nachgewiesen werden. Im Vordergrund stehen dabei Infektionen durch M. abscessus- und M. avium-Komplex, wobei letztere eher ältere Patienten betreffen, die noch eine relativ gute Lungenfunktion aufweisen. Mit M. abscessus-Komplex infizierte CF-Patienten sind in der Regel jünger und zeigen einen deutlichen Abfall der Lungenfunktion. Ein sporadischer Nachweis von NTM im Sputum ist wahrscheinlich ohne Bedeutung, betroffene Patienten sollten aber engmaschig kontrolliert werden. Vor einer geplanten Lungentransplantation müssen CF-Patienten unbedingt auf NTM untersucht werden. Bei NTM-Nachweis sollte angestrebt werden, diese zu eradizieren, da CF-Patienten mit persistierendem NTM-Befund nach Lungentransplantation eine deutlich schlechtere Prognose haben [10].

10.1.10.3 CFTR-Modulatoren

Eine Therapie mit CFTR-Modulatoren (Ivacaftor, Lumacaftor, Tezacaftor, Elexacaftor) ist in Abhängigkeit der vorliegenden CFTR-Mutationen und des klinischen Verlaufes sowie der altersbeschränkten Zulassung empfohlen. Die Therapie setzt am Basisdefekt am CFTR-Protein, bzw. bei der Bildung von CFTR-Protein in der Zelle an. CFTR-Modulatoren werden unterteilt in Potentiatoren, welche die Öffnungswahrscheinlichkeit von CFTR-Kanälen in der Zellwand erhöhen und Korrektoren, welche die Bildung von CFTR-Protein positiv beeinflussen. Je nach genetischem Defekt und dementsprechend verfügbarem Modulator kann eine deutliche Stabilisierung des pulmonalen Verlaufes, Verbesserung der Lungenfunktion, Gewichtszunahme und dementsprechend Verbesserung der Lebensqualität, sowie auch Lebenserwartung erreicht werden. Es ist empfohlen, die Therapie möglichst früh zu beginnen, um so Organschädigungen durch die Pathologie der Mukoviszidose hinauszuzögern oder sogar zu vermeiden. Der derzeit potenteste Modulator ist eine Dreifachkombination von Ivacaftor, Tezacaftor und Elexacaftor, zugelassen in Deutschland seit August 2020. Behandelt werden können alle Patienten mit entweder einer Homozygotie F508del oder einer Compound-Heterozygotie F508del und einer weiteren CF-verursachenden CFTR-Variante (aktuell ab dem 12. Geburtstag). Damit können heute bereits 95 % der Patienten mit einem Modulator behandelt werden.

Die Indikation zur Therapie sollte in der betreuenden spezialisierten CF-Einrichtung gestellt werden, die die Patienten dann auch über Wirkung, Nebenwirkungen und Interaktionen aufklärt und Laborwerte und Klinik vor Therapiebeginn, sowie im Verlauf kontrolliert.

Die CFTR-Modulatoren stellen die erste Therapie-Option dar, die am Basisdefekt angreift und die pathophysiologischen Vorgänge beeinflusst.

10.1.10.4 Ernährungstherapie

Patienten mit Mukoviszidose haben einen erhöhten Energiebedarf von 120–150 % der Altersnorm. Nach der Geburt ist grundsätzlich eine Muttermilchernährung empfohlen, bei mangelndem Gedeihen kann die Muttermilch angereichert oder eine hochkalorische Formularnahrung erwogen werden. Ab dem 5. Lebensmonat sollte die Beikosteinführung erfolgen, auch hier ist eine Energieanreicherung möglich. Es besteht grundsätzlich ein erhöhter Bedarf an Proteinen, der erhöhte Energiebedarf kann über Fettanreicherung gedeckt werden. Fettlösliche Vitamine, Salze und Spurenelemente müssen individuell substituiert werden. Eine regelmäßige spezialisierte Ernährungsberatung ist gerade in den ersten Lebensjahren wichtig.

10.1.10.5 Physiotherapie

Physiotherapie im Sinne einer spezialisierten Physio-Atemtherapie soll zeitnah nach Diagnosestellung begonnen werden. Sie beinhaltet Thoraxmobilisation und Sekretdrainage. Zusätzlich sollen Eltern und Kinder in der Therapie angeleitet werden, z. B. in der Autogenen Drainage.

Eine atemwegserweiternde Inhalation (Salbutamol) in Kombination mit einer inhalativen Sekretolyse kann nach individuellem Ermessen vor der Physiotherapie durchgeführt werden.

10.1.11 Psychosoziale Aspekte

Eine erhöhte Inzidenz für Angststörungen und Depression ist bei Mukoviszidose-Patienten und deren Eltern bekannt. Dementsprechend wird eine regelmäßige psychologische Evaluation und Betreuung nach Bedarf empfohlen.

Eine sozialrechtliche und sozialpädagogische Unterstützung bei der Beantragung von Grad der Behinderung, Pflegegrad, Rehabilitationsmaßnahmen, Eingliederung in das soziale Umfeld (Kindertagesstätte, Schule) ist notwendig.

10.1.12 Hygieneanforderungen

Die Empfehlungen richten sich grundsätzlich nach den Empfehlungen des Robert-Koch-Institutes [11]

Ein Risiko stellt die Übertragung pathogener Keime von Patient zu Patient dar.

Bezüglich der Hygienestandards im Krankenhaus und Ambulanzbereich haben sich die folgenden Prinzipien bewährt:
- Tragen eines Mund-Nasen-Schutzes außerhalb von Patienten- und Ambulanzzimmer
- Händedesinfektion

- „No Hand-Shake"
- stationär keine gemeinsamen Patientenzimmer, Mindestabstand zwischen Mukoviszidose-Patienten 2 m
- Segregation in der Ambulanz zeitlich und örtlich
- Isolierung von Patienten mit multiresistenten Erregern
- Konsequente Desinfektion der Zimmer, Lungenfunktionsgeräte, Inhalationsgeräte, Lüften
- keine Polstermöbel oder Topfpflanzen im Ambulanz- oder stationären Bereich
- geschultes Reinigungspersonal
- regelmäßige Schulung von Personal und Patienten

Pseudomonas-negativen Patienten wird in der Regel vom Besuch von Whirlpools und Badeseen abgeraten und ein problembewusster Umgang mit Feuchtquellen (Waschbecken, Toilettenspülung, Dusche, zahnärztliche Behandlungsanlage) sowie regelmäßiges Händewaschen (keine Händedesinfektion) empfohlen. Alle CF-Patienten werden frühzeitig zum Niesen und Husten in anschließend zu verwerfende Papiertücher bzw. in die Ellenbeuge angehalten.

10.1.13 Medikamente und Dosierungen

Die folgende Tab. 10.5 erhebt keinen Anspruch auf Vollständigkeit.

Tab. 10.5: Ausgewählte Medikamente und Dosierungen in der Mukoviszidose-Therapie.

Wirkstoff	Medikament	Dosierung	Zulassung	Indikation
Basistherapie				
Atemwege				
Hypertone Kochsalzlösung 6 %	Mucoclear®	4 ml/Amp 2–3 ×/Tag	ab dem 6. Lj. (empfohlen ab Diagnose)	Sekretolyse
DNase	Pulmozyme®	2,5 mg/Amp 1-2x/Tag	ab 2. Geburtstag	Sekretolyse
Gastrointestinaltrakt und Hepatopathie				
Pankreas-Lipase	Kreon®, Panzytrat®	1000–5000 IE/g Nahrungsfett	ab Geburt	Exokrine Pankreasinsuffizienz
Rhizolipase	Nortase®	2500 IE/gNF	ab Geburt	Exokrine Pankreasinsuffizienz
Vitamin A	Vitadral®, Vitamin A	1500–5000 IE/Tag, Dosierung nach Serumspiegel	ab dem 1. Geburtstag	Exokrine Pankreasinsuffizienz

Tab. 10.5: (fortgesetzt)

Wirkstoff	Medikament	Dosierung	Zulassung	Indikation
Vitamin D	Vigantoletten®, Vigantoloel®, Dekristol®	1000–4000 IE/Tag Dosierung nach Serumspiegel	ab Geburt	Exokrine Pankreasinsuffizienz
Vitamin E	Vedrop®, Vitamin E	50–400 IE/Tag Dosierung nach Serumspiegel	ab dem 1. Geburtstag	Exokrine Pankreasinsuffizienz
Vitamin K	Kavit®, Konakion®		ab Geburt	0,3–10 mg/Tag
Desoxyursocholsäure	Ursofalk®	10–15 mg/kg KG in 1–3 ED	ab Geburt	CF-Hepatopathie
Antibiotika				
Inhalativ				
Tobramycin	Tobi®, Bramitob®, Tobramycin®, Vantobra®	2 × 300 mg/Tag oder 2 × 160 mg/Tag	ab Geburt	28 Tage- on/off-Schema
Colistin	Colistin®, Colifin®	2 × 0,5–2 Mio. IE/Tag	ab Geburt	Dauertherapie
Aztreonam	Cayston®	3x 75 mg/Tag		28 Tage- on/off-Schema
Oral				
Ciprofloxacin	Ciprofloxacin®, Cipro®, Ciprobay®	30–40 mg/kg/Tag in 3 ED	keine Altersbegrenzung zur Pseudomonastherapie	
Intravenös (häufig verwendete Auswahl, siehe auch DGPI-Handbuch)				
Ceftazidim	Fortum®	150–400 mg/kg/Tag in 3 ED	ab Geburt	max. 12 g/Tag
Piperacillin + Tazobactam	Tazobac®	240–600 mg/kg/Tag in 3 ED	ab Geburt	max. 24 g/d
Meropenem	Meronem®	80–120 mg/kg/Tag in 3 ED	ab Geburt	max. 6 g/Tag
Tobramycin	Tobramycin®, Gernebcin®	10–12 mg/kg/Tag als ED früh	ab Geburt	Spiegel-Kontrolle vor 3. Gabe
Colistin	Colistin®	75000–150.000 IE/kg/Tag in 2–3ED	ab Geburt	max. 9 Mio. IE/Tag, Dosis nebenwirkungsabhängig

Tab. 10.5: (fortgesetzt)

Wirkstoff	Medikament	Dosierung	Zulassung	Indikation
CFTR-Modulatoren				
Ivacaftor	Kalydeco®	5–7 kg KG 2 × 25mg/Tag 7–14 kg KG 2 × 50 mg/Tag 14–25 kg KG 2 × 75mg/Tag > 25 kg KG 2 × 150 mg/Tag	ab 4 M.	mindestens eine Gating-Mutation*
Ivacaftor + Lumacaftor	Orkambi®	2–11 Jahre 2 × 100/125 mg/Tag ab 12 Jahre 2 × 200/ 125 mg/Tag	ab 2 J.	Homozygotie F508del/F508del
Ivacaftor + Tezacaftor	Symkevi®	100 mg Tez + 150 mg Iva früh 150 mg Iva abends	ab 6 J.	Homozygotie F508del/F508del oder **
Ivacaftor + Tezacaftor + Elexacaftor	Kaftrio®	100 mg Iva + 50 mg Tez + 75 mg Elex früh 150 mg Iva abends	ab 12 J.	Homozygotie F508del/F508del oder ***

* G551D, G1244E, G1349D, G178R, G551S, S1251N, S1255P, S549N oder S549R
** F508del + eine der folgenden Mutationen: P67L, R117C, L206W, R352Q, A455E, D579G,
711 + 3 A→G, S945L, S977F, R1070W, D1152H, 2789 + 5 G→A, 3272–26 A→G,3849 + 10kbC→T
*** F508del + eine „Minimal Funktion"-Mutation

10.1.14 Prognose

Bereits durch die Implementierung des Neugeborenen-Screenings konnte in anderen Ländern nicht nur eine verlängerte Lebenserwartung, sondern auch eine Verbesserung von BMI, FEV_1 und nicht zuletzt Lebensqualität im Vergleich zu nicht gescreenten Patienten erreicht werden. Die derzeitige mittlere Lebenserwartung in Deutschland liegt bei 53 Jahren. Durch die mittlerweile und in Zukunft sicher noch vermehrt und früher einsetzbar zur Verfügung stehenden CFTR-Modulatoren ist von einer weiteren Verbesserung auszugehen.

10.1.15 Versorgungsstrukturen

Die Betreuung von Patienten mit Mukoviszidose sollte in spezialisierten Zentren erfolgen [7]. In Deutschland gibt es ein Zertifizierungsverfahren durch die pneumologischen Fachgesellschaften (GPP, DGP) und den Mukoviszidose e. V., in welchem nach einem standardisierten Katalog die geforderten personellen, fachlichen, geräte-technischen, strukturellen und räumlichen Voraussetzungen zur Betreuung der Patienten abgefragt werden. Zertifizierte Einrichtungen sind im Internet auf der Seite des Mukoviszidose e. V. (www.muko.info) zu finden.

Literatur

[1] Burkhart M, Naehrlich L. Zahlen, Daten, Fakten für Patienten und Angehörige 2020. Mukoviszidose e. V.

[2] Naehrlich L, Stuhrmann-Spangenberg M, Dehrichs N. Handlungsempfehlung nach der Leitlinie „Diagnose der Mukoviszidose". Monatsschrift Kinderheilkunde 08/2014.

[3] Barben J, Castellani C, Munck A, et al. Updated guidance om the management of children with cystic fibrosis transmembrane cunductance regulator – related metabolic syndrome / cystic fibrosis screen positive, inconclusive diagnosis (CRMS/CFSPID). J Cyt Fib. 2020. https://doi.org/10.1016/j.jcf.2020.11.006

[4] Bilton D, Canny G, Conway S, et al. Pulmonary exacerbation: Towards a definition for use in clinical trials. Report from the EuroCareCF Working Group on outcome parameters in clinical trials. J Cyst Fibr. 2011;10(2):79–81.

[5] Stevens DA, Moss RB, Kurup VP, et al. Allergic bronchopulmonary aspergillosis in cystic fibrosis – state of the art: Cystic Fibrosis Foundation Consensus Conference. Clin Infect Dis. 2003;37 (3):225-264.

[6] Hammermann J, Claßen M, Schmidt S, et al. S3-Leitlinie: Mukoviszidose bei Kindern in den ersten beiden Lebensjahren, Diagnostik und Therapie. www.awmf.org; Registernummer 026–024

[7] Smyth AR, Bell SC, Boijcin S, et al. European Cystic Fibrosis Society Standards of Care: Best Practice Guidelines. J Cyt Fib Vol. 2014;13(1):23–42.

[8] Müller FM, Bend J, Rietschel E, et al. S3-Leitlinie: Lungenerkrankung bei Mukoviszidose, Modul 1: Diagnostik und Therapie nach dem ersten Nachweis von Pseudomonas aeruginosa. www.awmf.org Registernummer 026–022.

[9] Schwarz C, Düesberg U, Bend J, et al. S3-Leitlinie: Lungenerkrankung bei Mukoviszidose, Modul 2: Diagnostik und Therapie bei der chronischen Infektion mit Pseudomonas aeruginosa. www.awmf.org; Registernummer 020–018.

[10] DGPI-Handbuch, 7. Auflage. 2018, Thieme. ISBN 978-3-13-240790-9.

[11] Simon A, Schmidt-Grohé S, Erdmann U, et al. Anforderungen an die Hygiene bei der medizinischen Versorgung von Patienten mit Mukoviszidose. KRINKO 2012; www.rki.de.

10.2 Primäre Zilien-Dyskinesie

Thomas Nüßlein

10.2.1 Typisches klinisches Bild

Produktiver Husten und chronischer Schnupfen sind die Leitsymptome der Primären Zilien-Dyskinesie (PCD). Typischer Ausgangspunkt für den diagnostischen Prozess ist die Wahrnehmung der Eltern, dass ihr Kind von diesen vermeintlich banalen Beschwerden in Bezug auf Häufigkeit, Dauer und Ausprägung stärker betroffen sein könnte als gleichaltrige Kleinkinder.

Charakteristisch für die PCD ist der durchgehend produktive Charakter des Hustens und der Rhinitis. Lockeres Sekret lässt sich bei den Betroffenen auch auf Aufforderung aus den unteren Atemwegen durch Husten und aus den oberen Atemwegen durch forcierte Inspiration durch die Nase effektiv mobilisieren. Wenn die Eltern dann noch versichern, dass das an so gut wie jedem Tag des Lebens seit dem Tag der Geburt der Fall ist, werden andere Diagnosen unwahrscheinlich.

10.2.2 Epidemiologie

Die PCD ist eine seltene, autosomal rezessiv vererbte Erkrankung. Die Angaben zur Häufigkeit in der Größenordnung von 1:25.000 beruhen auf Schätzungen. Das Vollbild mit Bronchiektasen, chronisch-produktiver Rhinosinusitis und Situs inversus wird nach einem der Erstbeschreiber als Kartagener-Syndrom bezeichnet.

Im günstigen Fall wird die Diagnose im Vorschulalter gestellt. Da jedoch die Leitsymptome Husten und Schnupfen auf den ersten Blick unspezifisch sind, wird die PCD mit hoher Wahrscheinlichkeit unterdiagnostiziert. Wenn die Problematik beispielsweise als „atypisches Asthma" verkannt wird, kommt es bisweilen erst Jahrzehnte später zur Diagnosestellung, etwa im Rahmen der Klärung der Ätiologie von Bronchiektasen, der Ursachensuche bei chronischer Rhinosinusitis oder Infertilität. Die Bezeichnung PCD steht für ein ganzes Erkrankungs-Spektrum. Besonders bei den milde verlaufenden Varianten dürfte die Diagnose bisweilen spät oder gar nicht gestellt werden.

10.2.3 Pathophysiologie

Im Mittelpunkt des Erkrankungsmechanismus steht bei der PCD, modellhaft für Erkrankungen mit Bronchiektasen als Endstrecke, die Beeinträchtigung des mukoziliären Selbstreinigungssystems der Atemwege (Abb. 10.2). Zugrunde liegen zahlreiche Mutationen in mehreren Genen, die zu fehlerhaften Binnenstrukturen in den einzel-

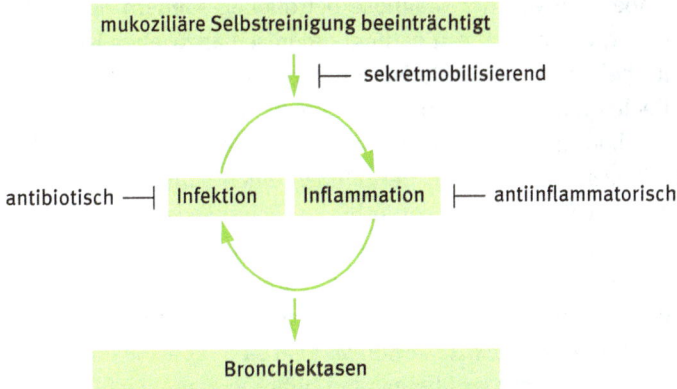

Abb. 10.2: Bei der PCD besteht eine verminderte mukoziliäre Selbstreinigung, die eine selbstverstärkende Wechselwirkung von Infektion und Inflammation begünstigt (modifiziert nach [1]). Aus dem Verständnis der Pathophysiologie ergeben sich die drei wesentlichen Therapieansätze – sekretmobilisierend, antibiotisch und antiinflammatorisch.

nen Zilien führen, zum Beispiel den äußeren und inneren Dyneinarmen. Dadurch weicht die koordinierte Bewegung der Flimmerhärchen vom maximal effektiven Peitschenschlagmuster ab. Bei den respiratorischen Epithelien wird dadurch Sekret verzögert in Richtung Rachen abtransportiert. Die Folge ist ein Circulus vitiosus aus Infektion und Inflammation. Unbehandelt kommt es zur zunächst vorübergehenden Überforderung der lokalen Abwehr. Wiederholte Exazerbationen münden über den narbigen Umbau der Bronchien in Bronchiektasen. Analog führt die fehlende Elimination von Bakterien und Schleim in den oberen Atemwegen zur chronischen Rhinosinusitis mit den negativen Folgen für die Funktionen der Nase inklusive des Riechvermögens, und bei Verlegung der Eustachischen Tuben auch des Hörvermögens.

Diese Pathophysiologie kann auch Folge einer sekundären Zilienfunktionsstörung sein, zu beobachten nach viralen oder bakteriellen Infektionen, dann meist vorübergehend und auf eine Etage, vor allem die unteren Atemwege beschränkt.

Zilien und Zilien-analoge Strukturen finden sich auch außerhalb der Atemwege. Entsprechend gibt es bei der PCD auch nicht-respiratorische Manifestationen (siehe unten).

10.2.4 Symptomatik

Die Symptomatik der Primären Zilien-Dyskinesie wandelt sich im Laufe des Lebens. Bei Neugeborenen mit der Diagnose PCD besteht häufig ein unerklärtes *Atemnotsyndrom* in den ersten Lebensstunden bis -tagen mit spontan guter Prognose. Ebenfalls im Neugeborenenalter haben die von der Diagnose betroffenen Kindern oft anhaltend vermehrtes *Nasensekret*, was als nahezu pathognomonisch anzusehen ist.

Das Primärzilium der befruchteten Eizelle ist durch gerichteten Peitschenschlag Voraussetzung für die Rechts-Links-Ausrichtung der Organe. Schlägt es bei der Primären Zilien-Dyskinesie unkoordiniert, ist die Seitenausrichtung der Organe zufällig. Deshalb haben etwa 50 Prozent der von PCD Betroffenen einen *Situs inversus*. Weitere Lateralisationsdefekte von einem *Vitium cordis* bis zur *Polysplenie* treten auf. Der bei einigen Patienten mit Primärer Zilien-Dyskinesie beschriebene *Hydrozephalus* wird ebenfalls auf die fehlerhafte Zilienfunktion zurückgeführt.

Danach bestehen die frühen Symptome in *chronisch-produktivem Husten und Schnupfen*. Unbehandelt kommt es zu *Exazerbationen*, also sich oft schleichend undramatisch entwickelnde Episoden mit vorübergehend hoher Bakterienlast, entsprechend aktivierter lokaler Abwehr, erkennbar an vermehrtem, oft verfärbtem Sekret, einhergehend mit subfebrilen Temperaturen, manchmal Fieber, in aller Regel zumindest anfänglich ohne schwerwiegende systemische Entzündungszeichen.

Rezidivieren solche Exazerbationen an oberen und unteren Atemwegen, treten Folgeerscheinungen auf, beispielsweise eine persistierende *Otorrhoe*, verringerte bis *fehlende Pneumatisierung* von Nasennebenhöhlen und Schädelknochen und *Bronchiektasen*. Als Vollbild der Erkrankung ist das von Manes Kartagener 1933 publizierte Syndrom mit der Trias aus Sinusitis/Polyposis nasi, Situs inversus und Bronchiektasen anzusehen.

Bei Männern mit PCD besteht eine *verminderte Beweglichkeit der Spermien*, deren Binnenstruktur der der Zilien in den Atemwegen weitgehend entspricht. Dies kann zu einer verminderten Fertilität führen. Bei Frauen wird eine erhöhte Rate an Tubengravidität diskutiert. Die folgenden Ausführungen konzentrieren sich auf die Manifestationen an den Atemwegen.

10.2.5 Diagnostik

Den Empfehlungen zur Diagnosestellung ist gemeinsam, dass die genannten klinischen Kriterien Anlass geben sollten zu technischen Untersuchungen [2].

Als Einstieg hat sich zumindest bei kooperativen Patienten, also etwa ab dem Schulalter, die Messung der Stickstoffmonoxidkonzentration in der über die Nase ausgeatmeten Luft (nNO) bewährt, mit Abstrichen auch im Vorschulalter. Erniedrigte Werte sind sehr typisch für die PCD. Die Grenzwerte sind abhängig von der Methode, unter 200 ppb verdächtig, unter 100 ppb meist hinweisend für die Diagnose PCD [3].

Gefordert ist zur endgültigen Festlegung auf die Diagnose PCD ein kongruentes Ergebnis mit zumindest einer weiteren Untersuchungstechnik. Früher üblichen Methoden, der Messung der Zilienschlagfrequenz und der Darstellung der Binnenstruktur von Zilien mittels Transmissions-Elektronen-Mikroskopie (TEM), mangelt es an Sensitivität und Spezifität. Hingegen liefern die Analyse des Zilienschlagmusters per

Hochfrequenzvideomikroskopie (HFVM) und die Darstellung von Binnenstrukturen im Zilienapparat respiratorischer Epithelzellen mittels Immunfluoreszenz (IF) in aller Regel die entscheidenden Belege für die Diagnose PCD. An der Schwelle zum Goldstandard ist die genetische Diagnostik.

10.2.6 Therapie

Therapieempfehlungen für die PCD beruhen fast ausschließlich auf Expertenmeinung [4]. Bewährt haben sich wie für andere chronische Erkrankungen auch für die PCD regelmäßige primär klinische Verlaufskontrollen in einer für die Diagnose spezialisierten Einrichtung. Dabei geht es um die Abfrage von Symptomen, die Ermittlung von Exazerbationen, das Monitoring für Folgeerscheinungen, Lungenfunktionsdiagnostik inklusive Messung des Lung Clearance Index, Schichtbildgebung, bevorzugt Kernspintomographie, und Erregerdiagnostik. Aus der Gesamtbewertung werden Therapieempfehlungen und -modifikationen abgeleitet (Tab. 10.6).

Die Sekretretention als zentraler Pathomechanismus der PCD erfordert die Integration von Techniken zur aktiven Sekretmobilisation in den Alltag. Dies beginnt bei der Ermunterung, die Bakterienlast und Präsenz von Entzündungsmediatoren in den Atemwegen gering zu halten durch vielfach tägliches Husten und forcierte Inspiration über die Nase. Ergänzend haben sich sportliche Aktivitäten bewährt. Regelmäßige Physiotherapie-Anleitung für Techniken wie die Autogene Drainage und Nasenspülungen erhöhen die Effektivität der genannten Maßnahmen.

Kommt es, getriggert beispielsweise durch Virusinfektionen und körperliche Inaktivität, dennoch zu Exazerbationen, ist eine antibiotische Therapie indiziert. In Anbetracht des für die PCD primär üblichen Keimspektrums, Haemophilus influenzae und Staphylococcus aureus, eignet sich Amoxicillin, eventuell mit einem Penicillinase-Hemmer. Bei fehlendem Ansprechen oder Nachweis anderer Erreger wie Pseudomonas aeruginosa können intravenös zu verabreichende Cephalosporine, Aminoglykoside oder Carbapenem-Antibiotika in üblicher Dosierung erforderlich werden.

In einer ersten Therapiestudie zur PCD hat sich Azithromycin, eingenommen mit einem antientzündlichen Ansatz über einen längeren Zeitraum, als hilfreich erwiesen [6]. Operative Maßnahmen sollten bei der PCD wie bei jeder chronischen, potenziell progredienten Erkrankung besonders zurückhaltend zur Anwendung kommen.

Tab. 10.6: Therapieoptionen für die wesentlichen Manifestationen der PCD an den Atemwegen.

Therapieoption	Umsetzung	Erläuterung
aktive Sekretmobilisation als Ersatz für die beeinträchtigte mukoziliäre Clearance	**untere Atemwege:** – Husten, besser „Huffing" mit offenen Stimmlippen – körperliche Aktivität inklusive Sport als Trigger über die vertiefte Atmung – physiotherapeutische Techniken bis hin zur Autogenen Drainage zur Steigerung der Effizienz – Inhalation von Sekretolytika, bevorzugt hypertoner Kochsalz-Lösung, wenn mit konsequenter Erfolgskontrolle zu begründen **obere Atemwege:** – forcierte Inspiration durch die Nase („Hochziehen") – Spülung mittels Nasenkanne oder, besonders im Vorschulalter, speziellem Vernebler für die oberen Atemwege, beides mit Verwendung primär isotoner Kochsalz-Lösung	Die in Alltagsverrichtungen integrierte Umsetzung sekretmobilisierender Techniken ist Grundvoraussetzung („conditio sine qua non") für die Wirksamkeit aller anderen aufgeführten Therapieoptionen („Ubi pus, ibi evacua.").
antibiotische Therapie	nach Antibiogramm, sonst gerichtet vor allem gegen Haemophilus influenzae und Staphylococcus aureus, mit zunehmendem Alter auch Pseudomonas aeruginosa	Bronchopulmonale oder sinonasale Exazerbationen, zu diagnostizieren mittels klinischer Kriterien, bedürfen in aller Regel einer antibiotischen Therapie.
antiinflammatorische Therapie	Azithromycin 250 mg (Körpergewicht < 40 kg) oder 500 mg (Körpergewicht ≥ 40 kg) drei Mal pro Woche	Die Option einer antientzündlichen Langzeittherapie basiert auf der ersten placebokontrollierten Medikamentenstudie bei PCD.
operative Maßnahmen	**Untere Atemwege:** – Lungenteilresektion – Lungentransplantation **Obere Atemwege:** – Parazentese, nicht Paukenröhrchen, bei chronischer Otitis media mit Erguss – endonasale chirurgische Eingriffe an den Nasennebenhöhlen	Alle operativen Maßnahmen sollten sich bei PCD auf wenige, gut zu begründende Einzelfälle beschränken.

10.2.7 Differentialdiagnosen

Ausgehend von den bei der PCD gemeinsam auftretenden Leitsymptomen des chronisch-produktiven Hustens und Schnupfens ist die Liste von Differentialdiagnosen kurz. Primär zu bedenken ist die Mukoviszidose, die Protrahierte Bakterielle Bronchitis PBB und Immundefekterkrankungen. Die Charakteristika der Primären Zilien-Dyskinesie bestehen darin, dass sich zumindest in jungen Jahren das Sekret – anders als oft bei der Mukoviszidose – hochgradig effektiv durch die genannten Ersatzmechanismen, vor allem Husten und „Hochziehen" von Nasensekret, mobilisieren lässt und dass die Sekretretention – anders als bei der Protrahierten Bakteriellen Bronchitis – langfristig persistiert.

10.2.8 Prognose

Als genetisch definierte Erkrankung bleibt die Veranlagung für die oben genannten Beschwerden natürlich lebenslang bestehen. Unbehandelt ist mit Verläufen zu rechnen, wie sie von Manes Kartagener beschrieben wurden, das heißt mit verminderter Lebensdauer und Lebensqualität.

Langzeitstudien zum Verlauf der Erkrankung unter zeitgemäßen Behandlungsregimes gibt es nicht. Querschnittuntersuchungen legen jedoch nahe, dass der Progress mit Diagnosestellung gebremst bis aufgehalten werden kann.

Literatur

[1] Cole PJ. Inflammation: a two-edged sword – the model of bronchiectasis. Eur J Respir Dis Suppl. 1986;147:6–15

[2] Lucas JS, Barbato A, Collins SA et al. European Respiratory Society guidelines for the diagnosis of primary ciliary dyskinesia. Eur Respir J 2017;49:1601090

[3] Nüßlein T, Brinkmann F, Ahrens P et al. Diagnostik der primären ziliären Dyskinesie. Empfehlungen in Zusammenarbeit mit Kartagener-Syndrom und Primäre Ciliäre Dyskinesie e. V.. Monatsschr Kinderheilkd 2013;161:406–416

[4] Raidt J, Brillault J, Brinkmann F et al. Management der Primären Ciliären Dyskinesie. Pneumologie. 2020 Nov;74(11):750–765

[5] Shapiro AJ, Davis SD, Polineni D et al. Diagnosis of Primary Ciliary Dyskinesia. An Official American Thoracic Society Clinical Practice Guideline. Am J Respir Crit Care Med 2018;197:e24–e39

[6] Kobbernagel HE, Buchvald FF, Haarman EG, et al. Efficacy and safety of azithromycin maintenance therapy im primary ciliary dyskinesia (BESTCILIA): a multicentre, double-blind, randomised, placebo-controlled phase 3 trial. Lancet Respir Med 2020;8(5):493–505.

10.3 Rheuma- und andere Autoimmun-Erkrankungen mit Beteiligung der Lunge

Thomas Nüßlein

10.3.1 Typisches klinisches Bild

Selten ist die Kinder-Pneumologie primäre Anlaufstelle, wenn letztlich eine Rheuma-oder andere Autoimmun-Erkrankung diagnostiziert wird. Denn nur bei wenigen der Krankheitsbilder wie Sklerodermie, Sarkoidose, Granulomatose mit Polyangiitis, Chronisch-Entzündlichen Darmerkrankungen (CED) oder Autoimmun-Phänomenen bei Immundefekten stehen anfänglich Beschwerden am respiratorischen System im Vordergrund. Vielmehr werden diese Erkrankungen meist aufgrund anderer Organ-manifestationen diagnostiziert.

Erforderlich sind in allen Fällen Verlaufskontrollen für mögliche Manifestationen an Atemwegen, Lunge, Pleura, Brustkorb oder intrathorakalen Blutgefäßen.

Bei vielen dieser Patienten im Kindes- und Jugendalter kann es beim Monitoring per Anamnese, körperlicher Untersuchung und Lungenfunktionstest mit spezieller Berücksichtigung von restriktiven Ventilationsstörungen bleiben. Manifestiert sich eine Rheuma-Erkrankung im engeren Sinn am respiratorischen System, sind die Befunde per se unspezifisch, bilden jedoch krankheitstypische Muster (Tab. 10.7). Ähnliches gilt für die anderen Autoimmun-Erkrankungen.

Von den direkten Manifestationen einer Rheuma- oder anderen Autoimmun-Erkrankung am respiratorischen System abzugrenzen sind Nebenwirkungen von Medikamenten, die bei diesen Erkrankungen eingesetzt werden, die sich über ihre potenzielle Lungentoxizität oder durch die Begünstigung opportunistischer Infektionen manifestieren können. Autoimmun-Erkrankungen können statt der Lunge auch die Atemmechanik betreffen, beispielsweise beim Guillain-Barré-Syndrom oder der Myasthenia gravis.

10.3.2 Epidemiologie

Autoimmun-Erkrankungen im Kindesalter sind auch in ihrer Gesamtheit selten. Bei den Rheuma-Erkrankungen im engeren Sinn sind Manifestationen am respiratorischen System nicht obligat vorhanden und in ihrem Ausprägungsmuster nur typisch, nicht spezifisch für die einzelnen Erkrankungen (Tab. 10.7). Ähnliches gilt auch für die anderen genannten Erkrankungen wie die CED.

10.3.3 Pathophysiologie

Ätiologie und Pathogenese der einzelnen Rheuma- und anderen Autoimmun-Erkrankungen sind nur im Ansatz verstanden. Entsprechend wenig ist über die recht seltenen Manifestationen am respiratorischen System gesichert. Grob vereinfacht besteht der gemeinsame Nenner in einer Vielzahl genetischer Prädispositionen zur Bildung von Autoantikörpern. Die Verteilung der Entzündung über die Organe bestimmt das Krankheitsbild.

10.3.4 Symptomatik

So gut wie jede entzündliche Problematik in jeder der Strukturen des respiratorischen Systems findet sich für die Gesamtheit der Autoimmun-Erkrankungen zumindest in Einzelfallberichten in der wissenschaftlichen Literatur (Tab. 10.7). Entsprechend vielfältig sind die Symptome.

Gemeinsam ist vielen der Manifestationen an Brustkorb, Pleura, Lungenparenchym und Blutgefäßen die Beeinträchtigung des Gasaustauschs. Daher ist die Dyspnoe, anfänglich nur bei Belastung, bei fortgeschrittener Problematik auch in Ruhe, ein Leitsymptom, das an eine Rheuma- oder andere Autoimmun-Erkrankung denken lassen und mit schon gesicherter Diagnose bei den Verlaufskontrollen obligat abgefragt werden sollte. Ein Korrelat in der Lungenfunktionsdiagnostik ist die restriktive Ventilationsstörung.

10.3.5 Diagnostik

Der Beitrag der Kinder-Pneumologie an der Diagnosestellung einer Rheuma- oder anderen Autoimmun-Erkrankung basiert darauf, Befundkonstellationen des respiratorischen Systems möglichst spezifisch zu benennen.

Die dafür erforderlichen Werkzeuge bestehen in
- Befragung und körperlicher Untersuchung, um beispielsweise eine Dyspnoe zu sichern.
- Zu objektivieren sind die Befunde durch Lungenfunktionsdiagnostik inklusive Messung der Diffusionskapazität für Kohlenstoffmonoxid (DLCO) und Erfassung der Oxygenierung anfänglich unter körperlicher Belastung und bei schwererer Ausprägung in Ruhe mittels Pulsoximeter und Blutgasanalyse.
- Per Bronchoskopie werden beispielsweise Lymphknotenimpressionen diagnostiziert.
- Entzündungsmuster lassen sich in der Broncho-Alveolären Lavage-Flüssigkeit und bei Pleuraergüssen auch im Pleurapunktat charakterisieren.

- Ergänzend ist gezielt eine Bildgebung zu veranlassen. Für zahlreiche mögliche Manifestationen ist dies inzwischen per Thoraxsonographie möglich, beispielsweise für die Pleura, auch für pulmonale Granulome. Großzügig einzusetzen ist auch die Echokardiographie. Im Einzelfall muss eine Computertomographie der Lunge durchgeführt werden. Die Kernspintomographie der Lunge hat für die Fragstellungen bei Rheuma- und anderen Autoimmun-Erkrankungen eine nachrangige Bedeutung.
- Im Einzelfall, beispielweise der interstitiellen Lungenerkrankung, bedarf es einer Lungenbiopsie.

10.3.6 Therapie

So ursächlich wie irgend möglich ist die Rheuma- oder andere Autoimmun-Erkrankung an sich zu behandeln, zunächst ungeachtet einer möglichen Manifestation im respiratorischen System. Im günstigen Fall bildet sich mit insgesamt abklingender Entzündung auch die respiratorische Problematik zurück.

Ergänzend, im ungünstigen Fall ersatzweise, müssen die Organmanifestationen symptomatisch behandelt werden, etwa der pulmonale Hypertonus antihypertensiv, Bronchiektasen durch Physiotherapie und Antibiotika, und die unzureichende Oxygenierung mittels Sauerstofftherapie.

10.3.7 Differentialdiagnosen

Ist die Kinder-Pneumologie am primären Diagnoseprozess beteiligt, gilt es zunächst, die respiratorischen Symptome einem Krankheitsbild zuzuordnen (Tab. 10.7). Im nächsten Schritt ist deren Ätiologie zu klären. Neben der Autoimmun-Erkrankung kommen jeweils viele andere Diagnosen infrage, die es hin und wieder nach dem Ausschlussprinzip abzuarbeiten gilt.

Bei gesicherter Rheuma- oder anderer Autoimmun-Erkrankung und Manifestationen am respiratorischen System ist differentialdiagnostisch an Nebenwirkungen einer immunsuppressiven Therapie zu denken, vor allem die Lungentoxizität oder die Begünstigung von Infektionen durch opportunistische Erreger.

Tab. 10.7: Manifestationen rheumatischer Erkrankungen im respiratorischen System (nach: Dell SD).

	Juvenile Idiopathische Arthritis	Systemischer Lupus Erythematodes	Juvenile Dermatomyositis	Sklerodermie	Mischkollagenose	Sarkoidose	Granulomatose mit Polyangiitis	Mikroskopische Polyangiitis
Häufigkeit bei initialer Vorstellung	+	++	+	+++	+	+++	+++	+
Häufigkeit im Krankheitsverlauf	+	+++	+	+++	+++	+++	+++	++
Brustwand/Zwerchfell	+	+	+++	+	+	−	−	−
Pleura–Erkrankung	++	+++	−	+	++	+	+	−
Fehlbildungen der großen Atemwege	−	−	−	−	−	++	++	−
Bronchiektasen	+	+	−	+	−	+	+	−
Akute Pneumonitis	+	++	+	−	−	−	−	−
Interstitielle Lungenerkrankung	+	+	+	+++	++	+	−	−
Pulmonale Granulome	−	−	−	−	−	+++	+++	−
Vaskulitis/ Diffuse Alveoläre Hämorrhagie	+	+	−	+	+	−	++	+++
Pulmonaler Hypertonus	−	+	+	++	++	−	−	+
Thrombose	−	++	−	−	−	−	+	−

10.3.8 Prognose

Gelingt es, das Entzündungsgeschehen insgesamt einzudämmen, beinhaltet der Behandlungserfolg im typischen Fall auch das respiratorische System. Andernfalls ist die Manifestation am respiratorischen System oft ausschlaggebend für Morbidität und Mortalität.

Literatur

[1] Dell SD, Schneider R, Yeung RSM. Pulmonary Involvement in the Systemic Inflammatory Diseases of Childhood. In: Wilmot RW ed. Kendig's Disorders of the Respiratory Tract in Children, 9th ed. Philadelphia, PA, USA, Elsevier, 2019, 850–875.
[2] Wang L, Wang FS, Gershwin ME. Human autoimmune diseases: a comprehensive update. J Intern Med. 2015;278(4):369–95.

11 Schlafbezogene Atmungsstörungen

Sebastian Kerzel

Schlafstörungen gehören zu den häufigsten Gesundheitsproblemen im Kindes- und Jugendalter und betreffen ca. 15 % der Kinder (in Deutschland). Neben den Ein- und Durchschlafstörungen (den Insomnien) nehmen dabei im klinischen Alltag die schlafbezogenen Atmungsstörungen (SBAS) aufgrund der Häufigkeit und der Tragweite eine herausragende Rolle ein. In Abhängigkeit von Pathophysiologie und Schweregrad der Störung umfasst das Spektrum der schlafbezogenen Atmungsstörungen unter anderem folgende klinische Untergruppen bzw. Diagnosen:

1. Obstruktive Atmungsstörungen im Schlaf
   a) primäres Schnarchen (ohne Apnoen und ohne Beeinträchtigung der Schlafqualität)
   b) *upper airway resistance syndrome* (UARS)
   c) obstruktive Hypoventilation
   d) obstruktives Schlafapnoe-Syndrom (OSAS)
2. Schlafbezogene Hypoventilation
   a) primär bei (seltenen) genetisch-determinierten Erkrankungen (z. B. *congenital central hypoventilation syndrome* (CCHS), Undine-Syndrom)
   b) sekundär bei neuromuskulären Erkrankungen (z. B. Duchenne Muskelatrophie)
3. Zentrale schlafbezogene Atmungsstörungen (insgesamt heterogene Gruppe)
   a) unreife Atmungsregulation bei Frühgeborenen/Neugeborenen
   b) Malformationen im Hirnstammbereich (z. B. Chiari-Malformation)
   c) sekundär bei gastro-ösophagealem Reflux
   d) (seltene) genetisch-determinierte Ursachen (z. B. Joubert-Syndrom)

Von der Häufigkeit her kommt den obstruktiven schlafbezogenen Atmungsstörungen eine besonders große Bedeutung zu. Epidemiologische Querschnittsstudien an deutschen Grundschulkindern zeigen, dass ca. 10 % der untersuchten Kinder regelmäßig schnarchen und ca. 4 % ein manifestes obstruktives Schlafapnoe-Syndrom (OSAS) aufweisen [1].

Merke: Damit ist das kindliche OSAS bereits in der Normalbevölkerung so häufig, dass jeder Kinderarzt damit vertraut sein muss und alle Kinder im Rahmen der U-Untersuchungen gezielt auf Symptome hin befragt werden sollten.

Darüber hinaus benötigen bestimmte Hochrisiko-Patienten für ein OSAS (z. B. bei Trisomie 21) grundsätzlich eine kinderschlafmedizinisch orientierte Mitbetreuung, da es bei diesen Patienten im Laufe des Lebens fast immer zu einer schlafbezogenen Atmungsstörung kommt.

https://doi.org/10.1515/9783110693454-011

Warum ist es für den Kinderpneumologen ganz besonders wichtig, sich mit dem Schlaf seiner Patienten zu beschäftigen?

Ein gesunder und erholsamer Schlaf ist von zentraler Bedeutung für die neurokognitive Entwicklung von Kindern. Allein aufgrund der epidemiologischen Häufigkeit schlafbezogener Atmungsstörungen gehört ein Grundwissen zum diagnostischen und therapeutischen Management des OSAS daher zum Rüstzeug eines jeden Kinderarztes. Für den Kinderpneumologen ist der Schlaf seiner Patienten aber von ganz besonderem Interesse, da (fast) alle respiratorischen Erkrankungen ausgesprochen „nachtaktiv" sind. Im Schlaf kommt es gegenüber dem Wachzustand zu Veränderungen im Bereich der Atmung:

- Zunahme des Widerstandes der oberen Atemwege (in erster Linie aufgrund einer reduzierten muskulären Wandspannung des Pharynx)
- verminderter zentraler Atemantrieb
- zirkadianes Minimum der Lungenventilation

Grundsätzlich treten diese Schwankungen bei jedem Menschen auf, bei Patienten mit respiratorischen Erkrankungen sind die Amplituden aber wesentlich größer.

Merke: Insgesamt führen diese physiologischen bzw. chronobiologischen Veränderungen dazu, dass der Schlaf, und hier ganz besonders der REM-Schlaf, respiratorische Probleme geradezu magnetisch anzieht.

Daher hat praktisch jede Atemwegserkrankung einen gewissen Schlafbezug, sei es das Asthma, das oft in der Nacht sein Beschwerdemaximum hat, oder die akute RSV-Bronchiolitis beim Säugling, deren klinischer Verlauf sich häufig am O_2-Bedarf im Schlaf entscheidet.

Diesen Umstand kann man aber auch diagnostisch nutzen: *Jede Erkrankung, die zu einer chronischen respiratorischen Beeinträchtigung führt, wird diese zuerst im Schlaf zeigen.* Daher ist die Schlaflaboruntersuchung eine der entscheidenden Säulen in der Beurteilung der respiratorischen Insuffizienz vieler Erkrankungen, die die Atmung betreffen, z. B. bei neuromuskulären Erkrankungen wie der Duchenne Muskeldystrophie.

Auf den folgenden Seiten wird ein Überblick auf das schlafmedizinische Grundlagenwissen gegeben, das jeder kinderpneumologisch arbeitende Kliniker haben sollte. Dabei steht zunächst das häufig vorkommende obstruktive Schlafapnoe-Syndrom (OSAS) im Mittelpunkt. Die pathophysiologischen und diagnostischen Prinzipien, die daran erarbeitet werden, sind aber auch auf die anderen schlafbezogenen Atmungsstörungen übertragbar. Diese werden Ihnen in Ihrem praktischen Alltag zwar seltener begegnen, sind dann aber für den Patienten meist gravierend und erfordern eine spezialisierte kinderpneumologische Betreuung mit schlafmedizinischer Expertise.

11.1 Obstruktives Schlafapnoe-Syndrom (OSAS)

Bei der obstruktiven Schlafapnoe kommt es aufgrund eines teilweisen oder kompletten Kollaps der oberen Atemwege zu einer Störung der Atmung im Schlaf, so dass dieser häufig unterbrochen wird und nicht mehr erholsam ist.

Kasuistik: Ein 9-jähriges Mädchen mit Trisomie-21 wurde aufgrund eines Ekzems in unserer Kinder-Hautsprechstunde vorgestellt. Dabei fällt beim Gespräch eine motorische Unruhe mit einem ADHS-ähnlichen Bild auf. Auf gezielte Nachfrage bestätigt die Mutter (überrascht), dass Marie stark schnarche. Die Familie und der Kinderarzt hatten das auf die zuletzt deutliche Gewichtszunahme geschoben und waren bisher davon ausgegangen, dass das bei Trisomie-21 „ganz normal sei".

11.1.1 Pathophysiologie und Ursachen des OSAS

Im Zentrum der Pathophysiologie steht beim OSAS ein teilweiser (Hypopnoe) oder kompletter (Apnoe) Kollaps der oberen Atemwege im Bereich des Pharynx, dessen Lumen im Wachzustand maßgeblich durch die muskuläre Wandspannung offengehalten wird. Im Schlaf ist der Tonus der Schlundmuskulatur deutlich reduziert, so dass der Pharynx zum Kollaps neigt, insbesondere in Rückenlage (Abb. 11.1). Dies ist ganz besonders der Fall im REM-Schlaf, in dem (mit Ausnahme der Augenmuskeln) die Spannung der gesamten Muskulatur auf ein Minimum reduziert ist.

Folge einer Apnoe bzw. einer Hypopnoe sind ein Abfall der O_2-Sättigung und ein Anstieg des CO_2-Partialdrucks. Bei einer gesunden Hirnstammfunktion führt dies, im Sinne eines physiologischen Schutzmechanismus, ab einer individuellen Schwelle zu einer Weckreaktion (Arousal). Konsequenz ist ein kurzes (praktisch immer unbewusstes) Erwachen und ein Übergang in den Leichtschlaf, bis es wieder zur nächsten Apnoe kommt. Beim OSAS kommt es daher im Rahmen der Apnoen zu häufigen bis ständigen Weckreaktionen, mit der Konsequenz, dass der Schlaf fragmentiert wird und nicht mehr erholsam ist.

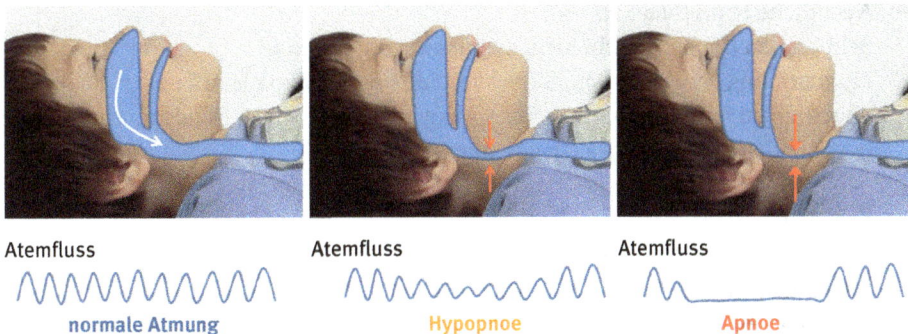

Atemfluss Atemfluss Atemfluss

normale Atmung **Hypopnoe** **Apnoe**

Abb. 11.1: Pathophysiologie obstruktiver Hypopnoen und Apnoen.

Grundsätzlich ist bei jedem Menschen im Schlaf der Tonus der oberen Atemwege reduziert, so dass viele Menschen phasenweise in Rückenlage schnarchen, ohne dass eine Beeinträchtigung der Atmung vorliegt. Kommen jedoch einer oder mehrere Risikofaktoren hinzu, so kann eine relevante Atmungsstörung auftreten.

Die wichtigsten Risikofaktoren für ein OSAS im Kindes- und Jugendalter sind:
Häufiger:
– Hyperplasie des lymphatischen Rachenrings (v. a. der Tonsillen und Adenoide)
– Adipositas
– Trisomie-21
– chronisch behinderte Nasenatmung (auch bei allergischer Rhinitis)
– pulmonale Grunderkrankung

Seltener:
– kieferorthopädische Anomalien (z. B. Dysgnathien)
– kraniofaziale Fehlbildungen (z. B. Pierre-Robin-Sequenz)
– neuromuskuläre Erkrankungen
– Prader-Willi-Syndrom
– Speichererkrankungen (z. B. Mukopolysaccharidose)
– Achondroplasie
– Sichelzellanämie

11.1.2 Klinische Symptomatik beim OSAS

Grundsätzlich ist im Rahmen der Anamnese bei Verdacht auf eine Schlafstörung sowohl nach nächtlichen Symptomen unmittelbar beim Schlafen zu suchen als auch gezielt nach möglichen Tagessymptomen. Darüber hinaus gibt es langfristige Folgeerscheinungen von dauerhaft gestörtem Schlaf, die ebenfalls aktiv zu suchen sind. Die Tagessymptome und die Folgeerscheinungen sind dabei nicht spezifisch für das OSAS, sondern können so bei allen Schlafstörungen auftreten.
  Nächtliche Symptome:
– Schnarchen (für sich allein nicht zwingend pathologisch)
– Mundatmung (trockener Mund am Morgen? Nach nächtlichem Trinken fragen)
– angestrengte Atmung oder paradoxes Atemmuster (Eltern mit Handy filmen lassen)
– beobachtbare Atempausen (Dauer stoppen)
– Schlafen in ungewöhnlicher Haltung (z. B. mit überstrecktem Kopf)
– Schwitzen
– insgesamt unruhiger und bewegter Schlaf
– Enuresis nocturna
– Parasomnien (z. B. Schlafwandeln, Sprechen im Schlaf oder Pavor nocturnus)

Tagessymptome:
- motorische Unruhe und Hyperaktivität (ADHS-ähnliches Bild)
- Impulsivität und Aggressivität (mitunter Streitlust)
- Unkonzentriertheit und Lernprobleme (z. B. in der Schule, ggf. mit Leistungs-rückgang)
- Kopfschmerzen
- Unausgeglichenheit mit Monotonie-Intoleranz
- Schläfrigkeit

Tageszeit-unabhängige Folgeerscheinungen:
- Gedeihstörung (im Kleinkindalter)
- Gewichtszunahme (v. a. im Jugendalter)
- Arterielle Hypertonie (mit Fehlen der RR-Absenkung im Schlaf)
- Pulmonaler Hypertonus

Das klinische Bild des OSAS im Kindesalter unterscheidet sich komplett von demjenigen im Erwachsenenalter. Beim Erwachsenen steht bei einer chronischen Störung des Nachtschlafs subjektiv meist die Müdigkeit mit Einschlafneigung in monotonen und langweiligen Situationen (z. B. Autobahnfahrten oder Fernsehen) im Vordergrund. Dieses Bild kann bei Jugendlichen durchaus vorkommen, bei jüngeren Kindern ist dies jedoch fast nie der Fall. Insbesondere im Kindergarten- und Grundschulalter ist es ganz ungewöhnlich, dass die Familien oder gar die Kinder selbst eine Müdigkeit (bzw. Schläfrigkeit) als Leitsymptom präsentieren. Kurze „Mittagsschläfchen" in dafür günstigen Situationen, z. B. bei Autofahrten, können aber auch bei Kleinkindern Ausdruck eines Schlafmangels sein.

Bei Kindern mit Schlafstörungen (z. B. beim OSAS) wird das klinische Bild vielmehr geprägt durch die verhaltensbezogenen Folgen des Schlafmangels (Abb. 11.2): aufgrund des Schlafdrucks (den wir Erwachsene als „Müdigkeit" empfinden) haben die Kinder Schwierigkeiten, Situationen mit niedrigem Reizniveau zu ertragen, z. B. in der Schule oder am Esstisch. Dieser belastenden, mitunter quälenden Situation versuchen die Kinder zu entfliehen, indem sie durch eine Stimulation das allgemeine Erregungsniveau erhöhen. Hierbei gibt es zwei Stimulationsmuster: die aktive Stimulation, die zu einer motorischen Unruhe („Zappeln", Kippeln, Rumfingern etc.) führt oder die passive Stimulation (vor allem durch Fernsehen oder andere Bildschirmmedien).

Insgesamt präsentieren sich Kinder mit chronischen Schlafstörungen meist nicht mit einem „ruhigen" und schläfrigen klinischen Bild, sondern viel eher mit einem motorisch lebhaften Gesamtbild, das an ein ADHS denken lässt (nicht selten haben sie auch schon diese Diagnose erhalten ...).

Merke: Grundsätzlich sollten Sie sich bei jedem Kind mit einem ADHS-ähnlichen Bild fragen, ob nicht eine Schlafstörung (z. B. ein OSAS) dabei eine ursächliche Rolle spielt.

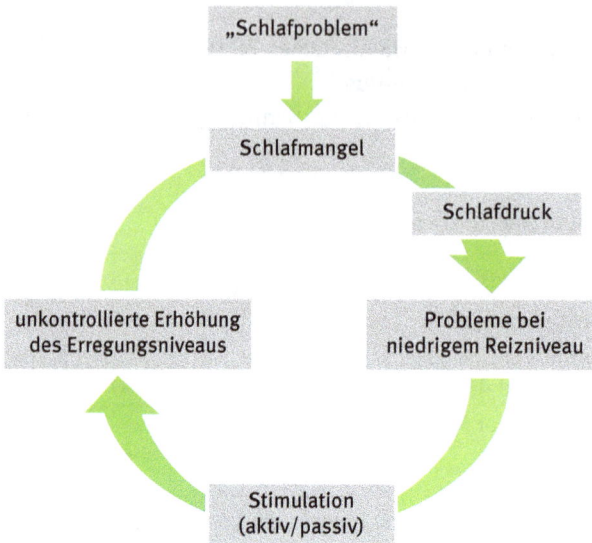

Abb. 11.2: Der Schlafdruck-Teufelskreis.

11.1.3 Diagnostik bei Verdacht auf OSAS

11.1.3.1 Anamnese und körperliche Untersuchung

Für die Anamnese und die strukturierte Erfassung von typischen Symptomen bei OSAS und anderen Schlafstörungen im Kindesalter gibt es eine Vielzahl validierter Fragebögen, z. B. von der *Deutschen Gesellschaft für Schlafmedizin* (DGSM). Diese sind online abrufbar unter https://www.dgsm.de/gesellschaft/die-dgsm/netzwerke-und-arbeitsgruppen/paediatrie (letzter Zugriff 03.02.2021).

Dort finden Sie unter anderem auch Vorlagen zu Schlaftagebüchern sowie eine Vielzahl von Empfehlungen und Leitlinien rund um das Thema schlafbezogene Atmungsstörungen bei Kindern.

Bei der Anamnese ist gezielt nach den oben genannten Symptomen einer schlafbezogenen Atmungsstörung zu fragen. Grundsätzlich sollte im Rahmen der U-Untersuchungen immer nach Schnarchen und Atempausen im Schlaf gefragt werden. Auf die Besonderheiten der Tagessymptomatik mit ADHS-artigem Bild (v. a. bei jüngeren Kindern) wurde bereits ausdrücklich hingewiesen.

Bei der körperlichen Untersuchung ist besonders auf die HNO-Untersuchung Wert zu legen, mit der Frage nach behinderter Nasenatmung und adenotonsillärer Hyperplasie als wichtigster Risikofaktor für ein OSAS bei ansonsten gesunden Kindern. Dabei korreliert die Größe der hyperplastischen Tonsillen jedoch nur bedingt mit dem Schweregrad eines möglichen OSAS. Bei der Mundinspektion sollten Sie auch unbedingt auf Auffälligkeiten im Bereich des Gebisses (z. B. Überbiss) bzw. des Gaumens (z. B. ein spitz angelegter und hoher, sog. „gotischer Gaumen") sowie auf die Zungengröße achten. Hilfreich ist zudem für die Erkennung von Kieferanomalien ein Blick auf den Kopf von lateral, ggf. mit Fotodokumentation. Je nach Befund und eigener Expertise macht dann regelhaft noch die konsiliarische Mitbeurteilung durch einen HNO-ärztlichen und/oder einen kieferorthopädischen Kollegen Sinn.

11.1.3.2 Polysomnographie („Das Schlaflabor")

Bei der kardiorespiratorischen Polysomnographie (PSG) wird eine Vielzahl von Biosignalen parallel erfasst (Tab. 11.1), so dass eine differenzierte Charakterisierung aller relevanten physiologischen Parameter rund um den Schlaf möglich ist.

Tab. 11.1: Bei der Polysomnographie gemessene Parameter.

Routineparameter	Zusatzparameter (je nach Fragestellung)
EEG (mindestens 3 Ableitungen)	zusätzliche EEG-Kanäle
Elektrookulogramm (EOG) (2x)	Atemstrom am Mund (Thermistor)
Kinn-Elektromyogramm (EMG)	Transkutane bzw. endtidale CO_2-Messung (Kapnographie)
Atemstrom an der Nase	Körpertemperatur
Sauerstoffsättigung im Blut (Pulsoximetrie)	pH-Metrie im Ösophagus
Schnarchgeräusche	Hustendetektor/Atemgeräusch-Monitor
EKG	Blutdruck (nicht-invasiv)
Bein-EMG (2x)	
Atemanstrengungen thorakal und abdominal	
Bewegung (Aktigraphie)	
Körperlage	
Tonsignal (Audiometrie)	
Infrarot-Videometrie	

Diese bis zu 35 synchronen Biosignale werden in der Regel per Kabel in eine Steckbox eingesteckt (die sog. Headbox, die sich als kleines kompaktes Kästchen am Kopfende des Bettes befindet). Von hier erfolgt die Übertragung in einen benachbarten Überwachungsraum, in dem Ärzte und Pflegepersonal die Messung live überwachen und z. B. in Echtzeit eine Beatmungseinstellung vornehmen können.

Muss jedes Kind, das schnarcht, ins Schlaflabor?

Die PSG ist der Goldstandard bei der Diagnostik und der Einordnung von schlafbezogenen Störungen der Atmung, sie ist jedoch mit einem großen technischen und zeitlichen Aufwand verbunden, sowohl für die Kinder und deren Familien als auch für das medizinische Personal. Daher muss die Indikation sorgfältig gestellt werden. Dennoch führt im Einzelfall beim konkreten Verdacht auf eine schlafbezogene Atmungsstörung im Kindes- und Jugendalter meist kein Weg an der PSG vorbei. Ein möglicher Ressourcen-sparender Workflow hierzu wird unter Kap. 11.1.3.4 vorgestellt.

Grundlagen des Scoring von Apnoen

Für die Bewertung respiratorischer Ereignisse in der PSG kommen, auch in Europa, meist die Definitionen der *American Academy of Sleep Medicine* (AASM) zur Anwendung (aktuell: *AASM Scoring Manual Version 2.6, January 2020*). Um Schlaflaborbefunde zu verstehen, sollten Sie zumindest folgende drei Grundmuster respiratorischer Ereignisse kennen (Abb. 11.3).

Wichtig: Die Kriterien für das Scoren einer Apnoe unterscheiden sich stark zwischen Kindes- und Erwachsenenalter. Während bei Erwachsenen eine Mindestdauer des Ereignisses (10 sec) gefordert wird, wird bei Kindern eine Apnoe bzw. Hypopnoe bereits gewertet, wenn das Ereignis eine Dauer von mindestens zwei verpassten Atemzügen hat. Je nach Alter und Atemfrequenz kann das z. B. bereits bei 4 sec Dauer der Fall sein.

11.1.3.3 Wie lese ich einen Schlaflabor-Bericht?

Aufgrund der Vielzahl von analysierten Biosignalen kommt ein PSG-Report zunächst einmal mit einer scheinbar unübersichtlichen Fülle von Parametern daher. Um sich bezüglich einer möglichen schlafbezogenen Atmungsstörung zu orientieren, sollten Sie sich zuerst den sog. RDI (*respiratory disturbance index*) anschauen, der die Summe aller respiratorischen Ereignisse pro Stunde integriert. Alternativ werden Sie ggf. den *AHI (Apnoe-Hypopnoe-Index)* auf dem Report finden, den Sie als Nicht-Schlafmediziner getrost als bedeutungsgleich betrachten können. Mit dem RDI (oder dem AHI) bekommen Sie schon mal einen guten Überblick.

Ab welchem Wert ist der RDI pathologisch?

Während es im Erwachsenenalter etablierte Cutoffs für Diagnose und Schweregrade einer schlafbezogenen Atmungsstörung gibt (z. B. „schweres OSAS" bei einem RDI > 10/h), so ist im Kindesalter die Festlegung auf einen Zahlenwert sehr schwierig. Dies liegt unter anderem daran, dass vor allem im Säuglings- und Kleinkindalter physiologisch oft noch zentrale Apnoen im Schlaf auftreten (als Ausdruck eines noch nicht voll ausgereiften Atemmusters). Daher zeigen die „Normalwerte" für den (Gesamt-)RDI eine starke Altersabhängigkeit, und die Bewertung als *pathologisch* ist nur mittels altersbezogener *Perzentilen für respiratorische Ereignisse* möglich [2]. Zudem

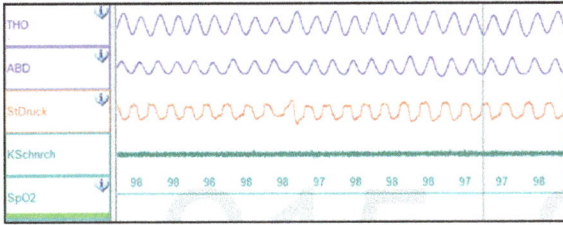

Normalbefund
regelmäßige Atmungsexkursionen
und regelmäßiger nasaler Luftfluss

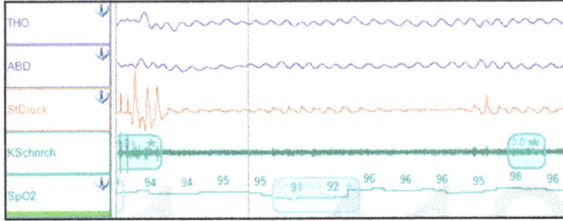

Hypopnoe
Reduktion des nasalen Luftstroms
um mind. 30 %
+ Zusatzkriterium
(hier mit O_2-Entsättigung)

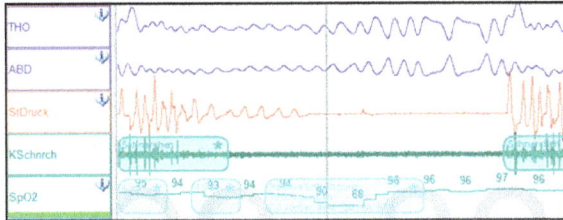

obstruktive Apnoe
• Reduktion des nasalen Luftstroms
  um mind. 90 %
• Atmungsanstrengung unvermin-
  dert vorhanden

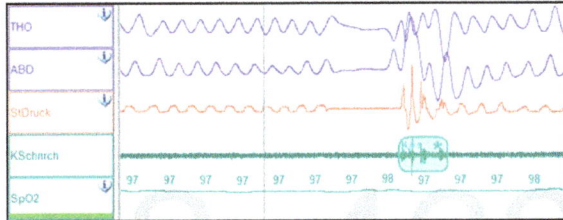

zentrale Apnoe
• Reduktion des nasalen Luftstroms
  um mind. 90 %
• Sistieren auch der Atmungsanstrengung

THO – thorakale Atemexkursion   KSchnrch – Schnarchmikrofon

ABD – abdominale Atemexkursion   SpO2 – Sauerstoffsättigung

StDruck – Atemstrom an der Nase (hier: Saugdruckmessung)

Abb. 11.3: Respiratorische Ereignisse in der Polysomnographie.

ist es sinnvoll, über den Gesamtindex hinaus auch einen Wert anzugeben, der die zentralen Apnoen nicht berücksichtigt. Meist wird hierfür der MOAHI (*mixed-obstructive apnea-hypopnoe index*) verwendet, der alle obstruktiven Atmungsstörungen erfasst.

> **Merke:** Zur Orientierung können Sie sich merken, dass nach dem Säuglingsalter ein RDI über 5/h in der Regel pathologisch ist. Seien Sie sich aber immer bewusst, dass auch bei sehr niedrigen Indices eine relevante Störung der Schlafqualität vorliegen kann.

Weitere wichtige Kennzahlen sind der Anteil der Messzeit mit einer pulsoximetrischen Sauerstoffsättigung unter 90 %, der Nadir der tiefsten O_2-Entsättigungen sowie der Verlauf und die Höhe des (meist transkutan gemessenen) CO_2.

Warum muss ich mich als Kinderpneumologe auch mit der Schlafqualität und der Schlafarchitektur befassen?

Weil die Erholsamkeit des Schlafes die Richtschnur unserer therapeutischen Bemühungen ist. Gerade bei den schlafbezogenen Atmungsstörungen geht es am Ende darum, dass der Patient eine ausreichende Schlafqualität und Schlafdauer hat und dann subjektiv eine Verbesserung seiner Symptomatik spürt, gerade auch der Tagessymptome (siehe oben). Die reine Fokussierung auf eine ausreichende Ventilation und die Sauerstoffsättigung führt zwangsläufig zu einer bloßen PSG-Kosmetik, von der der Patient langfristig kaum profitiert.

Um dies zu verstehen, müssen Sie sich klarmachen, dass die respiratorischen Veränderungen im Schlaf sehr stark vom Schlafstadium abhängen und Atmungsstörungen ganz besonders im REM-Schlaf auftreten. Im Ergebnis führen schlafbezogene Atmungsstörungen (z. B. ein OSAS) zu einer starken Reduktion des Tiefschlafs (Stadium N3) und des REM-Schlafs (Stadium R), da es aufgrund der vielen respiratorischen Arousals zu einer Verschiebung hin zum Leichtschlaf kommt. Gerade der Tief- und der REM-Schlaf sind aber entscheidend für die Erholsamkeit des Schlafes, für die Gedächtniskonsolidierung und für die neurokognitive Entwicklung.

> **Merke:** Das Ziel jeder schlafmedizinischen Therapie (z. B. beim OSAS) ist nicht einfach eine normale Sauerstoffsättigung im Schlaf, sondern eine regelrechte, altersentsprechende Schlafarchitektur mit ausreichend langen Phasen an Tief- und REM-Schlaf.

11.1.3.4 Diagnostischer Workflow bei Verdacht auf schlafbezogene Atmungsstörung

Um einen effizienten organisatorischen Ablauf zu gewährleisten und um mit den Ressourcen im Gesundheitssystem schonend umzugehen, hat es sich im praktischen Alltag bewährt, folgende Patienten mit Schnarchen frühzeitig zu identifizieren (Abb. 11.4).

– Kinder mit behandelbaren HNO-Problemen
– Kinder mit besonderem Risiko für ein OSAS

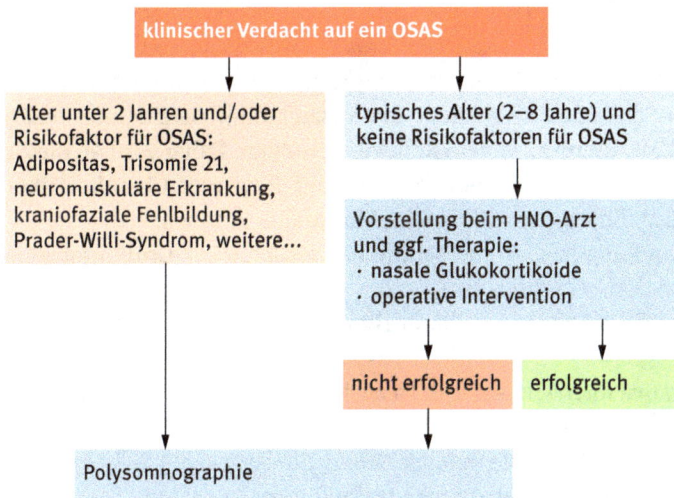

Abb. 11.4: Möglicher Workflow zur Diagnostik bei Verdacht auf OSAS (ausführliche Darstellung in [3]).

Merke: Während bei ersteren eine HNO-ärztliche Mitbeurteilung vor einer schlafmedizinischen Evaluation sinnvoll sein kann, benötigen Kindern mit Risikofaktoren für ein OSAS regelhaft eine kinder-schlafmedizinische Mitbetreuung.

Grundsätzlich ist eine PSG aber auch *vor* einer möglichen HNO-ärztlichen Intervention sinnvoll und sollte in Betracht gezogen werden, wenn die regionale Verfügbarkeit dies erlaubt. Insbesondere kann der PSG-Befund oft einen wertvollen Beitrag zur Indikationsstellung einer möglichen HNO-OP leisten. Dies gilt vor allem für den Fall, wenn ein Kind schnarcht und große Tonsillen hat, sich in der PSG aber ein Normalbefund zeigt. In dieser Konstellation kann dem Kind eine ggf. unnötige Operation erspart werden.

Dass bei Erwachsenen verbreitete ambulante Polygraphie-Screening spielt im Kindesalter praktisch keine Rolle. In einigen Kinderkliniken wird dieses unter stationärer Überwachung eingesetzt – personalsparend ohne EEG – um zentrale oder obstruktive Schlafstörungen zu erfassen bzw. auszuschließen. Hierbei ist jedoch zu berücksichtigen, dass trotz normaler Sauerstoffsättigung Störungen der Schlafarchitektur vorhanden sein können, die in der reinen Polygraphie überhaupt nicht erfasst werden.

11.1.4 Therapie des OSAS im Kindesalter

Bei einem manifesten OSAS sollte eine Beurteilung und Therapieplanung durch einen erfahrenen Kinder-Schlafmediziner unter interdisziplinärer Beteiligung (HNO-Arzt, Kieferorthopäde, ZMK-Chirurg, weitere Kollegen) erfolgen. Daher wird an dieser Stelle nicht im Detail darauf eingegangen, sondern nur folgender Überblick über möglich therapeutische Maßnahmen bei OSAS im Kindesalter gegeben:
- falls möglich, Behandlung bzw. Verbesserung des ursächlichen Grundproblems (z. B. Gewichtsreduktion bei Adipositas)
- nasale Glukokortikoide bei adenotonsillärer Hyperplasie über mindestens 3 Wochen
- HNO-ärztliche operative Intervention (z. B. Laser-Tonsillotomie und Adenotomie)
- Atmungsunterstützung mit nasaler CPAP-Therapie (ggf. BiPAP)
- Rückenlageverhinderungs-Therapie (mit speziellen „Rucksäcken")
- Kieferorthopädische oder kieferchirurgische Maßnahmen
- weitere …

Die folgenden zwei Gruppen schlafbezogener Atmungsstörungen sind im klinischen Alltag definitiv nicht weniger wichtig als das OSAS. Die zugrundeliegenden, oft genetischen Ursachen sind einzeln gesehen aber selten und das Management dieser Erkrankungen erfolgt in spezialisierten Zentren und unter Beteiligung eines pädiatrischen Schlaf- und Beatmungsmediziners. Es ist aber für jeden kinderpneumologisch tätigen Arzt unabdingbar, eine orientierende Kenntnis dieser schlafbezogenen Atmungsstörungen zu haben.

11.2 Sekundäre schlafbezogene Hypoventilation bei neuromuskulären Erkrankungen (z. B. Muskeldystrophie Duchenne und spinale Muskelatrophie)

Anders als beim klassischen OSAS steht bei Patienten mit neuromuskulären Erkrankungen nicht allein die obstruktive Atmungsstörung im Vordergrund, sondern auch die chronische Insuffizienz der muskulären Atempumpe. Aufgrund der zirkadianen Minderventilation und der Tonusreduktion der Muskulatur im Schlaf kommt es häufig zu Hypopnoen und zu einer Hypoventilation, vor allem im REM-Schlaf (Abb. 11.5).

Daher benötigen Kinder und Jugendliche mit neuromuskulären Erkrankungen regelhaft eine kinderschlafmedizinische Mitbetreuung und ab einem gewissen Alter ausnahmslos eine PSG, um die zwangsläufige Atmungsstörung frühzeitig zu erkennen. So ist z. B. bei der Muskeldystrophie Duchenne spätestens unter einer forcierten Vitalkapazität (FVC) von 60 % eine PSG indiziert. In diesem Kontext kann auch die

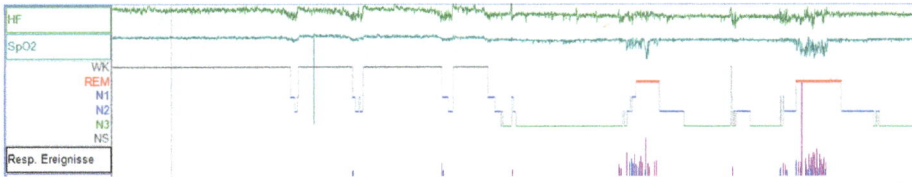

Abb. 11.5: Beispiel einer PSG bei einem 14-jährigen Jungen mit Muskeldystrophie Duchenne.

nächtliche Erfassung des endtidalen CO_2 eine wichtige Rolle spielen, um eine Hypoventilation im Schlaf frühzeitig zu erkennen.

Da bei diesen Patienten pathophysiologisch nicht einfach ein Kollaps der oberen Atemwege besteht, sondern eine allgemeine muskuläre Insuffizienz, reicht eine CPAP-Therapie hier nicht aus. Diese Kinder benötigen vielmehr eine „echte" Beatmung mit teilweiser (oder kompletter) Übernahme der Atemarbeit durch ein Heim-Beatmungsgerät. Dies erfolgt meist über eine nasale Maske (oder Mund-Nasen-Maske) als *nicht-invasive Ventilation (NIV)*. Eine Beatmung über ein Tracheostoma ist heutzutage oft nicht mehr zwingend erforderlich.

Darüber hinaus benötigt diese Patientengruppe regelhaft Unterstützung beim Sekretmanagement (v. a. durch Hustenassistent, Inhalationstherapie und Physiotherapie).

11.3 Zentrale schlafbezogene Atmungsstörungen

Die Gruppe der zentralen Atmungsstörungen ist außerordentlich heterogen. Ein Vertreter dieser Gruppe ist das persistierende Apnoe-Bradykardie-Syndrom bei Frühgeborenen, das Ausdruck einer unreifen Atmungsregulation ist, die mit einem erhöhten Risiko für den plötzlichen Säuglingstod (*sudden infant death syndrome* [SIDS]) einhergeht und nicht selten mit einer vorübergehenden Heimmonitorüberwachung und ggf. einer oralen Coffein-Therapie überbrückt werden muss.

Daneben sind Kinder mit einer Atmungsstörung im Rahmen eines gastro-ösophagealen Refluxes (GÖR) eine im klinischen Alltag regelmäßig vorkommende Patientengruppe. Der GÖR kann als stark reizender Triggerfaktor auch zum Laryngospasmus sowie zu einer Hyperreagibilität mit Bronchialobstruktion führen, in der Polysomnographie sieht man aber häufig auch zentrale Apnoen durch den GÖR, die über sensorische Chemorezeptoren vermittelt werden [5]. Entwicklungsbiologisch ist diese Apnoe als Ausdruck zentraler Schutzreflexe zu verstehen [6], die beim Einatmen potenziell stark reizender Substanzen zu einem sofortigen Stopp der Einatmung führen.

Darüber hinaus umfasst die Gruppe der zentralen Atmungsstörungen eine große Vielzahl von neurologischen und meist syndromalen Ursachen. Aufgrund der Seltenheit vieler dieser Syndrome ist eine umfassende Darstellung hier nicht sinnvoll, eine Übersicht mit Beispielen und möglichen Therapieoptionen finden Sie in Tab. 11.2.

Tab. 11.2: Beispiele für Syndrome, die mit einer zentralen Atemregulationsstörung einhergehen können und ihre mögliche Therapieform.

Ursache	mögliche Therapien
Häufiger bis ab und an vorkommend:	
Apnoe-Bradykardie-Syndrom beim Frühgeborenen	Überbrücken der Phase mit unreifer Atmungsregulation mit Heimmonitoring Orale Coffein-Therapie
Gastro-ösophagealer Reflux	Kausale gastroenterologische Therapie
Chiari-Malformation (mit Enge im kraniocervikalen Übergang)	Neurochirurgische Intervention
Selten bis sehr selten (nur Beispiele):	
Joubert-Syndrom	Nicht-invasive Beatmung
congenital central hypoventilation syndrome (CCHS), früher „Undine-Syndrom"	Nicht-invasive Beatmung
ROHHAD-Syndrom – *Rapid-onset obesity with hypo-thalamic dysfunction*	Nicht-invasive Beatmung
Potocki-Lupski-Syndrom	Nicht-invasive Beatmung

Literatur

[1] Schlaud M, et al. "The German study on sleep-disordered breathing in primary school children: epidemiological approach, representativeness of study sample, and preliminary screening results." Paediatric and Perinatal Epidemiology. 2004;18:431–440.

[2] Urschitz M, et al. "Population prevalence of obstructive sleep apnea in a community of German third graders." European Respiratory Journal. 2010;36:556–68.

[3] Scholle S, Feldmann-Ulrich E. „Polysomnographischer Atlas der Schlaf-Wach-Stadien im Entwicklungsgang vom Säuglings- zum Jugendalter", 2. Auflage, Heidelberg, Ecomed Medizin, 2012.

[4] Urschitz, et al. "Schnarchen bei Kindern – Algorithmus zum diagnostischen Vorgehen." Monatsschr Kinderheilkd. 2012;161:347–350.

[5] Mutoh T, Bonham A, Joad J. "Substance P in the nucleus of the solitary tract augments bronchopulmonary C fiber reflex output." Am J Physiol Regulatory Integrative Comp Physiol. 2000;279: R1215-R1223.

[6] Remmers J, Richter D, Ballantyne D, Bainton C, Klein J. "Reflexprolongation of stage I of expiration." Pfluegers Archiv. 1986;407:190–198.

12 Dysfunktionelle respiratorische Symptome (DRS)

Jürgen Seidenberg

Neben organischen Ursachen (z. B. Entzündung, anatomische Anomalien) finden sich im Kindes- und Jugendalter eine ganze Reihe von funktionellen Störungen der Atmung mit zum Teil erheblicher Beeinträchtigung der Lebensqualität von Patients und deren Eltern. Die leider noch häufig vorhandene Unkenntnis der typischen Symptomkonstellationen führt auch heute noch zu einer deutlich verzögerten Diagnosestellung über mehrere Monate und überflüssigen, zum Teil belastenden und kostenintensiven Untersuchungen und Therapien. Die danach oft geäußerte Aussage: „Wir konnten nichts (Organisches) finden" oder das Angebot wenig plausibler (Hilfs-)Erklärungen oder Therapieanweisungen erhöhen das Gefühl der Hilflosigkeit und fehlenden Würdigung bei Patienten und Eltern und behindern somit eine vertrauensvolle Kooperation und die Akzeptanz eines Angebots psychologischer Evaluation [1]. Hingegen zeigt sich bei adäquater und empathischer Diagnosestellung und Beratung ein meist rasches Abklingen der funktionellen Störungen, oft schon unmittelbar nach der Diagnoseeröffnung.

12.1 Überblick zu DRS

Häufige DRS sind
- chronischer hartnäckiger Husten
- anfallsweiser inspiratorischer Stridor
- episodisch auftretende auffällige Atmung mit Luftnot
- ein Engegefühl im Hals bzw. Thorax

Somit unterscheiden sich die DRS ohne weitere Informationen nicht von den Symptomen organisch bedingter Erkrankungen. Im Unterschied zu diesen sind jedoch folgende Merkmale bei DRS auffällig [modifiziert nach 2] und sollten gezielt erfragt werden:
- kein Auftreten während des Schlafs (!) selbst bei ausgeprägter Symptomatik tagsüber (bis auf nächtliche Wachphasen oder z. B. GÖR-induzierter VCD)
- Beginn ohne für den Patienten bewusste Trigger
- Sprechen meist problemlos möglich
- Symptome beeinträchtigen Umgebung meist mehr als den Patienten
- symptomorientierte Diagnostik nicht pathologisch
- keine Besserung nach Pharmakotherapie

Ein Bezug der Symptomatik zu einer zugrundeliegenden psychischen Belastungssituation lässt sich aus im Volksmund gebräuchlichen Aussagen ableiten und im Therapieansatz auch nutzen.

https://doi.org/10.1515/9783110693454-012

Gebräuchliche Aussagen, die auf einen Zusammenhang zwischen Art der psychogenen Belastung und DRS hinweisen [modifiziert nach 3]:

- „Da bleibt mir die Luft weg"
- „Es raubt mir den Atem"
- „Das schnürt mir die Kehle zu"
- „Vor Wut schnauben"
- „Dem huste ich was"
- „Dem Ärger Luft machen"
- „Bis zum letzten Atemzug kämpfen"
- „Aus dem letzten Loch pfeifen"
- „In Sorgen ersticken"
- „Da ist die Luft raus"

12.2 Pathophysiologie

Die DRS beruhen auf unterschiedlichen pathophysiologischen Mechanismen, wie in der folgenden Übersicht dargestellt (Abb. 12.1, modifiziert in Anlehnung an [3,4]). Weitere Erläuterungen siehe unter den einzelnen Krankheitsbildern.

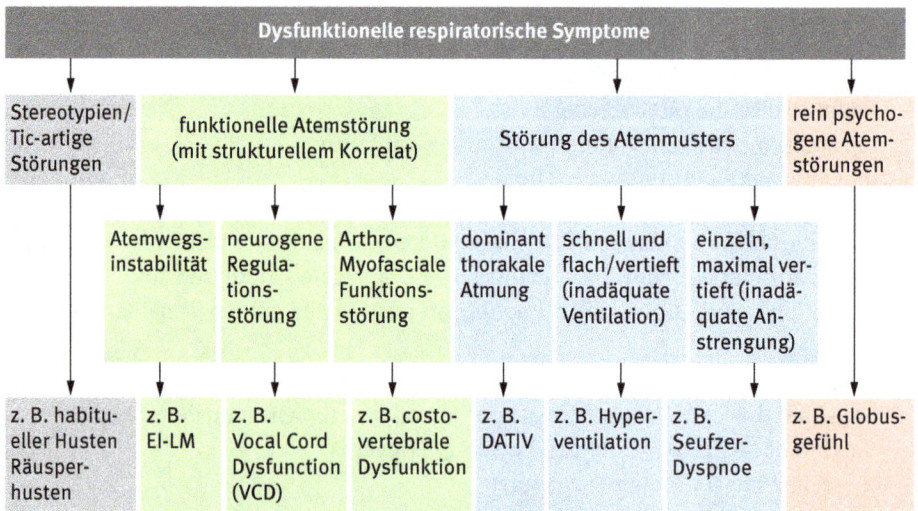

Abb. 12.1: Einteilung der dysfunktionellen respiratorischen Symptome nach vermuteten pathophysiologischen Mechanismen (El-LM Exercise-induced laryngomalacia, DATIV Dysfunktionelle Atmung vom thorakalen Typ mit insuffizienter Ventilation).

12.3 Basisdiagnostik

Zur besseren Objektivierung der geschilderten Symptome ist es sehr hilfreich, Videos über die Symptome von den Angehörigen anfertigen zu lassen. Bei weitgehendem Verdacht auf DRS ist auf eine invasive Diagnostik möglichst zu verzichten. Eine Basisdiagnostik zum Ausschluss organischer Erkrankungen wird aber empfohlen je nach präsentierter Symptomatik.

Basisdiagnostik bei V. a. DRS:
- Lungenfunktion vor und nach Bronchospasmolyse, ggf. Laufbandprovokation, SaO_2, BGA
- Röntgen-Thorax, ggf. MRT-NNH
- Labor auf Entzündungszeichen (großes Blutbild, CRP, ggf. BKS), ggf. bei Husten inkl. Serologie auf Pertussis, Mykoplasmen, Chlamydia pneumoniae
- ggf. Endoskopie, pH-Metrie

12.4 Einzelne dysfunktionelle respiratorische Symptome

12.4.1 Habitueller Husten

> Ein ca. 8–10 Jahre alter Junge ist nach einer harmlosen Erkältung mit Husten nicht gesundet, sondern hat über mehrere Wochen einen persistierenden lauten, trockenen, und stark auffälligen Husten entwickelt. Hierdurch wurde sein Schulunterricht so gestört, dass er vom Unterricht ausgeschlossen werden musste. Im Schlaf hingegen sistierte der Husten vollständig.

12.4.1.1 Epidemiologie
Der habituelle Husten ist das häufigste DRS im Kindesalter. Synonyma sind Tic-Husten oder psychogener Husten. Betroffen sind 4–18-Jährige, am häufigsten sind die Symptome im Alter von 8–11 Jahren anzutreffen. Es besteht eine deutliche Knabenwendigkeit. Die Dauer des Hustens vor Diagnose des DRS liegt zwischen 2 Monaten und 3 Jahren [5].

12.4.1.2 Symptomatik
- Zunächst besteht ein normaler Husten im Rahmen eines viralen Infekts, dann „verändert sich dieser" in einen lauten, trockenen, bellenden oder hupenden Husten. Beschrieben wird auch ein „röhrender Charakter wie eine kanadische Wildgans". Der Husten klingt manchmal langgezogen und gepresst, oder wie ein langes Räuspern, um Schleim aus dem Rachen zu entfernen.
- Der Husten kann durch Aufforderung willkürlich wiederholt werden, ist aber kaum zu unterbrechen. Er kann mehrfach in der Minute auftreten und über Stunden anhalten. Medikamente helfen nicht.

- Gelegentlich wird der Husten begleitet durch stereotype Bewegungen des Kopfes („chin on chest posture") oder Führen der Hand an den Kopf.
- In Gegenwart von Erwachsenen oder vermehrter Aufmerksamkeit nimmt der Husten oft deutlich zu, und zeigt einen appellativen Charakter.
- Der Patient selbst scheint deutlich weniger beeinträchtigt zu sein als die Umgebung, die davon völlig entnervt sein kann.
- *Wichtig*: Im Schlaf hingegen sistiert der Husten vollständig (außer in gelegentlichen Wachphasen)!

12.4.1.3 Diagnostik

Der charakteristische Husten mit Fehlen der Symptome im Schlaf genügt meist schon zur Diagnosestellung, so dass die Basisdiagnostik (Kap. 12.3.) ausreichend ist. Sollte zum Ausschluss anderer Erkrankungen eine Bronchoskopie durchgeführt werden, so findet man häufig eine Rötung der Schleimhaut in der Pharynxregion, die als Folge der mechanischen Reizung durch den Husten anzusehen ist.

12.4.1.4 Differentialdiagnosen

Differentialdiagnostisch ist an eine infektiöse/postinfektiöse bronchiale Hyperreagibilität zu denken, insbesondere bei Pertussis, Mykoplasmen- oder Chlamydia pneumoniae-Infektion. Ebenfalls kommt ein nicht ausreichend behandeltes Asthma bronchiale (cough-variant Asthma) in Frage, wobei hier die Symptome insbesondere nachts oder nach körperlicher Belastung verstärkt auftreten. Bei feucht-schleimigem Husten sind die verschiedenen Ursachen einer chronisch-suppurativen Bronchialerkrankung (z. B. CF, Immunschwäche, Zilienimmotilität) auszuschließen.

12.4.1.5 Therapie

Dem Patienten und den Eltern wird erklärt, dass es sich initial um einen echten Infekt gehandelt habe, der aber schon lange abgeklungen ist. Nur an den Husten erinnere sich der Körper noch (Erinnerungshusten). Der Husten selbst unterhalte nun den Husten im Sinne einer lästigen Angewohnheit. Dies sei harmlos mit guter Prognose (Reassurance). Außerdem kann der Patient darin bestärkt werden, dass er dies auch selbst wieder rasch abtrainieren kann. Hierzu soll er z. B. dreimal am Tag für 30 Minuten versuchen, den Husten zu unterdrücken, und jedes Mal einen Strich zeichnen, wenn er dennoch husten muss. Sobald es ihm gelingt, die Hustenfrequenz auf unter 10 % zu drücken, erhalte er ein Geschenk, das er zuvor von den direkten Bezugspersonen gewünscht und diese eingewilligt hatten.

Aufgrund eigener Eindrücke ist ätiologisch eine unterdrückte Wunscherfüllung als psychogene Ursache vorstellbar mit einer entsprechend unterdrückten aggressiven Gegenwehr im Sinne des „ich huste Dir was". Deswegen wird der Patient aufgefordert, einen lang gehegten Wunsch als Belohnung für seine Anstrengung der

Hustenunterdrückung vor seinen Bezugspersonen zu äußern. Dieses Verhandlungsgespräch ist unbedingt unter dem Beistand des Arztes zu führen, da hier schon manche unerwartet heftigen Reaktionen der Bezugspersonen aufgetreten waren. In solchen Fällen empfiehlt es sich, den Patienten für das Training stationär aufzunehmen.

Auch ambulante Interventionen mit kürzerer Hustenunterdrückung über nur wenige Minuten und *Reassurance* sind durchaus erfolgreich, sofern Patient und Bezugspersonen die initial genannten Erklärungen annehmen konnten [5]. Der Erfolg der Therapie stellt sich meist sehr rasch ein, manchmal schon am ersten Tag, und ist für alle Beteiligten sehr entlastend. Rezidive können selbständig vom Patienten mit Übungen der Hustenunterdrückung angegangen werden. In seltenen Fällen entwickelt der Patient ersatzweise andere Symptome, z. B. einen Tick oder andere funktionelle Störungen, die eine familientherapeutische/psychotherapeutische Mitbehandlung erforderlich machen. Patienten mit DRS weisen im Vergleich zu einer Kontrollgruppe häufiger psychiatrische Komorbiditäten auf [6].

12.4.2 Paroxysmale Niesanfälle

Diese treten sehr viel seltener auf und sind äquivalent zu dem habituellen Husten einzuordnen und zu behandeln. Im Gegensatz hierzu sind eher weibliche Jugendliche betroffen. Differentialdiagnostisch sind nasale Fremdkörper oder (allergische) Entzündungen auszuschließen.

12.4.3 Induzierbare laryngeale Obstruktion (ILO) inkl. VCD

Ein 14 Jahre altes Mädchen entwickelt plötzlich während des Sportunterrichts einen lauten inspiratorischen Stridor mit deutlicher Atemnot. Sie greift sich ängstlich mit der Hand an den Hals, da sie hier ein Engegefühl verspürt. Da sie früher an Asthma litt, inhaliert sie mit Salbutamol, was aber diesmal keine Besserung brachte. Nach wenigen Minuten ist alles wieder normal. Eine Woche später wiederholt sich dieser Vorfall.

12.4.3.1 Definition
Der Begriff ILO wurde 2013 eingeführt [7] und beschreibt eine funktionelle Verengung der Atemwege entweder im supraglottischen Bereich (z. B. bei Laryngomalazie [LM]) oder im glottischen Bereich, der Stimmbandebene (Vocal cord dysfunction, VCD). Verschiedene Trigger können diese induzieren, am häufigsten ist es die körperliche Belastung (Exercise-induced-LO = EILO). Seltener führen irritierende Gerüche, saure Substanzen wie z. B. der gastro-laryngeale Reflux, ein „postnasal-drip" entzündli-

cher Sekrete bei chronischer Rhinosinusitis oder psychischer Stress ganz spontan zu einer ILO (S-ILO).

12.4.3.2 Pathophysiologie

Die eher seltene supraglottische Einengung entsteht meist durch ein Einklappen eines oder beider Arytaenoidknorpel in das Lumen (Abb. 12.2a), gelegentlich kommt es auch zu einem Einklappen der Epiglottis während der forcierten Inspiration. Hierdurch ähnelt das Krankheitsbild dem infantilen Larynx des Säuglings, allerdings ist eine entsprechende Anamnese mit inspiratorischem Stridor im ersten Lebensjahr bei der EILO oft nicht vorhanden. Bei zuvor jahrelang unauffälliger Symptomatik ist somit eine pathologische Weichheit der Larynxwand als Ursache der EI-LM eher unwahrscheinlich. Zu vermuten ist daher, dass z. B. eine entzündlich bedingte Schwellung das Larynxlumen etwas einengt. Alternativ kann gleichzeitig eine mangelnde Stimmbandöffnung (VCD) vorliegen, was beides den inspiratorischen Atemfluss deutlich erhöhen lässt. Dadurch fällt der laterale Wanddruck im Larynx ab und die weichen Larynxanteile werden eingesogen (Bernoulli-Effekt). In ähnlicher Weise könnte auch eine zu rasche Inspiration bei thorakal dominierter Einatmung (DATIV, siehe Kap. 12.4.4.) zu einem Einklappen der Larynxwandanteile führen.

In den überwiegenden Fällen liegt einer EILO eine reine Stimmbanddysfunktion (Vocal Cord Dysfunction, VCD) zugrunde. Hierbei kommt es zu einer paradoxen Engstellung der Stimmbänder während der Inspiration, die somit zu einer Obstruktion mit inspiratorischem Stridor führt. Meist findet die Engstellung nur im vorderen Anteil statt, so dass ein dorsales Dreieck, auch „Diamant" genannt, als Öffnung verbleibt (Abb. 12.2b und c). Eher selten schließen die Stimmbänder fast vollständig und auch in der Exspiration, was dann zu erheblicher Luftnot mit in- und exspiratorischem Stridor, ggf. Zyanose führt. Einige Patientinnen wurden deshalb schon mehrfach intubiert, wobei berichtet werden kann, dass meistens bereits in der Narkoseeinleitung der Stridor sistiert.

Die VCD tritt zu ca. 70–90 % während körperlicher Belastung auf (Exercise-induced VCD = EI-VCD) und klingt meist spontan innerhalb weniger Minuten bis zu einer Stunde ab. In ca. 10–30 % tritt sie aber auch ohne körperliche Anstrengung ganz spontan auf (S-VCD), und hält meist länger an bis zu Stunden bzw. Tagen. In diesen Fällen sind häufiger junge Frauen mit psychiatrischen Krankheitsbildern (z. B. Angststörungen), nach Traumata oder (sexueller) Gewalterfahrung betroffen [7]. Eine neurogene Regulationsstörung ist hierbei anzunehmen. Alternativ kann eine entzündungsbedingte Hyperreagibiliät vorliegen, z. B. bei schleimhautreizenden Triggern oder bei einer Komorbidität mit Asthma bronchiale, die bei etwa einem Drittel der Patienten mit ILO beschrieben ist.

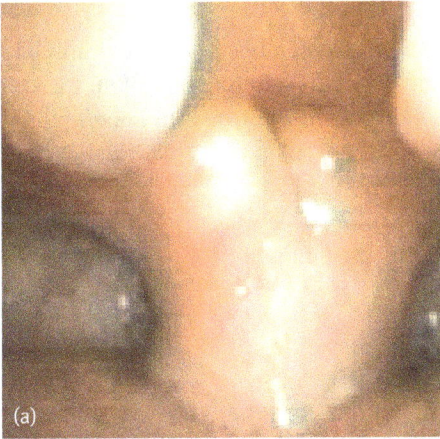

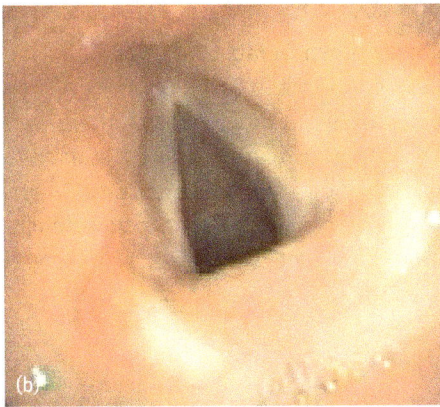

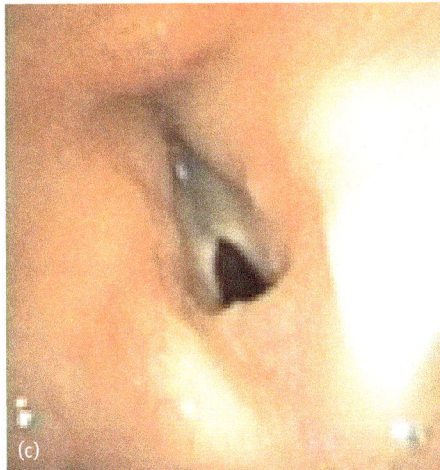

Abb. 12.2: Endoskopische Befunde bei ILO.
(a) Einklappen der Arytaenoidknorpel bei EI-LM;
(b) normale Öffnung während Inspiration,
(c) Adduktion der vorderen Stimmbandlippen bei
VCD mit Verbleib eines dorsalen Dreiecks („Diamant").

12.4.3.3 Epidemiologie

Die Prävalenz der ILO liegt zwischen 5 % bei Adoleszenten bis zu 27 % bei unselektierten Asthmatikern [7]. Leistungssportler sind ebenfalls häufiger betroffen. Die ILO tritt vorwiegend bei Mädchen im Pubertätsalter zwischen 13 und 16 Lebensjahren auf, kann aber auch präpubertär beobachtet werden. Die Persönlichkeit der Patienten wird als ehrgeizig mit hohen Erwartungen an sich beschrieben, bzw. mit dem Wunsch, die Erwartungen der Bezugspersonen erfüllen zu können. Daneben sind andere psychische Stressoren beschrieben worden, die einem jungen Menschen „den Hals zuschnüren" können.

12.4.3.4 Symptomatik

Das häufigste Symptom ist die Atemnot, während nur etwa die Hälfte der Patienten über einen deutlichen inspiratorischen Stridor berichten [8]. Somit sollte gezielt nach auffälligen Geräuschen bei der Atmung gefragt werden. Hilfreich ist auch eine Demonstration der verschiedenen in- und exspiratorischen Geräusche durch den Arzt, um einen inspiratorischen Stridor von einem exspiratorischen Giemen unterscheiden zu können. Lässt man die Patientin den Ort der größten Enge lokalisieren, so wird meist auf den Kehlkopfbereich gezeigt, ggf. mit dem Hinweis auf ein dort vorhandenes Druck- oder Globusgefühl. Sehr hilfreich ist ein Video, dass z. B. mit dem Smartphone von einer solchen Episode angefertigt wurde. Dabei sollte auch auf begleitende Zeichen der Angst und ggf. Hyperventilation geachtet werden. Das Sprechvermögen ist meist wenig beeinträchtigt, die Sprache kann etwas heiser bzw. kloßig wirken.

12.4.3.5 Diagnostik

Bei typischem Alter, Geschlecht und nur kurzem, anstrengungsbedingten Stridor kann Patient und Eltern sofort die Diagnose eröffnet werden mit ersten Hinweisen zur weiteren Therapie (siehe Kap. 12.4.3.6). Bei weniger eindeutiger Präsentation erfolgt zunächst die Basisdiagnostik und insbesondere bei Asthmatikern der Ausschluss einer belastungsinduzierten Bronchialobstruktion (EIB) mittels einer Laufbandprovokation und anschließender Bronchodilatation mit einem Betasympathikomimetikum. Der betreuende Arzt sollte in diesem Fall bei der Provokation anwesend sein, um die Symptomatik selbst gut beurteilen und einordnen zu können. Bei spontan auftretender ILO sollte eine chronische Rhinosinusitis und ein GÖR ausgeschlossen werden. Rezidivierende Beschwerden trotz üblicher Therapie oder auch ohne eindeutige Triggerfaktoren bedürfen einer endoskopischen Untersuchung, um z. B. eine Larynxpapillomatose oder eine Arytaenoidknorpelluxation auszuschließen. Die Fiberendoskopie in Lokalanästhesie mit Kooperation der bereits jugendlichen Patienten erlaubt dabei oft die Darstellung der Pathophysiologie des Stridors, da diese auf Aufforderung forciert einatmen und auch das pathologische Atemgeräusch imitieren können. Dabei kann der MAAT-Score sowohl für die glottische als auch supraglottische Obstruktion erstellt werden [9]. Die Videoaufnahme kann auch als Erklärung und Biofeedback bei der Therapie eingesetzt werden. Eine kontinuierliche endoskopische Untersuchung während der körperlichen Belastung (CLE) wird zwar als Goldstandard zur Diagnostik der EILO angesehen, ist aber technisch nur in wenigen Zentren verfügbar und durch die oben beschriebene Diagnostik meist entbehrlich.

12.4.3.6 Differentialdiagnosen

a) Asthma bronchiale: Die häufigste Ursache einer belastungsinduzierten Dyspnoe ist die EIB. Klinisch zu unterscheiden ist diese durch exspiratorisches Giemen statt inspiratorischem Stridor und durch das Auftreten meist erst nach Ende der Belastung, während die EILO früher beginnt und mit Ende der Belastung oft rasch sistiert. Die Lungenfunktionsprüfung zeigt bei Asthma die typische konkave Absenkung (Wäscheleine) der exspiratorischen Fluss-Volumenkurve mit Verbesserung nach Bronchodilatation. Die EILO hingegen zeigt bei typischem inspiratorischem Stridor eine plateauähnliche Abflachung in der forcierten inspiratorischen Fluss-Volumenkurve. Bei mangelnder Öffnung der Stimmbänder auch während der Exspiration kann auch die Exspirationskurve bereits abgeflacht sein (siehe Abb. 12.3). In diesem Fall sollte eine anatomische Enge mittels Endoskopie ausgeschlossen werden.
b) Belastungsinduzierte Hyperventilation: hier ist keine Obstruktion zu hören, meist aber zeigt sich panikartige Angst mit Schwindelgefühl und Parästhesien

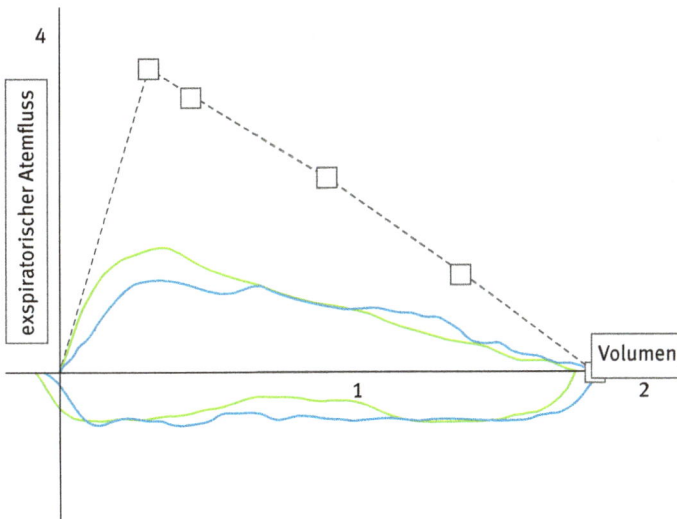

Abb. 12.3: Veränderung der Fluss-Volumenkurve bei EILO: Typisch ist die plateauähnliche Veränderung bei forcierter Inspiration (untere Kurve). Bei Beeinträchtigung der Exspirationskurve (obere Kurve) liegt entweder eine schwere Form der EILO vor oder eine anatomische Enge.

ggf. mit Pfötchenstellung der Finger als Zeichen des deutlich erniedrigten pCO_2-Werts mit Verminderung des freien, ionisierten Calciums in der BGA.

c) Neuentwicklung anatomischer Engen im Kehlkopfbereich durch Tumore (z. B. Papillome), Luxation der Arytaenoidknorpel, chronische Entzündung mit Schleimhautschwellung und Hyperreagibilität (z. B. Asthma, GÖR, „postnasal drip" bei chronischer Rhinosinusitis) etc.

12.4.3.7 Therapie

Der wichtigste Weg zum Erfolg ist die „aktive Diagnosestellung" einer „stressbedingten, aber harmlosen Funktionsstörung mit sehr guter Prognose". Vermieden werden sollte die Darstellung als „Ausschlussdiagnose" oder „Einbildung". An dem Beispiel einer meist bekannten Situation – z. B. einer Schülerin, die erstmals vor der Klasse ein Referat vortragen soll und die Stimme dann plötzlich heiser wird – wird erläutert, wie psychischer Stress zu einem Stimmbandkrampf führen kann, und dass dies ein sehr häufiges, oft nur vorübergehendes Phänomen sei. Anschließend folgt die Frage an die Patientin, was sie denn so als Belastung fühlen könnte, dass „es ihr den Hals zuschnürt"? Gezielt sollte nach schulischen Belastungen, den zusätzlichen Hobbies und der zeitlichen Vereinbarung dieser Tätigkeiten gefragt werden. Auch nach Konflikten mit Freunden, in der Familie, mit elterlichen Lebenspartnern oder mit dem Trainer eines Wettkampfsports sollte aktiv gefragt werden. Je nach „Reaktion und Stimmung" kann die Begleitperson ihre Sichtweise gleich dazu beitragen, oder man vergibt diese Evaluation zunächst als gemeinsame Hausaufgabe bis zum nächsten Wiedervorstellungstermin.

Vor Entlassung wird erneut versichert, dass der Stridor ungefährlich sei („Reassurance"), denn selbst wenn die Luftnot zur Bewusstlosigkeit führen sollte, würden sich die Stimmbänder dann wieder von selbst öffnen und genügend Luft hineinlassen. Eine Erstickung drohe somit nicht. Weiterhin sollten Tipps zum Verhalten bei einem erneuten Anfall gegeben werden: hier hat sich die Gähnatmung bewährt, bei der die Patienten bei geschlossenem Mund das Kinn weit nach unten ziehen, als ob sie gähnten. Dadurch wird der Pharynxraum erweitert und schafft Erleichterung. Eine im Anfall angewandte flache Hechelatmung „wie für die Geburtsvorbereitung" kann ebenfalls eine Besserung bewirken.

Die Inhalation von Betasympathomimetika ist bei der EILO nicht hilfreich. Allerdings gibt es Fallberichte zu positiven präventiven Effekten einer Inhalation mit Ipratropiumbromid [10]. Da die Stimmbänder vagal innerviert sind, könnte ein antivagaler Effekt bei der VCD hilfreich sein.

In den meisten Fällen genügt die aktive Diagnosestellung mit *Reassurance* in Verbindung mit einer Erlaubnis zur Entlastung für eine sofortige Besserung der Symptomatik. In anderen Fällen dominieren festgefahrene Erwartungen, dem das Kind gerecht werden will (z. B. der Vater ist verhinderter Leistungssportler und möchte, dass sein Kind im Sportgymnasium reüssiert). Nicht selten sind größere psychische Konflikte im familiären Umfeld zu finden bis hin zu sexuellem Missbrauch. Auch haben Patienten mit ILO – insbesondere mit S-VCD – häufiger bereits diagnostizierte Angst- und andere psychische Störungen [10]. Hier ist die getrennte Beratung der Patienten und der Eltern mit psychotherapeutischer Unterstützung unumgänglich.

12.4.3.8 Prognose
Ein sofortiger Symptomverlust nach dem Erstgespräch ist aus eigener Erfahrung keine Seltenheit, im Mittel sistiert die Symptomatik nach 4–5 Monaten (im Einzelfall bis 5 Jahre) [10].

12.4.4 Costovertebrale Dysfunktion

Durch Fehlbelastung der Wirbelsäule oder funktionelle Störungen im Tonus der Rückenmuskulatur kann es zu sogenannten „Blockaden" kommen, die den normalen Bewegungsablauf der costovertebralen Gelenke behindern. Hierdurch kann eine restriktive Atemstörung entstehen, die z. B. eine adäquate Steigerung der Ventilation unter Belastung beeinträchtigt. Eine gründliche Untersuchung des Bewegungsmusters bei Thorax- und Abdominalatmung mit ggf. Anwendung manueller Therapie sind hier weiterführend.

12.4.5 DATIV (Dysfunktionelle Atmung vom thorakalen Typ mit insuffizienter Ventilation)

Eine 17-jährige Patientin klagt seit mehreren Monaten über erhebliche Atemnot beim Treppensteigen. Auch in Ruhe wirkt sie leicht kurzatmig. Während der Lungenfunktionsuntersuchung fallen kleine Tidalvolumina auf. Sie ist nicht in der Lage, maximal ein- und auszuatmen. Die geforderten Atemmanöver strengen sie sehr an. Wegen wiederholt zu niedrig gemessener Vitalkapazität durchlief sie bereits viele invasive Untersuchungen, einschließlich Bronchoskopie und CT der Lunge, die aber alle einen Normbefund erbrachten. Erst spät konnte ermittelt werden, dass die Symptome erstmals nach einem sexuellen Missbrauch auftraten.

12.4.5.1 Pathophysiologie
Die Atemnot entsteht durch eine Verschiebung der Atemmittellage in Richtung Inspiration durch vorwiegenden Einsatz der thorakalen Atemmuskulatur. Damit ist eine weitere Einatmung nur schwer möglich, da die TLC schon fast erreicht ist, und es entsteht das Gefühl der Dyspnoe [3]. Eine tiefe Ausatmung erfolgt nicht, so dass ein normales Atemminutenvolumen nur durch eine leichte Tachypnoe erreicht werden kann. Dieser Atemtyp ist durchaus üblich zu Beginn einer akuten Schreck- oder

Angstsituation. Bei den DATIV-Patienten kann er hingegen über Monate bestehen. Bei körperlicher Belastung lässt sich durch die fixierte Atemstörung das Minutenvolumen nicht mehr entsprechend steigern, so dass es zu einer insuffizienten Ventilation mit Belastungsinsuffizienz kommt. In der BGA entsteht frühzeitig eine respiratorische Azidose.

12.4.5.2 Diagnostik

Ähnlich wie bei der ILO sind vorwiegend Jugendliche betroffen, wobei hier häufiger auch männliche Sportler beschrieben sind. Das Krankheitsbild ist eher selten, kann aber auch leicht übersehen werden. Bei der körperlichen Untersuchung ist eine bevorzugte thorakale Atmung auffällig, mit nur wenig Einsatz der Bauchatmung. Diese Thoraxbewegung, die objektiv auch als eher flach und geringer als möglich beurteilt wird, ist in Ruhe leicht beschleunigt. Der Thorax wirkt überbläht aufgrund der Verschiebung der Atemmittellage zur Inspiration. Die Lungenfunktion kann im symptomfreien Intervall normal sein. Bei chronischen Symptomen wird aber besonders während der Lungenfunktionsprüfung deutlich, dass eine normale Vitalkapazität nicht erreicht werden kann. Die Fluss-Volumenkurven sind zu klein und schlecht reproduzierbar. Nach eigenen Erfahrungen wirken die Patienten angespannt und eher verschlossen, so dass die psychogenen Stressoren nicht leicht zu ermitteln sind.

12.4.5.3 Therapie

Neben der Suche nach den Auslösern und Begleitstressoren sollte frühzeitig durch einen erfahrenen Physiotherapeuten ein Umtrainieren des Atemmusters auf eine ruhigere und tiefere Bauchatmung erfolgen. Für den Patienten passende Entspannungsmethoden können ebenfalls angeboten werden. Bei fehlender Besserung ist die Unterstützung eines Psychotherapeuten anzuraten.

12.4.6 Psychogene Hyperventilation

Ein 13-jähriges Mädchen, bisher völlig gesund, fühlt sich plötzlich schwach und leicht schwindelig, und klagt über Herzklopfen und ein leichtes Kribbeln in den Fingern. Die Atemgeräusche sind unauffällig, die Patientin wirkt ängstlich und besorgt, auf Nachfrage beschreibt sie etwas Luftnot. Zuvor habe sie noch problemlos Klarinette geübt für ein Konzert am nächsten Tag, dabei aber etwas Kopfschmerzen entwickelt.

12.4.6.1 Pathophysiologie

Angst und Sorgen führen anfallsweise zu vertiefter und leicht beschleunigter Atmung. Die dadurch bedingte Hyperventilation führt zu einer vermehrten Abatmung des Kohlendioxids. Der pCO_2-Wert sinkt deutlich ab und bewirkt durch Vasokonstriktion eine zerebrale Minderdurchblutung mit Schwindelgefühl, Schwäche und ggf. auch Kopfschmerzen. Durch die respiratorische Alkalose wird das freie ionisierte Calcium vermehrt an das Eiweiß gebunden und es entsteht eine funktionelle Hypokalzämie mit Parästhesien, Muskelzuckungen oder selten auch leichter Tetanie an Händen und Füßen in Form einer Pfötchen Stellung. Ebenfalls können Parästhesien im Mundbereich beobachtet werden.

12.4.6.2 Diagnostik

Die Patienten sind überwiegend weiblich im Alter von 11–15 Jahren. Im Vordergrund steht die Ängstlichkeit, das Schwindelgefühl und andere nicht-respiratorische Symptome. Die Hyperventilation ist durch die vertiefte und nur leicht beschleunigte Atmung und das Fehlen von Stridor oder Giemen nicht immer sofort erkennbar. Sehr niedrige pCO_2-Werte bei erhöhten pH-Werten in der BGA führen rasch zur Diagnose.

Eine Unterform der psychogenen Hyperventilation präsentiert sich eher mild, aber über längere Zeiträume: ständig leicht erniedrigte pCO_2-Werte mit bereits metabolischer Kompensation führen zur Diagnose „chronisches Hyperventilationssyndrom".

12.4.6.3 Differentialdiagnose

Ein akuter Asthmaanfall ist allein deshalb differentialdiagnostisch zu erwägen, da bei Asthmatikern Symptome einer psychogenen Hyperventilation ca. 10 × häufiger vorkommen (25 % vs. 2,5 %) [11]. Zum Teil besteht ein „Teufelskreis" aus Angst, die zu Hyperventilation führt, diese eine Bronchokonstriktion bewirkt, und dadurch erneut Angst und Hyperventilation entsteht. Differentialdiagnostisch hilfreich ist die Messung der Sauerstoffsättigung, die bei psychogener Hyperventilation immer normal ist.

12.4.6.4 Therapie

Der Schwerpunkt der initialen Therapie sollte auf Beruhigung und Betonung der Harmlosigkeit dieser Attacke gelegt werden. Zudem kann zur bevorzugten Anwendung der Zwerchfellatmung angeleitet werden [4]. Durch Handauflegen auf die obere Thoraxapertur kann auch die Atemfrequenz heruntergeregelt werden. Nach eigenen Erfahrungen führt dies in wenigen Minuten zu einer deutlichen Besserung. Wenn dies nicht zum Erfolg führt, kann zusätzlich ein Rückatmungsbeutel angeboten werden. Dieser kann allerdings auch sehr beängstigend wirken, so dass er freiwillig aufgesetzt und nicht aufgezwungen werden sollte. Durch die Rückatmung aus dem Beutel erhöht sich langsam der pCO_2 und die Symptome bessern sich. Da hierbei potenziell auch eine Hypoxie entstehen kann, wird teilweise von der Rückatemmethode abgeraten [4]. Sie sollte deshalb nur unter pulsoximetrischer Überwachung durchgeführt werden.

12.4.6.5 Prognose

Nachuntersuchungen an Patienten mit mehr als einer Episode mit Hyperventilation zeigten ein hohes Maß an Ängstlichkeit und depressiver Symptomatik [12]. Eine psychologische/psychotherapeutische Betreuung sollte angestrebt werden.

12.4.7 Seufzer-Dyspnoe

Ein Vater stellt seinen 10-jährigen Sohn vor, weil dieser vor dem Fernseher etwa alle 2 Minuten tief seufze, ohne dass er ansonsten Zeichen der Atemnot habe. Darauf angesprochen habe der Junge gesagt, er habe ab und zu den Drang, tief durchzuatmen, ansonsten sei aber alles in Ordnung.

12.4.7.1 Symptome

Auffällig sind gehäufte tiefe Seufzeratmungen, zum Teil mit Einsatz der Atemhilfsmuskulatur, bis zu mehrfach in der Minute bei andererseits normaler Atemfrequenz im Intervall. Es bestehen auch keine Hyperventilationszeichen in der BGA. Eine Dyspnoe lässt sich nicht objektivieren, auch wenn der Patient eine gewisse Enge im Thorax verspüren kann und das Gefühl hat, er könne nicht richtig einatmen. Gelegentlich treten auch vermehrt Gähnattacken auf. Die Eltern sind meist mehr beunruhigt als der Patient. Der Schlaf ist nicht gestört.

12.4.7.2 Therapie

Seufzer entstehen bei Sorgen und wenn diese zu sehr drücken, „muss man sich Luft machen". Entsprechend sollte diese Symptomatik genutzt werden, um eventuelle Sorgen des Jungen zu eruieren und abzuhelfen. Es kann beruhigt werden, dass hinter dieser Seufzersymptomatik keine ernstere Erkrankung steckt und sie meist in kurzer Zeit wieder spontan sistiert.

12.4.8 Rein psychogene Störungen

12.4.8.1 Symptome

Atemnot, beschleunigte Atmung, Engegefühl im Thorax oder Globusgefühl im Hals, oder Thoraxschmerzen ohne den Nachweis einer objektivierbaren Funktionsstörung wie Abfall der Sauerstoffsättigung, hörbare Geräusche, Veränderungen in der Lungenfunktion oder in anderen Basisuntersuchungen einschließlich der Bildgebung kommen oft in Verbindung vor mit bereits bekannten psychischen Auffälligkeiten wie Angststörung oder Depression.

12.4.8.2 Therapie

Nach gründlicher Untersuchung könnten z. B. Belastungsuntersuchungen auf dem Laufband benutzt werden, um auf die normale Leistungsfähigkeit bei guter Sauerstoffsättigung hinzuweisen und somit zu beruhigen und Sicherheit zu geben [4]. Zusätzlich kann auf frühere psychische Auffälligkeiten hingewiesen und ein Zusammenhang hergestellt werden. Eine psychotherapeutische Unterstützung zur Lösung der Symptomatik sollte aktiv gebahnt werden.

Literatur

[1]   Hulgaard DR, Rask CU, Risør MB, Dehlholm G. „I can hardly breath": Exploring the parental experience of having a child with a functional disorder. J Child Health Care. 2020;24(2):165–179.
[2]   Niggemann B. How to diagnose psychogenic and functional breathing disorders in children and adolescents. Pediatr Allergy Immunol. 2010;21:895–899.
[3]   Niggemann B, Grüber C. Dysfunktionelle respiratorische Symptome bei Kindern und Jugendlichen. Consilium pneumologie. 2014;1:1–18. ISSN 1869–5701.
[4]   Grüber C, Lehmann C, Weiss C, Niggemann B. Somatoform respiratory disorders in children and adolescents – Proposals for a practical approach for definition and classification. Pediatr Pulmonol. 2012;47:199–205.
[5]   Wright MFA, Balfour-Lynn IM. Habit-tic cough: presentation and outcome with simple reassurance. Pediatr Pulmonol. 2018;53:512–516.
[6]   Orengul AC, Ertas E, Kahraman FU, et al. Psychiatric comorbidity in children with psychogenic and functional breathing disorders. Pediatric Pulmonology. 2020;55:462–467.
[7]   Dillenhöfer S, Hinrichs B, Kohl A, et al. Die induzierbare laryngeale Obstruktion (ILO) – Ursachen, klinische Präsentation, Diagnostik und Therapie. Monatsschr Kinderheilkd 2021; https://doi.org/10.1007/s00112-021-01159-z.
[8]   Liyanagedera S, McLeod R, Elhassan HA. Exercise induced laryngeal obstruction: a review of diagnosis and management. Eur Arch Otorhinolaryngol. 2017;274:1781–1789.
[9]   Hilland M, Røksund OD, Sandvik L, et al. Congenital laryngomalacia is related to exercise-induced laryngeal obstruction in adolescence. Arch Dis Child. 2016;101:443–448.
[10] Devang R, Doshi MD, Weinberger MM. Long-term outcome of vocal cord dysfunction. Ann Allergy Asthma Immunol. 2006;96:794–799.
[11] D'Alba I, Carloni I, Ferrante AL, et al. Hyperventilation syndrome in adolescents with and without asthma. Pediatr Pulmonol. 2015;50:1184–1190.
[12] Hurvitz M, Weinberger M. Functional respiratory disorders in children. Pediatr Clin N Am. 2021;68:223–237.

13 Respiratorische Notfälle

Christian Vogelberg

Aufgrund der anatomisch kleinen Atemwege sind vor allem junge Kinder prädisponiert für respiratorische Beeinträchtigungen, besonders im Rahmen von respiratorischen Infektionen. Daher ist es wichtig, die gängigen Atemwegsnotfälle im Kindesalter sicher zu erkennen und die Therapieprinzipien insbesondere der akuten Atemnot zu beherrschen. Für die Ersteinschätzung insbesondere der Schwere des kritisch kranken Kindes ist die ABCD-Regel eine in der Praxis bewährte Methode (Tab. 13.1).

Manche der respiratorischen Erkrankungen, die mit einer Atemnot verbunden sind, lassen sich bereits durch das führende Atemgeräusch (inspiratorischer Stridor, exspiratorischer Stridor, Giemen, abgedämpftes Atemgeräusch) sowie durch die Dynamik der Symptomentwicklung näher zuordnen (Abb. 13.1).

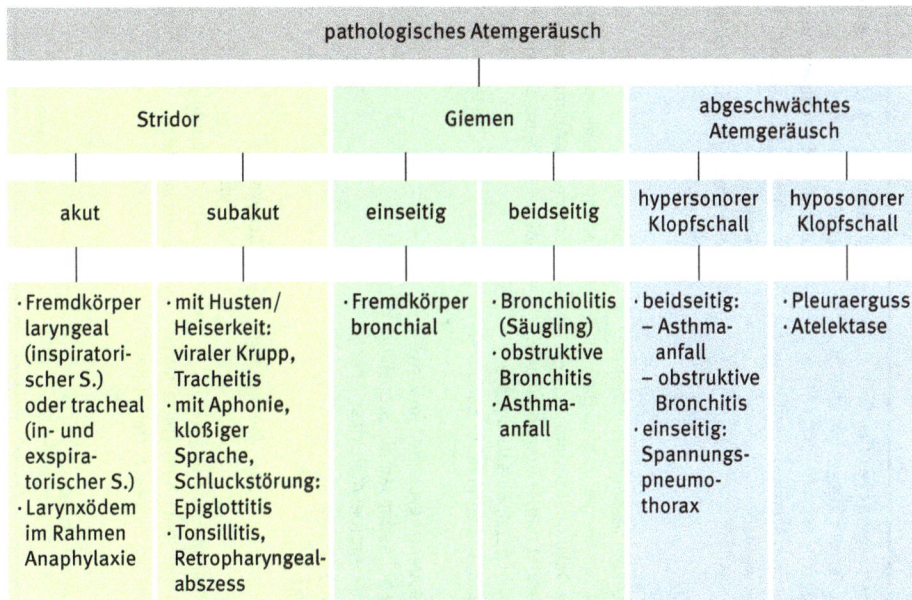

Abb. 13.1: Differentialdiagnosen entsprechend des Leit-Atemgeräusches, modifiziert nach [1].

https://doi.org/10.1515/9783110693454-013

Tab. 13.1: Erstbeurteilung des kritisch kranken Kindes mit Atemproblemen, modifiziert nach [1].

	zu beachten	Warnzeichen	mögliche Maßnahmen
A = Atemwege	– sind die oberen Atemwege offen (Erbrochenes, Zurückfallen der Zunge, Instabilität des Pharynx?) – können die oberen Atemwege selbständig offengehalten werden?	– Unfähigkeit des Kindes zum Offenhalten der Atemwege – zunehmend flache Atmung – zunehmende Thoraxexkursionen mit Einziehungen – leiser (biphasisch) werdendes Atemgeräusch	– Kind Körperhaltung wählen lassen – atemerleichternde Stellung, Lippenbremse – Kinn anheben/Esmarch-Handgriff – Effektivität auf Atmung prüfen – ggf. Guedeltubus (bewusstloses Kind)/Wendltubus (bewusstseinsgetrübtes Kind)
B = (Be-)Atmung	– Atemfrequenz kompensatorisch erhöht? (Cave: plötzlicher Frequenzabfall Hinweis auf drohende Dekompensation) – Atemarbeit erhöht (Einziehungen jugulär, interkostal, subkostal; Einsatz der Atemhilfsmuskulatur, Nasenflügeln)? Schaukelatmung? – Vermindertes Atemzugvolumen (massive Überblähung bei Asthmaanfall, Bronchiolitis), seitendifferent (bei Atelektase oder Pneumothorax) – Oxygenierung?	– Tachypnoe – vermehrte Atemarbeit, Schaukelatmung – verringertes Atemzugvolumen – SpO_2 < 94 % trotz High-flow O_2 Gabe	– Sauerstoffgabe (Ziel 94–98 %) SpO_2 als Vorlage, Brille/Maske, Reservoirmaske – Beutelbeatmung, Larynxmaske – Intubation/Beatmung
C = Circulation	– Tachykardie (ausgeprägt bei Volumenmangel) – verlängerte Rekapillarisierungszeit – Pulsus paradoxus (bei Überblähung durch Spannungspneumothorax, Asthmaanfall)	– Tachykardie – Pulsdefizit – Rekapillarisierungszeit > 3–4 s – Blutdruckabfall	– i.v.-Zugang – Volumenbolus – Adrenalin/Noradrenalin
D = Disability (Bewusstseinsstörung)	– Mattigkeit – Bewusstseinseintrübung	– Unruhe – Verwirrtheit – Bewusstseinstrübung	– bei Indikation Morphinantagonisten

13.1 Fremdkörperaspiration

Das charakteristische Symptom der Fremdkörperaspiration ist der akut einsetzende, oft prolongierte Husten aus völliger Gesundheit heraus, dem nach Fixierung des Aspirates häufig ein symptomfreies Intervall folgt. Je nach Lokalisation des Fremdkörpers kann ein in-, in- und exspiratorischer Stridor oder ein Giemen zu hören sein, der Auskultationsbefund kann jedoch auch völlig unauffällig sein. Ein Ventilmechanismus im Hauptbronchus führt zu einer einseitigen Abschwächung des Atemgeräusches. Ein Mediastinalshift kann zur Kreislaufdepression führen.

Sofern das Kind in einem stabilen Allgemeinzustand ist, muss die Verlegung in eine Klinik mit Bronchoskopiemöglichkeit unter Arztbegleitung und Intubationsbereitschaft erfolgen, da Husten akut zu einer Dislokation des FK führen kann. In der Akutsituation ist keine Sofortmaßnahme notwendig, sofern das Kind effektiv hustet und Luft holen kann [2].

Bei akuter Atemwegsverlegung mit Luftnot und ineffektivem Husten aber noch bestehendem Bewusstsein werden 5 Schläge mit der flachen Hand auf den Rücken des Kindes verabreicht (Abb. 13.2). Bei mangelndem Effekt folgen bei Säuglingen 5 Thoraxkompressionen, bei Kindern > 1 Jahr 5 abdominelle Kompressionen (Heimlichmanöver). Sofern der Fremdkörper mit diesen Maßnahmen noch nicht mobilisiert werden konnte, muss der Zyklus aus Rückenschlägen und Kompression fortgesetzt werden. Bei bewusstlosem Kind müssen unmittelbar die Maßnahmen des Basic Life Support ergriffen werden.

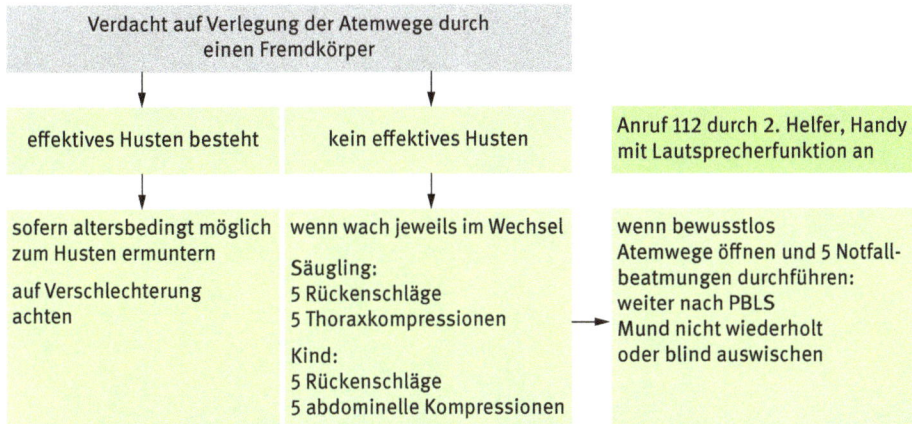

wenn der Fremdkörper ausgestoßen wurde: dringende Vorstellung in der Kinderklinik

Abb. 13.2: Algorithmus bei Fremdkörperaspiration, modifiziert nach [2].

13.2 Anaphylaktische Reaktion mit Atemwegsbeteiligung

Im Rahmen einer Anaphylaxie, am häufigsten durch Nahrungsmittel wie z. B. Nüsse oder Erdnüsse, kann es zu einem Larynxödem mit rasch progredienter Obstruktion der oberen Atemwege kommen. Trockener Husten kann ein Vorbote eines Asthmaanfalls sein, was manchmal zu einer Fehlinterpretation einer Aspiration führen kann.

Sofern möglich, muss als erste Maßnahme beim Auftreten einer Anaphylaxie die Allergenzufuhr unterbunden werden. Erbrechen bei anaphylaktischer Reaktion auf Nahrungsmittel soll jedoch nicht induziert werden. Nach zügiger Basisuntersuchung zur Erfassung der betroffenen Organsysteme und der Vitalparameter sollte die symptomorientierte Lagerung erfolgen, bei führender respiratorischer Symptomatik die Oberkörperhochlagerung (Abb. 13.3). Folgende Sofortmaßnahmen sind bei führender respiratorischer Symptomatik notwendig [3]:

1. Sauerstoffapplikation mit Ziel einer $SpO_2 \geq 94\ \%$
2. intramuskuläre Applikation von Adrenalin (1:1.000 unverdünnt, 0,01 mg/kgKG), alternativ Adrenalin-Autoinjektor 150 ug ab 7,5 kgKG und 300 ug ab 25 kgKG, ggf. nach 10 min wiederholen
3. i. v. Zugang legen (ggf. zuerst 4. und/oder 5. je nach klinischer Symptomatik)
4. Adrenalin zusätzlich inhalativ (Dosis s. Tab. 13.2) bei laryngealer/trachealer Obstruktion
5. Kurzwirksames Betamimetikum 4–8 Hübe inhalativ bei bronchialer Obstruktion
6. Volumengabe (20 ml/kg KG Bolus, z. B. Ringer-Acetat/VEL)
7. Prednisolon 2–4 mg/kgKG i. v.
8. Dimetinden i. v. (Dosis s. Tab. 13.2)

Die Dosierungen sind zusammengefasst in Tab. 13.2.

Anaphylaxie
Allergenzufuhr stoppen. Hilfe anfordern
Basisuntersuchung
Grad Bedrohlichkeit und das Leitsymptom der Anaphylaxie identifizieren

Grad II oder III	Grad II oder III
Dysphonie, Uvulaschwellung inspiratorischer Stridor	Dyspnoe bronchiale Obstruktion

symptomorientierte Lagerung
Adrenalin i.m. Sauerstoff inh.
Zugang i.v.

Adrenalin inh.	β$_2$-Sympathomimetikum inh.

Dimetinden i.v.
Kortikosteroid i.v.
Basisuntersuchung
Leitsymptom der Anaphylaxie identifizieren und die Notwendigkeit der Änderung der Therapie prüfen

Therapieeskalation	Therapieeskalation
persistierendes Larynxödem	persistierende bronchiale Obstruktion
gegebenenfalls Koniotomie	Adrenalin i.m./i.v. β$_2$-Sympathomimetikum s.c./i.v.
	ggf. Atemwegssicherung (mit Narkose)

Überwachung
Entlassung: Rezept Notfallset zur Soforthilfe, Demonstration Adrenalin-Autoinjektor Abklärung und Beratung durch Allergologen veranlassen

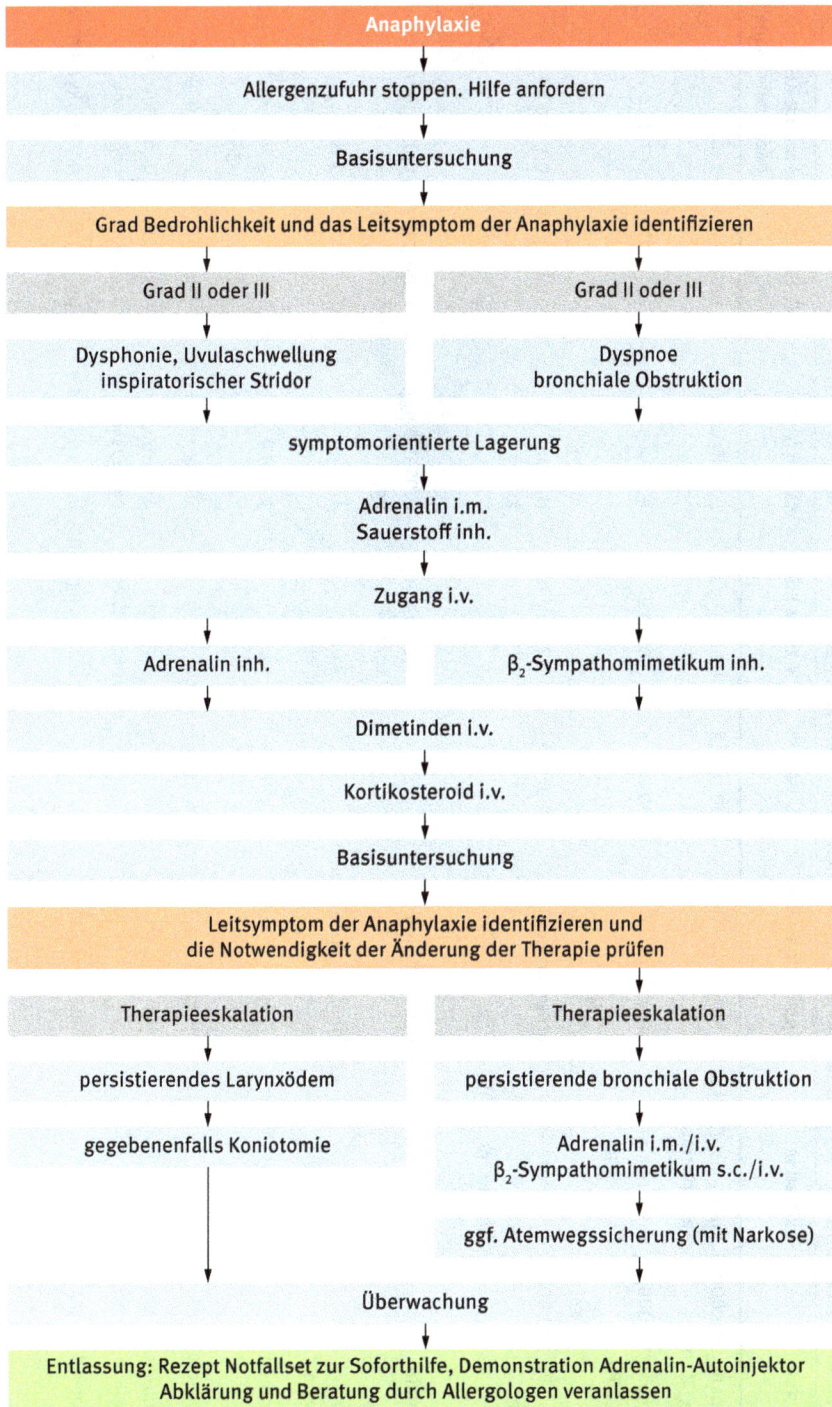

Abb. 13.3: Sofortmaßnahmen im Rahmen der Anaphylaxie bezogen auf respiratorische Symptome, modifiziert nach [3]; Anaphylaxieschweregrad nach Ring/Messmer.

Tab. 13.2: Dosierungen der wichtigsten Medikamente im Rahmen der Anaphylaxiebehandlung [3].

Pharmakotherapie für Kinder, Jugendliche und Erwachsene unter Intensivbedingungen

Wirkstoff	Indikation	Applikationsweg	Dosis	< 15 kg KG	15–30 kg KG	> 30–60 kg KG	> 60 kg KG oder Erwachsene
Adrenalin 1:10.000[1] (1 mg/10 ml)	Kreislaufstillstand Reanimation	i. v./i. o.	10 µg/kg	0,1 ml/kg KG	0,1 ml/kg KG	0,1 ml/kg KG	1 mg
Adrenalin 1:1.000[2] (1 mg/ml)	respiratorische Symptome Schock	intramuskulär	10 µg/kg	0,05–0,1 ml	0,15–0,3 ml	0,3–0, 6 ml	0,3–0, 6 mg
Adrenalin 1:10.000[1] (1 mg/10 ml)	bei schwerem Schock (wenn i. m. nicht möglich)	titrierend i.v./i. o.	1 µg /kg	0,01 ml/kg KG	0,01 ml/kg KG	0,01 ml/kg KG	0,1–0,6 mg
Adrenalin		Dauerinfusion		0,05–1,0 µg/kg/min	0,05–1,0 µg/kg/min	0,05–1,0 µg/kg/min	0,05–1,0 µg/kg/min
Adrenalin 1:1.000 (1 mg/ml)		inhalativ über Vernebler		3 ml[2]	4ml[2]	5 ml[2]	5 ml[2]
Dimetinden		intravenös	0,1 mg/kg	1 ml[3]	2–3 ml[3]	4 ml[3]	8 ml[3] oder 1 ml/10 kgKG
Prednisolon		intravenös	2 mg/ml	25 mg	50 mg	100 mg	250–1.000 mg
Salbutamol Terbutalin		inhalativ		4–8 Hübe DA per Spacer	4–8 Hübe DA per Spacer	4–8 Hübe DA per Spacer	2–4 Hübe DA per Spacer
Reproterol[4]		Dauerinfusion		0,1 µg /kg/min	0,1 µg /kg/min	0,1 µg /kg/min	0,1 µg /kg/min

Tab. 13.2: (fortgesetzt)

Pharmakotherapie für Kinder, Jugendliche und Erwachsene unter Intensivbedingungen

Wirkstoff	Indikation	Applikationsweg	Dosis	< 15 kg KG	15–30 kg KG	> 30–60 kg KG	> 60 kg KG oder Erwachsene
Volumen		Infusion (balancierte VEL, Ringer-Azetat)	10–20 ml/kg	10–20 ml/kg	10–20 ml/kg	10–20 ml/kg	500–1.000 ml
Sauerstoff		Nasenbrille	2–12 l/min	2–12 l/min	2–12 l/min	2–12 l/min	2–12 l/min
Maske mit Reservoir			2–12 l/min	2–12 l/min	2–12 l/min	2–12 l/min	2–12 l/min

[1] Für die intravenöse/intraossäre Gabe wird 1 ml der 1:1.000-Lösung (= 1 mg Adrenalin in 1 ml der handelsüblichen Lösung) mit 9 ml NaCl 0,9 % verdünnt; (Endkonzentration 1:10.000 = 0,1 mg/ml) oder die Adrenalin-Fertigspritze (1 mg/10 ml) verwendet.

[2] Für die intramuskuläre Applikation und die Inhalation wird die unverdünnte Stammlösung verwendet (Adrenalin 1:1.000, 1 mg/ml).

[3] einer (Stamm-)Konzentration von 1 mg/ml (1 ml enthält 1 mg Dimetindenmaleat)

[4] Reproterol kann auch als Bolus gegeben werden.

DA, Dosieraerosol; i. m. intramuskulär; i. v. intravenös; i. o. intraossär; KG Körpergewicht; VEL Vollelektrolytlösung

13.3 Krupp

Der virale Krupp wird am häufigsten durch eine Infektion mit Parainfluenzaviren verursacht; die Kinder erkranken klassischerweise im Herbst/Winter und entwickeln abends bzw. nachts die charakteristische Symptomtrias des Stridors, trockenen Hustens und der Heiserkeit. Die Schweregradeinteilung kann einfach und zügig anhand des Symptoms des Stridors erfolgen (Tab. 13.3).

Tab. 13.3: Schweregradeinteilung des viralen Krupp.

Schweregrad 1	Stridor (inspiratorisch) nur bei Aufregung, nicht in Ruhe
Schweregrad 2	inspiratorischer Ruhestridor
Schweregrad 3	in- und exspiratorischer Ruhestridor
Schweregrad 4	deutliche Atemnot und Atemarbeit, leiser werdender in- und exspiratorischer Stridor

Als Grundprinzip gilt, dass jegliche Aufregung für das Kind bestmöglich vermieden werden sollte, um die Atemnot nicht unnötig zu verstärken. Dazu gehört z. B. auch die eingehende klinische Untersuchung einschließlich Racheninspektion oder eine Blutentnahme. Die Therapiebasis ist das Steroid, das in der Regel systemisch oral (z. B. Prednisolon 2 mg/kgKG, Dexamethason 0,15–0,6 mg/kgKG) oder rektal (z. B. Infectocortikrupp®) bei Abwehr des Kindes gegeben wird, auch eine inhalative Applikation (z. B. 1,0 mg/2 ml Budesonidsuspension 2 × tägl.) ist bei leichterem Schweregrad grundsätzlich möglich. Ab Schweregrad 2 wird zusätzlich mit Epinephrin inhaliert (z. B. 2 ml Infectokrupp®Inhal = 8 mg), um die Zeit bis zum Wirkeintritt des systemischen Steroids (30–45 min) zu überbrücken. Bei Vorliegen eines Schweregrad 4 sollte das Kind unverzüglich auf die Intensivstation aufgenommen werden.

13.4 Epiglottitis

Trotz des impfbedingt deutlichen Rückgangs der Inzidenz einer Epiglottitis ist sie unverändert eine wichtige Differentialdiagnose zum viralen Krupp, nicht zuletzt durch die zunehmende Rate an Impfverweigerern, aber auch durch alternative Auslöser zu dem Standarderreger H. influenzae wie z. B. Staph. aureus oder Strep. pneumoniae. Die klinische Symptomatik differiert jedoch mit einem deutlich kränker wirkenden Kind, hohem Fieber und einer schmerzhaften Schluckstörung mit kloßiger Sprache und Speichelfluss neben dem inspiratorischen Stridor. Bei dieser Erkrankung muss schnellstmöglich unter intensivmedizinischen Rahmenbedingungen die (oftmals schwierige) Intubation erfolgen. Präklinisch sollte jeglicher Stress für das Kind vermieden werden, insbesondere ist die Racheninspektion wegen reflektorischer Herzstillstände kontraindiziert. Das Kind muss stets ärztlich begleitet werden, sollte in sitzender Position verbleiben, wenn möglich mit Sauerstoffvorlage bzw. beim bewusstseinsgetrübten Kind mit vorsichtiger Maskenbeatmung.

13.5 Bronchiolitis

Die häufigste Ursache für eine Bronchiolitis ist die Infektion mit dem RS-Virus. Evidenzbasierte therapeutische Maßnahmen umfassen lediglich das Freihalten der oberen Atemwege (Nase absaugen, abschwellende Nasentropfen) und die Sauerstoffgabe. Inhalative Behandlungen können dennoch effektiv sein und sollten versucht werden. Dazu gehört die Inhalation mit Epinephrin sowie mit NaCl 3 %. Betamimetika und Steroide haben keinen Effekt. Die frühzeitige Atemunterstützung durch High flow nasal cannula (HFNC) mit einer Flussrate von 2 l/min/kg KG hat sich im klinischen Alltag bewährt und verhindert häufig die Notwendigkeit der intensivmedizinischen Behandlung einschließlich Intubation und Beatmung. Bei jungen und leichten Kindern ist auf plötzliche Apnoen zu achten mittels kontinuierlichen Monitorings. Zudem verlieren die Kinder durch die Tachypnoe viel Flüssigkeit, welche entsprechend zu substituieren ist.

13.6 Schwere obstruktive Bronchitis

Ursache der obstruktiven Bronchitis sind unterschiedliche virale Erreger, als Risikofaktoren für einen schweren Verlauf stehen u. a. prä- und postnatale Tabakrauchexposition, vorangegangene schwere RSV-Bronchiolitis bzw. eine atopische Diathese. Die drei therapeutischen Hauptsäulen sind die Sauerstoffgabe ab einer $SpO_2 < 92\ \%$, die frühzeitige und hochdosierte Inhalation mit Bronchodilatativa (Tab. 13.4) und die systemische Steroidgabe (z. B. Prednisolon 2 mg/kg KG).

Tab. 13.4: Dosierung berechnet für einen Düsenvernebler oder Druckgasquelle (Flow 6 l/min bei 2 bar).

Alter	Inhalat	Inhal.-Dauer	Inhal.-Intervall	Besonderheiten
< 1 Jahr	NaCl 0,9 % 1,0 ml Sultanol® Inh.-Ls. 1,0 ml Atrovent® 0,025 % LS 1,0 ml	2 min	max. 3 × im Abstand von 20 min	Maske Größe 1
1–3 Jahre	NaCl 0,9 % 1,0 ml Sultanol® Inh.-Ls. 1,0 ml Atrovent® 0,025 % LS 1,0 ml	3 min	max. 3 × im Abstand von 20 min	Maske Größe 2–3
4–5 Jahre	NaCl 0,9 % 1,0 ml Sultanol® Inh.-Ls. 2,0 ml Atrovent® 0,025 % LS 2,0 ml	4 min	max. 3 × im Abstand von 20 min	(Kinder-)Mundstück

13.7 Asthmaanfall

Die häufigsten Auslöser für einen akuten Asthmaanfall sind virale respiratorische Infektionen, eine erhöhte Allergenexposition z. B. durch Pollenflug sowie körperliche Belastung. Führende klinische Symptome sind die Dyspnoe, das verlängerte Exspirium, der trockene Husten und das zum Teil auf Distanz hörbare Giemen. Weitere Atemnotzeichen wie Einziehungen oder Nasenflügeln können auftreten, ein Warnzeichen ist das leiser werdende bis fehlende Atemgeräusch durch die massive Überblähung mit Verminderung der Vitalkapazität. Der Schweregrad eines Asthmaanfalls kann an der klinischen Symptomatik sowie der Veränderung der Vitalparameter, der Atemfrequenz und des Atemmusters abgeschätzt werden (Tab. 13.5).

Tab. 13.5: Asthmaschweregrad nach NVL Asthma, 4. Auflage [4].

	leichter bis mittelschwerer Anfall	schwerer Anfall	lebensbedrohlicher Anfall
Symptome	Unvermögen einen längeren Satz während eines Atemzuges zu vollenden		Erschöpfung, Konfusion
Klinische Zeichen			
Atemfrequenz	< 30/min	> 5 Jahre: > 30/min 2–5 Jahre: > 40/min	> 5 Jahre: > 30/min 2–5 Jahre: > 40/min
Atemmuster	– verlängerte Ausatmung – Zeichen der Dyspnoe: Einziehungen, Nasenflügeln – trockene Rasselgeräusche im Exspirium: Giemen und Brummen		– Zeichen der Dyspnoe: Einziehungen, Nasenflügeln – trockene Rasselgeräusche im Exspirium: Giemen und Brummen – auch fehlendes Atemgeräusch („Stille Lunge") möglich
Apparative Zeichen			
Blutdruck	normoton		hypoton
PEF (wenn am Gerät geschult)	< 80 % und > 50 % des persönlichen Bestwertes	< 50 % des persönlichen Bestwertes	ggf. nicht messbar
Pulsoxymetrie	SaO$_2$ ≥ 92 %		SaO$_2$ < 92 %, Zyanose

Für eine erfolgreiche Behandlung sind zwei Dinge besonders wichtig: Die Gabe von Sauerstoff bei einer SpO$_2$ < 92 %, um das Ventilations-Perfusions-Missverhältnis zu beeinflussen, des Weiteren der frühzeitige und ausreichend dosierte Einsatz eines kurzwirksamen Betamimetikums. Dieses kann als Dosieraerosol bevorzugt über eine Inhalierhilfe oder als Lösung über einen Kompressionsvernebler appliziert werden. Atemerleichternde Stellung und Lippenbremse können unterstützend mitverwendet werden (Abb. 13.4).

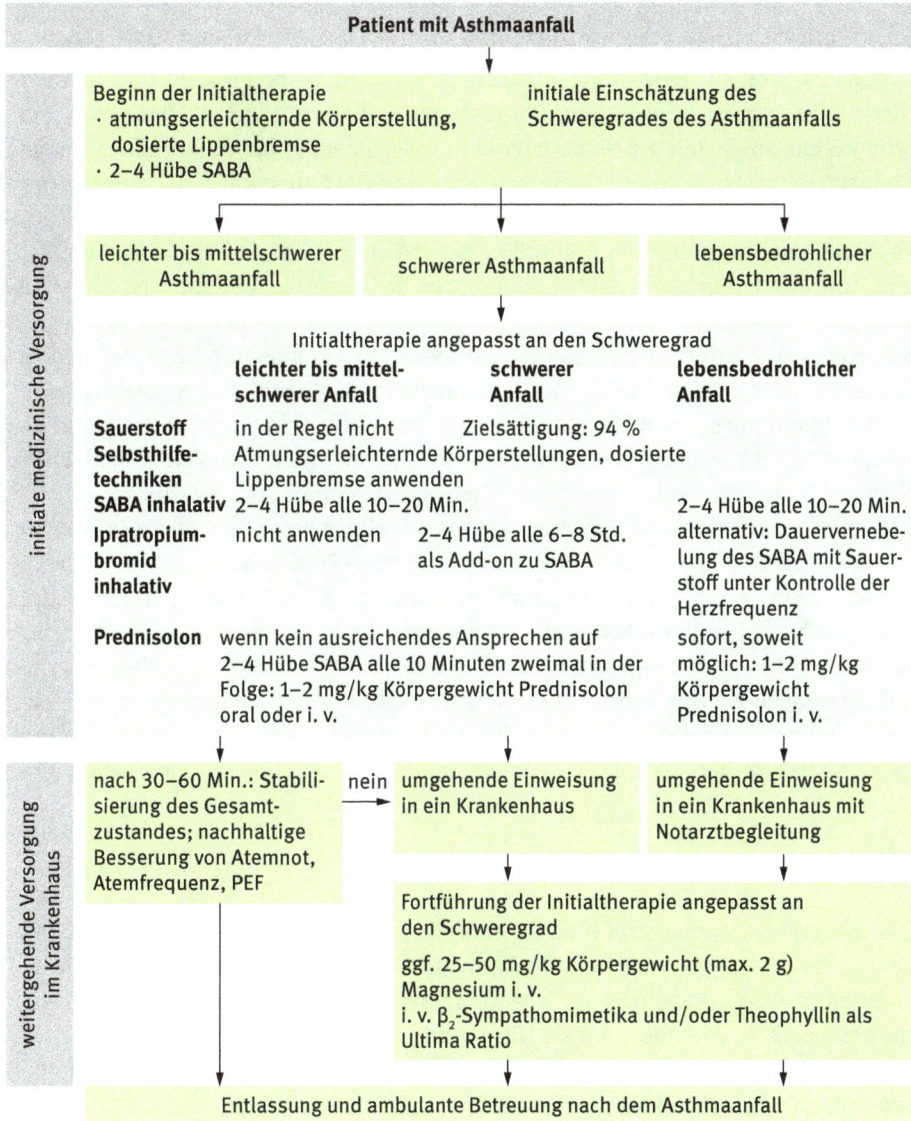

Patient mit Asthmaanfall

Beginn der Initialtherapie · atmungserleichternde Körperstellung, dosierte Lippenbremse · 2–4 Hübe SABA	initiale Einschätzung des Schweregrades des Asthmaanfalls

initiale medizinische Versorgung

leichter bis mittelschwerer Asthmaanfall	schwerer Asthmaanfall	lebensbedrohlicher Asthmaanfall

Initialtherapie angepasst an den Schweregrad

	leichter bis mittel- schwerer Anfall	schwerer Anfall	lebensbedrohlicher Anfall
Sauerstoff	in der Regel nicht	Zielsättigung: 94 %	
Selbsthilfe- techniken	Atmungserleichternde Körperstellungen, dosierte Lippenbremse anwenden		
SABA inhalativ	2–4 Hübe alle 10–20 Min.		2–4 Hübe alle 10–20 Min.
Ipratropium- bromid inhalativ	nicht anwenden	2–4 Hübe alle 6–8 Std. als Add-on zu SABA	alternativ: Dauervernebe- lung des SABA mit Sauer- stoff unter Kontrolle der Herzfrequenz
Prednisolon	wenn kein ausreichendes Ansprechen auf 2–4 Hübe SABA alle 10 Minuten zweimal in der Folge: 1–2 mg/kg Körpergewicht Prednisolon oral oder i. v.		sofort, soweit möglich: 1–2 mg/kg Körpergewicht Prednisolon i. v.

weitergehende Versorgung im Krankenhaus

nach 30–60 Min.: Stabili- sierung des Gesamt- zustandes; nachhaltige Besserung von Atemnot, Atemfrequenz, PEF	→ nein	umgehende Einweisung in ein Krankenhaus	umgehende Einweisung in ein Krankenhaus mit Notarztbegleitung

Fortführung der Initialtherapie angepasst an den Schweregrad

ggf. 25–50 mg/kg Körpergewicht (max. 2 g) Magnesium i. v.

i. v. β_2-Sympathomimetika und/oder Theophyllin als Ultima Ratio

Entlassung und ambulante Betreuung nach dem Asthmaanfall

Abb. 13.4: Versorgung des Asthmaanfalls bei Kindern und Jugendlichen ambulant und stationär, modifiziert nach [4].

13.8 Pneumothorax

Der Pneumothorax kann spontan oder in Folge eines Traumas auftreten. Charakteristische klinische Symptome sind der plötzliche stechende thorakale Schmerz, optional gefolgt von Atemnot, je nach Ausmaß der Menge an freier Luft im Brustkorb. Auskultatorisch fallen ein leises Atemgeräusch unilateral mit hypersonorem Klopfschall an gleicher Stelle auf. Im Notfall kann dort mittels Diaphanoskopie ein Aufleuchten der betroffenen Thoraxhälfte dargestellt und damit von einer Atelektase unterschieden werden. Eine Röntgenthoraxaufnahme im Stehen und in Inspiration sichert die Diagnose. Bei einem Abstand der Lunge von der Pleura von > 2 cm bzw. > 3 cm im apikalen Bereich liegt ein großer Pneumothorax vor. Eine Therapie ist dennoch nur bei Luftnot erforderlich. Die Gabe von Sauerstoff senkt die Stickstoffkonzentration im Blut, wodurch die Partialdruckdifferenz zwischen Pleuraluft und Kapillaren zunimmt und die Resorption der freien Luft um das Vierfache beschleunigt. Große symptomatische Pneumothoraces bedürfen der Punktion (s. u.), wobei häufig eine einmalige Maßnahme ausreicht. Eine Drainageanlage ist nur bei schnell auftretendem Rezidiv notwendig. Eine Entlassung klinisch unauffälliger Patienten ist frühestens nach 24 h und fehlender Progredienz im Röntgenbild zu empfehlen.

Der Spannungspneumothorax als Sonderform weist eine ausgeprägtere klinische Symptomatik mit deutlicher Dyspnoe und Hypoxämie, gestauten Halsvenen als Zeichen der Vorlasterhöhung sowie einer asymmetrischen Thoraxexkursion auf. Das Abdomen ist aufgrund des tiefstehenden Zwerchfells meist vorgewölbt und hart. Neben der Gabe von Sauerstoff ist eine Thoraxdrainage (Punktion 2./3. ICR in Medioklavikularlinie oder 4./5. ICR in Axillarlinie auf Höhe der Mamille) sofort zur Entlastung durchzuführen. Grundsätzlich und im Notfall genügt initial aber auch eine Punktion mit einer größeren Verweilkanüle, über die mit einer Spritze und 3-Wegehahn die Luft abgezogen werden kann. Mit Erreichen eines stabilen Zustands kann dann eine Thoraxdrainage angelegt werden. Großlumige Drainagen haben bei beiden Pneumothoraxformen keinen Vorteil gegenüber kleinlumigen, sind aber schmerzhafter.

13.9 Inhalationstrauma

Das Inhalationstrauma kann durch thermische, chemische und/oder toxische Schädigung der Atemwege entstehen. Die häufigste Ursache neben Industrieunfällen sind Wohnungsbrände. Rauchgas ist eine komplexe Mischung aus verschiedenen Substanzen wie z. B. Zyanide, Säuren, Nitrosegase, Ammoniak, Schwefeldioxid, Schwefelwasserstoff, Kohlenmonoxid und Kohlendioxid. Besonders relevant sind die beiden Giftgase Zyanid und Kohlenmonoxid.

Kohlenmonoxid entsteht bei unvollständiger Verbrennung und hat eine 250–300-fach höhere Bindungsfähigkeit an Hämoglobin als Sauerstoff, wodurch COHb entsteht. Der Sauerstofftransport ist dadurch je nach Konzentration des COHb relevant gestört. Zyanide entstehen v. a. durch Verbrennung von Kunststoffen, können aber auch bei Brand von organischen Materialien gebildet werden. Zyanid bindet dreiwertiges Eisen, was zu einer Störung der Atmungskette mit zellulärer Hypoxie führt.

Die klinische Symptomatik hängt von dem Ausmaß der Exposition und der thermischen Komponente sowie der Zusammensetzung des Inhalats ab. Dazu gehören:
– Dyspnoe
– Husten
– Heiserkeit
– Stridor
– Konjunktivitis
– Brennen/Tränen der Augen
– Somnolenz – Bewusstlosigkeit
– ggf. verrußte Nasen- und/oder Mundschleimhaut, versengte Gesichts- und Nasenhaare, Rußspuren im abgehusteten Sekret

Insbesondere bei der CO-Intoxikation können weitere hinweisgebende Symptome, abhängig von der Konzentration, auftreten (Tab. 13.6).

Tab. 13.6: Klinische Symptome einer CO-Vergiftung [5].

CO Hb [%]	Symptome
0–10	minimal (Raucher)
10–20	Erbrechen, Kopfschmerzen
20–30	Schläfrigkeit, Lethargie
30–40	Desorientiertheit, Konfusion, Agitiertheit
40–50	Koma, Atemdepression, Krämpfe
> 50	Tod

Die transkutane Pulsoxymetrie ist für die Überwachung nicht verwertbar, da das CO-Hb eine höhere Sauerstoffsättigung vortäuscht und somit keine Differenzierung zum oxygenierten Hb möglich ist.

Therapeutisch steht die Sicherung der Atemwege im Vordergrund, insbesondere bei Verbrennung im Gesichtsbereich. Ggf. muss hier die frühzeitige Intubation erfolgen, soweit möglich mit einer bronchoskopischen Inspektion der Atemwege. Die zweite wichtige Maßnahme ist die frühzeitige Sauerstoffgabe, um CO vom Hämoglobin zu verdrängen. Die Halbwertszeit von CO-Hb beträgt 250 min unter Raumluft, jedoch nur 40–60 min unter 100 % O_2-Zufuhr. Bei Vorliegen einer Bewusstseinstrübung ist der Einsatz einer hyperbaren Oxygenierung in einer Druckkammer in Erwägung zu ziehen.

Für weitere Maßnahmen wie hochdosierte inhalative Steroide existiert keine Evidenz, wenngleich pathophysiologische Überlegungen einen pragmatischen Therapieversuch rechtfertigen. Eine prophylaktische Antibiotikagabe ist nicht indiziert. Die Inhalation von Betaagonisten ist von der klinischen Situation abhängig zu machen.

Die Patienten müssen mindestens 24 h stationär überwacht werden, da respiratorische Symptome auch zeitlich verzögert auftreten können.

13.10 Lampenölingestion

Lampenöle weisen eine hohe Flüchtigkeit auf, wodurch sie bei Ingestion auch geringer Mengen leicht aspiriert werden können. Durch eine niedrige Oberflächenspannung und Viskosität wird eine Penetration in die kleinen Atemwege erleichtert. Folgen sind u. a. eine Hemmung der Surfactantfunktion mit alveolärem Kollaps und Atelektasen und einer chemischen Pneumonitis, ggf. mit bakterieller Superinfektion. Die klinischen Symptome können dosisabhängig bereits kurz nach Aspiration auftreten, aber auch zeitlich verzögert erst nach mehreren Stunden. Dazu gehören Husten, Erbrechen, Übelkeit, (Tachy-)dyspnoe und Fieber.

Radiologische Veränderungen der Lunge treten frühestens nach 2 Stunden, häufiger nach 12–24 Stunden auf, dies zum Teil auch noch ohne klinische Symptome. Deshalb sollte eine Röntgenaufnahme in jedem Fall 24 h nach Ingestionsereignis durchgeführt werden. Perihilär betonte bronchopneumonische Infiltrate in den basalen Lungenabschnitten bds. sind typische radiologische Veränderungen (Abb. 13.5).

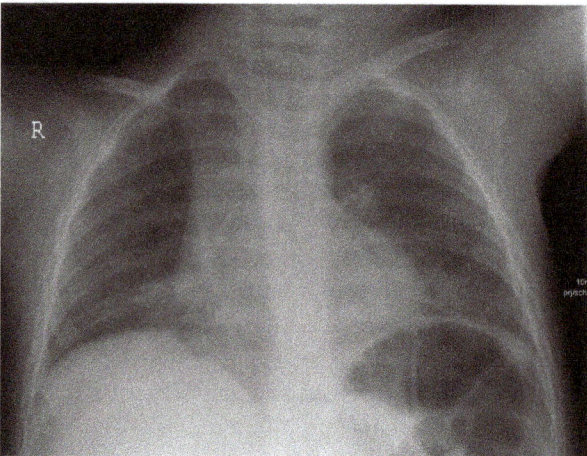

Abb. 13.5: 19 Monate altes Mädchen mit Lampenölingestion: Quelle: Freundliche Überlassung durch Dr. G. Hahn, Universitätsklinikum Dresden.

Eine kausale Therapie existiert nicht, ein positiver Effekt von systemischen Steroiden oder Antibiotika konnte nicht konsistent nachgewiesen werden [6]. Die Überwachung der Patienten sollte mindestens 24 Stunden dauern, auch bei asymptomatischem Ausgangsbefund. Es gibt Hinweise darauf, dass Langzeitschäden mit einer gestörten Lungenfunktion auftreten können.

Literatur

[1] Demirakca S, Hoffmann F. Respiratorische Notfälle und Atemwegsmanagement bei Kindern. Notfall Rettungsmed. 2019;22:738–748.

[2] Van de Voorde p, Turner NM, Djakow J, et al. Lebensrettende Maßnahmen bei Kindern (Paediatric Life Support, PLS) Leitlinien des European Resuscitation Council 2021. Notfall Rettungsmed. 2021; published online 02 June 2021.

[3] Ring J, Beyer K, Biedermann T, et al. Guideline (S2k) on acute therapy and management of anaphylaxis: 2021 update: S2k-Guideline of the German Society for Allergology and Clinical Immunology (DGAKI), the Medical Association of German Allergologists (AeDA), the Society of Pediatric Allergology and Environmental Medicine (GPA), the German Academy of Allergology and Environmental Medicine (DAAU), the German Professional Association of Pediatricians (BVKJ), the Society for Neonatology and Pediatric Intensive Care (GNPI), the German Society of Dermatology (DDG), the Austrian Society for Allergology and Immunology (ÖGAI), the Swiss Society for Allergy and Immunology (SGAI), the German Society of Anaesthesiology and Intensive Care Medicine (DGAI), the German Society of Pharmacology (DGP), the German Respiratory Society (DGP), the patient organization German Allergy and Asthma Association (DAAB), the German Working Group of Anaphylaxis Training and Education (AGATE). Allergo J Int. 2021;30:1–25.

[4] Bundesärztekammer (BÄK), Kassenärztliche Bundesvereinigung (KBV), Arbeitsgemeinschaft der Wissenschaftlichen Medizinischen Fachgesellschaften (AWMF). Nationale VersorgungsLeitlinie Asthma – Langfassung, 4. Auflage. Version 1. 2020 [cited: 2021–08–18]. DOI: 10.6101/AZQ/ 000469. www.asthma.versorgungsleitlinien.de.

[5] Hettiaratchy S, Dziewulski P. ABC of burns: pathophysiology and types of burns. BMJ. 2004;328:1427–1429.

[6] Das S, Behera SK, Xavier AS, Selvarajan S. Prophylactic Use of Steroids and Antibiotics in Acute Hydrocarbon Poisoning in Children. J Pharm Pract. 2020;33:90–95.

14 Differentialdiagnostik relevanter Leitsymptome

Susanne Lau

14.1 DD Husten

Husten ist eines der häufigsten Symptome, mit denen Kinder einem Arzt oder einer Ärztin vorgestellt werden. Chronischer Husten ist sehr viel seltener und sollte immer zu einer differenzierten Diagnostik führen.

Man unterscheidet:
- akuter Husten bis zu 2 Wochen
- subaktuter Husten > 2 Wochen bis 4 Wochen
- chronischer Husten > 4 Wochen

14.1.1 Akuter Husten

Die Charakteristika des Hustens:
- *trocken oder produktiv* (schleimiger Husten deutet auf eine Infektion hin, insbesondere, wenn erhöhte Temperatur oder auch eine Rhinitis zusätzlich beobachtet werden, trockener Husten kommt aber auch bei atypischen Erregern wie Mykoplasmen oder Chlamydien vor)
- *stridorös* (hochfrequent, niederfrequent), (infantiler Larynx, Laryngitis/Tracheitis, VCD, Raumforderung subglottisch oder mediastinal)
- *bellend, blechern* (Pseudokrupp, Tracheomalazie)
- *stakkatoartig* (Pertussis/Parapertussis/RSV-Bronchiolitis)

sollten in der körperlichen Untersuchung gewürdigt werden. Sie geben Auskunft über die Lokalisation des hustenauslösenden Stimulus und auch darüber, ob eher eine infektiologische Ursache in Frage kommt. Bei plötzlich aufgetretenem Husten ohne weitere Infektzeichen sollte man immer auch an eine Fremdkörperaspiration denken. Bei nur anfallsartiger Symptomatik wie z. B. bei dysfunktionellen respiratorischen Symptomen (z. B. vocal cord dysfunction VCD) kann in Abwesenheit von Symptomen auch ein Video (Handy) hilfreich sein.

https://doi.org/10.1515/9783110693454-014

14.1.2 Chronischer Husten

Bei chronischer Hustensymptomatik sollte in jedem Fall folgende Diagnostik veranlasst werden:
- eine Bildgebung der Lunge (initial Röntgen-Thorax).
    - Fragestellung: Atelektasen, Infiltrate, Fehlbildungen (Sequester, Zysten?), Raumforderungen, Hilusverbreiterung (Sarkoidose, TBC, Lymphom o. ä.), Überblähung (Mediastinalshift bei Fremdkörperaspiration; Emphysem z. B. bei alpha1-AT-Mangel bei älteren Kindern/Jugendlichen oder lobäres Emphysem)
    - evtl. Bronchiektasen (CF, Immundefekt, PCD, chronische Fremdkörperaspiration, chronischer GÖR).
    - ggf. Information zu möglichen kardialen Auffälligkeiten
- Echokardiografie (Herzinsuffizienz?).
- Eine Lungenfunktionsdiagnostik (obstruktive oder restriktive Ventilationsstörung) ab ca. 4–5 Jahren.
    - bei Verdacht auf Asthma bronchiale eine Abschätzung der bronchialen Hyperreagibilität durch Kaltluft- oder Metacholinprovokation bzw. Laufbandbelastung
    - Bei Verdacht auf eine interstitielle Lungenerkrankung eine Diffusionsmessung (DLCO) oder ein 6-Minuten-Walk mit Messung der Sauerstoffsättigung
- eine Blutgasanalyse

Je nach weiterer Fragestellung können zusätzliche Untersuchungen erforderlich sein:
- Gasauswaschverfahren (LCI bzw. Multiple Breath Washout) zum Nachweis von Air trapping und inhomogener Ventilation
- Immundefektdiagnostik
- Schweißtest und CF-Genetik
- Bronchoskopie mit BAL (Art der Entzündung, fettbeladene Makrophagen)
- Allergietest
- FeNO
- Low dose Spiral-CT (Verdacht auf interstitielle Lungenerkrankungen (ILD) bzw. postinfektiöse Bronchiolitis obliterans (PIBO) oder Bronchiektasen)
- MRT nach dem Heidelberger Protokoll (Nachweis von Mucus plugging und Bronchiektasen [7])

Ergeben sich in der Anamnese zusätzliche klinische Symptome, können diese als Warnzeichen für mögliche Differentialdiagnosen und somit Veranlassung einer gezielten Diagnostik dienen (Tab. 14.1)

Tab. 14.1: Warnzeichen hinsichtlich chronischer (Lungen)-erkrankung bei chronischem Husten (länger als 4 Wochen) und diagnostisches Vorgehen (In Anlehnung an Chang und Marchant [1–3]).

zusätzliche klinische Symptome	mögliche DD	wichtige diagn. Maßnahmen
Tachy-Dyspnoe, knisternder Auskultationsbefund bei Säugling/Kleinkind, Husten eher trocken-keine Rhinitis	Herzfehler mit Linksherzinsuffizienz, chILD, PIBO	Röntgen-Thorax, CT-Thorax, Sauerstoffsättigung/BGA, EKG/ECHO, Entzündungsparameter, chILD Genetik
Tachy-Dyspnoe bei älteren Kindern ab 4 Jahren, restriktive Ventilationsstörung, Fieber	exogen allergische Alveolitis (EAA) (selten auch schon ab Säuglingsalter möglich)	Röntgen-Thorax, Blutbild, CrP, Lungenfunktion, Anamnese hinsichtlich Exposition gegenüber Schimmel und Vögeln, spezif. IgG-AK. Ggf. BAL (Lymphozytose, erniedrigte CD4/CD8 Ratio)
Anfallsartiger Husten mit Atemnot (meist trocken, bevorzugt nachts und nach Belastung), Kleinkinder und Schulkinder. Obstruktive Ventilationsstörung	Bronchiale Hyperreagibilität, Asthma bronchiale, ABPA (bei CF Patienten häufiger)	Auslöser erfragen, Allergiediagnostik, Exposition gegenüber Noxen (Tabak, Ausdünstungen), ggf. Aspergillus-IgE Antikörper (rAspf 4 und 6 bei ABPA erhöht)
Gedeihstörung	chronische Lungen- oder Herzerkrankung, Malabsorption, Immundefekt	Auskultation, Röntgen-Thorax, BGA, EKG/ECHO, Schweißtest bzw. CF-Genetik, Blutbild/CrP/BSG, Immunstatus
Uhrglasnägel, Trommelschlegelfinger	chronische Hypoxämie durch interstitielle Lungenerkrankung, Bronchiolitis obliterans postinfektiös (PIBO) oder nach Lungen- oder Stammzelltransplantat, exogen allergische Alveolitis, CF, Herzfehler bzw. Gefäßerkrankungen (intrapulmonale Shunts, Lungenvenenfehleinmündung, pulmonalarterieller Hypertonus PAH)	Sauerstoffsättigung auch im Schlaf (sensitiver), BGA, Diffusionsmessung DLCO (wenn altersmäßig möglich) oder auch 6 min Gehtest, Schweißtest, Bildgebung inkl. CT (Bronchiektasen, interstitielle Veränderungen), Sputumuntersuchung, ggf. (präzipitierende) IgG- Antikörper auf Aspergillus und andere Pilze, Federn, Vogelkot
Gewichtsabnahme, Fieber, Nachtschweiß	Tuberkulose, maligne Erkrankungen wie z. B. Lymphom	Röntgen-Thorax oder Schnittbildgebung; Zellzerfallsparameter (LDH, Harnsäure), Diff.-Blutbild, Tuberkulin-Hauttest, IGRA (Interferon-γ-release-assay), ggf. Bakteriologie aus Magensaft/BAL

Tab. 14.1: (fortgesetzt)

zusätzliche klinische Symptome	mögliche DD	wichtige diagn. Maßnahmen
Neuromuskuläre Erkrankung, muskuläre Hypotonie	Aspiration, gastroösophagealer Reflux (GÖR), insuffizienter Hustenstoß mit Sekretstau und/oder Atelektase	Röntgen-Thorax, ggf. ÖGD mit pH-Metrie, ggf. Bronchoskopie (fettbeladene Makrophagen in der BAL)
zunehmender Husten im Liegen, auch nachts, eher trocken	gastroösophagealer Reflux	Röntgen-Thorax (Ausschluss Infiltrate bei rezid. Mikroaspirationen), pH-Metrie, ggf. ÖGD, Lungenfunktion
rezidivierende polytope Infektionen, auch Pneumonien, Rezidive trotz ambulanter antibiotischer Therapie, produktiver Husten	Immundefekt, bei vorwiegender Infektion der Lunge und/oder Sinusitis und feuchtem Husten PCD (manchmal assoziiert mit Situs inversus)	Immundefektdiagnostik, humoral und zellulär, inkl. Granulozytenfunktionstest, Erregerdiagnostik, nasales NO (PCD), genetische Untersuchung
trockener Husten, normale Lungenfunktion	ACE-Hemmer	Auslassversuch und Umsetzen der antihypertensiven Medikation
trockener, lauter und appellativer Husten oder anfallsartiger Stridor, eher Schulalter/Adoleszenz	Dysfunktionelle respiratorische Symptome: habitueller Husten, VCD	Anamnese: hohes Spannungsniveau, Leistungsbereitschaft. Ggf. Endoskopie (Ausschluss Allergie, GÖR, Raumforderung)
trockener Husten, besonders auch frühmorgens bzw. nachts, auch bei Belastung oder Allergenkontakt	Asthma bronchiale	Lungenfunktion, Allergietest, FeNO, ggf. Metacholin- oder Kaltluft-Provokation, bei Kleinkindern Therapieversuch
produktiver Husten, abgeschwächtes AG lokal, grobblasige/feinblasige RGs, evtl. Giemen, rezidivierendes Fieber, Bronchitis oder Pneumonien an identischer Stelle, evtl. Aspirationsereignis	chronische Fremdkörperaspiration	Röntgen-Thorax, Entzündungsparameter, ggf. Bronchoskopie

14.2 DD Stridor

Stridor ist ein Geräusch, das durch Turbulenzen und einen forcierten Luftstrom an verengten Lumina der Atemwege auftritt. Man unterscheidet:
–   in- und exspiratorisch bzw. biphasisch
–   akut und chronisch auftretende Symptomatik

Je jünger das Kind ist, und somit die Atemwege kleiner, desto eher tritt ein Stridor auf. Der Widerstand einer Röhre verändert sich nach dem Hagen-Poiseuilleschen Gesetz proportional zur 4. Potenz des Radius. Das heißt, dass mit Halbierung des Radius der Widerstand 16-fach ansteigt.

14.2.1 Lokalisation der Ursache des Stridors

Ein rein inspiratorischer, eher hochfrequenter Stridor entsteht extrathorakal in den oberen Atemwegen bzw. in der supralaryngealen, supraglottisch, glottischen oder oberen subglottischen Region. Ein rein exspiratorischer Stridor hat seinen Ursprung intrathorakal in der unteren Tracheal- bzw. in der Bronchialregion. Der biphasische Stridor deutet auf eine ausgeprägte Enge, die sich durch die atmungsbedingte Veränderung der Atemwegsweite nicht mehr ausgleichen lässt. Die Ursache kann sowohl extrathorakal (z. B. Krupp Stadium 4) als auch intrathorakal (z. B. Trachealstenose bei Pulmonalisschlinge) liegen (Tab. 14.2.) [4,5].

Entscheidend für die primäre Einordnung und Veranlassung von weiteren diagnostischen Maßnahmen sind der Allgemeinzustand des Kindes und Begleitsymptome wie Tachy-/Dyspnoe bzw. Zyanose und Fieber bzw. Infektzeichen. Auch gibt der Zeitpunkt bzw. der Zeitraum der Entwicklung von Symptomen (akut versus chronisch, zunehmend/abnehmend/intermittierende Symptomfreiheit, mit oder ohne Gedeihstörung) wichtige differentialdiagnostische Hinweise.

Tab. 14.2: Mögliche Ursachen eines Stridors je nach typischer klinischer Präsentation.

	Zusatzbefunde	Verdachtsdiagnose	Lokalisation	Maßnahmen zur Bestätigung
Inspiratorisch				
stridoröse Atmung seit Geburt ohne Progredienz	Vorwölbung im Zungengrund, z. T. Schluckstörung	Thyreoglossuszyste	supralaryngeal	Inspektion
	Trinkschwierigkeiten direkt postnatal	Choanalstenose bzw. Atresie	supralaryngeal	nasogastrale Sondierung bzw. chirurgische Intervention/Bougierung
seit Geburt oder ersten Lebensmonat oft mit Progredienz	z. T. kutane Hämangiome (in ca. 30 % der Fälle), evtl. auch Halsschwellung	Hämangiom, Larynxzyste, zystisches Hygrom, Lymphangiom, Larynxsegel	Glottisch/subglottisch	Endoskopie
Auftreten im ersten Lebensmonat, juchzend, Besserung in der 2. Hälfte des ersten Lebensjahres	Besserung im Schlaf und in Bauchlage, meist gutes Gedeihen,	infantiler Larynx bzw. Laryngomalazie	supraglottisch	Beobachtung der Gedeihparameter, bei zyanotischen Episoden Endoskopie
akuter progredienter Stridor im Kleinkindalter	mäßig bis deutlich eingeschränkter AZ, bellender Husten, Heiserkeit, Infekt der Luftwege	virale stenosierende Laryngotracheitis („Pseudokrupp")	glottisch/subglottisch	Ansprechen auf Epinephrin- und Steroidinhalation bzw. auch systemisches Steroid
langsam progredienter Stridor im ersten/zweiten Lebensjahr	Heiserkeit, mütterliche Kondylome (HPV)	Larynxpapillomatose	glottisch/subglottisch	Endoskopie, Biopsie
akuter progredienter Stridor, karchelnde Atmung, älteres Kleinkind, Vorschulkind	hohes Fieber, Speichelfluss bei Schluckschmerzen, kloßige Sprache (evtl. keine Schutzimpfung)	Bakterielle Epiglottis	supraglottisch/glottisch	Inspektion unter Intubationsbereitschaft, da Apnoe- und Erstickungsgefahr: geschwollene, hochvulnerable Epiglottis, Impfanamnese

Tab. 14.2: (fortgesetzt)

Zusatzbefunde	Verdachtsdiagnose	Lokalisation	Maßnahmen zur Bestätigung
plötzlicher inspiratorischer Stridor			
Hyperventilation oder Hypokalzämie (Rachitis?)	Laryngospasmus bei Hypokalzämie (nur ionisiertes oder Gesamt-Ca)	glottisch	Blutgasanalyse mit Ca, Serum-Elektrolyte, Parathormon- (Di George Syndrom?) und Vitamin-D-Bestimmung
weißlich-gräuliche Beläge auf Tonsillen (Pseudomembranen), süßlicher Mundgeruch, Aphonie (evtl. keine Schutzimpfung)	Diphtherischer Krupp	Supra-/-glottisch/-subglottisch	Klinik (Cäsarenhals), Rachenabstrich (Kultur bzw. PCR, Toxin-Immunpräzipitation), Impfanamnese
Schluckbeschwerden, Halsschmerzen, Vorwölbung im Rachen, Fieber, AZ gemindert	Retropharyngeal-/Peritonsillarabszess	supralaryngeal	Racheninspektion, ggf. MRT
Schluckbeschwerden ohne Fieber, evtl. beim Essen aufgetreten	Fremdkörper laryngeal oder in oberer Ösophagusenge (Bolus), (meist Kleinkindalter in den ersten 2 Lebensjahren), Insektenstich, allergisches Ödem	glottisch/subglottisch	Anamnese, ggf. Endoskopie
Stimme plötzlich verändert, wiederholt anfallsartig, z. T. bei Belastung bzw. Hyperventilation, oft bei pubertierenden Mädchen	Stimmbanddysfunktion bzw. Vocal cord dysfunction (VCD)	glottisch	Video des Ereignisses, psychologische Evaluierung der Patienten und der familiären Belastungsfaktoren, ggf. Bronchoskopie und pH-Metrie, Lungenfunktion unter Belastung.
Exposition gegenüber Rauch oder anderen inhalativen Noxen	Inhalationstrauma	Supra-/glottisch	Anamnese, Racheninspektion, SaO$_2$, ggf. Röntgen-Thorax

Tab. 14.2: (fortgesetzt)

	Zusatzbefunde	Verdachtsdiagnose	Lokalisation	Maßnahmen zur Bestätigung
langsam beginnender Stridor	Makrozephalus, Arnold-Chiari Fehlbildung	fehlende Abduktion der Stimmbänder durch Parese bei intrakranieller Drucksteigerung	glottisch	Endoskopie, cMRT, Schädelsonographie
Stridor nach Beatmung und PDA/Herz-OP	Heiserkeit, leise Stimme	subglottisches Ödem, selten Rekurrensparese		Endoskopie
Intermittierender Stridor	chronische Arthritis, insbesondere der kleinen Gelenke	juvenile idiopathische Arthritis (JIA) mit Befall des Krikoarytenoidgelenkes	glottisch	Rheumadiagnostik: ANA, Rheumafaktor, Entzündungsparameter
Langsam progredient, Jugendalter	evtl. noch andere Organsysteme wie Lunge, Haut (Erythema nodosum), Auge betroffen	laryngeale Sarkoidose	supraglottisch/glottisch	Endoskopie, Röntgen-Thorax, MRT, ACE und Entzündungszeichen (lösl. IL2-Rezeptor)
Exspiratorisch				
chronischer Stridor seit kurz nach Geburt	keine Beeinträchtigung	Kompression durch Gefäßanomalie, Bronchomalazie	bronchial	Endoskopie, Echokardiografie, MRT
bei Aktivität lauter, im Schlaf gemildert		Tracheo-/Bronchomalazie	bronchial	Endoskopie
akute Erkrankung	Luftwegsinfekt feuchte und trockene RGs	Akute obstruktive Bronchitis	bronchial	Anamnese, Verlauf, Klinik, ggf. Röntgen-Thorax (einseitige Überblähung, Mediastinalshift?)
	RGs obstruktiv wie Giemen, Knarren, seitendifferentes Atemgeräusch	Fremdkörperaspiration, Mukusplugging	bronchial	Bei V. a. FK-Aspiration Endoskopie (flexibel bzw. starr)

Tab. 14.2: (fortgesetzt)

	Zusatzbefunde	Verdachtsdiagnose	Lokalisation	Maßnahmen zur Bestätigung
nach akutem Auftreten anhaltend, progredient	ggf. Atelektase im Röntgenbild, abgeschwächtes AG einseitig	Endobronchiale Raumforderung oder Kompression durch Tumore oder LK (z. B. TBC)	bronchial	Endoskopie, Biopsie
Biphasisch				
akut und progredient	hohes Fieber, schlechter AZ	Bakterielle Tracheitis, stenosierend	tracheal	Endoskopie, ggf. Intubation, Bakteriologie
persistierend seit Geburt		Lochblendenstenose subglottisch, Ringknorpeltrachea	tracheal	Endoskopie
ab 1. Lebensmonat, zunehmend bei Aktivität	z. T. Dysphagie, z. T. grobblasige Rasselgeräusche über der Lunge	höhergradige Tracheomalazie primär oder durch aberrierende Gefäße (doppelter Aortenbogen, Arteria lusoria, rechtsseitiger Aortenbogen)	tracheal	Endoskopie, Bildgebung Rö.-Th., MRT (mit Angiografie), CT, Mediastinalsonographie.
progredient nach Herz-OP bzw. Intubation	zunehmende Beeinträchtigung, Gedeihstörung	sekundäre subglottische Lochblendenstenose	tracheal	Endoskopie

14.3 DD Apnoe

Wichtige Fragen:
– Zentral?
  – verminderter Atemantrieb (Unreife, Hirndruck, Intoxikation, Medikamente, Kreislaufversagen z. B. bei Sepsis oder Arrhythmie, Krampfanfälle)
– Obstruktiv?
  – Atemwegskollaps (Adipositas, Retrognathie, Sedierung),
  – Atemwegshindernis (Fremdkörper, Raumforderung wie z. B. Adenoide),
  – Atemwegsschwellung (Infektion, Allergie, Säure/Lauge)
– Gemischt?
– Trat die Apnoe im Schlaf oder Wachzustand auf?
– Trat die Apnoe im Rahmen anderer Auffälligkeiten des Atemmusters auf (periodische Atmung, Cheyne-Stokes-Atmung, Hypopnoe im Rahmen eines Syndroms [Undine-Syndrom], nächtliche Arousal-Phänomene als Zeichen gestörten Schlafes in der Vorgeschichte)?
– Gibt es bedrohliche Folgen wie z. B. Bradykardien, Hypoxämien, Vigilanzstörungen, Tonusverlust?
  – Kurzfristige Atemstörungen mit passagerer Einschränkung der Vigilanz und Tonusverlust im Säuglingsalter werden als **ALTE** (apparent life threatening event) oder neuerdings besser als **BRUE** (brief resolved unexplained event) bezeichnet. BRUE bezieht sich auf Ereignisse, die < 1 min andauern bei einem Säugling < 1 Jahr mit mindestens 1 der folgenden Symptome: fehlende, verringerte oder unregelmäßige Atmung, Zyanose oder Blässe, veränderte Reaktionsfähigkeit, deutliche Veränderung des Muskeltonus (Hypertonie oder Hypotonie) [6]

14.4 DD Tachy-/Dyspnoe

Während eine *Tachypnoe* eine beschleunigte Atemfrequenz darstellt, entspricht eine *Dyspnoe* einer subjektiv empfundenen Luftnot. Eine Tachypnoe kann durch einen erhöhten Sauerstoffbedarf bei erhöhtem HZV und gesteigertem O_2-Verbrauch durch ungewöhnliche körperliche Belastung entstehen oder aber bei erniedrigtem Atemzugvolumen (z. B. Restriktion) oder Diffusionsstörungen. Die *Tachypnoe* ist z. B. ein sensitiver Parameter in der Frühdiagnostik der Pneumonie.

Bei der *Dyspnoe* kann man betont in der Exspiration oft stöhnende oder anstoßende Atemgeräusche hören, was durch intrapulmonale Druckerhöhung einem längeren endexspiratorischen Offenhalten der Alveolen zur Verlängerung des Gasaustausches dient.

Der differentialdiagnostische Pfad (siehe auch Tab. 14.3.) sollte kardiale und pulmonale bzw. muskuläre Ursachen in Betracht ziehen:

Tab. 14.3: Mögliche Ursachen für eine Tachy-/Dyspnoe.

Ursache	Befund	DD	Diagnostik
eingeschränkte Ventilation	Verlegung der Atemwege (Obstruktion), Reduktion der Atemfläche (Restriktion)	Fremdkörperaspiration, Infektion wie Bronchiolitis, Pneumonie, obstruktive Bronchitis	Röntgen-Thorax, ggf. Bronchoskopie, Lungenfunktion
eingeschränkte Perfusion, eingeschränkte Diffusion	Diffusionsstörung mit kompensatorischer Steigerung der Atemarbeit	Ödem der Alveolen, interstitielles Ödem oder Fibrose, Alveolitis, interstitielle Lungenerkrankung, Vasculitis	DLCO, 6-min walk, ggf. CT-Thorax, ggf. Vasculitis-Diagnostik
muskuläre Schwäche	herabgesetztes Atemzugvolumen	SMA oder Morbus Duchenne. Guillain-Barré oder andere entzündliche ZNS-Erkrankungen	Inspektion, Lungenfunktion, Diagnostik der Grunderkrankung (Genetik, Muskelbiopsie).
muskuläre Lähmung	Insuffizienz der Atempumpe	Zwerchfellparese OP im Vorfeld? Angeboren?	Sonographie und/oder Röntgen-Thorax
kardial	pulmonale Überflutung, Hypoperfusion oder Rückstau	Vitium cordis (z. B. VSD, Mb. Fallot), Herzinsuffizienz Myokarditis	Echokardiografie, ggf. auch Röntgen-Thorax

14.5 DD Hämoptyse

Beim Abhusten von Blut stellen sich folgende wichtige Fragen:

1. Lokalisation: Hellrotes Blut aus Locus Kieselbachii der vorderen Nase bis zu teerfarbigem Blut aus dem Magen? Ggf. nur verschlucktes Blut? Apt-Test zur Differenzierung neonatales von mütterlichem Blut.
2. Welche Menge in welcher Zeit? (> oder < 100 ml, also große oder kleine Hämoptyse)?
3. Ist das Blut frisch und hellrot (ggf. arteriell) oder eher geronnen und dunkel (durch Magensaft)?
4. Besteht eine Hb-Relevanz (ggf. Vergleichswerte vor und nach Hämoptyse)?
5. Ist der Kreislauf/Allgemeinzustand beeinträchtigt?
6. Bestehen Vorerkrankungen, die mit Hämoptysen einhergehen (CF, Wegener-Granulomatose, Goodpasture Syndrom, rheumatische Erkrankungen wie z. B. SLE oder das COPA-Syndrom (Autoinflammation an Lunge, Gelenke, Niere durch autosomal-dominant vererbte Mutation am Coatomer Proteinkomplex α-Sub-

unit = COPA-Gen), Heiner-Syndrom (Kuhmilch-IgG und IgE-AK), idiopathische Lungen-Hämosiderose, pulmonale Endometriose, Gefäßanomalien)?
7. Gibt es eine Gerinnungsstörung oder Hinweise auf rezidiv. Thrombosen, Embolien?
8. Gibt es Hinweise auf eine TBC (insbesondere bei Jugendlichen, da junge Kinder unter 10 Jahren in der Regel keine Kavernen bzw. Hämoptysen durch TBC haben)?

14.6 DD Thoraxschmerzen

Im Erwachsenenalter tritt akuter Thoraxschmerz häufiger auf als im Kindes- und Jugendalter, hierzu gehören die „big five", also akutes Koronarsyndrom/Myokardinfarkt, Spannungspneumothorax, Aortendissektion/-ruptur, Boorhaeve-Syndrom (Ösophagusruptur bei Erbrechen) und Lungenarterienembolie (LAE). Die häufigsten Differentialdiagnosen bei Kindern und Jugendlichen erscheinen in Tab. 14.4.

Tab. 14.4: Thoraxschmerz: häufige Differentialdiagnosen im Kindes- und Jugendalter.

Verdachtsdiagnose	Zusatzbefunde	weitere Diagnostik
Pneumothorax/Spannungspneumothorax	meist Jugendliche, plötzlicher Thoraxschmerz, ggf. Dyspnoe, einseitig abgeschwächtes Atemgeräusch	Röntgen-Thorax
Lungenarterienembolie (LAE)	Evtl. Sepsis oder Vasculitis (z. B. bei COVID-19), Kontrazeptiva, Immobilisation, Beinvenenthrombose	Röntgen-Thorax bzw. CT-Thorax, Doppler-Sonographie, Entzündungsparameter, Gerinnung, D-Dimere, Thrombophiliediagnostik, Antiphospholipid-AK
Thoraxtrauma mit Rippenfraktur und ggf. Hämatothorax	Crepitatio, Druckschmerz lokalisierbar? Ggf. abgeschwächtes Atemgeräusch, atemabhängige Schmerzen	Röntgen-Thorax, ggf. CT-Thorax
Peri-/Myokarditis	Dyspnoe bei Belastung, Herzrhythmusstörungen?	Echokardiografie, EKG (Erregungsrückbildungsstörung?), Troponin-T, LDH, CK/CK-MB

Rezidivierende Thoraxschmerzen können muskulär bzw. skelettal bedingt sein (Skoliose, Interkostalneuralgien, Tietze-Syndrom), aber auch auf Herzrhythmusstörungen, eine Ösophagitis oder thorakale/mediastinale Tumoren hindeuten. An Muskelkater und dysfunktionelle Störungen ist besonders im Jugendlichenalter zu denken.

Wichtige Fragen:

- Atemabhängige Schmerzen?
- Fieber: ja oder nein?
- Bekannte Risikofaktoren: Gerinnungsstörungen, leptosomer Habitus, in der Vor-geschichte frühere Ereignisse von Thoraxschmerz bzw. Pneumothorax, zentraler Zugang, Thrombose in den Beinen?

Literatur

[1] Pediatric Allergy. Editors: Leung DYM, Akdis CA, Bacharier LB, Cunningham-Rundles C, Sicherer SC. Sampson HA: Kapitel 19: Chronic cough. Marchant JM, Lau S, Chang AB. Seite 158–166. Fourth Edition 2021. Elsevier.

[2] Chang AB, Glomb WB. Guidelines for evaluating chronic cough in pediatric ACCP evidence-based clinical practice guidelines. Chest. 2006;129(1):260S-283S.

[3] Chang AB, Landau LI, van Asperen PP, et al. The Thoracic Society of Australia and New Zealand. Cough in children: definitions and clinical evaluation. Med J Aust. 2006;184:398–403.

[4] Differenzialdiagnose Pädiatrie. Michalk D, Schönau E (Hrsg.). Urban & Fischer, 3. Auflage 2011.

[5] Erkrankungen des Kehlkopfes. G. Hansen und T. Nicolai. Therapie der Krankheiten im Kindes- und Jugendalter. Springer Verlag 2014, S. 709–715.

[6] Tieder JS, Bonkowsky JL, Etzel RA, et al. Brief Resolved Unexplained Events (Formerly Apparent Life Threatening Events) and Evaluation of Lower-Risk Infants. Pediatrics. 2016;137(5): e20160590.

[7] Wielpütz MO, Eichinger M, Biederer J, et al. Imaging of cystic fibrosis lung disease and clinical interpretation. Bildgebung der Lunge bei Mukoviszidose und klinische Interpretation. Fortschr Röntgenstr. 2016;188:834–845.

Stichwortverzeichnis

www.ingramcontent.com/pod-product-compliance
Lightning Source LLC
Chambersburg PA
CBHW081500190326
41458CB00015B/5295